Vorwort zur 4. Auflage

Die weiterhin sehr positive Aufnahme des Buches war erneut ein großer Ansporn, den Atlas gründlich zu überarbeiten. Dankbar habe ich wieder die wertvollen Anregungen aufmerksamer Leser und die willkommene Kritik meiner Kollegen aufgenommen, insbesondere die von Prof. Dr. *Theodor Heinrich Schiebler*, Prof. Dr. *Joachim Lutz* und Herrn cand. med. *Bruno Wagner*. Bei der Neuzeichnung einiger Farbtafeln war mir die hervorragend bewährte Zusammenarbeit mit Herrn *Rüdiger Gay* und Frau *Astried Rothenburger* erneut eine ganz besondere Freude. Ihnen gebührt mein herzlicher Dank ebenso wie den beiden Verlagen, deren vertrauensvolles Entgegenkommen die Arbeit wieder sehr erleichtert hat. Bei Frau *Angelika Reuß* und Frau *Barbara Zahn* bedanke ich mich ebenfalls für ihre Mithilfe.

Ich hoffe, daß dieser Atlas auch in der 4. Auflage weiterhin hilfreich sein kann, dem Lernenden physiologische Zusammenhänge verständlich zu machen, und dem berufstätigen Arzt und Naturwissenschaftler Neues vermitteln und Bekanntes in Erinnerung rufen kann.

Würzburg, im Dezember 1990　　　　　　　　　　　　　　　　　　　*Stefan Silbernagl*

Vorwort zur 1. Auflage

In diesem Buch wird versucht, das aus morphologischen Fächern der Medizin bekannte Prinzip des Atlas auf die anschauliche Darstellung physiologischer, also vorwiegend funktioneller Zusammenhänge anzuwenden.

Einleitend werden die Maßsysteme (SI-Einheiten) und die wichtigsten Grundlagen der Physiologie beschrieben. Das eigentliche Stoffgebiet ist dann in überschaubare Bild/Text-Einheiten aufgegliedert, was dem Leser ein konzentriertes Studium in sich abgeschlossener Themen erleichtern soll. Der nötige Zusammenhang zwischen den einzelnen Abschnitten wird durch ausgiebige Querverweise hergestellt. Die erste Tafel/Text-Einheit eines jeden Kapitels ist als Einführung in das betreffende Gebiet gedacht. Besonders komplizierte Themen sind in mehrere solcher Einheiten mit zunehmender Differenzierung aufgegliedert.

Es kann nicht Aufgabe eines Taschenatlas sein, die gesamte Physiologie erschöpfend darzustellen. Wir haben darum versucht, die wesentlichen Aspekte dieses Wissensgebietes anschaulich zu machen und Bezüge zur Pathophysiologie herzustellen, wobei wir für kritische Anregungen und Hinweise dankbar sind.

Das Buch soll Studenten der Medizin und Biologie in das Basiswissen der Humanphysiologie einführen, ihnen später bei der Examensvorbereitung hilfreich sein und dem klinischen Mediziner, dem Biologen und dem im Biologieunterricht tätigen Pädagogen als übersichtliches Nachschlagewerk zur Auffrischung seines bereits erworbenen Wissens dienen. Ein umfangreiches Register will dies erleichtern.

Der Atlas soll zudem bei der Ausbildung in der Krankenpflege, in medizinischtechnischen und in heil- und sportpädagogischen Berufen behilflich sein. Besonders für diesen Leserkreis wurde der Wissensstoff in Groß- und Kleingedrucktes unterteilt, um allgemein Wichtiges von speziellen und ergänzenden Abschnitten zu unterscheiden.

Schließlich möchten die Autoren auch den Schülern der Biologie-Arbeitsgruppen in höheren Schulen und anderen biologisch-medizinisch interessierten Laien das Wissen über die Funktionen des menschlichen Körpers nahebringen. Fachausdrücke wurden deshalb großteils in die Umgangssprache übersetzt bzw. erläutert.

Das Zustandekommen dieses Buches ist ohne die qualifizierte Mitarbeit von Herrn *Wolf-Rüdiger Gay* und Frau *Barbara Gay* bei der bildlichen Gestaltung des Atlas nicht denkbar. Ihnen und den Mitarbeitern der Verlage, die unseren Wünschen in sehr großzügiger Weise entgegenkamen, möchten wir ebenso danken wie Herrn Professor Dr. *Horst Seller* und Herrn Dozent Dr. *Rainer Greger*, die bestimmte Kapitel kritisch durchsahen, Frau *Ines Inama*, Frl. *Sarah Jones* und Frau *Gertraud Vetter*, die bei der Manuskripterstellung sehr hilfreich waren, und Frau Dr. *Heidi Silbernagl*, deren fundierte Kritik beim Korrekturlesen äußerst wertvoll war.

Innsbruck und Basel, im August 1978 *Stefan Silbernagl*
Agamemnon Despopoulos

Aus dem Vorwort zur 2. Auflage

Am 2. November 1979, als die 1. Auflage dieses Buches gerade im Druck war, stachen *Agamemnon Despopoulos* und seine Frau *Sarah Jones-Despopoulos* mit ihrem Segelboot von Bizerta, Tunesien, aus mit der Absicht in See, den Atlantik zu überqueren. Sie sind seither vermißt, und es besteht wohl keine Hoffnung mehr, sie jemals lebend wiederzusehen.

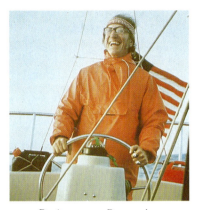

Dr. Agamemnon Despopoulos,

1924 in New York geboren, war bis 1971 Professor für Physiologie an der University of New Mexico, Albuquerque, USA, und danach wissenschaftlicher Berater der Fa. Ciba-Geigy, Basel.

Dieser Atlas wäre ohne den Enthusiasmus und die kreative Begabung von Agamemnon Despopoulos kaum zustande gekommen. Es war daher auch nicht leicht, dieses Buch jetzt allein fortzuführen. Unter Wahrung unseres ursprünglichen gemeinsamen Konzeptes, das offensichtlich großen Anklang gefunden hat, habe ich das Buch gründlich überarbeitet, um dem fortgeschrittenen Stand physiologischen Wissens und den willkommenen Anregungen aus dem Kreis der Leser weitgehend gerecht zu werden.

Würzburg, im Sommer 1983 *Stefan Silbernagl*

Inhaltsverzeichnis

Grundlagen, Zellphysiologie 1
Der Körper: Ein offenes System mit innerem Milieu 1
Die Zelle 3
Transport als Grundprozeß des Lebens 6
Rolle der Ca^{2+}-Ionen bei der Zellregulation 15
Energiegewinnung und -umwandlung 18
Steuerung und Regelung 20

Nerv und Muskel 22
Bau und Funktion der Nervenzelle 22
Ruhemembranpotential 24
Aktionspotential 26
Fortleitung des Aktionspotentials im Nerven 28
Synaptische Potentiale 30
Künstliche Reizung des Neurons 30
Motorische Einheit 32
Motorische Endplatte 32
Bau und Funktion des Skelettmuskels 34
Molekulare Mechanismen der Muskelkontraktion 38
Mechanische Eigenschaften des Muskels 40
Glatte Muskulatur 44
Energiequellen der Muskelkontraktion 46
Der Organismus bei körperlicher Arbeit 48

Vegetatives Nervensystem 50
Organisation des vegetativen Nervensystems 50
Azetylcholin als Überträgerstoff 54
Noradrenalin – Adrenerge Übertragung und Adrenozeptoren 56
Nebennierenmark 58

Blut 60
Zusammensetzung und Aufgaben des Blutes 60
Eisenstoffwechsel – Erythropoese und Anämien 62
Fließeigenschaften des Blutes 64
Plasmabestandteile 64
Immunabwehr 66
Blutstillung 74
Blutgerinnung und Fibrinolyse 76

Atmung 78
Die Lungen 78
Aufgaben der Atmung 78
Atmungsmechanik 80
Reinigung der Einatmungsluft 80
Künstliche Beatmung 82

Inhaltsverzeichnis

Pneumothorax	82
Lungenvolumina und ihre Messung	84
Totraum und Residualvolumen	86
Druck/Volumen-Beziehung von Lunge und Thorax – Atemarbeit	88
Oberflächenspannung der Alveolen	90
Atemzeitvolumen und dynamische Atemtests	90
Gasaustausch in der Lunge	92
Lungendurchblutung – Ventilations-Perfusions-Verhältnis	94
CO_2-Transport im Blut	96
CO_2-Bindung und -Verteilung im Blut	98
CO_2 im Liquor	98
O_2-Bindung und -Transport im Blut	100
Sauerstoffmangel (Hypoxie, Anoxie)	102
Regulation der Atmung	104
Atmung beim Tauchen	106
Atmung in großen Höhen	108
O_2-Vergiftung	108
Säure-Basen-Haushalt	**110**
pH-Wert, Puffer, Säure-Basen-Gleichgewicht	110
Der Bikarbonat-Kohlendioxid-Puffer	112
Der Säure-Basen-Haushalt und seine Störungen	114
Bestimmung der Säure-Basen-Verhältnisse im Blut	118
Niere, Salz- und Wasserhaushalt	**120**
Bau und Funktion der Niere	120
Blutkreislauf der Niere	122
Glomeruläre Filtration. Clearance	124
Transportvorgänge am Nephron	126
Stoffauswahl, „Entgiftung" und Ausscheidung im Organismus	130
Die Rolle der Niere im Salzhaushalt	132
Gegenstromsysteme	134
Wasserresorption und Harnkonzentrierung in der Niere	136
Wasserhaushalt des Körpers	138
Hormonale Kontrolle des Salz- und Wasserhaushaltes	140
Störungen des Salz- und Wasserhaushaltes	142
Diurese und diuretisch wirksame Substanzen	142
Niere und Säure-Basen-Haushalt	144
Stickstoffausscheidung	146
Kaliumhaushalt	148
Mineralkortikoide	150
Ausscheidung von Ca^{2+} und Phosphat	151
Renin-Angiotensin-Mechanismus	152
Herz und Kreislauf	**154**
Herz-Kreislauf-System	154
Blutgefäßsystem und Blutströmung	156

VIII Inhaltsverzeichnis

Flüssigkeitsaustausch durch die Wand der Blutkapillaren	158
Blutdruck	160
Aktionsphasen des Herzens (Herzzyklus)	162
Erregungsbildung und -leitung im Herz	164
Beeinflussung der Herzerregung	164
Elektrokardiogramm	168
Rhythmusstörungen des Herzens	174
Kreislaufregulation	176
Hochdruck	180
Druck-Volumen-Beziehungen der Herzventrikel	182
Herzarbeit	182
Regulation des Herzschlagvolumens	184
Venen	184
Kreislaufschock	186
Durchblutung und Stoffwechsel des Myokards	188
Durchblutungsmessung	188
Der Kreislauf vor und bei der Geburt	190
Wärmehaushalt und Temperaturregulation	192
Wärmehaushalt	192
Temperaturregulation	194
Ernährung und Verdauung	196
Ernährung	196
Stoffwechsel und Kalorimetrie	198
Verdauungsorgane: Übersicht und Passagezeiten	200
Durchblutung des Verdauungstraktes	200
Abwehrsysteme des Verdauungstraktes	200
Speichel	202
Schlucken, Erbrechen	204
Magen: Bau und Motilität	206
Magensaft	208
Dünndarm: Bau und Motilität	210
Pankreassaft und Galle	212
Ausscheidungsfunktion der Leber, Gallenbildung	214
Bilirubinausscheidung, Gelbsucht	216
Fettverdauung	218
Fettabsorption und Triglyzerid-Stoffwechsel	220
Lipoproteine, Cholesterin	222
Kohlenhydrat- und Eiweißverdauung	224
Vitaminabsorption	226
Absorption von Wasser und Mineralstoffen	228
Dickdarm, Darmentleerung, Fäzes	230
Endokrines System und Hormone	232
Integrationsmechanismen des Körpers	232
Die Hormone	234

Inhaltsverzeichnis IX

Regelung durch Rückkoppelung – Prinzipielle Hormonwirkungen........... 238
Hypothalamus-Hypophysen-System 240
Zelluläre Weitergabe des Hormonsignals 242
Kohlenhydratstoffwechsel, Pankreashormone............................ 246
Schilddrüsenhormone 250
Kalzium- und Phosphathaushalt 254
Knochenstoffwechsel 256
Biosynthese der Steroidhormone 258
Nebennierenrinde: Glukokortiko(stero)ide 260
Menstruationszyklus 262
Regelung der Hormonsekretion während des Menstruationszyklus 264
Prolaktin.. 264
Östrogene.. 266
Gestagene.. 267
Hormonale Regelung von Schwangerschaft und Geburt 268
Androgene, Hodenfunktion, Ejakulat................................... 270

Zentralnervensystem und Sinnesorgane 272
Bau des Zentralnervensystems... 272
Liquor... 272
Aufnahme und Verarbeitung von Reizen................................. 274
Hautsinne, Schmerz... 276
Tiefensensibilität, Dehnungsreflex 278
Polysynaptische Reflexe 280
Hemm-Mechanismen bei der synaptischen Übertragung.................... 280
Zentrale Weiterleitung der Sinnesreize 282
Stützmotorik 284
Funktion des Kleinhirns.. 286
Zielmotorik 288
Hypothalamus, limbisches System, assoziativer Kortex 290
Elektroenzephalogramm, Wach-Schlaf-Verhalten......................... 292
Bewußtsein, Sprache, Gedächtnis...................................... 294
Geruchssinn.. 296
Geschmackssinn 296
Gleichgewichtssinn... 298
Aufbau des Auges, Tränenflüssigkeit, Kammerwasser 300
Der optische Apparat des Auges 302
Sehschärfe, Lichtrezeptoren der Netzhaut............................. 304
Anpassung des Auges an unterschiedlich starkes Licht 306
Farbensehen.. 308
Gesichtsfeld, Sehbahn.. 310
Zentrale Verarbeitung des Sehreizes 312
Augenbewegungen, plastisches Sehen und Entfernungssehen.............. 314
Schallphysik, Schallreiz und Schallempfindung 316
Schallaufnahme und -weiterleitung. Schallrezeptoren.................. 318
Zentrale Schallverarbeitung.. 322
Stimme und Sprache 324

X   Inhaltsverzeichnis

Anhang 326
Meßgrößen und Maßeinheiten 326
Potenzen und Logarithmus 330
Zeichnerische Darstellung von Meßdaten 331
pH-Wert, pK-Wert, Puffer 334
Osmolarität, Osmolalität, osmotischer und onkotischer Druck 336

Weiterführende und ergänzende Literatur 338

Sachverzeichnis 343

Grundlagen, Zellphysiologie

„... wenn man einen lebenden Organismus auseinandernimmt, indem man seine verschiedenen Teile isoliert, tut man das nur zur Erleichterung der experimentellen Analyse und keineswegs, um sie getrennt zu verstehen. In der Tat, will man einer physiologischen Eigenschaft ihren Wert und ihre wirkliche Bedeutung zumessen, muß man sie immer auf das Ganze beziehen und darf endgültige Schlußfolgerungen nur im Zusammenhang mit ihren Wirkungen auf das Ganze ziehen."

Claude Bernard (1865)

Der Körper: Ein offenes System mit innerem Milieu

Leben in der einfachsten Form führt uns die Existenz eines Einzellers vor Augen. Schon für ihn gilt es, zwei für sein Überleben notwendige, aber im Prinzip gegensätzliche Forderungen zu erfüllen. Einerseits muß er sich gegen die „Unordnung" der unbelebten Umgebung abschotten; andererseits ist er als „offenes System" (→ S. 18 ff.) auf den Austausch von Wärme, Sauerstoff, Nahrungs- und Abfallstoffen sowie von Informationen mit seiner Umgebung angewiesen.

Das „Abschotten" besorgt vor allem die **Zellmembran**, deren hydrophobe Eigenschaften die wäßrigen Lösungen außerhalb und innerhalb der Zelle vor der tödlichen Vermischung ihrer hydrophilen Bestandteile bewahren. Für die erwünschte Durchlässigkeit dieser Membranbarriere für bestimmte Stoffe sorgen Proteinmoleküle in der Zellmembran, sei es in Form von **Poren** oder von Transportproteinen, sog. **Carriern** (→ S. 10 ff.). Für Gase z. B. ist die Zellmembran dagegen relativ gut durchlässig. Das ist für den lebensnotwendigen Austausch von O_2 und CO_2 von Vorteil, doch ist die Zelle damit auch giftigen Gasen wie Kohlenmonoxid ausgeliefert. Wenn das Überleben der Zelle nicht in Gefahr geraten soll, dürfen sie im Außenmedium ebensowenig in größeren Konzentrationen vorkommen wie andere lipophile Schadstoffe, etwa organische Lösungsmittel.

Für den Empfang von Signalen aus der Umwelt enthält die Zellmembran ebenfalls bestimmte Proteine, sog. **Rezeptoren**. Sie übertragen die Information ins Zellinnere. Nur lipophile Signalstoffe durchdringen die Zellmembran ohne diesen Vermittlungsprozeß. Sie treffen erst im Zellinneren auf ihre Rezeptorproteine.

Stellen wir uns das Urmeer als die Umgebung des Einzellers vor (→ **A**), lebt er in einem weitgehend *gleichbleibenden Milieu*. Es verändert sich praktisch nicht, wenn er daraus Nahrung aufnimmt oder nicht mehr Verwertbares dorthin abgibt. Trotzdem ist auch der Einzeller bereits in der Lage, auf Signale aus der Umwelt, z. B. auf Änderungen der Nahrungsstoffkonzentration, motorisch zu reagieren. Pseudopodien oder Geißeln machen ihn beweglich.

Die Entwicklung vom Einzeller zum vielzelligen Tier, die Spezialisierung von Zellgruppen zu Organen, das Auftauchen der Zweigeschlechtlichkeit und des Zusammenlebens in sozialen Gruppen und außerdem der Übergang vom Wasser zum Land haben die Leistungs- und Überlebensfähigkeit, den Aktionsradius und die Unabhängigkeit der Lebewesen immens erhöht. Voraussetzung dafür war allerdings die gleichzeitige Entwicklung einer komplexen Infrastruktur im Organismus. Die einzelne Zelle im Körper braucht nämlich nach wie vor das Milieu des Urmeers zum Leben und Überleben. Es ist die **Extrazellulärflüssigkeit**, die dieses konstante Milieu nun bieten muß (→ **A**). Ihr Volumen ist aber jetzt nicht mehr unendlich groß. Durch ihre Stoffwechselaktivität würden die Zellen den Gehalt dieser Flüssigkeit an Sauerstoff und Nährstoffen sehr rasch erschöpfen und den Extrazellulärraum mit Abfallprodukten überschwemmen, wenn sich nicht Organsysteme entwickelt hätten, die u. a. auf die Aufnahme von Nahrungsstoffen, auf deren Aufbereitung, Stoffwechsel und Speicherung, auf die O_2-Aufnahme und auf die Abgabe von Stoffwechselprodukten spezialisiert sind. Zähne, Speicheldrüsen, Speiseröhre, Magen, Darm und Leber gehören dazu ebenso wie Lunge, Niere und Harnblase.

Grundlagen, Zellphysiologie

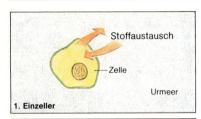

1. Einzeller

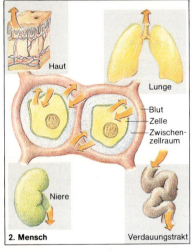

2. Mensch

A. Das Milieu, in dem die Zelle lebt. (1) Die erste Zelle entstand im Urmeer. Der Einzeller tauschte Stoffe mit dem unendlich großen Meer aus, ohne daß sich praktisch dessen Zusammensetzung änderte. **(2)** Die Zellen des menschlichen Körpers „baden" in der Extrazellulärflüssigkeit (EZF), deren Volumen kleiner ist als das zelluläre Volumen (→ S. 138). Dieses „innere Milieu" würde sich daher schnell verändern, wenn der Zwischenzellraum nicht über den Blutweg an Organe angeschlossen wäre, die neue Nahrung, Elektrolyte und Wasser aufnehmen sowie Endprodukte mit Stuhl und Urin ausscheiden. Die *Regulation* des „inneren Milieus" obliegt hauptsächlich der Niere (H_2O und Elektrolyte) und der Atmung (O_2, CO_2). Über die Lunge (H_2O) und die Haut (H_2O und Elektrolyte) gehen außerdem dauernd wesentliche Komponenten der EZF verloren.

Eine solche Spezialisierung von Zellen und Organen für bestimmte Aufgaben bedarf natürlich der **Integration**. Konvektiver Ferntransport, humorale Informationsübermittlung im Kreislaufsystem und elektrische Signalübertragung im Nervensystem sorgen u. a. dafür. Sie dienen nicht nur der Ver- und Entsorgung und damit der Konstanthaltung des „inneren Milieus" auch unter extremen Anforderungen und Belastungen, sondern steuern und regeln auch Funktionen, die dem Überleben im weiteren Sinne, der **Arterhaltung**, dienen. Die zeitgerechte Entwicklung der Sexualorgane und die Bereitstellung befruchtungsfähiger Keimzellen nach Erreichen der Geschlechtsreife gehören dazu ebenso wie die Steuerung von Erektion, Ejakulation, Befruchtung und Ei-Einnistung, die Abstimmung der Funktionen von mütterlichem und fetalem Organismus während der Schwangerschaft sowie die Regelung des Geburtsvorganges und der Laktationsperiode.

Das **Zentralnervensystem**, das einerseits Signale peripherer Sensoren, der Sinneszellen und -organe, verarbeiten, andererseits nach außen gerichtete Effektoren, die Skelettmuskeln, aktivieren und endokrine Organe beeinflussen kann, rückt schließlich ganz in den Mittelpunkt des Interesses, wenn tierisches oder gar menschliches **Verhalten** in diese Betrachtung einbezogen wird. Es dient nicht „nur" der Nahrungs- und Wassersuche, dem Schutz vor Hitze oder Kälte, der Partnerwahl, der Sorge für die Kinder noch lange nach der Geburt und der Integration in Sozialsysteme, sondern auch dem Entstehen, dem Ausdruck und der Verarbeitung etwa dessen, was wir mit Begriffen wie Lust, Unlust, Neugier, Wunsch, Glück, Wut, Zorn, Angst und Neid, aber auch Kreativität, Neugier, Selbsterfahrung und Verantwortung verbinden. Hier werden die Grenzen der Physiologie, also der Lehre von den Funktionen des Körpers im engeren Sinne, die Inhalt dieses Buches ist, schon weit überschritten. Verhaltensforschung, Soziologie und Psychologie sind damit einige der Nachbardisziplinen der Physiologie, wobei bisher allerdings ein echter Brückenschlag zwischen der Physiologie und diesen Gebieten nur ausnahmsweise gelungen ist.

Grundlagen, Zellphysiologie

Die Zelle

Die Zelle ist die **kleinste Einheit** des Lebendigen, d. h., die Zelle (und keine kleinere Einheit) ist in der Lage, die Grundfunktionen des Organismus, also *Stoffwechsel, Wachstum, Bewegung, Vermehrung* und *Vererbung* (*W. Roux*), zu erfüllen. Wachstum, Vermehrung und Vererbung sind durch **Zellteilung** möglich.

Zellen bestehen aus der **Zellmembran**, die das **Zytoplama** und die darin eingebetteten subzellulären Strukturen mit eigener Membranbegrenzung, die **Zellorganellen**, umhüllt. Die Organellen der eukaryotischen Zelle sind hoch spezialisiert. Ihr genetisches Material z. B. ist im Zellkern konzentriert, ihre „Verdauungs"-Enzyme in Lysosomen, und ihre oxidative ATP-Produktion findet in den Mitochondrien statt.

Der **Zellkern** enthält Kernsaft (*Karyolymphe*), das *Chromatingerüst* und den Kernkörper (*Nukleolus*). Chromatin enthält die Träger der erblichen Information, die *Desoxyribonukleinsäuren* (**DNA, DNS**). Die DNA-Doppelstränge (*Doppelhelix*; bis zu 7 cm Länge) sind so gerollt und gefaltet, daß die 10 µm langen **Chromosomen** entstehen. Der Mensch besitzt davon 46: 22 *Autosomen* und 2 *X-Chromosomen* (Frau) bzw. 1 *X-* und 1 *Y-Chromosom* (Mann).

DNA ist eine lange Molekülkette, die aus einem monotonen (... Desoxyribose-Phosphat-Desoxyribose ..)-„Rückgrat" besteht, an dessen Desoxyribose-Gliedern vier verschiedene Basen hängen. Das Muster der Basenfolge stellt den **genetischen Code** dar. Zwei solcher DNA-Ketten sind Seite an Seite über die jeweils gegenüberliegenden Basen verbunden (immer Adenin mit Thymin und Guanin mit Cytosin). Die Gliederfolge des einen Bandes ist daher stets ein komplementäres „Spiegelbild" des anderen. Somit kann ein Band als Matrix zur Neusynthese eines komplementären Bandes mit identischem Informationsgehalt dienen (**Replikation**).

Der Code des DNA-Strangs bestimmt bei der ribosomalen **Proteinsynthese** die Aminosäurensequenz der Peptidketten.

Als „Übersetzer" fungieren dabei die Ribonukleinsäuren (**RNA, RNS**), die sich von der DNA dadurch unterscheiden, daß sie nur aus einem Strang bestehen und daß sie statt Desoxyribose Ribose und statt Thymin Uracil enthalten. Die Bildung von **RNA**, d. h. die Übernahme der genetischen Information von der DNA (**Transkription**), erfolgt im **Zellkern**. Auf der DNA-Kette ist jede Aminosäure (z. B. Lysin) des späteren Proteins durch *drei* aufeinanderfolgende Basen (im Beispiel: -C-T-T-) codiert (*Codogen*). Beim Ablesen der DNA wird in die **m**(essenger)**RNA**-Kette ein dem Codogen komplementäres Basen-Triplet (im Beispiel: -G-A-A-), das *Codon*, eingebaut, während die (relativ kurzen) **t**(ransfer)**RNA**-Ketten ein dem Codon wiederum komplementäres Basen-Triplet (im Beispiel: -C-U-U-), das *Anticodon*, enthalten. Die RNA-Bildung steht unter der Kontrolle von **Polymerasen**, deren Einwirkung auf die DNA normalerweise durch ein Repressorprotein gehemmt ist; erst durch Beseitigung des Repressors wird sie aktiviert (*Derepression*). Die dabei entstehenden Vorstufen von mRNA, tRNA und **r**(ibosomaler)**RNA** werden u. a. durch Heraustrennen von Kettenteilen, die nichts mit der Codierung zu tun haben, verkürzt, mit Proteinen assoziiert und durch Einfügen von Substituenten (z. B. Methylierungen) modifiziert; dieser Prozeß, der ebenfalls noch im Kern stattfindet, wird **posttranskriptionale Modifikation** oder *processing* genannt.

Die RNA verläßt nun den Kern und erreicht die **Ribosomen**. Jedes Ribosom besteht aus fast hundert verschiedenen Proteinen, die mit mehreren Struktur-RNA-Molekülen (rRNA) assoziiert sind, und stellt eine biochemische Synthese-„Maschine" für Proteine dar. Die Aminosäurenfolge wird nun in den Ribosomen von der mRNA abgelesen; dies kann nicht direkt geschehen, sondern dazu ist eine für die jeweilige Aminosäure spezifische tRNA notwendig, die an einem Ende die einzubauende Aminosäure gebunden hat und an der sich am anderen Ende das betreffende Anticodon befindet, das das Codon erkennt. Die Syntheserate eines Ribosoms beträgt etwa ein bis zwei Dutzend Aminosäuren/s. Dieser Synthesevorgang wird **Translation** genannt und endet mit der Ablesung der *Terminator*-Codons, wonach das Ribosom in seine 2 Untereinheiten zerfällt. Da eine mRNA-Kette von mehreren Ribosomen (**Poly(ribo)somen**) nacheinander verwendet werden kann, übersteigt die Syntheserate des Proteins die der mRNA wesentlich. Im Knochenmark z. B. werden so insgesamt rund $5 \cdot 10^{14}$ Kopien/s des Hämoglobins mit je 574 Aminosäuren hergestellt. Eine einzige Zelle des Körpers synthetisiert während ihres Lebens schätzungsweise rund 100 000 unterschiedliche Proteine.

Beim letzten Schritt der Proteinsynthese, der **posttranslationalen Modifikation**, wird das neue Protein in kürzere Ketten gespalten, die sich jeweils charakteristisch falten, und bestimmte Aminosäuren werden innerhalb der Kette derivatisiert (z. B. γ-Karboxylierung von Glutamatresten bestimmter

4 Grundlagen, Zellphysiologie

Gerinnungsproteine; → S. 74). Das fertige Protein wird schließlich, oft vesikulär verpackt, zu seinem Bestimmungsort transportiert, also z. B. zu anderen Zellorganellen (auch zum Kern) oder, auf dem Blutweg, zu anderen Organen.

Das **rauhe endoplasmatische Retikulum (RER, → B, C)** besteht aus flachen Bläschen, deren miteinander verbundene Innenräume (*Zisternen*) eine Art *Kanalnetz* durch die Zelle bilden. In vom RER abgespaltenen Bläschen werden in erster Linie die an den Ribosomen gebildeten Proteine transportiert. Die **Ribosomen** sind meist außen an das RER angeheftet (daher *rauhes ER* → **B, C**). ER ohne Ribosomen wird *glattes ER* genannt. Hier werden u. a. Lipide synthetisiert (z. B. für die Lipoproteine, → S. 220ff.).

Der **Golgi-Apparat (→ B, C)** besteht aus gestapelten, flachen Bläschen, von denen sich kleinere Bläschen abschnüren. Er dient hauptsächlich Sekretionsvorgängen und übernimmt z. B. Proteine vom RER, produziert Polysaccharide, konzentriert diese Stoffe und umgibt sie mit einer Membran.

Die entstehenden **Sekretgranula** wandern zur Zellgrenze (→ **B**) und werden dort nach außen abgegeben: Exozytose (z. B. Hormonsekretion; → z. B. S. 240).

Die **Mitochondrien (→ B, C)** sind u. a. der Ort der Kohlenhydrat- und Lipidoxydation zu CO_2 und H_2O unter O_2-Verbrauch.

Der *Zitronensäurezyklus*, die *Atmungskette* und die damit verknüpfte *ATP-Bildung* laufen u. a. dort ab. Reich an Mitochondrien sind stoffwechselintensive Zellen, z. B. Leberzellen oder Epithelzellen mit *Transportaufgaben* (→ **C**). Die Mitochondrien sind von einer glatten **äußeren Membran** umgeben; ihr folgt eine **innere Membran**, die zur Oberflächenvergrößerung tief gefaltet ist (*Cristae*). Im Gegensatz zur äußeren Membran ist die innere Membran sehr dicht. Sie läßt praktisch nur Stoffe durch, für die dort aktive Transportmechanismen (→ S. 11) existieren (Malat, Pyruvat, Zitrat, Ca^{2+}, Phosphat, Mg^{2+} u.v.a.; → **H**). Die Mitochondrien gehen stammesgeschichtlich wahrscheinlich auf intrazelluläre, aerobe Bakterien zurück, die ursprünglich mit der ansonsten anaeroben Zelle in Symbiose lebten (*Symbiontenhypothese*). Ein Relikt sind die (bakterielle) DNA und die Doppelmembran der

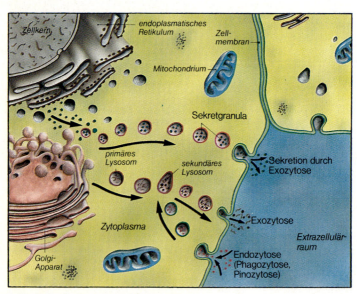

B. Die Zelle. Endozytose und Exozytose

Grundlagen, Zellphysiologie

Mitochondrien. Sie sind außerdem in der Lage, Proteine zu synthetisieren.

Lysosomen sind enzymhaltige Bläschen (Vesikel), entstammen meist dem ER oder dem Golgi-Apparat (*primäre Lysosomen*) und dienen dem Proteintransport und dem *Abbau* von Stoffen, die durch *Phagozytose* (→ S. 11 ff.) oder *Pinozytose* (→ z. B. S. 129, D)

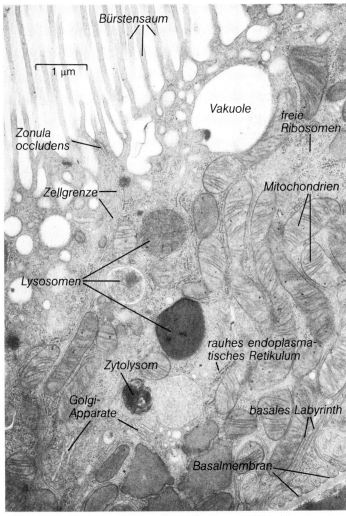

C. Zellaufbau, elektronenmikroskopisch (Vergrößerung 13 000 fach)

# Grundlagen, Zellphysiologie

in die Zelle aufgenommen wurden (*sekundäre Lysosomen*, → **B**). Auch der *Abbau zelleigener Organellen* erfolgt in solchen Vesikeln (*Zytolysome* oder *autophagische Vakuolen*). „Unverdauliche" Bestandteile werden wieder zur Zellgrenze transportiert und exportiert (*Exozytose*, → **B**).

Die **Zellmembran**, ob glatt oder tief gefaltet (z. B. *Bürstensaum* und *basales Labyrinth*; → **C**), besteht aus Phospholipiden, Cholesterin(-ol) und anderen Lipiden, deren hydrophobe (wasserabstoßende) Molekülanteile in einer *Doppelschicht* einander zugekehrt sind, während die hydrophilen (wasserfreundlichen) Anteile der wäßrigen Umgebung zugewandt sind. In diese Lipidmembran eingelagert sind Proteine (z. T. beweglich, → z. B. S. 242), von denen ein Teil durch die ganze Lipid-Doppelschicht hindurchreicht und z. B. als Poren für den Durchlaß von polaren (und daher hydrophilen) Ionen dient (→ S. 15).

Die Zellmembran dient u. a. der *Abschirmung* des Zellinneren gegen den Extrazellulärraum (→ S. 1), dem *Stofftransport* (s. u.), dem *Erkennen* von Hormonen (→ S. 234 ff.) und dem *Aneinanderheften* der Zellen.

Die elektronenmikroskopische Aufnahme der Tafel **C** zeigt Zellen des proximalen Tubulus (→ S. 120) der Rattenniere. Diese auf Transportaufgaben spezialisierte Zelle hat durch Einfaltung sowohl zum Tubuluslumen hin (*Bürstensaum*) als auch zur Blutseite hin (*basales Labyrinth*) eine ca. 30- bis 60fach vergrößerte Oberfläche der Zellmembran. Zu erkennen sind außerdem die vielen *Mitochondrien* (Ort der Produktion von ATP, hier hauptsächlich als Energielieferant für aktive Transportprozesse), mehrere *Lysosomen* und ein *Zytolysom*, *Golgi-Apparate*, das ribosomenbesetzte (*rauhe*) endoplasmatische *Retikulum* (RER), *freie Ribosomen* und die Grenze zwischen zwei Zellen. An der *Zonula occludens* („tight junction") ist die Verkittung der beiden Zellen relativ dicht. Die *Zellkerne* liegen außerhalb des Bildrandes. (Die Aufnahme wurde freundlicherweise von Prof. Dr. W. Pfaller, Innsbruck, zur Verfügung gestellt.)

Transport als Grundprozeß des Lebens

Wie oben bereits geschildert, ist es die lipophile **Zellmembran**, die das Zellinnere gegen die ganz anders zusammengesetzte Extrazellulärflüssigkeit abschottet. Damit kann, unter Aufwendung von Stoffwechselenergie, in der Zelle das für ihr Leben und Überleben geeignete Milieu geschaffen und aufrechterhalten werden. Poren, Carrier, Ionenpumpen und der Prozeß der Zytose ermöglichen den transmembranalen Transport nur ganz bestimmter Stoffe, sei es der Import von Substraten für den Zellstoffwechsel, der Export von metabolischen Zwischen- oder Endprodukten oder der gerichtete Transport von Ionen, mit dem das Zellpotential aufgebaut wird und der die Voraussetzung für die Erregbarkeit von Nerven- und Muskelzellen ist. Auch die Folgen des Ein- und Ausstroms von Substanzen, für die die Zellmembran keine sehr wirksame Barriere darstellt, z. B. für Wasser und CO_2, können durch gerichteten Transport anderer Substanzen ausgeglichen oder zumindest gemildert werden. Unerwünschte Veränderungen des Zellvolumens und des zellinternen pH-Wertes z. B. können so regulatorisch kompensiert werden.

Da die Zelle ihrerseits durch die diversen Membranen der Zellorganellen in – ihrem Inhalt nach – ganz unterschiedliche Räume (Kompartimente) aufgeteilt ist, existiert auch eine Vielzahl spezifischer **Transportprozesse innerhalb der Zelle**. Beispiele sind der RNA-Export und der Hormonimport des Zellkerns, der Proteintransport vom RER zum Golgi-Komplex, die aktive Aufnahme und die signalabhängige Abgabe von Ca^{2+} in bzw. aus dem RER, die spezifischen Transportprozesse in den Mitochondrien (→ **H**) und der axonale Transport in den Nervenfasern (→ S. 22), der Distanzen bis zu 1 m überwinden muß.

Im vielzelligen Organismus findet **Transport** auch **zwischen benachbarten Zellen** statt, es durch Diffusion durch den Extrazellulärraum (z. B. *parakrine Hormonwirkung*) oder durch Kanäle (**gap junctions**), die zwei benachbarte Zellen direkt miteinander verbinden (→ **D**). Solche gap junctions lassen Stoffe mit einer Molekülmasse bis zu einigen hundert Dalton durch. Da dies auch für Ionen gilt, werden die Zellen zu einem engen funktionellen Verband (**Synzytium**) gekoppelt, wie er z. B. in Epithelien (s. u.), in der glatten Muskulatur und in der Glia des

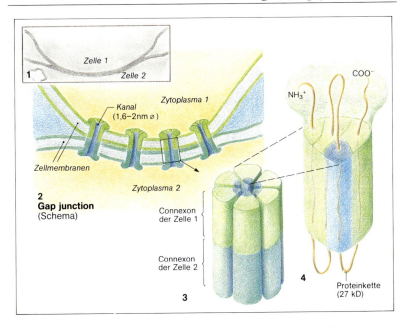

D. Eine gap junction enthält Verbindungskanäle zwischen benachbarten Zellen (z.B. von glatter Muskulatur, Epithelien, Glia, Leber). **(1)** Elektronenmikroskopische Aufnahme zweier Leberzellen, deren Zellmembranen innerhalb einer gap junction aneinandergeheftet sind. **(2)** Schema, das die Kanäle zeigt. **(3)** Ein Kanalproteinkomplex (*Connexon*) der Zelle 1 ist mit einem solchen der Zelle 2 End-zu-End verbunden, so daß ein durchgehender Kanal die Zytoplasmaräume der beiden Zellen verbindet. **(4)** Ein Connexon besteht aus 6 Untereinheiten mit einer Molekülmasse von je 27 kd. Beide Enden der Peptidkette sind ihrem jeweiligen Zytoplasma zugekehrt, während die beiden Schleifen der Kette am anderen Ende die beiden Connexone miteinander verbinden. Der in (4) blau gezeichnete Kettenteil bildet die Kanalwand. (Nach *W.H. Evans, BioEssays*, **8**: 3–6, 1988)

Zentralnervensystems (ZNS) verwirklicht ist. Die elektrische (ionale) Kopplung erlaubt es z.B., daß die Erregung von *glatten Muskelzellen* sich auf ihre Nachbarzellen ausbreiten und somit eine Erregungswelle über ein ganzes Organ auslösen kann (Magen, Darm, Gallengang, Uterus, Ureter usw.; s.a. S. 44). Die gap junctions in der *Glia* und in den *Epithelien* ermöglichen es diesen Zellverbänden, Belastungen, die im Rahmen ihrer Transport- und Barrierefunktionen (s. u.) auftreten, *gemeinsam zu tragen*. Steigt allerdings in einer Zelle des Verbandes die intrazelluläre Ca^{2+}-Konzentration an, im Extremfall z.B. bei einem Leck in der Zellmembran, so schließen sich die gap junctions, d.h., die Zelle wird im Interesse der Gesamtfunktion des Zellverbandes mit ihren Problemen alleingelassen.

Transzellulärer Transport. Die Trennfunktion zwischen „innen" und „außen", die die Zellmembran an der Einzelzelle hat, wird im vielzelligen Organismus mit seinen größeren Räumen häufig von **Zellverbänden** übernommen. Die *Epithelien* (Haut, Magen-Darm-Trakt, Urogenitaltrakt, Respirationstrakt u. a.), das *Endothel* der Blutgefäße und die *Glia* des ZNS sind solche großflächigen Barrieren. Sie trennen den allgemeinen Extrazellulärraum von Räumen mit ganz anderer Zusammensetzung ab, so etwa von der Luft (Haut, Bronchialepithel), vom Inhalt des Magen-Darm-Traktes, von mit Harn und Galle gefüllten Räumen (Tubulus, Harnblase bzw. Gallenblase), vom Kammerwasser des Auges, vom Liquor des Gehirns („Blut-Liquor-Schranke"), vom Blutraum (Endothel) und vom Extrazellulärraum des ZNS („Blut-Hirn-Schranke"). Trotz dieser Abtrennung muß es für bestimmte Substanzen natürlich auch Transportmöglichkeiten durch diese Zellverbände, also einen gerichteten **transzellulären Transport** geben, bei dem der Import in die Zelle auf der einen Seite mit dem Export auf der Gegenseite kombiniert ist. Im Gegensatz zu Zellen mit rundum gleichartigen Eigenschaften ihrer Plasmamembran (z. B. Blutzellen), handelt es sich bei Epi- und Endothelzellen bezüglich ihres Baus (→ z. B. Abb. C) und ihrer Transportfunktion also um *polare* Zellen.

Transportiert werden kann durch solche Zellbarrieren nicht nur transzellulär, sondern auch zwischen den Zellen hindurch: **parazellulärer Transport**. Bestimmte Epithelien (z. B. im Dünndarm und im proximalen Nierentubulus) sind in dieser Hinsicht für kleine Moleküle relativ durchlässig („leck"), andere sind dagegen weniger leck (z. B. distales Nephron, Kolon). Dies hängt davon ab, wie stark die **Schlußleisten** (tight junctions; → C) ausgebildet sind, mit denen die Zellen aneinandergeheftet sind. Der parazelluläre Weg und das Ausmaß seiner Durchlässigkeit, die z. B. auch kationenspezifisch sein kann, sind *wesentliche funktionelle Elemente* des jeweiligen Epithels. Die Schranke des *Endothels* der Gefäßwände kann von großen Molekülen durch die Kombination von Endozytose auf der einen Seite und Exozytose auf der Gegenseite, also durch *Transzytose* (→ S. 11) überwunden werden, doch scheint auch in diesem Fall der parazelluläre Transport durch die Zwischenzellspalten quantitativ eine wesentliche Rolle zu spielen. Anionische Makromoleküle wie das Albumin, das ja wegen seiner kolloidosmotischen Wirksamkeit in der Blutbahn verbleiben muß (→ S. 158), werden dabei aufgrund von Wandladungen der Spalten zurückgehalten.

Schließlich ist auch ein **Ferntransport** zwischen den Organen des Körpers und zwischen ihm und der Außenwelt notwendig. Das wesentliche Transportprinzip ist hier die *Konvektion*. Für den „Verkehr" zwischen den Organen sind Blut- und Lymphstrom, für den Austausch mit der Umwelt sind der Luftstrom durch den Respirationstrakt, der Harnstrom in Niere und ableitenden Harnwegen und der Transport durch den Mund-Magen-Darm-Trakt verantwortlich.

Die folgenden Abschnitte beschreiben kurz die Typen, Phänomene und Gesetzmäßigkeiten der Transportmechanismen sowie deren generelle funktionelle Bedeutung im Organismus.

Passive Transportprozesse

Ein fundamentaler Transportprozeß ist die **Diffusion** eines Stoffes. Eine *Nettodiffusion*, d. h. ein gerichteter und somit effektiver Transport, kann dann ablaufen, wenn der Stoff am *Ausgangsort* höher konzentriert ist als am *Zielort*, d. h. wenn ein *Konzentrationsgefälle* besteht.

Stellt man z. B. Blumen auf den Tisch eines Zimmers, durchdringt der Duft der Blumen die Zimmerluft (auch ohne Luftbewegung!), d. h., der Duftstoff *diffundiert* vom Ort hoher Konzentration (Blumen) zum Ort niedriger Konzentration (Umgebung).

Eine *unidirektionale Diffusion* erfolgt auch ohne Konzentrationsgefälle, doch ist hierbei die Hin- und Rückdiffusion gleich groß und somit die Nettodiffusion = 0.

In Luft (und allgemein in Gasen) geht dieser Diffusionsprozeß relativ rasch vonstatten, in Flüssigkeiten weniger schnell und im Körpergewebe besonders langsam. Wie lange ein Stoff für die Diffusion braucht, hängt außerdem von der *Diffusionsstrecke* (Transportdistanz), von der *Diffusionsfläche* (Austauschfläche) und von der *Art des diffundie-*

Grundlagen, Zellphysiologie

renden Stoffes ab. Sauerstoff z. B. diffundiert durch die Membran der Lungenbläschen langsamer als CO_2 (Alveolen, → S. 92).

Das *1. Ficksche Diffusionsgesetz* beschreibt diese Zusammenhänge quantitativ: Es besagt, daß die pro Zeiteinheit (t) diffundierende Stoffmenge Q proportional dem *Diffusionskoeffizienten* D, der Austauschfläche F und der Konzentrationsdifferenz ΔC und umgekehrt proportional der Diffusionsstrecke l ist:

$$dQ/dt = (D \cdot F/l) \cdot \Delta C \, [mol/s]. \quad (1)$$

Das heißt, je größer F, ΔC und D sind und je kleiner l ist, desto größer wird die diffundierte Stoffmenge/Zeit sein.

Bei der Diffusion durch biologische **Membranen** enthält D die allgemeine Gaskonstante (R; → S. 14), die absolute Temperatur (T), den Radius des diffundierenden Moleküls (r), die Viskosität der Membran (η) und den Öl-Wasser-Verteilungskoeffizienten (k), also ein Maß für die Lipoidlöslichkeit des diffundierenden Moleküls in der Phospholipidmembran:

$$D = R \cdot T \cdot k / (6\pi \cdot \eta \cdot r) \, [m^2 \cdot s^{-1}]; \quad (2)$$

Da die Dicke der Membran meist als konstant angesehen werden kann, wird statt D/l oft der *Permeabilitätskoeffizient* (P) verwendet. Bezieht man nun noch die Transportrate Q/t auf die Fläche F, heißt die umgeformte Gleichung (1) dann:

$$dQ/(dt \cdot F) = P \cdot \Delta C \, [mol \cdot m^{-2} \cdot s^{-1}]. \quad (3)$$

Die pro Fläche und Zeit (netto-)diffundierende Stoffmenge ($mol \cdot m^{-2} \cdot s^{-1}$) ist damit der Konzentrationsdifferenz (ΔC hier in mol/m^3 Lösungsmittel) und dem Permeabilitätskoeffizienten (P, in m/s) proportional. Genaugenommen muß hier statt der Konzentration die *Aktivität* (→ S. 329) eingesetzt werden.

Für die **Diffusion von Gasen** wird in Gl. (1) ΔC durch $\alpha \cdot \Delta P$ (→ S. 98) und Q [mol] durch V [m^3] ersetzt. $\alpha \cdot D$ wird dann zusammengefaßt als „Diffusionsleitfähigkeit" oder Kroghscher *Diffusionskoeffizient* K [$m^2 \cdot s^{-1} \cdot Pa^{-1}$], so daß das 1. Ficksche Diffusionsgesetz in dieser Form lautet:

$$dV/(dt \cdot F) = K \cdot \Delta P/l \, [m \cdot s^{-1}]. \quad (4)$$

Da beim alveolären Gasaustausch (→ S. 92) F und l am Lebenden nicht bestimmbar sind, werden $K \cdot F/l$ für O_2 oft als **O_2-Diffusionskapazität** der Lunge, D_L, zusammengefaßt, so daß $dV_{O_2}/dt = D_L \cdot \Delta P_{O_2}$.

Infolge der elektrischen Ladung von Ionen kann der Permeabilitätskoeffizient des Ions „x" ($= P_x$) umgewandelt werden in die **elektrische Leitfähigkeit** der Membran für dieses Ion, g_x (→ S. 10 und S. 14f.):

$$g_x = P_x \cdot z_x^2 \cdot F^2 \cdot R^{-1} \cdot T^{-1} \cdot \bar{c}_x \, [S \cdot m^{-2}],$$

wobei R und T ihre übliche Bedeutung haben (s. o.) und z_x die Ladungszahl des Ions, F die Faraday-Konstante (→ S. 14) und $\bar{c}_x$ die mittlere Ionenaktivität in der Membran bedeuten (a = außen, i = innen):

$$\bar{c} = (c_a - c_i)/(\ln c_a - \ln c_i).$$

Beachte: Im Gegensatz zu P ist g *konzentrationsabhängig*. Wenn z. B. die extrazelluläre K^+-Aktivität von 4 auf 8 mmol/kg H_2O steigt (intrazellulär unverändert 160 mmol/kg H_2O), so steigt $\bar{c}$ um 20%.

Von einer „**nichtionischen**" (engl.: **non-ionic**) **Diffusion** spricht man, wenn die ungeladene Form einer schwachen Säure (Harnsäure) oder Base (z. B. Ammoniak = NH_3) leichter durch eine Membran gelangt als die geladene Form. Für NH_3 z. B. ist die Membran also sehr viel durchlässiger als für NH_4^+ (→ S. 144ff.). Da es vom pH-Wert der Lösung abhängt, ob solche Stoffe geladen sind oder nicht (pK-Wert, → S. 334), beeinflußt der pH-Wert die Diffusion schwacher Säuren und Basen.

Zum **Transport über weite Strecken** ist die Diffusion allerdings nicht geeignet: Während bei einem einzelligen Lebewesen (z. B. einer Amöbe) wegen der kurzen Entfernung zur Umwelt der Transport (z. B. von Sauerstoff) noch schnell genug mittels Diffusion ablaufen kann, sind bei einem vielzelligen Wesen zusätzliche Transportmechanismen notwendig.

Wegen des O_2-Verbrauches des Gewebes würde beim Menschen bei einer alleinigen O_2-Diffusion durch die Haut schon ab einer Tiefe von 0,3 mm zunehmender O_2-Mangel herrschen.

Um solch große Strecken beim Stofftransport zu überwinden, wird die Flüssigkeit (z. B. Blut) oder das Gas (z. B. Atemluft) *zusammen* mit den darin befindlichen Stoffen bewegt: Transport durch „Mitführung" oder **Konvektion**.

Beim Kohlendioxidtransport z. B. wechseln Diffusion (D) und Konvektion (K) miteinander ab: D vom Gewebe ins Blut, K mit dem Blut vom

Grundlagen, Zellphysiologie

Gewebe zur Lunge, D vom Blut in die Alveolarluft, K mit der Luft von der Alveole ins Freie.

Auch beim Wärmetransport im Blut und bei der Wärmeabgabe in Form erwärmter Luft spricht man von Konvektion (→ S. 192f.).

An verschiedenen Trennwänden im Organismus findet auch ein Transport durch **Filtration** statt. Voraussetzung dafür ist, daß die *Trennwand wasserdurchlässig* ist. Besteht dann ein *Druckunterschied* zwischen beiden Seiten der Trennwand (z. B. relativ hoher Blutdruck in den Blutkapillaren und kleiner Druck im Zwischenzellraum, → S. 158), wird die Flüssigkeit durch die Wand *hindurchgepreßt*. Stoffe, für die die Poren in der Trennwand zu klein sind (in den Blutkapillaren z. B. für Eiweißkörper), bleiben zurück, während andere Stoffe mit kleinerer Molekülgröße (z. B. Na^+, Cl^-) mit ihrem Lösungsmittel durch die Trennwand filtriert werden, also auch einer Art Konvektion unterliegen (s. u.).

Manche kleinmolekularen Stoffe, die an sich filtriert werden könnten, gehen mit den Eiweißkörpern des Plasmas eine Bindung ein: **Plasma-** oder **Proteinbindung**. Dadurch ist die freie Filtrierbarkeit solcher Stoffe z. B. am glomerulären Filter der Niere (→ S. 126ff.) mehr oder weniger behindert.

Ein Beispiel soll dies demonstrieren: Aus dem Glomerulus der Niere werden rund 20% der durch die Niere fließenden Plasmaflüssigkeit und damit auch 20% eines frei filtrierbaren Stoffes abfiltriert. Ist dieser Stoff jedoch zu 9/10 an Plasmaproteine gebunden, sind nur 1/10 frei filtrierbar, d. h., nur 2% werden pro Nierenpassage filtriert.

Die Proteinbindung hat mehrere *Funktionen*: (a) Sie schützt manche Stoffe vor der Ausscheidung (z. B. Häm), (b) sie stellt die Transportform einiger Substanzen (z. B. Eisenionen) dar, (c) sie wirkt für wichtige Plasmaionen (z. B. Ca^{2+}, Mg^{2+}) als sofort verfügbarer „Speicher" u. a. m.

Medizinisch spielt die Plasmabindung auch eine wichtige Rolle bei der Gabe von Medikamenten, da proteingebundener Anteil der einen Seite weder pharmakologisch wirksam noch frei filtrierbar ist (verzögerte Ausscheidung durch die Niere), auf der anderen Seite jedoch als Allergen (→ S. 72) wirken kann.

Beim Durchtritt von *Wasser* durch Trennwände (z. B. durch Epithelien von Darmwand und Nierentubulus) können gelöste Substanzen „mitgerissen" werden. Man spricht dann von einem Transport durch (engl.) **„solvent drag"**. Wieviel von dem gelösten Stoff jeweils so transportiert wird, hängt außer von der *Höhe des Wasserflusses* und der *Stoffkonzentration* davon ab, wie leicht die Teilchen des Stoffes durch die „Lücken" in der Trennwand gelangen bzw. welcher Anteil beim Auftreffen auf die Trennwand nicht durchgelangt, also „reflektiert" wird. Ein Ausdruck dafür ist der *Reflexionskoeffizient* σ. Bei großen Molekülen, die völlig „reflektiert", d. h. nicht durch „solvent drag" transportiert werden, beträgt $\sigma = 1$; bei kleineren Molekülen ist $\sigma < 1$. Für Harnstoff im proximalen Tubulus der Niere z. B. ist $\sigma = 0{,}68$.

Für elektrisch geladene Stoffteilchen (**Ionen**) kann eine **elektrische Potentialdifferenz**, z. B. an einer Zellmembran, eine treibende Kraft sein: Positiv geladene Ionen (Kationen) werden dann auf die negativ geladene Membranseite wandern, negativ geladene Ionen (Anionen) auf die positiv geladene Seite. Voraussetzung für einen solchen Transport ist allerdings, daß diese Membran für das zu transportierende Ion durchlässig ist, was aus der Höhe des *Permeabilitätskoeffizienten* (→ S. 9) hervorgeht.

Die pro Zeiteinheit transportierte Ionenmenge (*Ionenstrom*) hängt außer vom Permeabilitätskoeffizienten (P) der Membran für diese Ionenart auch noch von der Ladung des Ions (z), von der Höhe der Potentialdifferenz und vom Mittelwert der Ionenkonzentration (besser: -aktivität, → S. 329) beidseits der Membran ($\bar{c}$) ab (→ S. 9).

Setzt man die Ionenleitfähigkeit g statt des Ohmschen Widerstandes in das *Ohmsche Gesetz* ein, ergibt sich (→ auch S. 14f.):

$$g_{Ion} = \text{Ionenstrom/treibendes Potential.} \quad (4)$$

Unter **erleichterter** (engl. **facilitated**) **„Diffusion"** versteht man einen passiven Transport, der durch einen sog. **Carrier** (Trägermolekül) in der Membran vermittelt wird. Da die meisten biologisch wichtigen Stoffe so polar sind, daß eine einfache Diffusion (→ S. 8f.) durch die Membran viel zu langsam ablaufen würde, gibt es z. B. für Glukose, Na^+ u. v. a. in die Membran eingebaute Proteine, eben die Carriers, die das zu transportierende Molekül auf der einen Membranseite binden und sich auf der anderen Seite der Membran wieder von ihm

Grundlagen, Zellphysiologie

trennen. Ob der Carrier dabei durch die Membran diffundiert, ob er rotiert oder ob er seine Konformation ändert, ist weitgehend unbekannt. Ein solcher Transport ist *sättigbar* und *spezifisch* für strukturell ähnliche Stoffe, die sich auch gegenseitig *kompetitiv hemmen* können (s. u.). Erleichterte „Diffusion" unterscheidet sich vom aktiven Transport (s. u.) dadurch, daß sie nur „bergab", also entlang eines elektrochemischen Gradienten (→ S. 14), transportiert.

Aktiver Transport

An vielen Stellen im Organismus ist es nötig, Stoffe *gegen ein Konzentrationsgefälle* und/oder *gegen ein elektrisches Gefälle (Potential)* „bergauf" zu transportieren. Diese Aufgabe läßt sich *nicht* mit Hilfe passiver Transportprozesse (s. o.) lösen (die ja in der Gegenrichtung, d. h. „bergab", ablaufen), sondern nur mit sog. **aktiven Transportmechanismen**. Diese benötigen Energie, da sie den Stoff ja energetisch „bergauf" transportieren müssen. Ein beträchtlicher Teil der dem Körper in Form von Nahrung zugeführten chemischen Energie wird in universell verwendbare, energiereiche Verbindungen (z. B. ATP, → S. 20) umgewandelt und für den aktiven Transport verbraucht.

Wird die Energie der ATP-Hydrolyse *direkt* für den Transport- oder „Pump"-Mechanismus verwendet, spricht man von **primär-aktivem Transport**. Solche Pumpen werden daher auch **ATPasen** genannt. Die ubiquitär vorkommende Na^+-K^+-ATPase, die sarkoplasmatische Ca^{2+}-ATPase und die H^+-ATPase der renalen Sammelrohre sind Beispiele dafür. Sie transportieren Na^+ und K^+, Ca^{2+} bzw. H^+ bergauf.

Von **sekundär-aktivem Transport** spricht man, wenn der Bergauf-Transport eines Stoffes (z. B. Glukose) mittels des Carriers an den passiven Transport eines Ions (z. B. Na^+) gekoppelt ist. In diesem Fall stellt der Na^+-Gradient die treibende Kraft für den aktiven Transport der Glukose dar. Für die Aufrechterhaltung des Na^+-Gradienten sorgt dabei der primär-aktive Transport von Na^+ an einer anderen Stelle der Zellmembran. Man spricht von **Ko-Transport** (oder Symport), wenn die betreffende Substanz in dieselbe Richtung transportiert wird wie das treibende Ion (z. B. Glukose mit Na^+), und von **Gegentransport** (Counterport, Antiport), wenn der Na^+-Gradient z. B. H^+-Ionen in die Gegenrichtung pumpt.

Beispiele für primär- oder sekundär-aktive Transportvorgänge sind der Na^+-, Glukose- und Aminosäurentransport aus dem Nierentubulus (→ S. 128 ff.), die Aufnahme dieser Stoffe aus dem Darm (→ S. 224 ff.), die Sekretion von Magensäure (→ S. 208), der Na^+-Transport an der Nervenmembran (→ S. 24 ff.) usw.

Solche *aktiven Transportmechanismen* sind u. a. *dadurch charakterisiert, daß*

- sie *sättigbar* sind, d. h., sie bewältigen nur eine bestimmte maximale Transportrate,
- sie mehr oder weniger *spezifisch* sind, d. h., daß nur bestimmte, chemisch meist sehr ähnliche Stoffe durch ein System transportiert werden; diese Stoffe hemmen sich gegenseitig beim Transport (*kompetitive Hemmung*),
- diese ähnlichen Stoffe oft unterschiedlich gut transportiert werden, d. h., daß sie eine *unterschiedliche Affinität* ($\sim 1/K_m$; s. u.) zum Transportsystem besitzen,
- sie gehemmt werden, wenn die *Energieversorgung* der Zelle gestört ist.

Die Transportrate $J_{sätt}$ eines solchen sättigbaren Transportes errechnet sich meist nach der *Michaelis-Menten-Kinetik*:

$J_{sätt} = J_{max} \cdot C/(K_m + C) [mol \cdot m^{-2} \cdot s^{-1}]$,

wobei C die aktuelle Konzentration der zu transportierenden Substanz, J_{max} die maximale Transportrate der Substanz und K_m deren Konzentration bei Halbsättigung, d. h. bei $0,5 \cdot J_{max}$, bedeutet (s. auch S. 332 f.).

Zytose

Ein ganz anders gearteter Typ von aktivem Transport ist die Zytose. Sie beinhaltet die Bildung von membranumschlossenen **Vesikeln**, die 50–400 nm Durchmesser haben und sich unter ATP-Verbrauch von den Plasmamembran oder den Membranen der Zellorganellen (RER, Golgi-Komplex, → S. 4) abschnüren. Durch spezifische Zytose werden v. a. *Makromoleküle* (Proteine, Polynukleotide und -saccharide) in die Zelle aufgenommen (**Endozytose**) oder aus dieser exportiert (**Exozytose**). Auch

Grundlagen, Zellphysiologie

der Transport großer Moleküle *innerhalb* der Zelle erfolgt in solchen Vesikeln, z. B. der Proteintransport vom RER zum Golgi-Komplex.

Bei der Endozytose unterscheidet man zwei unterschiedliche Formen. Einmal die kontinuierliche, unspezifische Aufnahme von Extrazellulärflüssigkeit über relativ kleine Vesikel, die **Pinozytose**, bei der die Zelle sozusagen schluckweise Außenflüssigkeit „trinkt". Damit werden auch wahllos die darin gelösten Moleküle, ob klein oder groß, mit in die Zelle aufgenommen.

Voraussetzung für die zweite Form der Endozytose sind spezifische **Rezeptoren** an der Außenseite der Zellmembran. Dabei kann eine Zelle viele (ein Fibroblast etwa 50) verschiedene Rezeptortypen besitzen. Etwa 1000 dieser Rezeptoren werden oft an Stellen der Membran zusammengezogen (sog. zirkulierende Proteine), wo diese innen mit speziellen Proteinen (v. a. *Clathrin*) bedeckt ist („*coated pits*"; → E2). Da an diesen Stellen der Membran die Endozytose startet, sind dann auch vorübergehend die endozytotischen Vesikel vom Clathrin umhüllt („*coated vesicles*"). Eine solche **rezeptorvermittelte Endozytose** (= adsorptive Endozytose) ist **spezifisch**, da die Rezeptoren nur ganz bestimmte Stoffe erkennen und auch nur diese dann endozytiert werden. Damit ist es möglich, diese Stoffe selektiv in die Zelle aufzunehmen.

Der Endozytose schließt sich intrazellulär die Entfernung des „Coats" und oft die Fusion mit **primären Lysosomen** an (→ B), deren hydrolytische Enzyme dann die endozytierten Stoffe in den durch die Fusion entstandenen **sekundären Lysosomen** „verdauen". Kleine Verdauungsprodukte, wie Aminosäuren, Zucker und Nukleotide, werden aus den Lysosomen ins Zytoplasma transportiert, wo sie dem Zellstoffwechsel zur Verfügung stehen.

Diese Transportmechanismen der lysosomalen Membran sind spezifisch. Ist z. B. der für die Aminosäure L-Zystin (genetisch) defekt, akkumuliert und präzipitiert das schwer lösliche Zystin in den Lysosomen, was schließlich zur Schädigung der Zelle und des ganzen Organs führt (*Zystinose*).

Die bei der Endozytose mitaufgenommenen Phospholipide der Zellmembran, die die Vesikelwand bilden, werden, ebenso wie die Rezeptorproteine und das Clathrin, über weitgehend ungeklärte *Rezirkulationsprozesse* wieder in die Zellmembran eingebaut (→ E2). An diesem raschen, ununterbrochenen Rezirkulationsprozeß sind bestimmte andere Membranproteine, z. B. Ionenpumpen, meist nicht beteiligt (sog. nichtzirkulierende Proteine).

Ein Beispiel für die rezeptorvermittelte Endozytose ist die Aufnahme von **Cholesterin** und seiner Ester. Sie werden im Plasma im Lipoproteintyp **LDL** (→ S. 222f.) zu extrahepatischen Zellen transportiert. Wenn diese Cholesterin z. B. für ihre Membransynthese oder für die Steroidhormonbildung benötigen, bauen sie vermehrt LDL-Rezeptoren in ihre Zellmembran ein, die die (Apolipo-)Proteine der LDL erkennen und diese somit binden, was wiederum die Endozytose der LDL auslöst. Mit einem dieser 22 nm großen LDL-Partikel werden so rund 1500 Cholesterinestermoleküle aufgenommen. Patienten mit einem genetischen Defekt dieses Rezeptormechanismus entwickeln zu hohe Cholesterin-Plasmakonzentrationen, was zu frühzeitiger Arteriosklerose führt.

Ähnliche Beispiele für rezeptorvermittelte Endozytose sind die zelluläre Aufnahme von transferringebundenem **Eisen**, von hämopexingebundenem **Häm**, von haptoglobingebundenem **Hämoglobin** (→ S. 63) und von an ihre verschiedenen Transportproteine gebundenen **Kobalaminen** (→ S. 226f.).

Auch die **Phagozytose** von Erregern (Erkennung von Antigen-Antikörper-Komplexen) und körpereigenen Zelltrümmern, wofür die neutrophilen Granulozyten und die Makrophagen spezialisiert sind (s. u. S. 66ff.), ist meist rezeptorvermittelt (s. a. *Opsonierung* von Erregern, S. 66ff.). Die quantitativen Aspekte der Phagozytose werden dadurch illustriert, daß alleine pro Stunde rund 10 Milliarden gealterte Erythrozyten phagozytiert werden (→ S. 60) und z. B. Makrophagen pro Stunde etwa 25 % ihres eigenen Volumens und 200 % ihrer Zellmembran phagozytieren.

Bei der Bindung des Hormons **Insulin** an die Rezeptoren auf der Oberfläche seiner Zielzellen wandert der Hormon-Rezeptor-Komplex in „coated pits" ein und wird daraufhin endozytiert („internalisiert"; → S. 248). Damit sinkt gleichzeitig die Dichte der zur Hormonbindung zur Verfügung stehenden Rezeptoren („*down regulation*" der Rezeptoren durch erhöhtes Hormonangebot).

Auch die **Exozytose** ist ein gesteuerter Vorgang. Hormone (z. B. im Hypophysenhinterlappen, → S. 240), Neurotransmitter (z. B. Azetylcholin, → S. 54) und Enzyme (z. B. in den Azini des Pankreas; → S. 212ff.), liegen als Vesikel fertig „verpackt" vor und werden bei einer Erhöhung

Grundlagen, Zellphysiologie

der intrazellulären Ca^{2+}-Konzentration ausgeschüttet. Die Bindung des Ca^{2+} an **Kalmodulin** (→ S. 17) ist dabei wahrscheinlich ein Zwischenschritt.

Auch der *transzelluläre Transport* von Makromolekülen (Proteine, Hormone) kann durch Zytose bewerkstelligt werden. *Endothelien* z. B. nehmen solche Stoffe mittels Endozytose auf der einen Zellseite auf und geben sie (unverändert) auf der Gegenseite wieder ab (**Transzytose**).

Zytose als Mittel zu Fortbewegung

Prinzipiell sind wohl die meisten Zellen des Organismus dazu befähigt, sich aktiv fortzubewegen. Allerdings machen normalerweise nur wenige Zelltypen Gebrauch davon. Einen speziellen Antriebsmechanismus haben darunter wohl nur die *Spermien*, die durch Schlagen ihres geißelartigen Schwanzes mit einer Geschwindigkeit von etwa 35 µm/s schwimmen können. Aber auch andere Zellen bewegen sich fort, allerdings sehr viel langsamer, die *Fibroblasten* z. B. mit einer Geschwindigkeit von ca. 0,01 µm/s (→ E1). Sie wandern z. B. bei einer Verletzung in die Wunde ein und tragen zur Narbenbildung bei. Andere Beispiele sind die *neutrophilen Granulozyten* und die *Makrophagen*, die – chemotaktisch angelockt – sogar durch die Gefäßwand hindurch in Richtung auf eingedrungene Bakterien wandern (*Migration*, → S. 66ff.) und

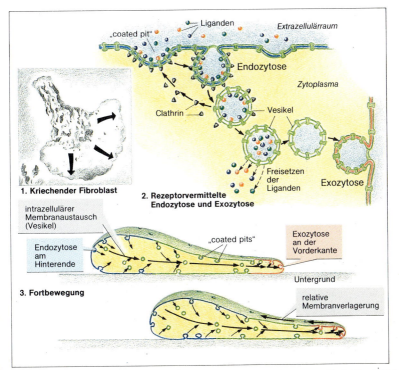

E. Endozytose und Exozytose als Mittel der Zellbewegung. (Erklärung s. Text). (Nach *M.S. Bretcher, Spektrum der Wissenschaft, 2/88, S. 56–62*).

schließlich auch „entartete" Tumorzellen, die ihre unheilvolle Wirkung durch Einwandern in die verschiedensten Gewebe des Körpers entfalten.

Die Wanderung dieser Zellen ist wie bei Amöben ein Kriechen auf fester Unterlage (→ E) und kommt dadurch zustande, daß die wandernde Zelle auf der dem Ziel abgewandte Seite Teile ihrer Zellmembran **endozytiert**, die endozytotischen Vesikel intrazellulär nach „vorne" transportiert und auf der dem Ziel zugewandten Seite mittels **Exozytose** wieder in die Zellwand eingebaut werden (→ E3). Beim Fibroblasten werden bei diesem Prozeß rund 2% der Zellmembran/min umgesetzt.

Der Zyklus wird dadurch geschlossen, daß auch die Teile der Zellmembran, die momentan nicht an der Zytose beteiligt sind, zwangsläufig raupenkettenartig von „vorne" nach „hinten" verschoben werden. Da die Zellmenbran ja auf der Unterlage, bei Fibroblasten vor allem am *Fibronektin* der extrazellulären Matrix, angeheftet ist, verschiebt sich relativ dazu die Zelle nach vorne (→ E3). Für diese Anheftung benötigt die Zelle wiederum spezifische Rezeptoren, die Fibroblasten also solche für Fibronektin.

Entstehung elektrischer Potentiale durch Transportprozesse

Der **Transport von Ionen** bedeutet gleichzeitig auch eine Ladungsverschiebung, d. h. die Entstehung einer *elektrischen Potentialdifferenz*. Diffundieren z. B. K^+-Ionen aus der Zelle, entsteht ein **Diffusionspotential**, bei dem die Zelle außen positiv gegenüber dem Zellinneren ist. Dieses treibt aber nun die aus der Zelle herausdiffundierenden K^+-Ionen (Diffusion entlang eines chemischen Gradienten) wieder zurück in die Zelle (potentialgetriebener Transport, → S. 10). Die K^+-Diffusion hält dann so lange an, bis die beiden Triebkräfte gleich groß, aber entgegengerichtet sind, d. h. bis ihre Summe oder der **elektrochemische Gradient** (und damit das **elektrochemische Potential**, $E_m - E_x$, s. u.) gleich Null ist. Es herrscht dann ein bestimmtes Verhältnis der Konzentration des Ions diesseits der Membran zu der jenseits der Membran (**Gleichgewichtskonzentration**) und ein bestimmtes Potential (**Gleichgewichtspotential**). Das Potential, das durch die Diffusion einer Ionenart hervorgerufen wird, treibt auch andere Kationen oder Anionen durch die Membran, wenn diese für solche Ionen permeabel ist.

Das Gleichgewichtspotential E_x des Ions „x" zwischen der Innenseite (i) und der Außenseite (a) der Zellmembran läßt sich nach der **Nernstschen Gleichung** berechnen:

$$E_x = R \cdot T \cdot (F \cdot z_x)^{-1} \cdot \ln([x]_a/[x]_i), \quad (5)$$

wobei R die allgemeine Gaskonstante (= $8{,}314\ J \cdot K^{-1} \cdot mol^{-1}$), T die absolute Temperatur (im Körper: 310 K), F die Faraday-Konstante, also die Ladung pro mol (= $9{,}65 \cdot 10^4\ A \cdot s \cdot mol^{-1}$), z_x die Ladungszahl des Ions ($+1$ für K^+, $+2$ für Ca^{2+}, -1 für Cl^- etc.), ln den natürlichen Logarithmus und [x] die „effektive" Konzentration (= Aktivität, → S. 329) des Ions x bedeuten. Bei Körpertemperatur (310 K) ist $R \cdot T/F = 0{,}0267\ V^{-1}$. Wandelt man nun noch $\ln[x]_a/[x]_i$ in $-\ln[x]_i/[x]_a$ und außerdem ln in log um (→ S. 330f.), so lautet die Nernstsche Gleichung nach Einsetzen in Gleichung (5):

$$E_x = -61 \cdot z_x^{-1} \cdot \log([x]_i/[x]_a)\ [mV];\quad (6)$$

Ist „x" z. B. K^+ und beträgt $[K^+]_i = 150\ mmol/kg\ H_2O$ und $[K^+]_a = 5\ mmol/kg\ H_2O$, so beträgt das K^+-Gleichgewichtspotential $E_K = -90\ mV$ (→ auch S. 24).

Bei ihrem Gleichgewichtspotential bewegen sich also von den betreffenden Ionen genauso viele durch den chemischen Gradienten in die eine Richtung wie durch das Potential in der anderen Richtung zurückgetrieben werden. Die Summe beider, also der sog. **Netto-Ionenstrom**, ist daher Null. Er wird aber von Null verschieden werden, wenn sich das aktuelle Membranpotential (E_m) vom Gleichgewichtspotential (E_x) wegbewegt. Das den Netto-Ionenstrom (I_x) **treibende elektrochemische Potential** ist also $E_m - E_x$. Das **Ohmsche Gesetz** für den Ionenstrom (→ S. 10, Gleichung [4]) lautet somit:

$$g_x = I_x/(E_m - E_x);\quad (7)$$

(Einheiten: g_x/Membranfläche $[S \cdot m^{-2}]$; I_x/Membranfläche $[A \cdot m^{-2}]$; $E[V]$.)

Bei der ruhenden Nervenzelle (→ S. 24) ist E_m etwa $-70\ mV$, E_K etwa $-90\ mV$ und E_{Na} ca. $+70\ mV$. Das heißt für Na^+ besteht ein treibendes Potential

Grundlagen, Zellphysiologie 15

von rund 140 mV, für K$^+$ eines (in der Gegenrichtung) von rund 20 mV. Ein großer I_{Na} wird in Ruhe nur deshalb vermieden, weil g_{Na} dabei sehr klein ist (ca. 1/10–1/100 von g_K). Öffnen sich hingegen beim Aktionspotential (→ S. 26) kurz die Na$^+$-Poren (Aktivation der Na$^+$-Kanäle; s. u.), so strömt Na$^+$ wegen des hohen treibenden Potentials sehr rasch in die Zelle ein.

Für Na$^+$, Ca^{2+}, K$^+$ und andere Ionen ist die „Leitfähigkeit" der Zellmembran meist mehr als eine einfache physikalische Gegebenheit. So wird in vielen Zellmembranen der passive Na$^+$-Einstrom über **Carrier** vermittelt, mit denen dann z. B. gleichzeitig Glukose „Co-transportiert" oder H$^+$-Ionen in die Gegenrichtung gebracht werden können (→ z. B. S. 126). An anderen Zellmembranen (Nerv, Muskel) gibt es spezielle **Kanäle** (Poren) für die einzelnen Ionenarten, wobei die Leitfähigkeit des Kanals steuerbar ist (s. u.).

Werden beim *aktiven Transport* von Ionen (z. B. Na$^+$) mit dem gleichen Transportmechanismus (*Carrier*) ein gegensätzlich geladenes Ion (z. B. Cl$^-$) in der gleichen Richtung oder ein gleichgeladenes Ion (z. B. H$^+$) in der Gegenrichtung im Ladungsverhältnis 1:1 transportiert, so ist das ein sog. **elektroneutraler Transport**. Werden hingegen vom Transportsystem z. B. 3 Na$^+$-Ionen in die eine und gleichzeitig 2 K$^+$-Ionen in die andere Richtung transportiert, wird durch das überschüssig transportierte Na$^+$-Ion ein Potential erzeugt: **elektrogener** (oder **rheogener**) **Transport**.

Steuerung der Ionendurchlässigkeit von Membranen

An bestimmten Zellen kann die Leitfähigkeit für Ionen dadurch *variiert* werden, daß **Kanäle** oder **Poren**, die meist für ein Ion oder eine Gruppe von Ionen *spezifisch* sind, durch eine Art „Tor" (engl.: gate) geöffnet und geschlossen werden können (→ F). Der Öffnungszustand dieser Poren kann durch die *Höhe des Zellpotentials* gesteuert (z. B. Nerven- und Muskelfaser) oder von einer *chemischen Substanz* beeinflußt werden (z. B. postsynaptische Wirkung von Azetylcholin, → F und S. 54).

Bei der Erregung des **Herzmuskels** z. B. öffnen sich (relativ langsam) Ca^{2+}-Kanäle, gleichzeitig sinkt die Porendurchlässigkeit für K$^+$. Die Na$^+$-Kanäle hingegen werden bei Erregungsbeginn sehr schnell geöffnet („*aktiviert*") und gleich wieder geschlossen („*inaktiviert*"). In der kurzen Zeit zu Beginn des Aktionspotentials, in der die Kanäle offen sind (hohe Na$^+$-Leitfähigkeit, → S. 26), strömt (wenig) Na$^+$ schlagartig in die Zelle ein.

In präsynaptischen **Nervenenden** öffnet ein eintreffendes Aktionspotential Ca^{2+}-Poren; Ca^{2+} strömt ein und aktiviert die Freisetzung von Neurotransmittern (→ z. B. S. 54) oder die Ausschüttung von Hormonen (z. B. am Hypophysenhinterlappen, → S. 240).

Auch an **exokrinen Zellen** (z. B. im Pankreas) wird die *Exozytose* durch Ca^{2+}-Einstrom gesteuert (s. u.). Die potentialgesteuerte Öffnung der Ca^{2+}-Poren in den longitudinalen Tubuli der **Skelettmuskeln** ist der Auslöser für die Muskelkontraktion (→ S. 36ff.).

Es ist also ein ganz allgemeines Prinzip im Organismus, durch *aktive Ionen-„Pumpen"* relativ langsam (z. B. Na$^+$-K$^+$-ATPase: ca. 1 μmol · m^{-2} · s^{-1}) elektrochemische Gradienten aufzubauen (Zellinneres Na$^+$-arm) und dann den erreichten elektrochemischen Gradienten durch Regelung der passiven Membrandurchlässigkeit (Poren) für *schnelle Ionenflüsse* auszunützen (z. B. Na$^+$-Einstrom beim Aktionspotential: ca. 1000 μmol · m^{-2} · s^{-1}).

Rolle der Ca^{2+}-Ionen bei der Zellregulation

Ca^{2+} ist im Plasma zu etwa 50% an Proteine gebunden, zu 50% liegt es in freier Form vor (→ S. 254). In der Zwischenzellflüssigkeit überwiegt wegen der geringen Proteinkonzentration bei weitem die freie Form (ca. 2,9 mmol/l). Im *Zytoplasma*, also im Zellinneren, herrscht hingegen eine um mehrere Größenordnungen *niedrigere Konzentration* (ca. 0,1–0,01 μmol/l); es ist dies die Folge aktiver Transportprozesse, die Ca^{2+} laufend aus dem Zytoplasma entfernen. Neben einem primär-aktiven Transport von Ca^{2+} konnte in vielen Zellen auch ein sekundär-aktiver Gegentransport nachgewiesen werden, der durch den Na$^+$-Gradienten getrieben wird.

Die intrazelluläre Ca^{2+}-Konzentration wird durch einen mehr oder minder großen

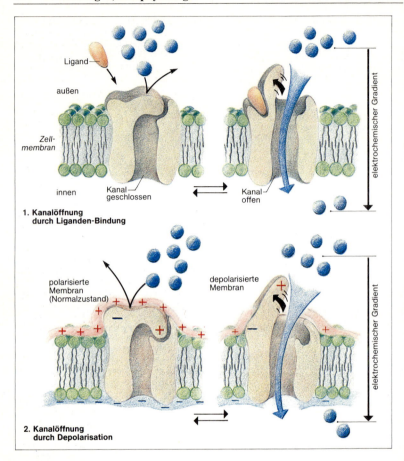

F. Öffnung (*gating*) von Ionenkanälen. (1) durch Bindung eines Liganden, z. B. eines Neurotransmitters wie Azetylcholin an einer Synapse oder eines Hormons, oder (2) durch Depolarisierung der Zellmembran, z. B. an Nerven-, Muskel- und Epithelzellen. Dabei werden die Kanäle der Membran nicht synchron geöffnet bzw. geschlossen, sondern es wird die *Wahrscheinlichkeit* des Offen- bzw. Geschlossen-Zustandes des Kanals erhöht oder erniedrigt. Die treibende Kraft für den Ionendurchtritt ist die Summe der elektrischen (Membranpotential) und der chemischen Triebkraft (Konzentrationsdifferenz) des Ions über die Membran, zus. elektrochemisches Potential genannt ($E_m - E_x$; s. S. 14). (Nach *B. Alberts u. Mitarb.: Molecular Biology of the Cell, 1. Aufl.*, Garland, New York u. London 1983, S. 299)

passiven Ca^{2+}-**Einstrom** aus dem Extrazellulärraum (s. vorigen Abschnitt) oder aus intrazellulären Ca^{2+}-Reservoirs **geregelt**. Dieser Einstrom wird z. B. durch *Aktionspotentiale* oder durch Second messengers solcher *Transmitter* oder *Hormone* ausgelöst, für die an der Außenseite der Zellmembran Rezeptoren vorhanden sind (z. B. für Azetylcholin, → F).

Beim Eintreffen eines Aktionspotentials strömt im **Skelettmuskel** Ca^{2+} aus den longitudinalen Tubuli, einem speziellen, bläschenartigen Ca^{2+}-Reservoir, in die Muskelzelle ein, wird dort an *Troponin C* gebunden und löst somit die Muskelkontraktion aus (elektromechanische Koppelung, → S. 36ff.).

Am **Herzmuskel** stammt das einströmende Ca^{2+} ebenfalls aus den longitudinalen Tubuli. Der Anstieg der intrazellulären Ca^{2+}-Konzentration führt auch hier zur Kontraktion; der hier zusätzliche, langsame Ca^{2+}-Einstrom aus dem Extrazellulärraum während der Erregung hat zur Folge, daß das Aktionspotential des Myokards ein besonders langes (200–500 ms) *Plateau* besitzt, ein Umstand, der die Grundlage der „Alles-oder-Nichts"-Kontraktion des Herzens bildet (→ S. 166). Außerdem beeinflußt die intrazelluläre Ca^{2+}-Konzentration die Kontraktionsstärke des Myokards.

Am **glatten Muskel** wird durch ein Aktionspotential, einen Transmitter oder ein Hormon ebenfalls ein Ca^{2+}-Einstrom ausgelöst. Der primäre, **intrazelluläre Rezeptor für Ca^{2+}** ist hier (wie an vielen anderen Zellen) wahrscheinlich das **Calmodulin**.

Dieses Protein mit einem Molekulargewicht von 16 700 hat eine starke strukturelle Ähnlichkeit mit Troponin C (→ S. 34ff.) und bindet pro mol 4 mol Ca^{2+}. Der **Ca^{2+}-Calmodulin-Komplex** bildet zusammen mit einem weiteren Protein ein Enzym (**M**yosin **l**ight **c**hain **k**inase [MLCK]), das in der Lage ist, das leichte Meromyosin (→ S. 34) oder die „leichte Kette" (engl.: light chain) des Myosins zu phosphorylieren. Myosin ändert daraufhin seine Konformation, was es dem Aktin in der Folge ermöglicht, die ATPase des Myosins zu aktivieren; damit kommt es zur Kontraktion. Ein Absinken des Ca^{2+} und eine Dephosphorylierung des Myosins durch ein weiteres Enzym (**M**yosin **l**ight **c**hain **p**hosphatase [MLCP]) beendet die Kontraktion wieder, und der Muskel erschlafft.

Bei der Kontraktion des glatten Muskels scheint Calmodulin also eine ähnliche Rolle zu spielen wie das Troponin C beim Skelettmuskel, obwohl dessen Aktivierung etwas anders abläuft. Die Bewegung der *Spermien* wird ebenfalls durch Ca^{2+} und Calmodulin ausgelöst.

Auch die **Exozytose** der sekretorischen Zellen (s. o.) ist wahrscheinlich eine primitive Art von Motorik. Ca^{2+}-Einstrom und Calmodulin-Ca^{2+}-Bindung beeinflussen hier das *Mikrotubulus-Mikrofilament-System*, über das in noch nicht geklärter Weise offenbar die Exozytose gesteuert wird. Auslöser für den Ca^{2+}-Einstrom ist auch in diesem Fall meist die Bindung von Transmittern oder Hormonen an extrazelluläre Rezeptoren. Damit spielt Ca^{2+} bei der Wirkung eines Hormones („Erster Bote") in der Zielzelle die Rolle eines „Zweiten Boten" (engl. **Second messenger**). Eine ganz ähnliche Aufgabe für die Wirkung von Peptidhormonen und Katecholaminen hat zyklisches Adenosinmonophosphat (cAMP, → S. 242). An vielen Zellen löst das eine Hormon den Ca^{2+}-Einstrom, ein anderes Hormon die cAMP-Bildung aus. Die beiden „Second messenger" wirken dann entweder antagonistisch oder synergistisch auf den Zellstoffwechsel ein. Die antagonistische Wirkung beruht evtl. zum Teil darauf, daß der Ca^{2+}-Calmodulin-Komplex das Enzym Phosphodiesterase aktiviert, welches für den Abbau von cAMP verantwortlich ist (→ S. 242). Darüber hinaus spielt der Ca^{2+}-Calmodulin-Komplex eine gewisse Rolle beim *Zellwachstum*. Er reguliert auch eine ganze Reihe weiterer *Enzyme*, sei es in Leber, Niere, Herz, Pankreas, Gehirn, Spermien, Thrombozyten etc.

In vielen, ganz unterschiedlichen Zellen führt die extrazelluläre Hormon-Rezeptor-Interaktion zur Umwandlung membranaler Phosphoinositide zu Inositol-Trisphosphat (IP_3) und Diazylglycerol. Beide fungieren als *Second messengers* in der Zelle (→ S. 244). IP_3 reguliert u.a. die Ca^{2+}-Freisetzung (z. B. im Pankreas, s. o.). Hier spielt Ca^{2+} also die Rolle eines „Dritten Boten" („Third messenger"), mit dem Zellfunktionen gesteuert werden können.

Energiegewinnung und -umwandlung

Leben ist ohne Zufuhr von Energie nicht möglich. Die Pflanzen bekommen sie von der Sonne und wandeln damit CO_2 aus der Luft in Sauerstoff und organische Verbindungen um. Diese Stoffe können von Mensch und Tier direkt zur Deckung ihres

Energiebedarfs genutzt werden. In Form fossiler Brennstoffe wie Kohle und Öl können sie aber genauso zum Betreiben von Motoren (mechanische Energie + Wärme) oder zum Heizen verwendet werden. Das heißt, Energie kann von einer Form in eine andere umgewandelt werden. Findet eine solche Umwandlung in einem **geschlossenen System** statt (Austausch von Energie, aber nicht von Stoffen, mit der Umgebung), so bleibt der Gesamtenergiegehalt konstant. Das **Erste Gesetz der Thermodynamik** lautet daher, daß eine Änderung der inneren Energie, d. h. des Energiegehaltes (ΔU) eines Systems, z. B. einer chemischen Reaktion, gleich ist der Summe von aufgenommener ($+W$) oder geleisteter ($-W$) Arbeit und der Wärme, die dabei abgegeben ($-Q$) bzw. absorbiert wird ($+Q$).

$\Delta U = Q - W$ [J] (aufgenommene Wärme – geleistete Arbeit),

$\Delta U = W - Q$ [J] (aufgenommene Arbeit – abgegebene Wärme).

(Definitionsgemäß bezeichneten die Vorzeichen die Richtung in bezug auf das betrachtete System.)

Für die Betrachtung biologischer Systeme (die keine geschlossenen Systeme sind, s. u.) ist die wichtigste Konsequenz dieses Gesetzes, daß die Wärme, die bei der Umwandlung einer Substanz in eine andere entsteht, immer die gleiche ist, *ganz gleich, auf welchem Wege dies geschieht*. Mit anderen Worten, ob Glukose mit Sauerstoff direkt in einem Kalorimeter ($\rightarrow$ S. 198) zu CO_2 und Wasser verbrannt wird oder ob die gleichen Endprodukte beim Abbau der Glukose über verschiedene Stoffwechselwege entstehen, die dabei erzeugte Wärme ist die gleiche; d. h. der physikalische und der physiologische Brennwert sind gleich ($\rightarrow$ S. 198). Sie sind nicht gleich, wenn, wie im Falle der Aminosäuren, im Kalorimeter andere Endprodukte (hier CO_2 u. a.) als im menschlichen Stoffwechsel (hier Harnstoff) entstehen. Trotzdem gilt auch in diesem Fall, daß die vom Körper aufgenommene chemische Energie (hier Aminosäuren) immer gleich ist der freigesetzten Wärme + der mechanischen Arbeit + dem Energiegehalt der ausgeschiedenen Stoffwechselprodukte (hier Harnstoff).

Wenn, wie das im Organismus geschieht, der Druck (p) konstant bleibt, wird ein Teil der Energie für die Veränderung des Volumens (ΔV) genutzt; die Volumenarbeit (p · ΔV) steht nicht frei zur Verfügung. Wird sie berücksichtigt, so gilt

$\Delta U + p \cdot \Delta V = \Delta H$,

wobei ΔH *Enthalpieänderung* genannt wird. ΔV ist bei der Betrachtung der Vorgänge im Organismus gewöhnlich klein, so daß

$\Delta H \approx \Delta U$.

Um herauszufinden, welcher Teil dieser Enthalpieänderung ΔH tatsächlich frei zur Verfügung steht, muß das **Zweite Gesetz der Thermodynamik** in die Betrachtung mit einbezogen werden. Nach diesem wächst die „Unordnung" oder „Zufälligkeit", genannt **Entropie**, eines geschlossenen Systems ($\Delta S > 0$), wenn z. B. eine Energieform in eine andere umgewandelt wird. Das Produkt Entropiezuwachs mal absolute Temperatur ($\Delta S \cdot T$) ist gleich der Wärme, die während eines solchen Prozesses entsteht.

Die **freie Enthalpie** ΔG (= *Gibbssche Energie*) wird folgendermaßen errechnet:

$\Delta G = \Delta H - \Delta S \cdot T$.

Diese Gleichung definiert auch die Bedingungen, unter denen z. B. eine spontane chemische Reaktion ablaufen kann. Wenn $\Delta G < 0$, wird die Reaktion *exergonisch* genannt und läuft spontan ab; wenn $\Delta G > 0$, ist die Reaktion *endergonisch* und kann nur dann ablaufen, wenn zusätzliche freie Energie zugeführt wird.

ΔG läßt sich aus der *freien Standardenthalpie* $\Delta G_0'$ und den *aktuellen* Konzentrationen der beteiligten Stoffe errechnen. Lautet die Reaktion z. B. $A \rightleftharpoons B + C$, so wird $\Delta G_0'$ (wofür die Konzentrationen A, B und C einmolar und der pH 7,0 ist) in ΔG wie folgt umgewandelt:

$$\Delta G = \Delta G_0' + R \cdot T \cdot \ln \frac{[B] \cdot [C]}{[A]} \quad (8)$$

oder (bei 37 °C):

$$\Delta G = \Delta G_0' + 8{,}31 \cdot 310 \cdot 2{,}3 \cdot$$

$$\cdot \log \frac{[B] \cdot [C]}{[A]} \; [J \cdot mol^{-1}]$$

Beträgt $\Delta G_0'$ einer Reaktion z. B. $+20 \, kJ \cdot mol^{-1}$ (endergonisch), wird ΔG dann < 0 (exergonisch), wenn [B] · [C]

beispielsweise 10^4 mal kleiner als [A] ist:
$\Delta G = 20000 + 5925 \cdot \log 10^{-4} =$
$= -3{,}7 \text{ kJ} \cdot \text{mol}^{-1}$.

In diesem Fall werden also B und C aus A gebildet, d. h. die Reaktion läuft nach rechts.

Wenn für die gleiche Reaktion das Verhältnis $([B] \cdot [C])/[A] = 4{,}2 \cdot 10^{-4}$ ist, wird $\Delta G = 0$ und die Reaktion kommt ins Gleichgewicht (keine Nettoreaktion). Dieses numerische Verhältnis wird daher die **Gleichgewichtskonstante K** dieser Reaktion genannt. Benützt man die Gleichung (8), kann K in $\Delta G'_0$ und umgekehrt umgewandelt werden:

$0 = \Delta G'_0 + R \cdot T \cdot \ln K$ oder
$\Delta G'_0 = - R \cdot T \cdot \ln K$ oder
$K = e^{-\Delta G'_0/(R \cdot T)}$.

Ist schließlich das Verhältnis $([B] \cdot [C])/[A] > 4{,}2 \cdot 10^{-4}$, dann wird $\Delta G > 0$ und die Nettoreaktion läuft rückwärts ab, d. h. A wird gebildet. Während $\Delta G'_0$ also das *Gleichgewicht* der Reaktion anzeigt, ist ΔG ein Maß dafür *wie weit* die Reaktion *vom Gleichgewicht entfernt ist*.

ΔG sagt allerdings nichts über die **Geschwindigkeit der Reaktion** aus. Auch wenn $\Delta G < 0$, ist es möglich, daß die Reaktion extrem langsam abläuft. Ihre Geschwindigkeit hängt nämlich von der Energie ab, die *vorübergehend* für die Entstehung von Zwischenprodukten gebracht wird, deren ΔG größer ist als das der Ausgangssubstanz oder der Endprodukte. Die Energie, die hier zusätzlich benötigt wird, heißt **Aktivierungsenergie** $\Delta G^{\ddagger}$. Katalysatoren oder, in der Biologie, Enzyme, beschleunigen die Reaktionsgeschwindigkeit dadurch, daß sie $\Delta G^{\ddagger}$ erniedrigen ($\rightarrow$ G).

Nach *Arrhenius* ist die Ratenkonstante k (s^{-1}) einer unimolekularen Reaktion proportional $e^{-\Delta G^{\ddagger}/(R \cdot T)}$. Halbiert daher ein Enzym die Aktivierungsenergie $\Delta G^{\ddagger}$ einer unimolekularen Reaktion von z. B. 126 auf 63 kJ $\cdot$ mol^{-1}, so erhöht sich die Ratenkonstante bei 310 K (37 °C) um den Faktor

$e^{-63.000/(8{,}31 \cdot 310)}/e^{-126.000/(8{,}31 \cdot 310)}$,

d. h. um das $4 \cdot 10^{10}$fache. In diesem Fall verkürzt also das Enzym die Zeit, nach der 50 % der Ausgangssubstanz metabolisiert sind (t/2) von 10 Jahren auf 7 ms!

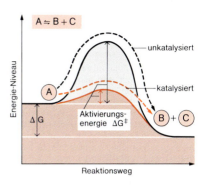

G. Aktivierungsenergie und katalysierte Reaktion. Substanz A kann ein niedrigeres, d. h. bevorzugtes Energieniveau dadurch erreichen, daß es zu den Reaktionsprodukten B und C reagiert. Das geschieht nur, wenn der Niveau-„Berg" der Aktivierungsenergie überwunden werden kann. Katalysatoren (im Organismus: Enzyme) erniedrigen die Aktivierungsenergie und erleichtern damit die Reaktion (rote Linien).

Die Rate oder „Geschwindigkeit" der Hinreaktion $[\text{mol} \cdot l^{-1} \cdot s^{-1}]$ errechnet sich aus dem Produkt (Ratenkonstante $[s^{-1}]$ · Konzentration des Ausgangsstoffes $[\text{mol} \cdot l^{-1}]$).

Eine Reaktion kann auch durch eine Erhöhung der **Temperatur** beschleunigt werden: Ein Anstieg um 10 °C beschleunigt die Reaktionsgeschwindigkeit gewöhnlich um das 2- bis 4fache, d. h., der **Q_{10}-Wert** der Reaktion beträgt 2–4.

Das Zweite Gesetz der Thermodynamik beinhaltet auch, daß in einem geschlossenen System (und das Universum ist ein geschlossenes System in diesem Sinne) durch Entropiezunahme ein ununterbrochener Verlust von freier Energie stattfindet, so daß es insgesamt gesehen einem Zustand wachsender Zufälligkeit oder Unordnung zustrebt.

Der Organismus hingegen stellt ein **offenes System** dar und kann als solches energierei-

Grundlagen, Zellphysiologie

che Nahrungsstoffe aufnehmen und Endprodukte seines Stoffwechsels abgeben. Obwohl dabei die Entropie des geschlossenen Systems [Organismus + Umgebung] ansteigt, hält das offene System Organismus nicht nur seine Entropie konstant, sondern kann sie durch den Aufwand freier Enthalpie sogar herabsetzen. Beispiele dafür sind der Aufbau von osmotischen Gradienten oder von hydraulischen Druckunterschieden innerhalb des Körpers. Während also ein geschlossenes System dadurch charakterisiert ist, daß es ein Maximum an Entropie besitzt, daß es sich in einem echten Reaktionsgleichgewicht befindet und daß es nur einmal Arbeit leisten kann, ist der Körper als ein offenes System in der Lage, kontinuierlich Arbeit zu verrichten, wobei nur ein Minimum an Entropie erzeugt wird. Nur ganz wenige Prozesse innerhalb des Körpers erreichen ein echtes Gleichgewicht (z. B. Reaktion $CO_2 \rightleftharpoons HCO_3^-$). In den meisten Fällen (enzymatisch katalysierte Stoffwechselwege, Zellpotential u.v.a.) besteht nur ein **Fließgleichgewicht (steady state)**. Solche Stoffwechselwege sind gewöhnlich *irreversibel* (z. B. wegen der Ausscheidung von Endprodukten). Diese Irreversibilität wird besonders deutlich, wenn man an die Umkehrung der „Reaktion" Keimzelle →→ Erwachsener denkt.

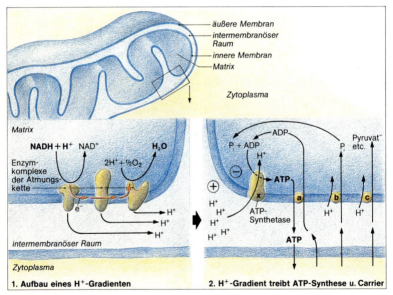

1. Aufbau eines H^+-Gradienten

2. H^+-Gradient treibt ATP-Synthese u. Carrier

H. Energieübertragung bei der oxidativen Phosphorylierung und Transportprozesse an der inneren Mitochondrienmembran. Elektronen (e^-) werden in der Atmungskette von einem hohen zu einem niedrigen Energieniveau übertragen. Mit dieser Energie werden H^+-Ionen aus dem Matrixraum gepumpt. Das Ergebnis ist eine hohe elektrochemische Potentialdifferenz über die innere Membran, womit H^+-Ionen durch die ATP-Synthetase zurück in die Matrix fließen (**x**). Die Energie der H^+-Potentialdifferenz wird beim H^+-Einstrom zur ATP-Synthese verwendet. (Bei hoher ATP-Konzentration in der Matrix wird die Reaktion umkehrbar). Es existieret ein Carrier, der (**a**) ATP gegen ADP austauscht; der H^+-Fluß treibt außerdem Carrier, die (**b**) anorganisches Phosphat (P_i) und (**c**) Pyruvat$^-$ u.a. Substrate in die Matrix transportieren. Durch das elektrische Potential wird auch Ca^{2+} in diese Richtung gebracht.

In einem solchen Fließgleichgewicht ist die *Rate (Geschwindigkeit)* der Reaktion entscheidend und nicht im Gleichgewicht. Über die Einflußnahme auf die Reaktionsgeschwindigkeit wird daher auch eine *Regulation* der Körperfunktionen möglich.

Die universelle „Währung" freier Enthalpie (= Gibbsche Energie) im Organismus ist Adenosintriphosphat, abgekürzt **ATP**. Es ist ein Produkt des Zellstoffwechsels und wird beim Abbau der Nahrungsstoffe gewonnen.

ATP entsteht hauptsächlich bei der Oxidation biologischer Moleküle wie z. B. von Glukose. Oxidation bedeutet in diesem Fall **Entzug von Elektronen** von dem relativ elektronenreichen (= reduzierten) Kohlenhydrat. Die Endprodukte dieser Reaktion sind CO_2 und H_2O. Diese Oxidation (oder dieser Elektronenübergang) verläuft in mehreren Stufen und ermöglicht es, daß ein Teil der bei der Oxidation freigesetzten Energie an die Bildung von ATP gekoppelt wird: **gekoppelte Reaktion** (→ Abb. **H**).

Die freie Standardenthalpie $\Delta G'_0$ der **ATP-Hydrolyse** beträgt $-30,5 \, kJ \cdot mol^{-1}$. Wie die obige Gleichung (8) zeigt, steigt die tatsächliche freie Enthalpie ΔG dieser Reaktion, wenn das Verhältnis $([ADP] \cdot [P_i])/[ATP]$ unter die Gleichgewichtskonstante K der ATP-Hydrolyse sinkt. Tatsächlich führt die hohe ATP-Konzentration in den Zellen zu einem ΔG von ungefähr -46 bis $-54 \, kJ \cdot mol^{-1}$.

Substanzen mit einem deutlich höheren $\Delta G'_0$ für die Hydrolyse als ATP, z. B. Kreatinphosphat ($-43 \, kJ \cdot mol^{-1}$), sind in der Lage, (aus ADP und P_i) ATP zu *bilden*. Die universell verwendbare chemische Energie des ATP kann andererseits für die Bildung anderer hochenergetischer Verbindungen benutzt werden, deren Energiegehalt etwas kleiner ist als der des ATP, also z. B. UTP, GTP, Glukose-6-Phosphat etc.

Die Energie, die bei der ATP-Hydrolyse freigesetzt wird, treibt Hunderte von Reaktionen im Organismus an, z. B. den aktiven Transport durch Membranen, die Synthese von Proteinen und die Kontraktion von Muskeln. Mit diesem Energieaufwand entsteht bei all diesen Reaktionen, thermodynamisch gesehen, Ordnung in den Zellen und im ganzen Körper. Wie oben gesagt, ist Leben durch diese dauernde Entropieverminderung gekennzeichnet, dessen Preis der Anstieg der Entropie des Universums ist.

Steuerung und Regelung

Ein so komplizierter Mechanismus wie ihn der Organismus darstellt, ist ohne *Steuerung* seiner Einzelfunktionen nicht denkbar. Zu dieser Steuerung ist es nötig, daß *Informationen* weitergeleitet werden, und zwar von der Steuerungszentrale zum ausführenden Organ.

Eine **Regelung** benötigt eine **Rückmeldung** vom ausführenden Organ. Sie dient der Regelungszentrale zur Überprüfung, inwieweit der ursprüngliche Steuerungsbefehl ausgeführt wurde, und führt, wenn nötig, zu einer Nachregelung. Ein solches *Steuerungssystem mit Rückmeldung* wird **Regelkreis** genannt. Regelkreise spielen im Organismus eine sehr große Rolle: Jede Muskelbewegung z. B., das Körpergleichgewicht, das Blutvolumen, der Blutdruck, der Sauerstoffgehalt des Blutes, der pH-Wert, die Körpertemperatur, der Blutzuckerspiegel und sehr viele andere Größen werden im Körper geregelt. Der Regelkreis läuft dabei entweder im Organ selbst (*Autoregulation*) oder über ein *übergeordnetes Organ* (Zentralnervensystem, Hormondrüsen) ab.

Der Steuerungsbefehl wird von der Regelungszentrale (hier wird bestimmt, was das *Regelziel* ist) zum ausführenden Organ (oder Organteil) übertragen und von diesem befolgt. Die neue Situation wird mit Fühlern (*Rezeptoren*) gemessen, das Meßergebnis zur Zentrale zurückgemeldet und dort mit dem ursprünglichen Regelziel (**Sollwert**) verglichen. Stimmt das Ergebnis noch nicht mit dem Regelziel überein, wird noch einmal nachgeregelt usw. Die Information zwischen diesen Stationen läuft über Nerven oder auf dem Blutweg über Hormone (→ S. 232) ab. Bei kurzen Übertragungsstrecken, z. B. innerhalb einer Zelle oder zwischen benachbarten Zellen, kann der Informationsfluß auch durch Diffusion eines Stoffes stattfinden.

Bau und Funktion der Nervenzelle

Eine erregbare Zelle reagiert auf einen Reiz mit einer Änderung ihrer elektrischen Membraneigenschaften. Beim Menschen finden sich zweierlei Typen erregbarer Zellen: a) **Nervenzellen**, die Impulse übertragen und im Zellverband modifizieren können, b) **Muskelzellen**, die auf diese Impulse mit einer Kontraktion antworten.

Das menschliche Nervensystem besteht aus mehr als 10^{10} Nervenzellen (Neuronen). Das **Neuron** (→ **A**) ist *die strukturelle und funktionelle Einheit des Nervensystems*. Ein typisches (motorisches) Neuron hat einen Zellkörper (**Soma**; → **A**), der zwei Arten von *Fortsätzen* hat: a) das **Axon** (**Neurit**) und b) die **Dendriten** (→ **A**). Das Neuron besitzt, wie die meisten anderen Zellen, einen Zellkern, Mitochondrien (→ Mi in **C**) usw. und zusätzlich sog. *Neurofibrillen* und *Neurotubuli* (→ **A** u. **C**). Über die große Oberfläche (bis zu $0,25$ mm^2) der Dendriten (→ **A**) nimmt die Nervenzelle Signale von anderen Nerven auf. Sie stellen damit *afferente* Fasern dar. Das Axon, das am *Axonhügel* (→ **A**) des Somas entspringt und in seinem Verlauf oft Äste (**Kollateralen**; → **A**) abgibt, die sich am Ende nochmals aufsplittern, überträgt das Nervensignal auf andere Nerven-, Muskel- oder Drüsenzellen (*efferente* Fasern). Axon und Kollaterale enden mit sog. **Endknöpfen** (→ **A**) an der Synapse (s. u.) und nehmen dabei Verbindung zum Soma, zu den Dendriten oder zum Axon des nächsten Neurons auf. An einem einzelnen Motoneuron finden sich Tausende solcher Kontaktstellen, die bis zu 40% der ganzen Neuronoberfläche bedecken können.

Vom Soma zu den Enden der Dendriten und des Axons hin (und z.T. umgekehrt) kann ein sog. **axoplasmatischer Transport** (ca. 200–400 mm/d) von Proteinen, Aminosäuren, Übertragersubstanz u.a. entlang der *Neurotubuli* beobachtet werden. Der Mechanismus dieser Transportsysteme und deren Aufgaben (evtl. auch für Zellernährung, Wachstum und für eine Langzeitänderung der Erregungseigenschaften) sind noch nicht eindeutig geklärt. Vom Transport der Neurotransmitter weiß man, daß diese, als Vesikel verpackt und adressiert, an der Außenseite der Neurotubuli in die Peripherie transportiert werden, wobei das Aktin der Tubuli und eine ATPase der Vesikel eine wichtige Rolle spielen.

Die Zellmembran des Somas setzt sich als **Axolemma** (→ **A** u. AL in **C**) entlang des Axons fort, das im ZNS von **Oligodendrozyten**, im peripheren Nervensystem von **Schwannschen Zellen** (→ **A** u. SZ in **C**) umgeben ist (Axon + Hülle = Nervenfaser). Bei einem Teil der Neuronen bilden die Schwannschen Zellen viele konzentrische Schichten um das Axon herum, die sog. **Myelin-** oder **Markscheide** (→ **C**). Sie wirkt als *Isolator* für Ionenströme (hydrophobes Lipoprotein) und ist entlang des Axons ca. alle 1,5 mm an den sog. **Ranvierschen Schnürringen** (→ **A**) unterbrochen. Diesen markhaltigen (myelinisierten) Nervenfasern mit einer relativ *hohen* Leitungsgeschwindigkeit stehen die **marklosen Nervenfasern** (→ **C**) mit *geringerer* Leitungsgeschwindigkeit gegenüber; diese ist darüber hinaus um so kleiner, je geringer der *Durchmesser* der Nervenfaser ist (→ S. 29: C).

Die **Synapse** (→ **A** u. **B**) ist die Kontaktstelle des Axons einer Nervenzelle mit einem anderen Neuron, aber auch mit Muskel- (→ S. 32) oder Drüsenzellen. Bei den Säugern findet an der Synapse (mit wenigen Ausnahmen) keine elektrische, sondern nur eine **chemische Übertragung** statt. Dabei wird durch das elektrische Signal im Axon aus **Vesikeln** (Bläschen) an der **präsynaptischen Membran** ein **Übertragerstoff** (**Neurotransmitter**) freigesetzt, der durch den *synaptischen Spalt* (10–40 nm) zur **postsynaptischen Membran** diffundiert und dort erneut elektrische Veränderungen bewirkt (→ **B**). Je nach Art des Übertragerstoffes (Azetylcholin, Noradrenalin, Adrenalin, Dopamin, Glyzin, Glutaminsäure, γ-Aminobuttersäure, Substanz P u.a.) wird dabei die synaptische Übertragung gehemmt oder gefördert (→ S. 30ff.).

Da die postsynaptische Membran keine Neurotransmitter freiläßt, lassen Synapsen das Signal nur in einer Richtung durch, d. h. sie haben **Ventilfunktion**, ohne die eine geordnete Informationsübertragung nicht möglich wäre. Synapsen sind außerdem der Ort, wo die neuronale Signalübertragung durch *andere Nerven modifiziert* werden kann.

Nerv und Muskel

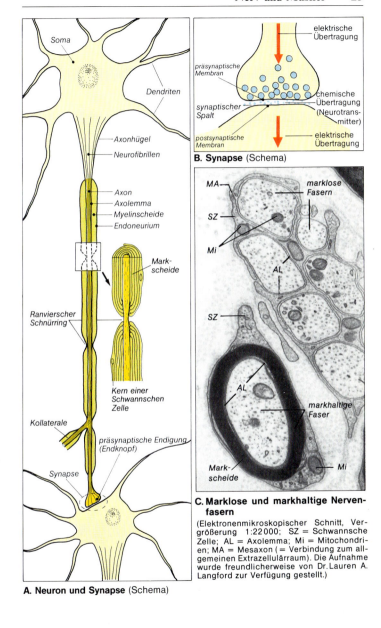

A. Neuron und Synapse (Schema)

B. Synapse (Schema)

C. Marklose und markhaltige Nervenfasern

(Elektronenmikroskopischer Schnitt, Vergrößerung 1:22000; SZ = Schwannsche Zelle; AL = Axolemma; Mi = Mitochondrien; MA = Mesaxon (= Verbindung zum allgemeinen Extrazellulärraum). Die Aufnahme wurde freundlicherweise von Dr. Lauren A. Langford zur Verfügung gestellt.)

Ruhemembranpotential

An der Membran lebender Zellen ist eine elektrische Potentialdifferenz (→ S. 14) meßbar. Dieses sog. **Ruhemembranpotential** beträgt bei Muskel- und Nervenzellen je nach Zelltyp **50–100 mV (Zellinneres negativ)**. Die Ursache des Ruhemembranpotentials ist eine *ungleiche Ionenverteilung* (→ B) zwischen der intrazellulären Flüssigkeit (**IZF**) und der extrazellulären Flüssigkeit (**EZF**).

Folgende Phänomene tragen zum Ruhemembranpotential bei (s. a. S. 10 ff.):

1. Durch **aktiven Transport** wird laufend Na^+ aus der Zelle und K^+ in die Zelle „gepumpt" (→ A 2), so daß im Zellinneren die („effektive") K^+-Konzentration rund 35mal höher, die Na^+-Konzentration jedoch ca. 20mal niedriger als außen ist (→ B). Die sog. Na^+-K^+-ATPase wirkt dabei als „Pumpe" (→ S. 11).

Da die anionischen Proteine und Phosphate der IZF (→ S. 65, B) die Zelle nicht verlassen können, würden sich die diffusiblen Ionen auch schon rein passiv in geringem Maße *ungleich verteilen* (Gibbs-Donnan-Verteilung; → A 1), so daß:
$[K^+ + Na^+]_{IZF} > [K^+ + Na^+]_{EZF}$
$[Cl^-]_{IZF} < [Cl^-]_{EZF}$

2. Unter Ruhebedingungen ist die Zellmembran für Na^+-Ionen nur *wenig durchlässig* (d.h. die Na^+-Leitfähigkeit, g_{Na}, ist klein), so daß der Na^+-Konzentrationsunterschied (→ A 3–A 5) durch passive Rückdiffusion nicht gleich wieder aufgehoben werden kann.

3. Für die negativ geladenen **Proteine** und organischen **Phosphate** ist die Zellmembran außerordentlich *wenig permeabel* (→ A 4, 5).

4. Die Membran der ruhenden Zelle ist für K^+ relativ *gut durchlässig* ($g_K \gg g_{Na}$). Wegen des hohen Konzentrationsunterschiedes (→ Punkt 1) diffundieren daher K^+-Ionen von der IZF zur EZF (→ A 3). Schon die Diffusion weniger K^+-Ionen führt wegen der positiven Ladung des K^+ zu einer Ladungsverzerrung (**Diffusionspotential**) an der Membran, da der überwiegende Teil der intrazellulären Anionen nicht folgen und auch nur eine wenig wirksame Diffusion von Na^+ (→ Punkt 1 u. 2) stattfinden kann.

Dieses Diffusionspotential steigt so lange an, bis der weitere K^+-Ausstrom (getrieben durch den Konzentrationsgradienten) durch das steigende Potential verhindert wird. Da die Zellmembran auch für Cl^- relativ gut permeabel ist (s. u.), treibt das steigende Potential das Cl^- entgegen seinem chemischen Gradienten aus der Zelle hinaus (→ A 4). Der Diffusion von K^+ (chemischer Gradient) wirkt zunehmend das entstehende Potential, der Diffusion von Cl^- (potentialgetrieben) zunehmend sein eigener chemischer Gradient entgegen.

Schließlich stellt sich das **Gleichgewichtspotential** für K^+ (E_K) und Cl^- (E_{Cl}) ein. Beim E_K ist die treibende Kraft der K^+-Auswärtsdiffusion (chemischer Gradient) genauso groß wie die zurücktreibende Kraft des Potentials (elektrischer Gradient), d.h. der elektrochemische Gradient für K^+ ist 0. Gleiches gilt für E_{Cl}. Das Gleichgewichtspotential E kann mit der **Nernstschen Gleichung** berechnet werden (→ S. 14).

Trotz der in Ruhe sehr geringen Na^+-Permeabilität diffundieren doch laufend Na^+-Ionen ins Zellinnere (hoher elektrischer und chemischer Gradient! → A 5 u. B). Das Ruhemembranpotential ist dadurch gewöhnlich etwas **weniger negativ als** E_K.

Wegen der relativ hohen Durchlässigkeit der Zellmembran für Cl^- (in Nervenzellen weniger als für K^+, in Muskelzellen mehr als für K^+) wird sich Cl^- zwischen IZF und EZF so verteilen, daß das Cl^--Gleichgewichtspotential E_{Cl} gleich dem Ruhemembranpotential ist. Weicht das aus der Cl^--Verteilung errechnete E_{Cl} (Nernst-Gleichung mit z = –1) allerdings vom Ruhemembranpotential ab, läßt dies auf einen Cl^--Transport gegen einen elektrochemischen Gradienten, also auf einen (meist sekundär) aktiven Cl^--Transport, schließen (→ z.B. S. 132).

Während alle lebenden Zellen ein (Ruhe-)Membranpotential aufweisen, haben die erregbaren Zellen (Nerv, Muskel) die Eigenschaft, die Ionenleitfähigkeiten ihrer Membran auf einen Reiz hin zu verändern, was wesentliche Potentialveränderungen zur Folge hat (→ S. 26).

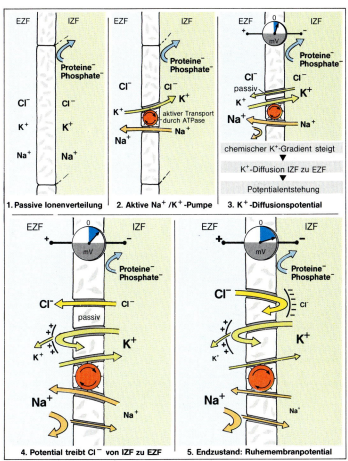

A. Ursachen und Folgen des Ruhemembranpotentials

	"Effektive" Konzentration (mmol/kg H_2O)		Gleichgewichts-potential
	Interstitium (EZF)	Zelle (IZF)	
K^+	4,5	160	-95 mV
Na^+	144	7	$+80$ mV
H^+	$4 \cdot 10^{-5}$ (pH 7,4)	10^{-4} (pH 7,0)	-24 mV
Cl^-	114	7	-80 mV
HCO_3^-	28	10	-27 mV

B. Typische "effektive" Konzentrationen und Gleichgewichtspotentiale wichtiger Ionen im Skelettmuskel (37 °C)

(nach Conway)

Aktionspotential

Wird eine **erregbare Zelle**, also eine Nerven- oder Muskelzelle, gereizt, ändern sich an ihrer Membran die Ionenleitfähigkeit und das Potential (→ S. 15). Ist der Reiz stark genug, kommt es zu einem sog. **Aktionspotential (AP)**, das im *Nerv* das weitergeleitete Signal darstellt und am *Muskel* zur Kontraktion führt. Beim AP spielen sich folgende Vorgänge ab: Durch den Reiz wird das (negative) Ruhemembranpotential (→ S. 24) in Richtung 0 mV verringert (**Depolarisation**), wobei bald ein kritischer Wert, das sog. **Schwellenpotential**, erreicht wird (→ **B**). Wird diese Schwelle überschritten, werden Na^+-Kanäle aktiviert, d. h. es kommt zu einem kurzzeitigen **Anstieg der Na^+-Leitfähigkeit** (g_{Na}; → **A 2** u. **B**). Dadurch bricht das Membranpotential sehr rasch zusammen (**Depolarisationsphase** des AP) und erreicht vorübergehend sogar *positive Werte* (engl.: **Overshoot**) (→ **B**). g_{Na} *sinkt* schon vor Erreichen des Overshoots wieder (Inaktivation beginnt nach < 0,1 ms), und gleichzeitig **steigt** die K^+-**Leitfähigkeit** (g_K) relativ langsam an (→ **A 3** u. **B**), was zum Wiederaufbau des Ruhemembranpotentials (**Repolarisationsphase**) beiträgt. Wegen der noch anhaltenden Erhöhung von g_K kann es anschließend zu einer **Hyperpolarisation** (→ **B**) kommen.

Da die Na^+-K^+-ATPase elektrogen ist (3 Na^+ werden gegen 2 K^+ ausgetauscht), kann es nach einer hohen AP-Frequenz auch durch die Ionen-,,Pumpe'' zu einer Hyperpolarisation kommen.

Ein schwacher Reiz, z. B. über eine Reizelektrode, führt zu (passiven) Änderungen des Membranpotentials. Abhängig von der Richtung des Reizstroms, kommt es zu symmetrischer Hyper- oder Depolarisation (**elektrotonische Potentiale** → S. 28). In der Nähe (aber noch unterhalb) des Schwellenpotentials werden diese lokalen Potentiale trotz gleicher Reizstärke bei Depolarisation größer als bei Hyperpolarisation. Diese **lokale Antwort** (oder lokale Erregung) nach Depolarisation wird bereits von einer leichten Aktivierung der Na^+-Kanäle verursacht. Sie reichen allerdings nicht aus, ein Aktionspotential auszulösen. Wenn das Schwellenpotential einmal erreicht ist, ist die Depolarisation eine ,,**Alles-oder-Nichts-Antwort**'' der erregbaren Zellen, d. h. die Zellantwort läuft in der für diese Zellart typischen Weise ohne Rücksicht darauf ab, wie groß der auslösende Reiz war.

Es können auch viele AP nacheinander ausgelöst werden, da die Menge der dabei durch die Membran fließenden Ionen äußerst gering ist (nur ca. 1/100 000 der intrazellulären Ionenmenge!). Außerdem sorgt die Na^+-K^+-Pumpe (→ S. 24) dauernd für die Wiederherstellung der ursprünglichen Ionenkonzentrationen.

Kurz nach der Depolarisationsphase eines AP folgt eine kurze Zeitspanne, in der Nerv und Muskel auch durch extrem starke Reize nicht erregbar sind: **absolute Refraktärperiode**. Ihr schließt sich (am Ende der Repolarisationsphase; → **B**) eine **relative Refraktärperiode** an, in der nur ein AP geringerer Höhe und Anstiegssteilheit ausgelöst werden kann. Wenn das Membranpotential wieder seinen Ruhewert erreicht hat, kehren diese Größen wieder zu ihrem normalen Wert zurück (→ z. B. S. 45).

Der Na^+-Einstrom (I_{Na}) ist vom Potential *vor* der Erregung (*nicht* von der Depolarisationsdauer!) abhängig: I_{Na} ist maximal bei einem Ausgangspotential von ca. -100 mV; ausgehend von einem Ruhepotential von -60 mV, ist I_{Na} um ca. 40% kleiner. Ab ca. -50 mV hat eine Depolarisation bei Säugetierzellen keinen Na^+-Einstrom mehr zur Folge. Die *absolute* und *relative Refraktärität* (s. o.), sind, ebenso wie die Unerregbarkeit bei Gabe von dauerdepolarisierenden Substanzen (z. B. Sukzinyldicholin; → S. 32), eine notwendige Folge dieses Phänomens. Ca^{2+} beeinflußt die Potentialabhängigkeit des Na^+-Einstroms insofern, als bei erhöhter extrazellulärer Ca^{2+}-Konzentration die Aktivierbarkeit der Na^+-Kanäle verbessert wird, wobei gleichzeitig das Schwellenpotential weniger negative Werte annimmt. Umgekehrt steigt die Erregbarkeit (erniedrigte Schwelle) bei Ca^{2+}-Mangel (Muskelkrämpfe bei *Tetanie*; s. S. 114).

Während sich die **AP** von **Nerv** und quergestreiftem **Muskel** nur wenig unterscheiden, zeigen die **AP der Herzmuskulatur** charakteristische Besonderheiten (→ S. 31: A, 42 u. 164).

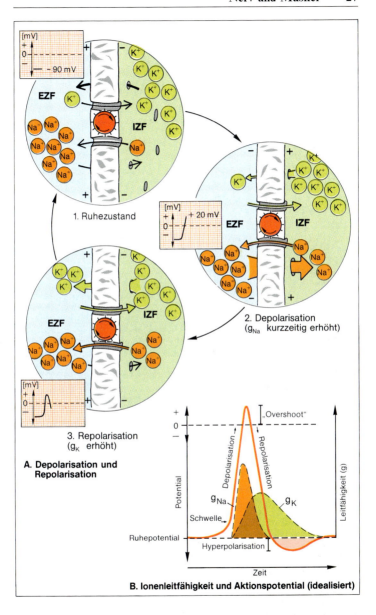

A. Depolarisation und Repolarisation

B. Ionenleitfähigkeit und Aktionspotential (idealisiert)

Nerv und Muskel

Fortleitung des Aktionspotentials im Nerven

Durch ein elektrisches **Kabel** fließt ein Strom, wenn eine Spannung angelegt ist. Da der Metalldraht im Kabelinneren einen kleinen Widerstand hat (wenig Verluste), kann ein elektrischer Impuls über solche Kabel sehr weit fortgeleitet werden. Die **Nervenfaser** hat einen viel größeren Längswiderstand, und sie ist, besonders bei unmyelinisierten Nerven, gegenüber der Umgebung nicht sehr gut isoliert. Die *kabelartige* (**elektrotonische**) **Fortleitung** versiegt hier sehr bald. Bevor dies geschieht, muß der fortgeleitete Impuls daher immer wieder **durch Neubildung eines Aktionspotentials (AP;** → S. 26) „**aufgefrischt**" werden.

Im einzelnen geschieht dies folgendermaßen (→ **A**): Ein einmal ausgelöstes **AP** ist mit einem kurzzeitigen **Na^+-Einstrom** verbunden (→ **A1a**). Es fließt also ein *Ionenstrom* ins Innere der Nervenzelle. Die vorher (außen positiv) geladene Zellmembran (Ruhepotential; → S. 24) wird *ent-* und sogar *umgeladen* (außen dann negativ; → S. 27: B). Dieser Ladungsunterschied zu den benachbarten Membranabschnitten führt längs der Faser (außen und innen) zu einem **Ladungsausgleich**, d.h. zu einem **elektronischen Stromfluß**; der Ladungsabzug aus der Nachbarschaft bedeutet dort eine **Depolarisierung**. Wird dabei das Schwellenpotential (→ S. 27, B) erreicht, entsteht dort jetzt ein neues AP (→ **A1b**), während das davor bereits am Abklingen ist.

Der Na^+-Einstrom beim AP führt in der Nachbarschaft zuerst zu einer Membranentladung (*Kondensatoreigenschaft* der Membran). Zum Ladungsausgleich fließt also erst ein sog. *kapazitiver* (hier: depolarisierender) *Strom*, der mit der räumlichen Entfernung a) kleiner wird und b) weniger steil ansteigt. Wird die Schwelle dadurch nicht erreicht (und kein AP ausgelöst), folgt nun zunehmend ein (hyperpolarisierender) K^+-Strom nach außen, da sich das Membranpotential E_m vom K^+-Gleichgewichtspotential E_K entfernt hat und dadurch das treibende Potential für K^+ ($= E_m - E_K$; → S. 14) angewachsen ist. Ein neues AP kann also weiter distal vom vorhergehenden AP nur noch in einer Entfernung ausgelöst werden, wo der kapazitive Strom *rasch bis zur Schwelle* depolarisiert. In größerer Entfernung ist a) das Ausmaß der Depolarisierung zu klein und vor allem b) deren Steilheit so gering, daß die Na^+-Kanäle schon wieder inaktiviert sind, bevor es zu einem AP kommen konnte.

Normalerweise breitet sich das AP *nur in einer Richtung* aus, da jeder Faserabschnitt kurz nach dem AP-Durchlauf nicht oder nur sehr schwer erregbar (refraktär) ist (→ S. 26). Kommt es trotzdem zu einer nach rückwärts laufenden (*antidromen*) Erregung (z.B. bei elektrischer Reizung der Nervenfaser von außen; → S. 30), endet sie spätestens an der nächsten Synapse (Ventilfunktion; → S. 22).

Die fortlaufende Auslösung von Aktionspotentialen im jeweils eng benachbarten Faserabschnitt sorgt zwar immer wieder für ein aufgefrischtes Signal, braucht aber relativ viel Zeit: An den so leitenden *marklosen* Nervenfasern (→ **C**, Typ C) beträgt die **Leitungsgeschwindigkeit** ca. 1 m/s (→ **B2** u. **C**). Sehr viel schneller können *markhaltige* Nervenfasern (→ **C**, Typ A u. B) leiten (bis 120 m/s). Da sie durch die Myelinscheide gegenüber der Umgebung relativ besser isoliert sind, kann der depolarisierende Ladungsausgleich über größere Distanzen (ca. 1,5 mm) erfolgen (→ **A2**). Das AP wird hier also *sprunghaft* (**saltatorisch**) von Schnürring zu Schnürring (→ S. 23) weitergeleitet. Die Länge eines Sprungs ist dadurch begrenzt, daß der *Ausgleichsstrom* (1–2 nA) mit wachsender Entfernung schwächer wird (→ **B1**). Bevor er unterschwellig wird, muß das AP-Signal am unisolierten Schnürring wieder „aufgefrischt" werden: Dazu wird hier ein neues AP ausgelöst, wobei ein Zeitverlust (0,1 ms) in Kauf genommen werden muß (→ **B1**).

Auch der **Axondurchmesser** beeinflußt die **Leitungsgeschwindigkeit** (→ **C**): Je größer der Durchmesser und damit der Faserquerschnitt ist, um so geringer ist der Längswiderstand des Axons. Der elektrotonische Ausgleichsstrom und damit die Depolarisierung der Nachbarschaft (→ **A**) kann deshalb weiter ausgreifen; pro Faserlänge werden so weniger AP-Neubildungen benötigt, was der Leitungsgeschwindigkeit zugute kommt. Bei dickeren Nerven steigt allerdings auch deren **Membrankapazität**. Dies vermindert die Leitungsgeschwindigkeit, doch überwiegt der fördernde Effekt des kleineren Längswiderstandes.

Nerv und Muskel 29

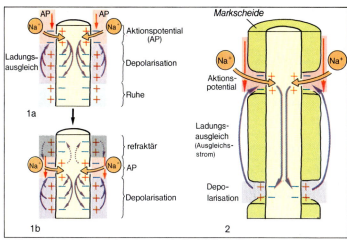

A. Kontinuierliche (1a, 1b) und sprunghafte (2) Fortleitung des Aktionspotentials

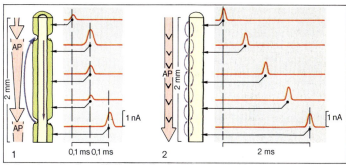

B. Impulsausbreitung (Aktionsströme) an der markhaltigen und marklosen Nervenfaser

Fasertyp	Funktion (z. B.)	Durchmesser (µm)	Leitungsgeschwindigkeit (m/s)
Aα	Muskelspindel- und Sehnenorganafferenzen; Skelettmuskelefferenz	15	70 - 120
Aβ	Hautafferenzen (Tastsinn)	8	30 - 70
Aγ	Muskelspindelefferenz	5	15 - 30
Aδ	Hautafferenzen (Temperatur und „schneller" Schmerz)	3	12 - 30
B	sympathisch präganglionär	3	3 - 15
C	Hautafferenz („langsamer" Schmerz); sympathisch postganglionär	1 (marklos)	0,5 - 2

C. Einteilung der Nervenfasern (nach Erlanger u. Gasser)

Nerv und Muskel

Synaptische Potentiale

Das im (präsynaptischen) Neuriten weitergeleitete Aktionspotential (AP; → **A1** u. S. 26) setzt aus dem Endknopf eine **Überträger-(Transmitter-)substanz** frei. Je nach Typ kann diese die postsynaptische Membran depolarisieren (Erregung) oder hyperpolarisieren (Hemmung). Je höher die AP-Frequenz im Axon ist, desto mehr Transmittersubstanz wird freigesetzt.

Azetylcholin und Glutamat sind Beispiele für **erregende Transmitter** (oft kombiniert mit **Co-Transmittern**, bei Azetylcholin z. B. mit Substanz P oder Galanin), die g_{Na}, g_{Cl} und g_K (→ S. 10) der postsynaptischen Membran im Synapsenbereich (*subsynaptisch*) erhöhen. Wegen des hohen Gradienten für Na^+ überwiegt der Na^+-Einstrom. Es kommt zur **Depolarisation: exzitatorisches postsynaptisches Potential (EPSP)** (max. ca. 20 mV; → **C**). Das EPSP beginnt erst ca. 0,5 ms nach Eintreffen des AP am präsynaptischen Endknopf (→ **C**). Diese *synaptische Verzögerung* (*Latenz*) wird durch die relativ langsame Freisetzung und Diffusion des Übertragerstoffes verursacht.

Ein einzelnes EPSP vermag postsynaptisch kein AP auszulösen. Die Erregbarkeit des Neurons wird durch die *lokale Depolarisation* jedoch erhöht, so daß mehrere, gleichzeitige EPSP dann in der Lage sind, die Zelle bis zum Schwellenpotential zu depolarisieren (örtliche und zeitliche **Summation**) und damit ein fortgeleitetes AP zu starten. Das EPSP ist *keine* „Alles-oder-Nichts-Antwort" wie das AP, sondern die EPSP-Höhe richtet sich nach der Reizstärke (→ **D**).

Trifft präsynaptisch eine längere AP-Salve ein, so wird die EPSP-Antwort auf ein AP jedesmal größer: **Synaptische Bahnung** oder **Potenzierung**. Ursache dafür ist, daß bei höheren AP-Frequenzen (ca. 30 Hz) die **präsynaptische Ca^{2+}-Konzentration** zwischen 2 AP nicht mehr zum Ruhewert absinken kann (erhöhte Transmitterausschüttung!).

Hemmende Überträgerstoffe sind z. B. Glyzin und GABA, die nicht g_{Na}, sondern nur g_{Cl} und g_K der subsynaptischen Membran erhöhen. Sie wird dadurch **hyperpolarisiert** und die Erregbarkeit der Zelle herabgesetzt: **inhibitorisches postsynaptisches Potential (IPSP)** (max. ca. 4 mV; → **D** u. S. 280).

EPSP und IPSP können gleichzeitig auftreten, d. h. die Summe aller EPSP und IPSP bestimmt, ob postsynaptisch ein AP weitergeleitet wird oder nicht (→ **D**).

Künstliche Reizung des Neurons

Wird eine Nervenzelle von *außen elektrisch gereizt*, fließt von der positiven Reizelektrode (*Anode*) ein Strom in das Innere des Neurons und tritt an der negativen Elektrode (*Kathode*) wieder aus. Unter der Kathode wird der Nerv dadurch *depolarisiert*.

Wird dabei das Schwellenpotential erreicht, entsteht ein AP (→ S. 26). Unter der Anode tritt dabei meist eine unerwünschte *Hyperpolarisation* auf. Sie kann dadurch sehr abgeschwächt werden, daß man als Anode eine sehr großflächige Elektrode wählt: *indifferente Elektrode*.

Je stärker der Reiz ist, desto geringer ist die Reizdauer, nach der ein AP am Nerven ausgelöst wird (**Reizzeit/Reizstrom-Kurve**; → **B**). Die *Erregbarkeit eines Nerven* wird charakterisiert a) durch die Stromstärke, die bei extrem langen Reizen gerade noch zu einer Reizantwort führt (**Rheobasenstromstärke**), und b) durch die **Chronaxie**, d. h. die Reizzeit bei doppelter Rheobasenreizstromstärke (→ **B**). Die Chronaxie ist ein Maß für die Nervenerregbarkeit, bei dem die *absolute* Höhe des Reizstromes an der Zelle nicht bekannt sein muß. Die Chronaxie kann daher auch durch Anlegen von *Hautelektroden* bestimmt werden. In der Klinik kann so z. B. der Verlauf von Muskellähmungen kontrolliert werden.

Die Reizwirkung des elektrischen Stromes führt, besonders bei höheren Spannungen, zu **Stromunfällen**. Wesentlich dabei ist, wieviel Strom durch den Körper fließt. Bei gegebener Spannung ist die Stromstärke um so höher, je geringer der *Widerstand* ist. Eine feuchte und daher gut leitende Haut oder bloße Füße sind daher beim Berühren elektrischer Einrichtungen besonders gefährlich (Badezimmer!).

Während *Gleichstrom* fast nur beim Ein- und Ausschalten als Reiz wirkt, kann *niederfrequenter Wechselstrom* (z. B. Lichtnetz, 50 Hz) u. a. zu tödlichem *Herzflimmern* führen (→ S. 174). *Hochfrequente Wechselströme* (> 15 kHz) können nicht mehr depolarisieren; sie *erwärmen* aber das Gewebe, was therapeutisch bei der **Diathermie** ausgenützt wird.

(Text zu **A1–A3** → S. 26 u. S. 40; s. a. S. 45)

Nerv und Muskel

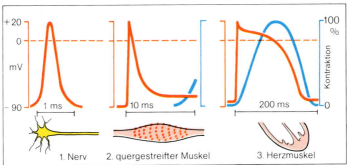

A. Aktionspotentiale von Nerv und Muskel

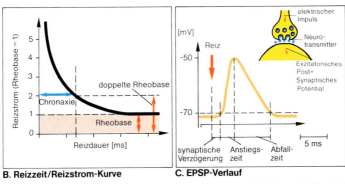

B. Reizzeit/Reizstrom-Kurve   **C. EPSP-Verlauf**

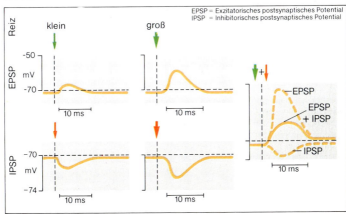

D. EPSP und IPSP in Abhängigkeit von der Reizstärke

Motorische Einheit

Das motorische Neuron (*Motoneuron*) und alle von ihm versorgten Muskelfasern bilden eine sog. **motorische Einheit (ME)**. Die Zahl der von einem Motoneuron versorgten Muskelfasern beträgt 5 (äußere Augenmuskeln) bis über 1000 (M.temporalis). Die Muskelfasern einer einzelnen ME können über den ganzen Muskel verteilt sein. Zu deren Versorgung spaltet sich ein Motoneuron in viele *Kollateralen* auf.

Zwei verschiedene Typen von ME, **schnellzuckende** und **langsamzuckende**, können dabei unterschieden werden. Zu welchem Typ eine ME gehört, entscheidet sich um den Zeitpunkt der Geburt und hängt von den Eigenschaften (Impulsfrequenz?) des zugehörigen Motoneurons ab.

Langsam zuckende ME sind empfindlicher für O_2-Mangel, haben aber einen stärker entwickelten oxidativen Stoffwechsel (→ S. 46), besitzen mehr Kapillaren und Myoglobin (O_2-Kurzspeicher) und sind weniger ermüdbar als die schnellzuckenden ME. In „weißen" Muskeln überwiegen letztere (z. B. im M. gastrocnemius); sie dienen daher *raschen Bewegungen* (hier: Laufen). „Rote" Muskeln (z. B. M. soleus) haben überwiegend langsamzuckende ME; sie sind für *Haltearbeit* (hier: Stehen) spezialisiert. Beim Menschen gibt es auch eine Zwischenform von ME (schnell-„rot").

Eine **Abstufung der Muskelaktivität** ist zum einen dadurch möglich, daß einmal mehr, einmal weniger motorische Einheiten erregt werden (unterschiedliche **Rekrutierung**). Ein Muskel kann nur 100 ME (M.lumbricalis) oder bis zu 2000 ME (äußere Augenmuskeln) enthalten. Je mehr ME rekrutiert werden, umso höher ist die Kraft, die der Muskel entwickelt; je mehr ME ein Muskel zur Verfügung hat, umso feiner kann seine Kontraktion abgestuft werden. Ob viele oder wenige, langsame oder schnelle ME rekrutiert werden, hängt daher vom Typ der Bewegung ab (sachte oder grobe, intermittierende oder dauernde Kontraktion, Reflexaktivität, willkürliche Anstrengung etc.).

Darüber hinaus kann die Kraft jeder ME dadurch gesteigert werden, daß sich die neuronale Impulsfrequenz erhöht (**Tetanisierbarkeit** des Skelettmuskels, → S. 41, B).

Motorische Endplatte

Die Erregungsübertragung vom Motoneuron zur Muskelfaser geschieht an einer Synapse, der **motorischen Endplatte** (→ A).

Überträgersubstanz ist **Azetylcholin (ACh)**, das im Nervenende in *Vesikeln* gespeichert ist.

Im Bereich der präsynaptischen *aktiven Zonen* (→ A 3) können sich die ACh-Vesikel exozytotisch (→ S. 11 f.) in den subsynaptischen Spalt entleeren. Dabei enthält ein Vesikel ein bestimmtes *Quantum* ACh. Den aktiven Zonen gegenüber liegen die *postsynaptischen Einfaltungen* der Muskelmembran (→ A 2 u. A 3). An den Faltstellen sitzen **ACh-Rezeptoren** (→ A 3). Reagiert ein Molekül ACh mit einem Rezeptor, so öffnet sich der dazugehörige Membrankanal (→ S. 16, F) für Na^+ (und K^+); ein Na^+-**Einstrom** (2 pA für ca. 0,2–1 ms; → B 1) ist die Folge. Ein ganzes Quantum ACh öffnet auf einer Fläche von ca. 1 μm^2 mehr als 2000 solcher Kanäle, d. h. jetzt beträgt der Ionenstrom für einige ms mehrere nA (**Miniatur-Endplattenstrom**, → B 2).

Einzelne ACh-Quanten entleeren sich spontan, was allerdings nicht für eine Muskelerregung ausreicht. Erst wenn über das Motoneuron Aktionspotentiale eintreffen und einen Ca^{2+}-Einstrom ins Nervenende auslösen (→ S. 54), entleeren sich synchron viele hundert Quanten ACh; der dadurch verursachte, also **nerveninduzierte Endplattenstrom** (→ B 3) löst ein Aktionspotential am Muskel und damit eine Muskelzuckung aus. ACh wird im synaptischen Spalt durch **Cholinesterasen** sehr schnell wieder *gespalten* (→ S. 54), so daß eine rasche Repolarisierung möglich ist.

Durch eine Reihe von **Giften** bzw. **Pharmaka** kann die neuromuskuläre Übertragung *blockiert* werden (→ s. auch S. 54), was zur *Muskelschwäche* und im Extremfall zur *Lähmung* führt. *Botulinustoxin* z. B. hemmt die Vesikelentleerung. Substanzen, die dem **Kurare**, als lähmendes Pfeilgift der Indianer bekannt, ähneln, werden z. B. bei Operationen zur Erschlaffung (**Relaxation**) der Muskulatur verwendet. Kurare *verdrängt* ACh von seiner Bindungsstelle (*kompetitive Hemmung*), hat jedoch *selbst keinen depolarisierenden Effekt*. Aufgehoben werden kann diese Hemmung durch Gabe von **Cholinesterasehemmern**. Dadurch wird lokal die Konzentration von ACh erhöht, das das Kurare nun seinerseits wieder verdrängt. Gelangen Cholinesterasehemmer jedoch an eine intakte Synapse, bewirkt die dadurch erhöhte ACh-Konzentration eine *Dauerdepolarisation*. Inaktivation der Na^+-Kanäle (→ S. 26) und Muskellähmung sind die Folge. Einige ACh-ähnliche Substanzen (z. B. **Sukzinyldicholin**) depolarisieren wie ACh, werden aber langsamer als ACh abgebaut. Auch sie führen zu einer *Lähmung durch Dauerdepolarisation*.

Nerv und Muskel 33

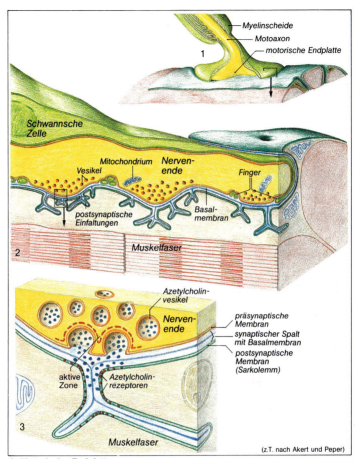

A. Motorische Endplatte (z.T. nach Akert und Peper)

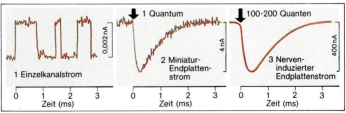

B. Endplattenströme (nach Neher u. Sakmann (1), nach Peper u. Mitarb. (2))

Bau und Funktion des Skelettmuskels I

Im Muskel wird die **chemische Energie** des **ATP** (→ S. 20f.) direkt in **mechanische Energie** (und Wärmeenergie) umgewandelt, ein Prozeß, an dem enzymatische und strukturelle Elemente in gleicher Weise beteiligt sind.

Die **Skelettmuskelzelle** ist eine **Faser** (→ A 2) von rund 10–100 µm Durchmesser und bis zu 20 cm Länge. Die mit bloßem Auge erkennbaren Fleisch-„Fasern" sind eigentlich *Faserbündel* (→ A3) (ca. 0,1–1 mm Durchmesser). Die Zellmembran der Muskelfaser(-zelle) heißt *Sarkolemm* und umschließt außer den Myofibrillen das *Sarkoplasma* (Zytoplasma), *mehrere Zellkerne, Mitochondrien* (sog. *Sarkosomen*), Lysosomen, Fetttröpfchen, Glykogenkörnchen u. a. Einschlüsse. Im Sarkoplasma sind Glykogen, Myoglobin, glykolytische Enzyme, Kreatinphosphat, Aminosäuren u. v. a. Substanzen gelöst. Eine Muskelfaser enthält einige hundert **Myofibrillen** (→ A1), von denen jede durch sog. *Z-Scheiben* in ca. 2 µm lange Fächer, sog. **Sarkomere**, unterteilt ist (→ B).

Die Sarkomere einer Myofibrille (→ A) lassen bei (zweidimensionaler) mikroskopischer Beobachtung abwechselnd helle und dunkle *Bänder* und *Linien* erkennen (daher *quergestreifte* Muskulatur), die durch die Anordnung der (dicken) **Myosin-** und (dünnen) **Aktinfilamente** verursacht werden (→ B). Ein Sarkomer liegt zwischen zwei *Z-Linien* oder, dreidimensional, *Z-Scheiben* (→ B), die aus einer plattenartigen Proteinstruktur bestehen. Die *Aktinfilamente* sind in der Mitte an der Z-Scheibe fixiert, d. h. jeweils eine Kettenhälfte der ca. 2000 Aktinfilamente ragt in zwei benachbarte Sarkomere. In der Nähe der Z-Scheiben besteht das Sarkomer nur aus Aktinfilamenten: *I-Band* (→ B). Die Region, in der sich die Aktin- und Myosinfilamente *überlappen*, ist als *A-Band* sichtbar; die *H-Zone* ist der Sarkomerteil, der nur aus *Myosinfilamenten* besteht (ca. 1000/Sarkomer); sie verdicken sich in der Mitte (Zentrum des Sarkomers) zu einer *M-Linie*.

Das **Myosinmolekül** (→ B, C) besitzt einen zweigeteilten *Kopf* (S1) (er enthält die **ATPase**; → S. 36ff.), der gelenkartig mit einem Halsstück (S2) verbunden ist (Kopf + Hals = sog. schweres Meromyosin; → C), an das sich, wiederum gelenkartig verbunden, das Schwanzstück (sog. leichtes Meromyosin; → C) anschließt. Ein **Myosinfilament** besteht aus ca. 150–360 solcher Moleküle, die bündelartig zusammengefaßt sind. Die gelenkartige Beweglichkeit des Kopf-Hals-Stückes ermöglicht die reversible Bindung des Myosins an das Aktin (*Aktomyosinkomplex*; → S. 38) und das Ineinandergleiten der Aktin- und Myosinfilamente (*Filamentgleiten*, → S. 36 u. S. 38).

Aktin ist ein globuläres Proteinmolekül (G-Aktin), von dem jeweils 400 eine perlschnurartige Kette bilden, das Aktin-F. Jeweils zwei solcher miteinander verdrillter Ketten bilden das **Aktinfilament** (→ B).

Das ebenfalls fadenförmige **Tropomyosin** windet sich um das Aktinfilament, wobei ca. alle 40 nm ein **Troponinmolekül** angeheftet ist (→ B). **Troponin** (TN) besteht aus drei Untereinheiten: a) TN-C, das die Ca^{2+}-Bindung eingeht, b) TN-T, das TN mit Tropomyosin verbindet, und c) TN-I, das in Ruhe die Brückenbildung zwischen Myosin und Aktin verhindert. Dieser Hemmeffekt von TN-I wird aufgehoben, wenn TN-C Ca^{2+}-gesättigt ist.

Während der Kontraktion legt sich der Tropomyosin-„Faden" in die Rinne zwischen zwei Aktin-F-Ketten und gibt dabei deren Bindungsstellen für das Myosin frei. Als „Schalter" wirkt dabei das Ca^{2+}-sensitive Troponin (→ S. 36–39).

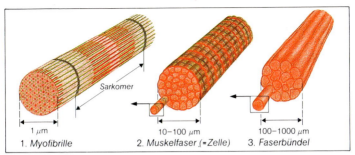

A. Feinbau der quergestreiften Muskelfaser

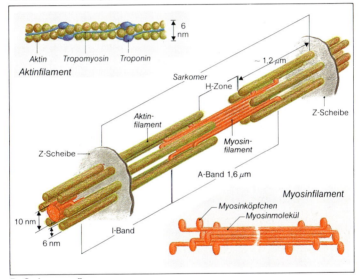

B. Sarkomeraufbau

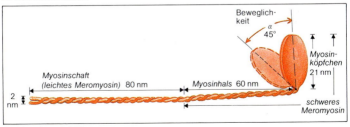

C. Myosinmolekül

Nerv und Muskel

Bau und Funktion des Skelettmuskels II

Die motorischen Einheiten des Skelettmuskels werden normalerweise über ihre jeweiligen Motoneurone aktiviert (→ S. 32). Neuronale Aktionspotentiale setzen an der motorischen Endplatte Azetylcholin frei und induzieren dort einen Endplattenstrom; seine elektrotonische Ausbreitung (→ S. 28) führt bei einem überschwelligen Reiz zu einem Aktionspotential, das sich entlang des Sarkolemms über die ganze Muskelfaser (Muskelzelle) ausbreitet. Diese Membran ist an vielen Stellen senkrecht zu den Muskelfibrillen schlauchartig eingestülpt: **transversale Tubuli** oder **T-System** (→ A).

Das endoplasmatische Retikulum (→ S. 4) ist in der Muskelzelle besonders geformt und wird **sarkoplasmatisches Retikulum** genannt (→ A). Es bildet geschlossene Kammern (ohne Verbindung zum Intra- und Extrazellulärraum), die vor allem längs zu den Muskelfibrillen verlaufen: **longitudinale Tubuli** (→ A). Sie bilden ein *Reservoir für Ca^{2+}-Ionen*.

Das T-System läuft in enger Nachbarschaft zwischen den Enden zweier benachbarter longitudinaler Tubuli hindurch. Im mikroskopischen Schnitt findet man daher sog. *Triaden*, die aus einem transversalen Tubulus und aus zwei Enden (Endbläschen) der longitudinalen Tubuli gebildet werden (→ A).

Das Aktionspotential dringt entlang des T-Systems, das zum Extrazellulärraum gehört, überall rasch in die Tiefe der Muskelfaser und setzt dort aus den benachbarten longitudinalen Tubuli Ca^{2+} frei; die Erhöhung der intrazellulären Ca^{2+}-Konzentration von in Ruhe ca. 0,01 µmol/l auf 1–10 µmol/l löst eine Reihe von Reaktionen aus, die schließlich zur Muskelzuckung führen: **elektromechanische Koppelung** (→ B u. S. 38).

Die Myosin- und Aktinfilamente eines Sarkomers (→ S. 34) sind so angeordnet, daß sie ineinandergleiten können. Dieses **Filamentgleiten** ist es, das zur Verkürzung des Muskels führt; dabei nähern sich die Z-Scheiben einander, und der Überlappungsbereich von dicken und dünnen Filamenten wächst. (Die Länge der Filamente bleibt gleich!) Das I-Band und die H-Zone werden dadurch kürzer. Wenn schließlich die Enden der dicken Filamente an der Z-Scheibe anstoßen, ist der Muskel maximal verkürzt, wobei die Enden der dünnen Filamente sich bereits überlappen (→ S. 41: C).

Notwendig für das Filamentgleiten (und damit für die Muskelkontraktion) ist **ATP** (→ S. 20), wobei die *Myosinköpfe* (→ S. 35; C) ATP-spaltende Aktivität (**ATPase**) besitzen. Die Myosinköpfe verbinden sich mit den dünnen Filamenten unter einem bestimmten Winkel (→ C). Durch eine Strukturänderung des Myosinmoleküls knicken die Köpfe des Myosins gelenkartig ab und ziehen dabei das dünne Filament mit sich (Gleitfilamenttheorie, → C u. S. 38).

Die Zugrichtung an den beiden Enden der Myosinfilamente ist dabei entgegengesetzt gerichtet, so daß der Myosin-Aktin-Überlappungsbereich auf beiden Seiten der Z-Scheibe vergrößert wird. Die Verkürzung des Sarkomers erfolgt also an beiden Enden der Myosinbündel (→ S. 35).

Ein einzelner **Gleitzyklus** (→ C) verkürzt ein Sarkomer um 2×8 nm. Bei einer Sarkomerlänge von ca. 2 µm beträgt die Verkürzung also knapp 1%. Das heißt, auch die ganze Muskelfaser (max. 20 cm lang), die ja aus hintereinandergeschalteten Sarkomeren besteht, verkürzt sich um 1% ihrer Länge. Für eine Muskelzuckung mit bis zu 50% Verkürzung ist deshalb ein oft *wiederholter Ablauf des Zyklus* notwendig: Bindung der Köpfe – Abknicken und Gleiten – Lösung der Bindung – „Spannen" der Myosinköpfe – Bindung an einer nachfolgenden Stelle des Aktinfilamentes usw. (→ **C1–C3**).

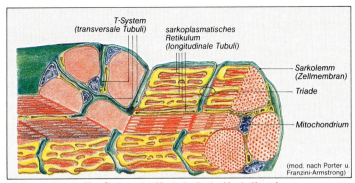

A. Das sarkotubuläre System der Muskelzelle (= Muskelfaser)

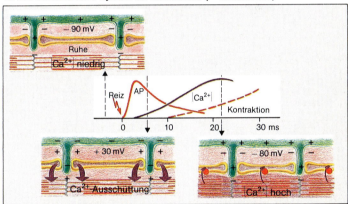

B. Ca^{2+} als Vermittler zwischen elektrischem Reiz und Kontraktion

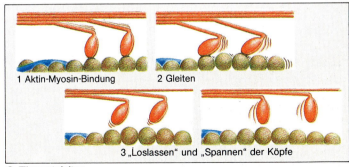

1 Aktin-Myosin-Bindung   2 Gleiten

3 „Loslassen" und „Spannen" der Köpfe

C. Filamentgleiten

Molekulare Mechanismen der Muskelkontraktion

Zur Kontraktion des Muskels ist neben Aktin und Myosin u. a. die Anwesenheit von Ca^{2+}, Mg^{2+}, ATP und ATPase notwendig. Ca^{2+} ist in hoher Konzentration in den longitudinalen Tubuli des sarkoplasmatischen Retikulums (→ S. 36) gespeichert. Ein eintreffendes Aktionspotential breitet sich über das T-System in der ganzen Muskelfaser aus und macht die longitudinalen Tubuli kurzzeitig für Ca^{2+} durchlässig. Die Ca^{2+}-Konzentration in der Muskelzelle erhöht sich dadurch um das ca. 1000fache. Dieses Ca^{2+} verbindet sich mit Troponin, wodurch Tropomyosin seine hemmende Wirkung auf die Aktin-Myosin-Verbindung verliert (→ A u. S. 34 ff.). Das freigesetzte Ca^{2+} wird sofort wieder in die longitudinalen Tubuli zurückgepumpt (aktiver Transport, → A u. S. 11). Dabei wird für den Transport von zwei Ca^{2+}-Ionen ein Molekül **ATP** verbraucht.

Auch die beiden Myosinköpfe (**M**) eines Myosinmoleküls binden je ein **ATP**. Sie bilden in dieser Form (M-ATP-Komplex) mit ihren Hälsen (→ S. 35, C) einen Winkel von 90 Grad. Bei hoher intrazellulärer Ca^{2+}-Konzentration verbinden sich die Myosinköpfe mit dem Aktin (**A**). Aktin aktiviert dabei die **ATPase** des Myosinkopfes, so daß das an ihn gebundene ATP gespalten wird. (ATP → ADP + P_i). 3 mmol/l Mg^{2+}-Ionen sind dazu notwendig. Es entsteht also ein Komplex A-M-ADP-P_i (→ **A 1**). Löst sich P_i (anorganisches Phosphat) aus diesem Komplex, „kippen" die Myosinköpfe aus ihrer 90-Grad-Stellung in eine 50-Grad-Stellung (→ **A 2a**), was dazu führt, daß die Aktin- und Myosinfilamente aneinander vorbeigleiten. Die Abgabe von ADP bringt schließlich die Myosinköpfe in ihre Endstellung (45 Grad), was das Gleiten beendet (→ **A 2b**). Der übriggebliebene A-M-Komplex ist stabil („*Rigorkomplex*") und kann nur durch erneute Bindung von ATP an die Myosinköpfe wieder gelöst werden: **„Weichmacherwirkung" des ATP**. Die leichte Dehnbarkeit des Muskels in Ruhe ist z. B. wichtig für die Füllung des Herzens oder für das leichte Nachgeben des Streckmuskels bei einer raschen Beugebewegung.

Im Muskel des toten Organismus wird kein ATP mehr gebildet. Das heißt, daß weder Ca^{2+} in die longitudinalen Tubuli zurückgepumpt werden kann, noch daß ATP zur Lösung des stabilen A-M-Komplexes zur Verfügung steht: Es kommt zur **Totenstarre**; sie löst sich erst wieder bei der Zersetzung der Aktin- und Myosinmoleküle.

In Anwesenheit von ATP führt die Lösung des Myosins vom Aktin gleichzeitig zum Wiederaufrichten der Myosinköpfe (45 Grad → 90 Grad → **A 4**), der bevorzugten Stellung des M-ATP-Komplexes. Ist die intrazelluläre Ca^{2+}-Konzentration weiterhin hoch genug, was vor allem von der Frequenz der eintreffenden Aktionspotentiale abhängt, beginnt der Zyklus **A 1 – A 4** von neuem (bis ca. 50 × /Muskelzuckung). Dabei läuft er nicht an allen Myosinköpfen synchron ab (was eine ruckweise Muskelkontraktion zur Folge hätte); tatsächlich „rudern" die Myosinköpfe asynchron, so daß zu jedem Zeitpunkt zwar nur ein Teil, aber (statistisch gesehen) immer gleich viele Myosinköpfe „kippen", was einen kontinuierlichen Kontraktionsablauf gewährleistet. Ein Absinken der intrazellulären Ca^{2+}-Konzentration unter ca. 1 µmol/l beendet den Gleitzyklus (*Ruhestellung*, → **A**).

Der Ablauf des Gleitzyklus gilt in der geschilderten Form vor allem für eine *isotone* Muskelzuckung, d. h. für eine tatsächliche Verkürzung des Muskels. Bei einer streng isometrischen Zuckung (Erhöhung der Muskelanspannung ohne Verkürzung) wird das Kippen der Myosinköpfe weitgehend verhindert, wobei der A-M-ATP-Komplex (→ **A 3**) wahrscheinlich direkt in den A-M-ADP-P_i-Komplex (→ **A 1**) übergeht. Die Muskelspannung entsteht dabei in erster Linie durch das *Bestreben* zum Kippen. Damit wäre die sog. *serienelastische Komponente* des Muskels (→ S. 40 u. 41: A) in erster Linie im Hals-Kopf-Bereich des Myosins lokalisiert.

Nerv und Muskel

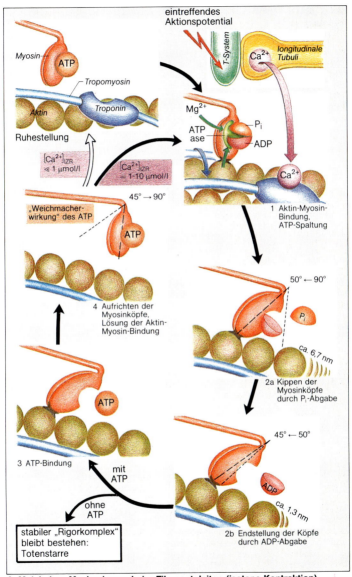

A. Molekulare Mechanismen beim Filamentgleiten (isotone Kontraktion)

Mechanische Eigenschaften des Muskels I

Bei einem überschwelligen Endplattenpotential (→ S. 32) wird am Muskel ein Aktionspotential (**AP**) ausgelöst (max. Depolarisation nach ca. 2 ms, → S. 31: A 2), das sich rasch (2 m/s) über die Muskelfaser ins T-System ausbreitet. Das Maximum der intrazellulären Ca^{2+}-Konzentration wird nach max. 10 ms, das der Muskelzuckung nach 10 ms (z. B. äußere Augenmuskeln) bis über 100 ms (M.soleus) erreicht (→ S. 37).

Die **Abstufung der Muskelkraft** geschieht durch a) unterschiedliche *Rekrutierung* (→ S. 32) und b) Änderung der *Aktionspotentialfrequenz*.

Ein Einzelreiz führt immer zu einer maximalen Ca^{2+}-Freisetzung und damit auch stets zu einer maximalen *Einzelzuckung* der Skelettmuskelfaser (**Alles-oder-Nichts-Regel**). Trotzdem führt ein Einzelreiz nicht zur maximal möglichen Verkürzung der Muskelfaser, da er *zu kurz* ist, um das relativ langsame Filamentgleiten bis zur Endstellung in Gang zu halten. Eine weitere Verkürzung wird nur dann erreicht, wenn *während* dieser Einzelzuckung ein *zweiter Reiz* eintrifft. Solchermaßen wiederholte Reize führen zu einer stufenweisen mechanischen **Summation (Superposition)** von Einzelzuckungen (→ **B**). Wird die Reizfolge noch mehr erhöht (auf 20 Hz bei langsamen, auf 60–100 Hz bei schnellen Muskeln; → S. 32), kommt es zur *maximal möglichen Kontraktion* der motorischen Einheit: **Tetanus** (→ **B**). Gegenüber einer Einzelzuckung erhöht sich dadurch die Muskelkraft auf max. das Vierfache. Während die Ca^{2+}-**Konzentration** bei der Superposition zwischen den Reizen immer wieder absinkt, bleibt sie im Tetanus erhöht.

Von Tetanus und Rigor (→ S. 38) ist eine weitere Dauerverkürzung des Muskels, die **Kontraktur**, zu unterscheiden. Sie wird *nicht* durch fortgeleitete Aktionspotentiale verursacht, sondern entweder durch *lokale Dauerdepolarisation*, z. B. bei erhöhter extrazellulärer K^+-Konzentration (*K^+-Kontraktur*), oder durch pharmakologisch verursachte Ca^{2+}-*Freisetzung im Zellinneren*, z. B. durch Koffein. Auch die Kontraktion sog. **Tonusfasern** (bestimmte Fasern der äußeren Augenmuskeln und der Muskelspindeln [→ S. 278]) ist eine Kontraktur. Sie beantworten einen Reiz *nicht* mit einer Alles-oder-Nichts-Zuckung, sondern kontrahieren sich *nach Maßgabe der Depolarisation* (kein AP!). Hier wird die Kontraktion durch Variierung der intrazellulären Ca^{2+}-Konzentration geregelt.

Der allgemeine „Tonus" (**Reflextonus**) der Skelettmuskulatur hingegen wird durch normale AP an einzelnen motorischen Einheiten verursacht. Dabei sind keine Einzelzuckungen sichtbar, da die motorischen Einheiten wechselweise (*asynchron*) erregt werden. Besonders die Haltemuskeln sind auch bei scheinbarer Ruhe in diesem *unwillkürlichen Spannungszustand*, der über Reflexe (→ S. 278 ff.) geregelt wird und z. B. bei erhöhter Aufmerksamkeit zunimmt.

Eine Muskelkontraktion wird meist unter zwei extremen Bedingungen gemessen: a) **isometrisch**: dabei bleibt die *Länge* des Muskels *konstant*, und die Spannung wechselt, b) **isotonisch**: Längenänderung bei *konstanter Spannung* (→ **A**). Ändern sich beide Größen gleichzeitig, spricht man von einer **auxotonischen Kontraktion**.

Der Muskel enthält elastische Elemente; da sie parallel oder in Serie zu den Sarkomeren liegen (→ **A**), unterscheidet man: 1) Eine **parallel-elastische Komponente** (**PEK**): Sie ist u. a. durch die Muskelfaser-Membran (Sarkolemm) und durch Bindegewebe (Faszien) verursacht und verhindert, daß die Filamente bei Dehnung in Ruhe auseinanderfallen. Die Wirksamkeit der PEK zeigt sich quantitativ in der **Ruhedehnungskurve** (→ S. 43 A u. B). 2) Eine **serien-elastische Komponente** (**SEK**): sie tritt besonders stark bei isometrischer Zuckung in Erscheinung, bei der sich der Muskel insgesamt nicht verkürzt. Dabei dehnt kurzes Filamentgleiten das Bindegewebe (Sehnen u.ä.) etwas, während der zweite Anteil der SEK durch das „Gleiten-Wollen" der Filamente verursacht wird, d. h. eine Eigenschaft des Hals-Bereiches des Myosins ist (→ S. 38).

(Text zu Tafel **C** → S. 42)

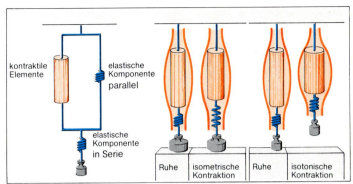

A. Modelle zur Muskelkontraktion

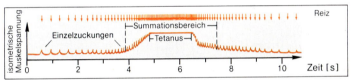

B. Muskelspannung bei ansteigender und abfallender Reizfrequenz

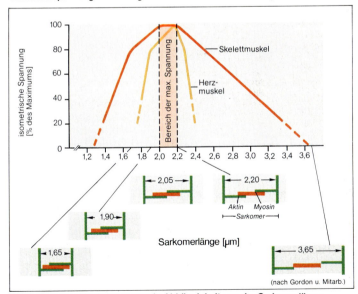

(nach Gordon u. Mitarb.)

C. Isometrische Muskelspannung in Abhängigkeit von der Sarkomerlänge

Mechanische Eigenschaften des Muskels II

Zwischen der **Länge** (L) und der **Spannung** (S) eines Muskels bestehen enge Beziehungen (→ **B** u. S. 41: C). Die *Gesamtspannung* ist die Summe aus aktiver Spannung und Ruhespannung.

Die **aktive Spannung** wird von der Anzahl der Aktin-Myosin-Brücken bestimmt und ändert sich daher mit der anfänglichen Sarkomerlänge (→ **A**). Die höchste aktive (isometrische) Spannung (S_0) kann der Skelettmuskel aus seiner **Ruhelage** (L_{max}; Sarkomerlänge ca. 2–2,2 µm [→ S. 41: C]) entwickeln. Verkürzen sich die Sarkomere (L < L_{max}), so überlappen sich die dünnen Filamente schon teilweise, und es kann nur noch eine kleinere Spannung als S_0 entwickelt werden (→ S. 41: C). Bei L = 70% von L_{max} (Sarkomerlänge 1,65 µm) stoßen die dicken Filamente an die Z-Scheiben, so daß S noch weiter absinkt. Andererseits kann aus einer vorgedehnten Stellung (L > L_{max}) ebenfalls nur vermindert Spannung entwickelt werden, weil auch dabei die Zahl der möglichen Aktin-Myosin-Brücken abnimmt (→ S. 41: C).

Die Längen/Spannungs-Beziehung kann durch die intrazelluläre Ca^{2+}-Konzentration modifiziert werden. Diese sog. **homöometrische Regulation** der Muskelantwort spielt beim Herzmuskel eine große Rolle.

Die **Ruhespannung** entwickelt sich bei Dehnung des ruhenden Muskels (L > L_{max}). Ab Dehnungslängen von 130% von L_{max} wird die Ruhespannung wesentlicher Teil der **Gesamtspannung** (→ **A** u. **B**).

Der Längen/Spannungs-Kurve entspricht das **Druck/Volumen-Diagramm des Herzens**: Statt der Muskellänge wird das *Herzvolumen* gemessen, statt der Spannung der *Ventrikeldruck* (→ S. 182f.). Der diastolische Ruhedehnungsdruck ist füllungsabhängig, so daß das enddiastolische Volumen den Auswurf des Herzens bestimmt: **Frank-Starling-Mechanismus** (→ S. 182f.).

Wesentliche Unterschiede zwischen Herzmuskel und Skelettmuskel (→ auch S. 45):

1. Der Skelettmuskel ist dehnbarer als der Herzmuskel, d. h., bei gleicher Dehnung ist die passive Ruhespannung des Herzmuskels größer als beim Skelettmuskel.
2. Der Skelettmuskel arbeitet normalerweise im *Plateaubereich* der Längen/Spannungs-Kurve, der Herzmuskel hingegen im *ansteigenden Teil* (unterhalb L_{max}) seiner *plateaulosen* Längen/Spannungs-Kurve (→ **B**), so daß das Herz, wenn es während der diastolischen Füllung vermehrt gedehnt wird, eine erhöhte Spannung entwickeln kann (Frank-Starling-Mechanismus).
3. Der Herzmuskel hat ein länger andauerndes AP (→ S. 31: A 3), weil, im Anschluß an die rasche Inaktivierung der Na^+-Kanäle, g_K vorübergehend abfällt und g_{Ca} für 200–500 ms erhöht ist. Der dadurch ausgelöste „langsame" Ca^{2+}-Einstrom bewirkt ein **Plateau im AP**, so daß die Refraktärperiode erst endet, wenn die Kontraktion schon fast abgeklungen ist (→ S. 45). Der Herzmuskel ist daher **nicht tetanisierbar** wie der Skelettmuskel.
4. Im Herzmuskel gibt es keine motorischen Einheiten (→ S. 32). Im Gegensatz zum Skelettmuskel breitet sich die Erregung über das *ganze* Myokard von Vorhof bzw. Kammern aus: *Alles-oder-Nichts-Kontraktion*.
5. Die *Kontraktionskraft* des Herzmuskels kann durch die *Dauer des Aktionspotentials* variiert werden, was durch einen *wechselnden Ca^{2+}-Einstrom* in die Zelle gesteuert wird (→ S. 166).

Die **Geschwindigkeit** einer (isotonischen) Kontraktion ist um so kleiner, je größer die **Belastung** (Kraft) ist (**Geschwindigkeits/Kraft-Diagramm; C**). Die *maximale Kraft* bzw. *Spannung* (+ *wenig* Wärme) wird entwickelt, wenn *keine* Verkürzung stattfindet. Die *maximale Geschwindigkeit* (Bizeps: ca. 7 m/s) und *viel* Wärme wird bei *unbelastetem Muskel* entwickelt. *Leichte* Lasten können daher *schneller* gehoben werden als schwere (→ **C**). Der gesamte Energieverbrauch für Arbeit + Wärme ist bei isotonischer Kontraktion größer als bei isometrischer.

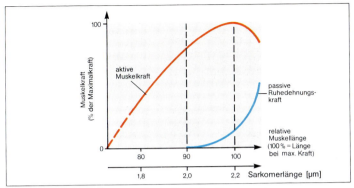

A. Aktive und passive Komponente der Muskelkraft

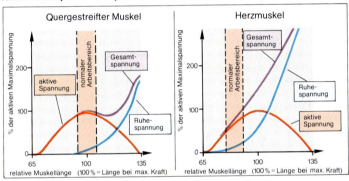

B. Länge/Spannungs-Kurven von Skelett- und Herzmuskel

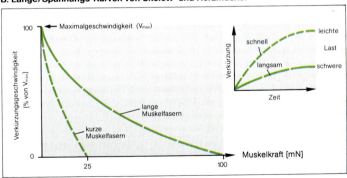

C. Beziehung zwischen Muskelkraft (bzw. -belastung) und Verkürzungsgeschwindigkeit

Nerv und Muskel

Glatte Muskulatur

Glatt werden all die Muskeltypen genannt, die keine Querstreifung aufweisen. Sie sind klinisch von großer Bedeutung, da sie an der Funktion vieler Organe (Magen, Darm, Blase, Uterus, Bronchen etc.) teilhaben und an den Blutgefäßen wesentlich zur Kreislaufregulation beitragen.

Glatte Muskulatur enthält Aktin-F-Filamente (→ S. 35) und auch eine Art Myosin, doch sind dicke Filamente kaum anzutreffen. Eine Einteilung in Sarkomere, und damit auch eine Querstreifung, fehlt ebenso wie ein tubuläres System (→ S. 36). Das **Membranpotential** der glatten Muskulatur ist meist nicht stabil, sondern *ändert sich rhythmisch* mit niedriger Frequenz und Amplitude (z. B. Magen-Darm-Trakt $3-15 \min^{-1}$ bzw. $10-20$ mV). Überschreitet die langsame Erregungswelle bei der Depolarisation ein bestimmtes Schwellenpotential, so werden Salven von Aktionspotentialen (**Spikes**) ausgelöst, deren Anzahl und Frequenz um so höher ist, je ausgeprägter die spontane langsame Depolarisierung ist. Etwa 150 ms nach einem solchen Spike erfolgt eine langsam ansteigende und abfallende Kontraktion, die ihr Maximum erst 500 ms und mehr nach dem Spike erreicht (→ **A**, Diagramm links). Je mehr Spikes auftreten, desto länger hält die Kontraktion an, wobei es, verglichen zum Skelettmuskel, schon bei sehr geringen Spike-Frequenzen zu einer Verschmelzung der Zuckungen kommt (**Tetanus**, → S. 40). Glatte Muskulatur ist so dauernd in einem Zustand mehr oder weniger starker Kontraktion: „**Tonus**" (s. u.). Bei manchen glatten Muskeln zeigt der Spike ein ähnliches Plateau wie beim AP des Herzens (→ **A**, Diagramm Mitte).

Ähnlich wie in anderen Muskeln wird das Membranpotential des glatten Muskels hauptsächlich durch den K^+-Gradienten bestimmt (→ S. 24). Ausgelöst wird die Kontraktion des glatten Muskels durch den Einstrom von Ca^{2+} (v.a. aus dem EZR), wobei die Rolle der Troponins (Skelettmuskel, → S. 34) im glatten Muskel wahrscheinlich das **Kalmodulin** übernimmt (→ S. 17).

Aufgrund ihrer Erregungsart können **zwei Arten** von glatter Muskulatur unterschieden werden:

1. die glatte Muskulatur der *inneren Organe*, wie Magen, Darm (→ S. 210), Harnblase, Ureter, Uterus: Ihre Muskelzellen sind großteils untereinander durch Brücken (**gap junctions**; → S. 7, D) verbunden, die für Ionen eine hohe Leitfähigkeit besitzen. Die Erregung entsteht **autonom** innerhalb des Verbandes der Muskelzellen (z. T. in *Schrittmacherzellen*, ähnlich wie beim Herz; → S. 206), die spontan depolarisieren, und breitet sich von dort durch die „gap junctions" über den ganzen Muskelzellverband aus (*„Single-unit"-Muskeltyp*). Die Kontraktion dieser Muskeln ist also weitgehend *unabhängig von externen Nervenimpulsen* und hält oft über längere Zeit mehr oder weniger stark an: **myogener Tonus**. Eine **Dehnung** des Muskels bewirkt eine Depolarisation und erhöht damit diesen Tonus. Auch die Muskulatur der *kleinen Blutgefäße* gehört vorwiegend zu diesem Muskeltyp. Deren durch Dehnung verursachte Kontraktion ist einer der Mechanismen der Autoregulation der Durchblutung (→ S. 176).

2. Der zweite Typ glatter Muskulatur findet sich ebenfalls in den meisten Blutgefäßen (s. o.), aber auch im Samenleiter, in der Iris und im Ziliarkörper. Hier entsteht die Erregung weniger im Muskel selbst, sondern stammt vorwiegend von **vegetativen Nerven**: **neurogener Tonus**. Diesem Typ glatter Muskulatur fehlen auch weitgehend die „gap junctions", so daß die Erregung auf die jeweilige „motorische Einheit" (→ S. 32) lokalisiert bleibt (*„Multi-unit"-Muskeltyp*).

Neben **Azetylcholin** und **Noradrenalin** aus den vegetativen Nervenendigungen (→ S. 54ff.), beeinflussen auch **Hormone** die glatte Muskulatur. So reagiert z. B. die *Uterusmuskulatur* auf Östrogene, Progesteron und Ocytocin (→ S. 262ff.), die *Gefäßmuskulatur* auf Histamin, Angiotensin II, Adiuretin, Serotonin, Bradykinin u. a.

Auch für die glatte Muskulatur kann eine Längen/Spannungs-Kurve (→ S. 42f.) aufgenommen werden, doch zeigt sich dabei, daß die Spannung bei unveränderter Dehnung laufend abnimmt. Diese Eigenschaft wird **Plastizität** genannt. Nur damit ist z. B. das große Fassungsvermögen der Harnblase möglich: Die Spannung ihrer Wand (und ihr Innendruck) steigt erst dann wesentlich an, wenn sie fast voll ist, so daß auch erst dann ein „Harndrang" gemeldet wird.

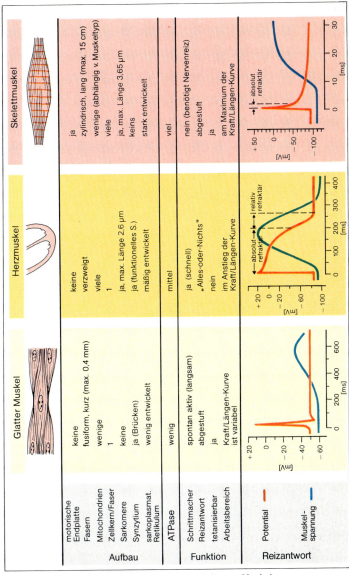

A. Aufbau und Funktion von Herz-, Skelett- und glattem Muskel

Energiequellen der Muskelkontraktion

Die mechanische Energie der Muskelkontraktion wird *direkt aus chemischer Energie* gewonnen (→ S. 20). Energiereiches **Adenosintriphosphat** (ATP) ist die direkte Energiequelle der Muskelkontraktion (→ **A**) und wird beim Filamentgleiten in das energieärmere Adenosindiphosphat (**ADP**) und anorganisches Phosphat (P_i) gespalten (→ S. 38). Diese ATP-Spaltung, und damit auch die Muskelkontraktion, benötigt *kein* O_2, kann also *anaerob* erfolgen. Verbrauchtes ATP wird gleich wieder regeneriert. Drei Prozesse stehen dafür zur Verfügung:

1. Spaltung von Kreatinphosphat (→ **A**);
2. die anaerobe Glykolyse, und
3. die aerobe Verbrennung von Glukose zu CO_2 (→ auch S. 196).

Kreatinphosphat (CrP). Der Muskel enthält als schnell verfügbare Energiereserve CrP. Dessen energiereiche Phosphatbindung kann auf ADP übertragen werden, wodurch (anaerob) ATP regeneriert wird (→ **B1** u. S. 20). Während die ca. 5 µmol ATP/g Muskel für nur etwa 10 Kontraktionen reichen, erlauben die ca. 25 µmol CrP/g Muskel ca. 50 weitere Kontraktionen, bevor auch diese Reserve erschöpft ist. Mit der Energie des CrP können *kurzzeitige* (10 bis 20 s) *Höchstleistungen* erbracht werden (z. B. 100 m-Lauf).

Nach Beginn der Muskelarbeit setzt die **anaerobe Glykolyse** gegenüber der CrP-Spaltung etwas verzögert ein (Maximum nach etwa 0,5 min). Dabei wird das im Muskel gespeicherte **Glykogen** über Glukose-6-Phosphat zu **Milchsäure** abgebaut, wobei pro mol Glukoserest 3 mol ATP gewonnen werden (→ **B2**). Bei *leichter Arbeit* wird diese energetisch wenig ergiebige ATP-Produktion nach rund 1 min vom aeroben Glukoseabbau (s. u.) abgelöst. Wenn hingegen bei *schwerer Arbeit* die aerob gewonnene Energie nicht ausreicht, läuft die anaerobe Glykolyse neben dem aeroben Glukoseabbau weiter, wobei es jetzt aus dem Blut aufgenommene *Glukose* ist, die zu Milchsäure abgebaut wird (Energiegewinn hier nur 2 mol ATP/mol Glukose, da 1 ATP zur 6-Phosphorylierung der Glykose verbraucht wird). Diese Art der Energiegewinnung ist allerdings durch die Anhäufung von Milchsäure, aus der bei der Pufferung (→ S. 334) **Laktat** entsteht, begrenzt (→ S. 110 ff.).

Dauerleistungen der Muskulatur sind nur mit **aerober** Energiegewinnung aus Glukose (2 + 34 mol ATP/mol Glukose!) und Fetten möglich (→ **B3**).

Dazu müssen die Muskeldurchblutung, die Herzleistung, die Atmung etc. so lange erhöht werden, bis sie den Erfordernissen des Muskelstoffwechsels angepaßt sind (Pulsfrequenz wird konstant; → S. 49: B). Bis dieses Gleichgewicht („Steady state") erreicht ist, vergehen einige Minuten, die einerseits durch anaerobe Energiegewinnung (s. o.), andererseits durch Inanspruchnahme der O_2-Kurzzeitspeicher des Muskels (*Myoglobin*) und durch eine erhöhte O_2-Ausschöpfung des Blutes überbrückt werden, wobei der Übergang zwischen beiden Phasen oft als „*toter Punkt*" empfunden wird.

Wird die **Dauerleistungsgrenze**, die bei Spitzensportlern ca. 370 W (= 0,5 PS) beträgt und die in erster Linie von der Schnelligkeit der O_2-Zufuhr und des aeroben Glukose- und Fettabbaues abhängt, überschritten, so wird das Gleichgewicht zwischen Stoffwechsel und Kreislauffunktion *nicht* erreicht (Die Pulsfrequenz z. B. steigt laufend an; → S. 49: B). Die Energielücke kann zwar vorübergehend durch ein *Weiterlaufen der anaeroben Glykolyse* (s. o.) gedeckt werden, doch führt die damit verbundene Milchsäurebildung (*Laktatanhäufung*) lokal im Muskel und auch systemisch zum **pH-Abfall** (*Laktazidose*). Vor allem die zur Muskelkontraktion notwendigen chemischen Reaktionen werden mehr und mehr gehemmt; es kommt zum **ATP-Mangel**, d. h. zur **Ermüdung** und schließlich zum Abbruch der Arbeit.

Bei der CrP-Spaltung und der anaeroben Glykolyse geht der Organismus eine O_2-**Schuld** ein. Er kann damit für ca. 40 s vorübergehend eine ca. 3mal höhere Leistung als mit der relativ langsameren aeroben Glukoseoxidation erbringen. In der anschließenden Ruhepause muß diese O_2-Schuld (nach schwerer Arbeit bis 20 l) dann wieder abgetragen werden, so daß in der Erholungsphase O_2-Verbrauch trotz körperlicher Ruhe noch einige Zeit erhöht bleibt. Die vermehrte Herz- und Atemarbeit während der Erholungsphase ist einer von mehreren Gründen, warum die O_2-„Tilgung" die O_2-„Schuld" wesentlich übersteigt. Der vermehrte Energieumsatz während der Erholungsphase dient u. a. dazu, unter teilweiser Verwendung des angesammelten Laktats die CrP-, O_2- und Glykogenspeicher wieder aufzufüllen.

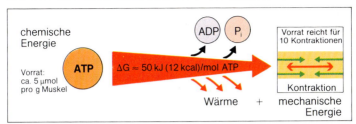

A. ATP als direkte Energiequelle

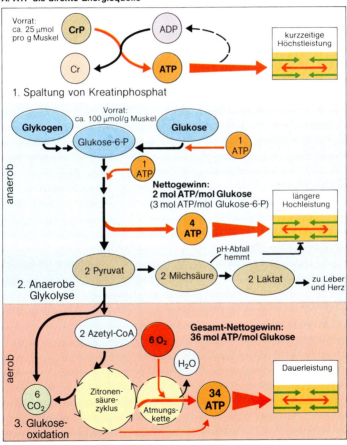

B. Regeneration von ATP

Der Organismus bei körperlicher Arbeit

Drei Typen von Muskelarbeit können unterschieden werden:

1. **positiv-dynamische Arbeit**; dabei wechseln *arbeitleistende Kontraktion* und Erschlaffung miteinander ab (z. B. beim Bergansteigen);
2. **negativ-dynamische Arbeit**; hier wechselt *gebremste Muskeldehnung* (*Bremsarbeit*) mit lastloser Kontraktion ab (z. B. Bergabgehen);
3. **statische Haltearbeit** (z. B. ruhiges Stehen).

Bei vielen Tätigkeiten sind zwei oder drei der Arbeitstypen miteinander kombiniert.

Bei der dynamisch-rhythmischen Muskelarbeit wird mechanische Arbeit nach außen geleistet, bei reiner Haltearbeit jedoch nicht, da sie ihr ja *Kraft mal Weg* (→ S. 328) = 0. Trotzdem wird auch dabei chemische Energie aufgewendet. (Sie wird vollständig in Wärme umgewandelt: *Erhaltungswärme*.) Ein Maß für diesen Energieaufwand ist das Produkt aus *Muskelkraft mal Haltezeit*.

Bei harter Muskelarbeit muß bis zu 500mal mehr O_2 zur Muskulatur gebracht werden als in körperlicher Ruhe. Gleichzeitig muß für den Abtransport der vermehrt anfallenden Stoffwechselprodukte CO_2 und **Laktat** (→ S. 46) gesorgt werden. Muskelarbeit bedingt daher eingreifende Änderungen im Herz-Kreislauf-System und bei der Atmung.

Durchblutung (→ A): Die zur Durchblutungssteigerung notwendige **Erweiterung der Muskelgefäße** wird **lokalchemisch** erreicht: Der *steigende P_{CO_2}, der fallende P_{O_2}*, der *pH-Abfall* durch die Milchsäureansammlung u. a. m. (→ S. 46) wirken lokal gefäßerweiternd. Bei reiner Haltearbeit wird diese Durchblutungserhöhung z. T. dadurch verhindert, daß der ununterbrochen angespannte Muskel seine eigenen Gefäße abdrückt; er **ermüdet** daher bei statischer Haltearbeit schneller als bei rhythmisch-dynamischer Arbeit.

Herz: Bei maximaler Muskelarbeit ist allein die Muskeldurchblutung mit 25 l/min etwa 4–5mal größer als das gesamte Herzzeitvolumen (HZV; → S. 154) in Ruhe, d. h., das **HZV** muß bei Muskelarbeit stark ansteigen (bis zu 30 l/min). Erreicht wird dies sowohl durch eine **erhöhte Herzfrequenz** (→ B) als auch durch eine ca. 1,2fache **Steigerung des Schlagvolumens**. Der **systolische Blutdruck** (→ S. 160) **steigt** dabei auf Werte von über 25 kPa (185 mmHg), während der diastolische Blutdruck gleichbleibt.

Das erhöhte HZV kommt nicht nur der Muskulatur- sondern auch der *Hautdurchblutung* (Wärmeabgabe! → S. 192ff.) zugute, während die Durchblutung von *Niere* und *Darmtrakt* unter den Ruhewert gesenkt wird (→ A).

Bei *leichter* und *mittlerer* Arbeit erreichen der Laktatspiegel und die Herzfrequenz bald einen neuen, konstanten Wert (keine Ermüdung), während eine sehr *schwere Arbeit* binnen kurzem abgebrochen werden muß, da das Herz die erforderliche Dauerleistung nicht aufbringen kann (→ B).

Das **Atemzeitvolumen steigt** bei körperlicher Belastung (→ C1) vom Ruhewert auf Werte bis zu 100 l/min an (→ C3). An dieser Steigerung sind sowohl die Atemfrequenz (→ C2) als auch das Atemzugvolumen beteiligt. Durch die hohe Ventilation und das gesteigerte HZV kann die O_2-Aufnahme von ca. 0,3 l/min (Ruhe) auf 4–5 l/min gesteigert werden (→ C4).

Die **O_2-Ausschöpfung** in den Gewebskapillaren erhöht sich, weil Azidose und Temperaturanstieg die O_2-Bindungskurve nach rechts verschieben (→ S. 101). Die (metabolische) **Azidose** (→ S. 114) entsteht durch die Milchsäureansammlung (→ S. 46).

Ein Sportler im **Training** hat nicht nur mehr Muskeln und eine größere Geschicklichkeit, sondern sein Laktatspiegel steigt während der Muskelarbeit auch geringer und sehr viel später an als beim Untrainierten, da durch das Training vermehrt Mitochondrien gebildet werden, so daß Glukose in größerem Umfang oxidativ „verbrannt" werden kann. Training erhöht das Schlagvolumen und das Atemzugvolumen, was in Ruhe sehr niedrige Herz- und Atemfrequenzen zur Folge hat, aber bei Arbeit höhere Zeitvolumina von Herz und Atmung zuläßt als beim Untrainierten.

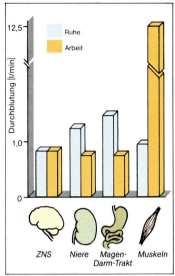

A. Organdurchblutung in Ruhe und bei körperlicher Arbeit

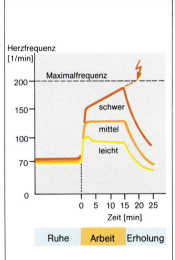

B. Herzfrequenz bei wechselnder körperlicher Arbeit

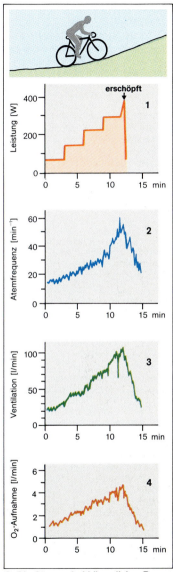

C. Die Atmung bei körperlicher Belastung

(nach J. Stegemann)

Organisation des vegetativen Nervensystems

Das *somatische Nervensystem* (Nerven der Skelettmuskeln, der Oberflächensensibilität, der Sinnesorgane usw.) reagiert auf Reize aus der Umwelt meist wieder mit einer *Antwort nach außen* (z. B. Fluchtreflex; → S. 280). Viele Aktivitäten des somatischen Nervensystems stehen unter *willkürlicher Kontrolle* und laufen *bewußt* ab. Das vegetative Nervensystem (**VNS**) hingegen besorgt die **Regelung der Organfunktionen im Körper**, paßt sie an die jeweiligen Bedürfnisse an und **kontrolliert das innere Milieu** des Körpers. Da diese Aktivitäten der willkürlichen Kontrolle weitgehend entzogen sind, wird das VNS auch **autonomes Nervensystem** genannt.

In der Peripherie des Körpers ist das vegetative Nervensystem vom somatischen anatomisch und funktionell weitgehend getrennt, während im Zentralnervensystem zwischen beiden enge Verknüpfungen bestehen (→ S. 232 u. S. 290). Das periphere VNS ist *efferent* (d. h. peripherwärts meldend), doch enthalten die Nerven, in denen es verläuft, meist auch afferente (d. h. zentralwärts meldende) Fasern. Sie kommen von Rezeptoren der inneren Organe (Magen-Darm, Lunge, Herz, Harnblase etc.) und werden daher *viszerale Afferenzen* genannt. Auch Benennung nach dem Nerven, in dem sie laufen, ist üblich (z. B. vagale Afferenzen).

Funktionell basiert das vegetative Nervensystem meist auf dem **Reflexbogen** (→ S. 278 ff.) mit viszeralem und somatischem, afferentem sowie vegetativem und somatischem, efferentem Schenkel. **Afferente Fasern** melden *Schmerzreize* und die Reizung der *Mechano-* und *Chemorezeptoren* aus Lunge, Magen-Darm-Trakt, Harnblase, Gefäßsystem etc. **Efferente Fasern** steuern als Reflexantwort die *glatte Muskulatur* (→ S. 44) der verschiedenen Organe (Auge, Lunge, Verdauungstrakt, Blase etc.) und die Funktion von *Herz* (→ S. 166) und *Drüsen* (→ S. 204 ff.). Beispiele für die efferente Einbeziehung des somatischen Nervensystems sind Husten oder Erbrechen.

Einfache Reflexe können *innerhalb des jeweiligen Organs* ablaufen (→ z. B. S. 210), komplexere Mechanismen werden hingegen von übergeordneten **vegetativen Zentren** im **ZNS** gesteuert (→ **A**). Deren übergeordnetes Integrationszentrum ist der **Hypothalamus**, der das VNS in die Ausführung seiner **Programme** einbezieht (→ S. 290). Der zerebrale **Kortex** ist eine weitere Integrationsebene des VNS mit anderen Systemen.

Das periphere VNS besteht aus zwei anatomisch und funktionell weitgehend getrennten Anteilen (→ **A** u. S. 52 f.): **Sympathikus** und **Parasympathikus**. Die dazugehörigen vegetativen Zentren liegen im Fall des Sympathikus im *Brust-* und *Lendenmark*, im Fall des Parasympathikus im *Hirnstamm* (für Auge, Drüsen und vom N. vagus versorgte Organe) und im *Sakralmark* (für Blase, Teil des Dickdarms, Genitalorgane) (→ **A**). Von all diesen Zentren ziehen *präganglionäre Fasern* zur Peripherie, wo sie in den **Ganglien** synaptisch auf *postganglionäre* Fasern umgeschaltet werden.

Die **sympathischen, präganglionären** Fasern aus dem Rückenmark enden an den *Grenzstrangganglien*, an den *Hals-* und *Bauchganglien* oder an sog. terminalen Ganglien. Dort erfolgt die Signalübertragung **cholinerg** (mit Azetylcholin als Übertragerstoff; → S. 54) auf die **postganglionären Fasern**, die (außer an den *Schweißdrüsen*) das Endorgan dann aber **adrenerg** erregen (mit **Noradrenalin** als Übertragerstoff; → **A** u. S. 56).

Die **Ganglien des Parasympathikus** liegen in der Nähe oder sogar innerhalb des Erfolgsorgans. Der **Übertragerstoff** des Parasympathikus ist sowohl im Ganglion als auch am Endorgan **Azetylcholin** (→ S. 54).

Die meisten Organe werden sowohl vom Sympathikus als auch vom Parasympathikus innerviert, wobei die Organantwort auf die beiden Systeme gegensätzlich (**antagonistisch**, z. B. am Herz) oder fast *gleichartig* (z. B. Speicheldrüsen) sein kann (→ S. 204 f.).

Das **Nebennierenmark** ist eine Art Mischung aus Ganglion und Hormondrüse: Präganglionäre Fasern des Sympathikus setzen hier **Adrenalin** und **Noradrenalin** in die *Blutbahn* frei (→ S. 58).

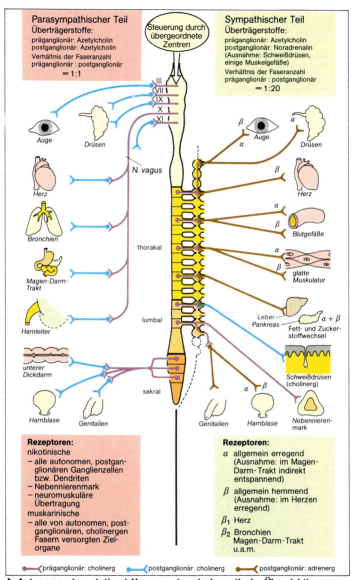

A. Autonomes (vegetatives) Nervensystem (schematische Übersicht)

52 Vegetatives Nervensystem

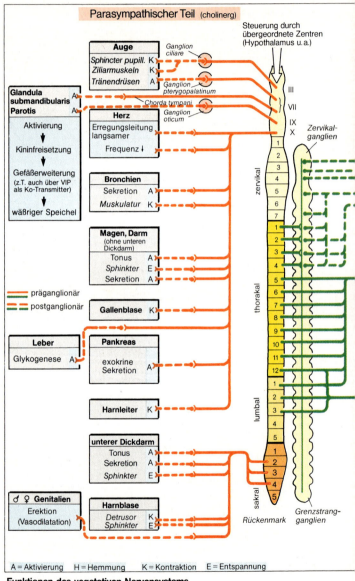

Funktionen des vegetativen Nervensystems

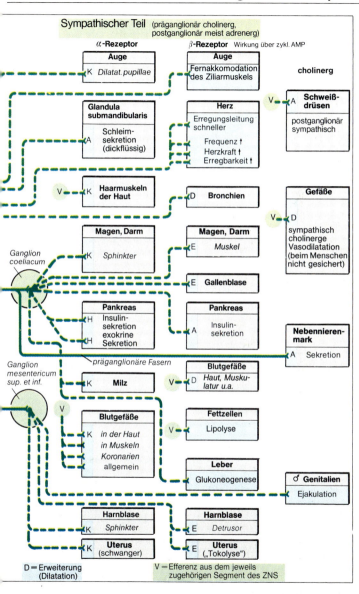

Azetylcholin als Überträgerstoff

Azetylcholin (ACh) ist der Überträgerstoff 1. an allen präganglionären vegetativen Nervenendigungen, 2. an allen parasympathischen und 3. einigen sympathischen (→ S. 53) postganglionären Nervenendigungen sowie 4. bei der neuromuskulären Übertragung (→ S. 32) und 5. an etlichen Synapsen des ZNS. Je nach Organ dient die cholinerge Innervation der *Aktivierung* (z. B. Skelettmuskel) oder der *Modifizierung* der Tätigkeit (z. B. glatte Muskulatur und Herzerregung). Häufig werden zusammen mit ACh das **VIP** (**v**asoactive **i**ntestinal **p**olypeptide) und andere Neuropeptide als **Co-Transmitter** ausgeschüttet.

Die **Synthese von ACh** erfolgt im Zytoplasma der Nervenendigungen. *Azetyl-Koenzym A* (AcCoA) wird in den Mitochondrien gebildet. Seine Azetylgruppe wird auf *Cholin* mit Hilfe des Enzyms *Cholinazetyltransferase* übertragen, die im Soma der Nervenzelle gebildet und *axoplasmatisch* (→ S. 22) zur Nervenendigung *transportiert* wird. Cholin kann in Nerven nicht synthetisiert werden, sondern muß aus der Extrazellulärflüssigkeit (EZF) aufgenommen werden (*sekundär-aktiver Transport;* → S. 11). Dieser Transport ist der geschwindigkeitsbegrenzende Schritt bei der ACh-Synthese. Auch 50 % des nach der ACh-Freisetzung abgespaltenen Cholins werden aus dem synaptischen Spalt wieder in die Nervenzelle aufgenommen (→ **A**).

Speicherung und Freisetzung von ACh: ACh wird in der Nervenendigung in **Vesikeln** (Bläschen) gespeichert. Die gespeicherte Menge wird dadurch konstant gehalten, daß sich die ACh-Synthese laufend der ACh-Freisetzung anpaßt. Das pro Vesikel gespeicherte bzw. freigesetzte ACh-*Quantum* (→ S. 32) enthält ca. 4000 ACh-Moleküle. Ein präsynaptisch eintreffendes Aktionspotential setzt über einen Ca^{2+}-*Einstrom* (von extrazellulär) mehrere hundert solcher Quanten frei, so daß sich ein **EPSP** bilden kann (→ S. 30f.). Ursache dieser postsynaptischen Potentialänderung ist eine Änderung der Membraneigenschaften: *ACh erhöht die Membrandurchlässigkeit bzw. -leitfähigkeit* für Na^+, K^+ und Ca^{2+} (→ **A** u. S. 16, F); am Herzen steigert ACh *nur* die K^+-Leitfähigkeit (→ S. 166).

Die **Beendigung der ACh-Wirkung** erfolgt durch ACh-Spaltung mit Hilfe des Enzyms **Azetylcholinesterase (ACh-Esterase)**.

Da die Aktionspotentialfrequenz in Motoneuronen viele hundert Hz betragen kann, muß die ACh-Spaltung an der motorischen Endplatte (→ S. 32) in einigen Millisekunden beendet sein, um eine Repolarisierung zwischen zwei Aktionspotentialen zu ermöglichen (→ S. 26 ff.). Im Vergleich dazu wird ACh an den perlschnurartigen, postganglionären cholinergen Nervenendigungen viel weniger rasch abgebaut.

Zwei Typen von ACh-Rezeptoren können (u. U. auch an nicht cholinerg innervierten Organen!) nachgewiesen werden:

1. An den sog. **nikotinischen Rezeptoren** (vegetative *Ganglien, motorische Endplatten, Nebennierenmark* und z. T. auch im ZNS) wirkt *Nikotin* wie ACh erregend, in hohen Konzentrationen jedoch hemmend.

Nikotinische Rezeptoren sind offenbar keine homogene Gruppe, da einige Pharmaka die Rezeptoren der Ganglien oder die der motorischen Endplatte selektiv beeinflussen, während der hemmende Effekt von *d-Tubocurarin* in beiden Fällen gleich ist.

2. An den sog. **muskarinischen Rezeptoren** (z. T. im ZNS und an den cholinergen, *parasympathischen Zielorganen*), wirkt *Muskarin* (Fliegenpilzgift) wie ACh erregend, während es an den nikotinischen Rezeptoren keine Wirkung hat. *Atropin* hemmt die muskarinischen Rezeptoren von Herz, glatter Muskulatur, ZNS u. a.

Therapeutisch werden zur Anregung des Parasympathikus *Karbachol* und *Pilokarpin* verwendet (**direkte Parasympathikomimetika**). Sie werden von der ACh-Esterase langsamer als ACh abgebaut. **Indirekte Parasympathikomimetika** (*Neostigmin* u. ä.) wirken dagegen durch *Hemmung der ACh-Esterase*. Solche ACh-Esterase-Hemmer wirken 1. erregend auf die muskarinischen Rezeptoren vegetativ innervierter Effektororgane (z. B. lang dauernde Bronchokonstriktion), 2. erregend und anschließend hemmend a) auf die nikotinischen Rezeptoren in vegetativen Ganglien und am Skelettmuskel sowie b) auf die muskarinischen Rezeptoren im ZNS. Während therapeutische Dosen dieser Pharmaka nur einige dieser Effekte haben, treten sie bei toxischen und letalen Dosen alle auf. Einige Insektizide wirken so, z. B. *Paraxon*, der aktive Metabolit des *Parathion* (E 605).

Vegetatives Nervensystem

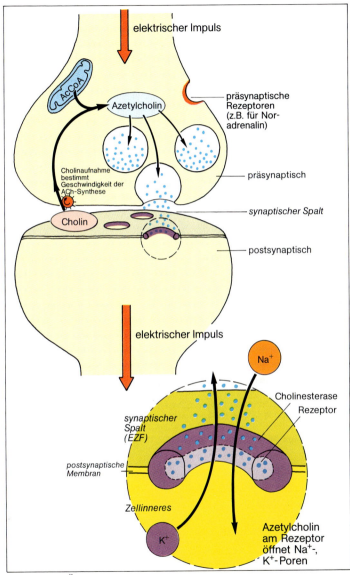

A. Cholinerge Übertragung

Noradrenalin – Adrenerge Übertragung und Adrenozeptoren

Noradrenalin (NA) ist der Überträgerstoff an den meisten *postganglionären sympathischen Nervenendigungen* und an manchen Synapsen des ZNS, besonders im Hypothalamus. **Adrenalin (A)** stammt u. a. aus dem Nebennierenmark (→ S. 58).

Die marklosen, sympathischen postganglionären Nervenfasern sind entlang ihrer Endverzweigung mehrfach *varikös* (perlschnurartig) *aufgetrieben* (→ **A**, oben). Diese Anschwellungen stellen den synaptischen Kontakt zum Erfolgsorgan her (→ **A**) und sind auch der Ort von Synthese und Speicherung von Noradrenalin.

NA-Synthese. Die Nervenzellmembran dieser Auftreibungen nimmt aktiv die Aminosäure *L-Tyrosin* auf, die die Ausgangssubstanz der Synthese von NA ist (→ **A**). Der *geschwindigkeitsbegrenzende Schritt* dieser Synthese, die Umwandlung von L-Tyrosin zu L-*Dihydroxy-Phenylalanin* oder L-*Dopa* durch Tyrosinhydroxylase, wird durch **Na$^+$** und **Ca^{2+}** beschleunigt und durch das Endprodukt NA gehemmt (negative Rückkoppelung). Die **Speicherung von NA** geschieht in großen, granulösen (körnchenartigen) **Vesikeln** in einer Art *Mizellenkomplex* (→ S. 218).

Die **Freisetzung von NA** erfolgt dann, wenn ein *Aktionspotential* die Synapse erreicht. Der vom Aktionspotential verursachte Ca^{2+}-Einstrom spielt dabei eine wichtige Rolle, doch ist der Mechanismus der NA-Exozytose im einzelnen nicht geklärt. An zahlreichen postganglionären Sympathikusneuronen werden neben NA auch **Neuropeptid Y** oder **ATP** als Co-transmitter freigesetzt.

Adrenozeptoren. *Zwei Haupttypen*, α- und β-Rezeptoren, können u. a. nach ihrer Empfindlichkeit auf die drei Substanzen **A**, **NA** und **Isoproterenol** (**IPR**; exogen) unterschieden werden (→ S. 59, B).

Bei den **α-Rezeptoren** können zwei Untertypen durch spezifische Agonisten und Hemmer unterschieden werden. **α$_1$-Rezeptoren** herrschen an den Speicheldrüsen (Förderung der K$^+$- und H$_2$O-Sekretion) und an der glatten Muskulatur vor: *Kontraktion* von Arteriolen, Bronchiolen, Sphinkter der Harnblase und der Magen-Darm-Traktes, Vas efferens, M. dilatator pupillae u. a. Der second messenger ist **Inositoltrisphosphat**, dem Ca^{2+} und zyklisches GMP als weitere Botenstoffe nachgeordnet sind (→ S. 244 f.).

α$_2$-Rezeptoren gibt es u. a. in ZNS, Niere, Uterus, Parotis, Pankreas, Mastzellen (Degranulation) und an Thrombozyten (Aggregation) sowie an bestimmten präsynaptischen Membranen (s. u.), z. B. an cholinergen Neuronen des Magen-Darm-Traktes. Die Bindung von Adrenalin und Noradrenalin an α$_2$-Rezeptoren führt über das G$_i$-Protein zur *Hemmung* der Adenylzyklase (→ S. 242 ff.).

Auch bei den **β-Rezeptoren** gibt es zwei Typen, die beide **cAMP** als second messenger benützen (→ S. 242 f.).

Über **β$_1$-Rezeptoren** wird die intrazelluläre Ca^{2+}-Konzentration *erhöht*, was am **Herz** positiv-chrono-, dromo- und inotrop wirkt, in der Niere die Reninfreisetzung erhöht u. a. m. (→ **B**).

Durch spezifische Agonisten (z. B. Fenoterol) lassen sich die **β$_2$-Rezeptoren** abgrenzen, auf die β$_1$-Agonisten (z. B. Noradrenalin) nur eine relativ schwache Wirkung haben und die über eine *Erniedrigung* der Ca^{2+}-Konzentration wirken. Über β$_2$-Rezeptoren werden Blutgefäße und Bronchiolen dilatiert, die Magen-Darm-Muskulatur entspannt, die Insulinfreisetzung stimuliert sowie die Lipolyse (Fettzellen) und die Glykogenolyse (Leber) gesteigert.

Die **Beendigung der NA-Wirkung** erfolgt auf drei Wegen:

1. *Abdiffusion* von NA aus dem synaptischen Spalt ins Blut (→ **A 1**);
2. *Extraneuronale NA-Aufnahme* (in Herz, Drüsen, glatte Muskeln) und in der Folge intrazellulärer Abbau durch die Katechol-O-Methyltransferase (COMT) und, in geringerem Ausmaß, durch die Monoaminooxidase (MAO; → **A 2**). Auch *Adrenalin* (nur COMT) und *Dopamin* werden so abgebaut.
3. *Wiederaufnahme* des NA (70 %) in die präsynaptische Nervenendigung (→ **A 3**) durch aktiven Transport, wobei freies NA in der Zelle durch die MAO der Mitochondrien inaktiviert und durch Dehydrogenasen weiter abgebaut wird.

NA im synaptischen Spalt erregt auch die *präsynaptischen α$_2$-Rezeptoren* (**Autorezeptoren**; → S. 59, A), was die Freisetzung weiterer NA-Vesikel, nicht aber die von ATP (s. o.) hemmt.

Solche präsynaptischen α$_2$-Rezeptoren gibt es (z. B. im Magen-Darm-Trakt und im Herzvorhof) auch an cholinergen Nervenendigungen. Umgekehrt gibt es präsynaptische (muskarinische) Azetylcholinrezepto-

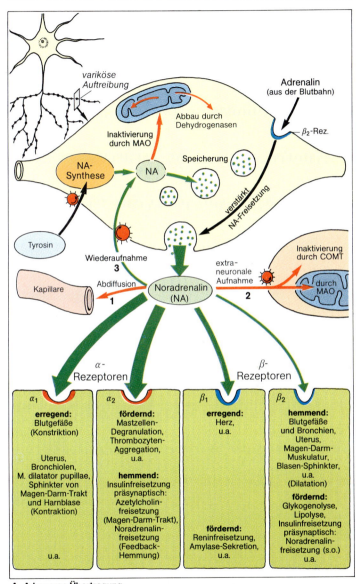

A. Adrenerge Übertragung

ren an adrenergen Nervenendigungen. Diese gegenseitige Beeinflussung ermöglicht eine Art „periphere Regulation" von Sympathikotonus und Parasympathikotonus.

Nebennierenmark

Im **Nebennierenmark (NNM)** werden elektrische *Nervenimpulse* (präganglionäre sympathische Fasern; → S. 51 f.) in *hormonale Signale* umgesetzt: Die NNM-Katecholamine **Adrenalin (A)** und **Noradrenalin (NA)** werden ins Blut abgegeben. *Überträgerstoff* im Nebennierenmark ist, wie bei allen präganglionären Nervenendigungen, *Azetylcholin* (ACh), das an der postsynaptischen Membran zur Freisetzung (per Exozytose, → S. 11 ff.) von NA und A führt.

Die **Synthese** und **Speicherung** von NA läuft ähnlich wie in den postganglionären sympathischen Nervenendigungen ab (→ S. 56); durch ein zusätzliches Enzym (*Phenyläthanolamin-N-Methyltransferase*) wird dann ein Teil des NA in A umgewandelt. NA entsteht aus L-Tyrosin → L-Dopa → Dopamin. Letzteres wird aktiv in den Granula aufgenommen. In 15 % der Granula endet die Synthese beim NA. In 85 % gelangt NA wieder ins Zytoplasma, wo es z. T. durch MAO abgebaut (→ S. 56), z. T. zu Adrenalin umgewandelt wird, das wieder aktiv in die Granula aufgenommen wird.

Regulation der Synthese von NA und A. Akute Ausschüttung der NNM-Katecholamine erniedrigt den NA-Gehalt des NNM, so daß die Tyrosinhydroxylase enthemmt wird (→ S. 56) und vermehrt L-Dopa zur Verfügung steht. Chronische Stimulation vermehrt darüber hinaus die enzymatische Reaktion L-Dopa → NA. **ACTH** ist daran beteiligt (→ S. 240). **Kortisol**, das in hoher Konzentration das NNM direkt von der NN-Rinde erreicht, aktiviert die enzymatische Umwandlung von NA zu A, so daß das Verhältnis A : NA im Plasma ansteigt. Dieses Verhältnis ist je nach Spezies und Sympathikotonus unterschiedlich (s. u.).

In Ruhe werden vom NNM nur geringe Mengen A und NA freigesetzt. In körperlichen oder psychisch-emotionalen **Alarmsituationen** erhöht sich jedoch die Ausschüttung beträchtlich. So werden auch solche Zellen in die Alarmreaktion einbezogen, die nicht sympathisch innerviert sind. Außerdem besitzen die varikösen Auftreibungen der sympathischen Nervenendigungen **präsynaptische β_2-Rezeptoren**. Über die Bindung an diese Rezeptoren kann das aus dem Plasma stammende Adrenalin *die Noradrenalin-Freisetzung verstärken* (→ S. 57).

Reize für die **Katecholaminfreisetzung** aus dem NNM sind (über eine *erhöhte Sympathikusaktivität*) z. B. körperliche Arbeit, Kälte, Hitze, Hypoglykämie (niedriger Blutzucker), Schmerzen, O_2-Mangel, Blutdruckabfall, Angst und Ärger („Streß"). Bei starker Hypoglykämie z. B. steigt die Plasmakonzentration von A von ca. 0,16 auf 8,2 nmol/l und die von NA von 1,2 auf 4 nmol/l. Oberstes *Steuerorgan* ist auch hier der *Hypothalamus* (→ S. 290).

Wesentliche **Aufgabe** der in Alarmsituationen (→ S. 290) freigesetzten Katecholamine ist es, gespeicherte chemische Energie (Fett, Glykogen) zu mobilisieren (*Lipolyse, Glykogenolyse*), die Glukoseaufnahme in die Zellen zu fördern (→ S. 247) und so der vermehrt tätigen Muskulatur ausreichend Brennstoff (Fettsäuren, Glukose) zur Verfügung zu stellen. Auch der K^+-Haushalt wird von den Katecholaminen beeinflußt (→ S. 148).

Im *Skelettmuskel* aktivieren die Katecholamine über cAMP (→ S. 242) Enzyme, die den Glykogenabbau und die Laktatbildung (→ S. 46) fördern. Durch den positiv-inotropen und chronotropen Effekt (β_1-Rezeptoren; → **B** u. S. 56) der Katecholamine auf das Herz werden Herzfrequenz und Schlagvolumen und damit das Herzzeitvolumen und in der Folge der Blutdruck erhöht. Gleichzeitig wird die Magen-Darm-Durchblutung zugunsten der Skelettmuskulatur gedrosselt (→ **B** u. S. 46).

Schon während dieser Alarmreaktion regen die Katecholamine im Hypothalamus bereits die Ausschüttung von Hormonen (→ S. 261) an, die die Auffüllung der entleerten Energiespeicher in Gang setzen. Etwa 4 Stunden nach der Alarmreaktion erreichen diese Hormone ihren höchsten Blutspiegel.

(Text zu Tafel **A**: → S. 56)

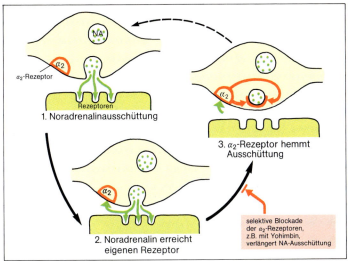

A. Regulation der Noradrenalinfreisetzung über präsynaptische α_2-Rezeptoren

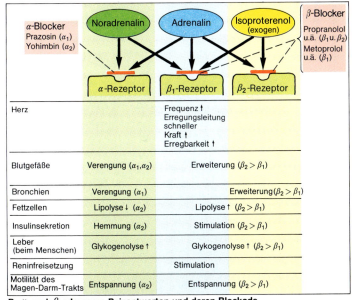

B. α- und β-adrenerge Reizantworten und deren Blockade

Zusammensetzung und Aufgaben des Blutes

Das **Blutvolumen** des erwachsenen Menschen beträgt etwa 6–8 % seines Körpergewichtes. 1 l Blut enthält beim Mann 0,46 l Blutkörperchen (bei der Frau 0,41 l). Dieser Wert, auch ausgedrückt in % (46 %), wird **Hämatokrit** genannt (→ S. 65: A). 1 μl (1 mm^3) Blut enthält normalerweise beim Mann etwa $5 \cdot 10^6$ (bei der Frau $4,5 \cdot 10^6$) **Erythrozyten** (davon ca. 1 % Retikulozyten), 4000 bis 10000 **Leukozyten** und $0,15 - 0,3 \cdot 10^6$ **Thrombozyten**. Etwa 67 % der Leukozyten sind Granulozyten, 27 % Lymphozyten und 6 % Monozyten.

Die flüssige Phase des Blutes ist das **Plasma**, dessen Osmolalität (→ S. 336) ca. 290 mosm/kgH$_2$O beträgt und u. a. 65–80 g **Proteine**/l enthält, davon ca. 3 rel. % Fibrinogen (→ S. 74 ff.). Wird dieses bei der Gerinnung verbraucht, entsteht aus Plasma **Serum**. Bei elektrophoretischer Trennung des Serums finden sich rund 60 rel. % Albumine, 4 % α_1-Globuline, 8 % α_2-Globuline, 12 % β-Globuline und 16 % γ-Globuline (→ S. 65: A).

Zu den **Aufgaben des Blutes** gehört der **Transport** vieler Stoffe (O$_2$, CO$_2$, Nahrungsstoffe, Stoffwechselprodukte, Vitamine, Elektrolyte usw.), der Transport von Wärme (Heizung, Kühlung; → S. 192), die **Signalübermittlung** (Hormone; → S. 232), die **Pufferung** (→ S. 110) und die **Abwehr** körperfremder Stoffe (→ S. 66 ff.).

Zu den **Aufgaben der Plasmaproteine** gehören die Immunabwehr, die Aufrechterhaltung des kolloidosmotischen (onkotischen) Druckes (→ S. 336), der Transport wasserunlöslicher Stoffe und der Schutz mancher Substanzen vor dem Abbau im Blut und vor der Nierenausscheidung (z. B. Häm). Proteine können auch gelöste Stoffe durch Bindung osmotisch unwirksam machen. Die Bindung von Medikamenten und Giftstoffen an Plasmaproteine setzt deren therapeutische bzw. toxische Wirkung herab, verhindert aber andererseits ihre schnelle Ausscheidung durch die Niere (→ S. 10 u. 127 B).

Die **Erythrozyten** werden im *Knochenmark* (beim Fetus in Milz und Leber) aus kernhaltigen Vorstufen gebildet; Fe, Kobalamine und Folsäure sind u. a. dazu notwendig (→ S. 62). Die Erythrozyten enthalten **Hämoglobin (Hb)** und gelangen als kernlose, scheibchenförmige Zellen (ca. $7,5 \times 2$ μm) in die Blutbahn, können aber in den Blutkapillaren stark deformiert werden, was ihnen dort den Stoff- und Gasaustausch mit den umliegenden Gewebe erleichtert. Ein Erythrozyt enthält 28–36 pg Hb (= **MCH** = [Hb]/Ery-Zahl).

Der hohe Hb-Gehalt (im Mittel 330 g/l Erythrozyten = **MCHC** = [Hb]/Hkt) trägt wesentlich zur intrazellulären Osmolalität bei, so daß der Elektrolytgehalt gegenüber dem Plasma erniedrigt sein muß. Essentiell dafür ist die Na$^+$-K$^+$-ATPase. Das benötigte ATP wird in den Erythrozyten durch anaerobe Glykolyse erzeugt (→ S. 47: A). Die eigentliche **Volumenregulation** geschieht indirekt über den Cl$^-$-Gehalt der Erythrozyten. (Das mittlere Volumen eines Erythrozyten, **MCV**, beträgt ca. 93 fl und errechnet sich aus Hkt/Eryzahl.)

Die wesentliche **Funktion der Erythrozyten** ist der Transport von O$_2$ und CO$_2$ zwischen Lunge und Gewebe. **Hb** (Mann: 160 g/l Blut, Frau: 145 g/l Blut) und **Karboanhydratase** sind u. a. dazu notwendig (→ S. 96 f., 144 f.).

Die **Steuerung der Erythrozytenbildung** geschieht vor allem *hormonal*. O$_2$-Mangel führt zu vermehrter Ausschüttung des Hormons **Erythropoetin** in Niere und Leber (Fetus: Leber; postnatal: zu ca. 90 % in der Niere). Erythropoetin stimuliert die Erythrozytenbildung im Knochenmark (→ **A oben**), wobei der Anteil der **Retikulozyten** (= junge Erythrozyten) im Blut steigt. Wird durch das nun erhöhte Angebot an roten Blutzellen der O$_2$-Mangel beseitigt, erniedrigt sich die Erythropoetinbildung wieder. Die **Lebensdauer der Erythrozyten** beträgt etwa 120 Tage. In der Pulpa der **Milz** verlassen die roten Blutzellen regelmäßig die Arteriolen, um durch schmale Poren in die Milzsinus zu gelangen. Im Bereich dieser Poren werden alte Erythrozyten ausgesondert und zerstört. Die Erythrozytenbruchstücke werden von den Makrophagen in Milz, Leber, Knochenmark u. a. phagozytiert und abgebaut: Retikuloendotheliales System (RES) oder besser mononukleäres phagozytotisches System (**MPS**; → **A unten** u. S. 68). Das bei der *Hämolyse* freiwerdende *Häm* wird zu *Bilirubin* abgebaut (→ S. 216). Das freiwerdende Fe wird reutilisiert (→ S. 62). Bei der *Kugelzellanämie* z. B. ist die Widerstandsfähigkeit (*osmotische Resistenz*) der Erythrozyten herabgesetzt und dadurch ihre Lebensdauer stark verkürzt, was z. T. durch Herausnahme der Milz verhindert werden kann.

Blut 61

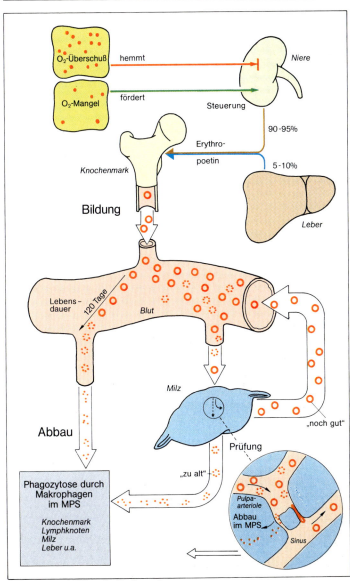

A. Bildung und Abbau der Erythrozyten

Eisenstoffwechsel – Erythropoese und Anämien

Der gesamte **Eisen(Fe)-Bestand** des Körpers beträgt bei der Frau ca. 45 mmol, beim Mann ca. 60 mmol (1 mmol = 55,8 mg). 60–70% davon sind an Hämoglobin (Hb) gebunden, 10–12% sind sog. *Funktionseisen* (Myoglobin, Fe-haltige Enzyme, wie z.B. Katalase) und 16–29% sind sog. *Speichereisen (Ferritin, Hämosiderin;* → A). Die mit der Nahrung aufgenommene Fe-Menge beträgt (abhängig von der Ernährung) bei der Frau ca. 0,2 mmol/d, beim Mann etwa 0,3 mmol/d. Davon werden nur etwa 6% (Mann) bis 12% (Frau) im Duodenum absorbiert (→ **A, B**). Die Fe-Absorption ist *an den Bedarf angepaßt* und kann bei Eisenmangel bis über 25% der aufgenommenen Menge betragen.

Eisenabsorption: An Häm u.a. lipophile Stoffe gebundenes Nahrungs-Fe wird z.T. durch Diffusion absorbiert, während freies Fe (vor allem Fe[II]) *aktiv* von der Darmschleimhaut aufgenommen wird. Voraussetzungen für eine normale Eisenresorption sind die *Salzsäure des Magens* (setzt Fe aus Komplexen frei und fördert Fe[III]-Resorption im „frühen" Duodenum; → „pH 3" in **B**), *die Verfügbarkeit von Fe(II)* (bei neutralem pH besser löslich als Fe[III]; → **B**) und evtl. das im Magenschleim enthaltene Glykoprotein *„Gastroferrin"*, das große Mengen von Fe(III)-Ionen binden kann.

Die **Regelung der Eisenabsorption** ist nicht geklärt, doch scheint dabei die Verfügbarkeit des *Apotransferrins*, des Transportproteins des Eisens im Plasma, eine gewisse Rolle zu spielen (→ **A, B**). Von der Darmmukosa überschüssig aufgenommenes Fe wird z.T. an Ferritin gebunden, in Lysosomen aufgenommen und steht dort als Speicher zur Verfügung, bis es bei der Zellmauserung wieder ins Darmlumen abgegeben wird (→ **B**). Wegen der erneuten Resorptionsmöglichkeit steht es auch hier noch eine gewisse Zeit zur Verfügung.

Wird der Magen-Darm-Trakt bei der Fe-Zufuhr umgangen (Fe-Injektion) kann die Transferrinkapazität (max. ca. 0,2 mmol) überschritten werden, wobei freies Fe zur **Eisenvergiftung** führt (Blutungen wegen Ungerinnbarkeit des Blutes, Kreislaufversagen u.a.).

Ferritin (Darm, Milz, Leber, Knochenmark, Herz, Muskel u.a.) ist eine rasch verfügbare **Eisenreserve** während **Hämosiderin** schwerer mobilisierbar ist. Die Hauptmasse des Fe wird im Knochenmark in *Erythrozyten* eingebaut (ca. 0,54 mmol/d), wovon das Fe der fehlgebildeten Zellen (ca. 1/3) gleich wieder in den Makrophagen des Knochenmarks freigesetzt wird und erneut zur Verfügung steht (→ **A**). Auch gealterte Erythrozyten werden von Makrophagen phagozytiert (→ S. 60 u. S. 66ff.) und dabei entstehendes Häm- und Hb-gebundenes Fe per **Endozytose** aus dem Plasma in die Leberzellen aufgenommen. In beiden Fällen steht das Fe so erneut zur Verfügung (ca. 97% Fe-„*Recycling*" → A). Auch Transferrin wird endozytotisch aufgenommen; Leberzellen, Erythroblasten u.a. haben dazu eigene *Rezeptoren*.

Der **Eisenbedarf** (= Eisenverluste) ist mit knapp 18 µmol/d normalerweise gering, doch ist er bei der menstruierenden Frau (→ **A**) und besonders im 2. Teil der Schwangerschaft (Fetuswachstum) und nach der Geburt (Blutverlust) erhöht. Der Fetus nimmt im 9. Monat ca. 60 µmol/d auf, d.h. die mütterliche Nahrung muß zu dieser Zeit ca. 0,5 mmol Fe/d (bei ca. 12% Absorption) zusätzlich enthalten.

Unter **Anämien** versteht man eine Verminderung der Erythrozyten- oder Hb-Konzentration im Blut. Neben der *Blutungs-* und *Fe-Mangelanämie* (Resorptionsstörung, Schwangerschaft, chronischer Blutverlust, Infekte) und einer Reihe anderer Anämietypen führt auch ein Mangel an **Kobalaminen** (**Vitamin B$_{12}$**) oder an **Folsäure** (→ **C**) zur Anämie: Die Erythrozyten sind vergrößert (Megalozyten) und ihre Zahl im Blut ist mehr vermindert als die Konzentration von Hb (*hyperchrome Anämie;* MCH erhöht). Ursachen sind meist eine verminderte Sekretion oder ein autoimmunes Unwirksamwerden von „Intrinsic factor" (zur Kobalaminresorption nötig) bzw. eine verminderte Folsäureabsorption bei Malabsorption (s.a. S. 226). Eine verminderte Kobalaminresorption führt wegen der großen Speichermenge erst nach Jahren zu Mangelerscheinungen, während die Anämie bei ungenügender Folsäurezufuhr bereits nach wenigen Monaten in Erscheinung tritt (→ **C**). Die *Folsäureantagonisten* (z.B. Methotrexat) werden oft als Zytostatika (Zellbildungshemmer) bei der Tumortherapie eingesetzt, was ebenfalls zu einer Verminderung der Erythrozyten (*aplastische Anämie*) und anderer, schnell sich teilender Zellen führt.

Blut 63

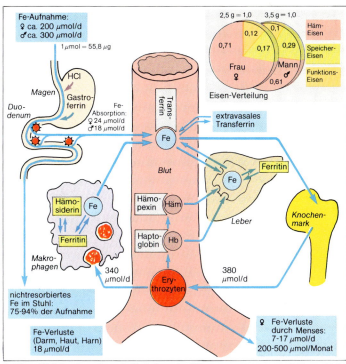

A. Eisen (Fe)-Austausch und -Verteilung im Körper (nach Munro u. Linder)

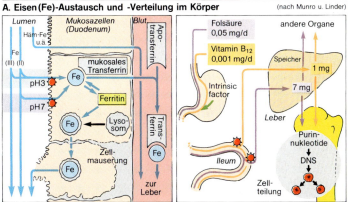

B. Eisen (Fe)-Absorption   **C. Folsäure und Vitamin B$_{12}$ (Kobalamin)**

Fließeigenschaften des Blutes

Erythrozyten sind sehr leicht verformbare, kernlose „Zellen". Die niedrige **Viskosität** (= 1/Fluidität = Scherkraft τ/Scherung γ [Pa·s]) ihres Inhalts, die flüssigkeitsfilmähnlichen Eigenschaften ihrer Membran und ihr hohes Oberflächen/Volumen-Verhältnis bewirken, daß sich das Blut, besonders wenn es schnell fließt, weniger wie eine Zellsuspension als vielmehr wie eine *Emulsion* verhält. Die Viskosität des *fließenden* Blutes ist mit ca. 4 relativen Einheiten (r.E.) daher nur etwa doppelt so hoch als die des Plasmas (2 r.E.; Wasser : 1 r.E. = 0,7 mPa·s bei 37 °C).

Die Passage feiner Blutkapillaren und die der Poren in der Milzstrombahn (→ S. 61), deren Weite viel geringer ist als der Durchmesser frei schwimmender Erythrozyten, sind für normale Erythrozyten wegen ihrer guten Verformbarkeit kein Problem. Die langsame Strömung in kleinen Gefäßen erhöht dort allerdings die Viskosität, was z.T. dadurch kompensiert wird, daß die Erythrozyten zentral im Blutstrom schwimmen ($\eta\downarrow$; **Fahraeus-Lindqvist-Effekt**). Die Viskosität des Blutes kann aber kritisch ansteigen, wenn a) sich die Strömung zu sehr verlangsamt und/oder b) sich die Fluidität der Erythrozyten durch Hyperosmolalität („Stechapfelform" der Erythrozyten), durch Zelleneinschlüsse, durch Hämoglobinfehlbildungen (z.B. bei Sichelzellanämie), durch Veränderungen der Zellmembran (z.B. bei „alten" Erythrozyten) u.a.m. erniedrigt. Unter solchen Umständen erhält das Blut durch *Aggregation* („Geldrollenbildung") der Erythrozyten Eigenschaften einer *Suspension mit hoher Viskosität* (bis 1000 r.E.), was in kleinen Gefäßen schnell zum Stillstand der Blutströmung führen kann (→ S. 156 u. S. 186).

Plasmabestandteile

Plasma erhält man, wenn aus ungerinnbar gemachtem Blut (→ S. 74) die zellulären Elemente (→ S. 60) abzentrifugiert werden (→ **A**). Plasma besteht aus *Wasser*, in dem hochmolekulare *Proteine* (→ **A**) sowie *ungeladene Stoffe* (Glukose, Harnstoff u.a.) und **Ionen** mit niedrigem Molekulargewicht gelöst sind. All diese gelösten Teilchen addieren sich zur osmolalen Konzentration (*Osmolalität*) des Plasmas (→ S. 136). Hauptanteile an dieser Osmolalität bilden bei den positiv geladenen Ionen (Kationen) das Na^+, bei den negativ geladenen Ionen (Anionen) Cl^- und HCO_3^-. Die Proteine tragen viele anionische Netto-Ladungen, die alle elektrisch wirksam sind (→ **B** u. S. 24). Die osmotische Wirksamkeit der Proteine ist jedoch vergleichsweise geringer, weil dafür die Teilchen- und nicht die Ladungszahl bestimmend ist.

Proteine können nur in sehr geringem Umfang das Blutbett verlassen. Das Ausmaß schwankt je nach Organ. Die Kapillaren der Leber z.B. sind, relativ gesehen, viel durchlässiger als die des Gehirns. Die Zusammensetzung der *interstitiellen Flüssigkeit* (→ S. 138 f.) unterscheidet sich daher, besonders was den Proteingehalt betrifft, mehr oder weniger von der des Plasmas (→ **B**). Grundsätzlich anders zusammengesetzt ist *die Flüssigkeit im Zellinneren*, wo K^+ das vorherrschende Kation ist und Phosphate und Proteine den Hauptanteil der Anionen bilden (→ **B**). Diese Anteile wechseln von Zelltyp zu Zelltyp.

Die **Plasmaproteine** (→ **A**, rechts) bestehen zu etwa 60 % aus Albumin (35–45 g/l), das für viele Substanzen, wie z.B. für Bilirubin (→ S. 216) oder für Hormone (→ S. 234 ff.), Vehikelfunktion besitzt, die Hauptursache des kolloidosmotischen Druckes (→ S. 158 u. S. 336) darstellt und bei Eiweißmangel als Proteinreserve dienen kann. Die α_1-, α_2- und β-Globuline dienen u.a. dem Transport von Lipiden (Apoproteine, → S. 220 ff.), Hämoglobin (Haptoglobin, → S. 63), Eisen (Transferrin, → S. 62 f.), Kortisol (Transkortin, → S. 260) und Kobalaminen (Transkobalamin, → S. 226). Auch die meisten Plasmafaktoren der Gerinnung und der Fibrinolyse (→ S. 74 ff.) sind Proteine.

Die **Immunglobuline** (Ig, → **C**) gehören überwiegend zu den γ-Globulinen. Sie sind die Abwehrproteine des Plasmas (Antikörper, → S. 66 f.). IgG hat dabei die relativ höchste Plasmakonzentration (7–15 g/l) und kann die Plazentaschranke leichter als die anderen Immunglobuline passieren (Übertragung von Mutter zu Kind, → **C** u. S. 72). Die Immunglobuline sind aus zwei jeweils gruppenspezifischen, schweren Proteinketten (IgG: γ, IgA: α, IgM: μ, IgD: δ, IgE: ε) und aus zwei leichten Proteinketten (λ oder κ) aufgebaut, die miteinander in charakteristischer Y-Form (→ S. 67) über [-S-S-]-Brücken verknüpft sind.

Blut

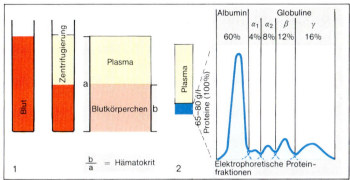

A. Blutzusammensetzung

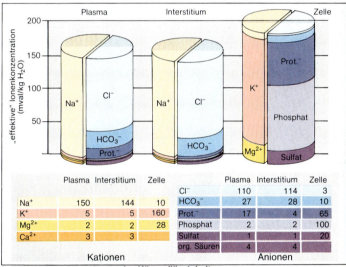

B. Ionenzusammensetzung der Körperflüssigkeiten

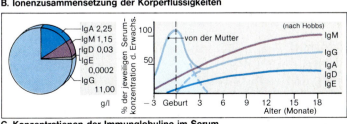

C. Konzentrationen der Immunglobuline im Serum

Blut

Immunabwehr

Der Körper ist dauernd durch infektiöse Mikroben aus der Umwelt (Bakterien, Viren, Pilze, Parasiten) bedroht und besitzt daher Abwehrsysteme, die ihn dagegen weitgehend immun machen. Dabei sind eine (bezüglich des Erregers) **unspezifische, angeborene Immunität** und eine **spezifische, erworbene** (adaptive) **Immunität** (= Immunität im engeren Sinn) zu unterscheiden, doch sind beide Systeme eng miteinander verzahnt, und an beiden sind sowohl mobile Zellen als auch gelöste Faktoren beteiligt.

Dringen Erreger in den Körper ein, wird das unspezifische Abwehrsystem aktiv. Gleichzeitig stellen sie aber **Antigene** dar, auf die das spezifische Abwehrsystem mit der Produktion von **Antikörpern** reagiert, mit deren Hilfe der Organismus gewöhnlich sehr viel wirksamer mit den Erregern fertig wird und diese außerdem in „Erinnerung" behält (*immunologisches Gedächtnis*).

Ob antigene Stoffe (z. B. Zelleiweiß) als fremd oder körpereigen erkannt werden, „lernt" das Immunsystem etwa zum Zeitpunkt der Geburt. Die Stoffe, mit denen es zu dieser Zeit in Berührung kommt, erkennt es normalerweise lebenslang als körpereigen (**immunologische Toleranz**), alle später dazukommenden Stoffe als „fremd". Versagt diese Unterscheidung von „fremd" und „selbst", kommt es zu **Autoimmunerkrankungen**, bei denen der Organismus Antikörper gegen körpereigene Proteine bildet.

Kommt z. B. ein Kind zum ersten Mal mit Masernviren in Berührung, erkrankt es an Masern, wobei das unspezifische System zwar voll wirksam ist, aber gewöhnlich nicht verhindern kann, daß sich die Viren im Körper vermehren und ausbreiten. Schon während der Erkrankung bildet der Organismus jedoch neben T-Killer-Zellen (→ S. 72) auch Antikörper gegen die Viren (**Primärantwort** oder **Sensibilisierung**), die damit unschädlich gemacht werden: die Masern heilen ab. Die Produktion der Antikörper kann bei Bedarf wieder rasch angekurbelt werden („Gedächtnis"!). Das wird dann ausgenützt, wenn später erneut Masernviren in den Organismus eindringen. Die diesmal schlagartig einsetzende Antikörperproduktion (**Sekundärantwort**) macht die Viren gleich anfangs unschädlich, und eine erneute Masernerkrankung bleibt aus. Der Organismus ist **immun** dagegen.

Will man schon einer ersten Erkrankung vorbeugen, **impft** man mit einer harmlosen Abart des Erregers (z. B. Pocken), mit abgetöteten Erregern (z. B. Tetanus) oder mit synthetischen Teilen (Peptiden) davon, was, mehrmals durchgeführt, ebenfalls zur Antikörperbildung führt (**aktive Immunisierung**). Ist die Erkrankung bereits ausgebrochen, kann sie mit dem *Serum* oder dessen *γ-Globulin-Fraktion* von Tieren bekämpft werden, die bereits Antikörper gegen den Erreger gebildet haben (**passive Immunisierung**, z. B. mit Diphtherieserum).

Unspezifische Abwehr

Der unspezifischen Abwehr von Fremdstoffen (Bakterien, Viren, anorganischen Partikeln usw.) und u. U. auch dem Abbau von körpereigenen Stoffen, z. B. von Erythrozytentrümmern u. ä., dienen bestimmte **gelöste Stoffe** wie Proteine (z. B. *Lysozym, Komplementfaktoren*), Signalstoffe (z. B. *Lymphokine und Monokine*, zus. *Interleukine* genannt) und aggressive Verbindungen (z. B. O_2-*Radikale*) sowie **Phagozyten** (Freßzellen), also Monozyten/Makrophagen (→ S. 68) und die **neutrophilen Granulozyten**. Letztere zählen zu den Leukozyten und werden im Knochenmark gebildet (Lebensdauer ca. 1 Tag). Die Granulozyten üben ihre Funktion nicht nur in Blut und Gewebe, sondern auch auf den Schleimhäuten des Körpers, z. B. im Mund, aus.

Dringen z. B. Bakterien in Körpergewebe ein (→ **A 1**), werden die neutrophilen Granulozyten durch chemische Fremdstoffe oder Komplementfaktoren (C 5a) angelockt (*Chemotaxis*; → **A 2**). Granulozyten aus dem Blut heften sich dann an die Gefäßwand (*Margination*), verlassen die Blutbahn und bewegen sich auf den geschädigten Bezirk zu (*Migration*). Dort umschließen sie die Erreger und nehmen sie endozytotisch in sich auf: **Phagozytose** (→ **A 3**). Diese Vorgänge ergeben zusammen mit einer erhöhten Durchblutung (Rötung!) und einer vermehrten Kapillarpermeabilität für Proteine (Schwellung!) eine **Entzündung**.

Organische Stoffe werden im Granulozyten „verdaut". Dem geht ein Verschmelzen des phagozytierten Erregers (*Phagosom*) mit den enzymhaltigen *Lysosomen* des Granulozyten voraus. Im so entstandenen *Phagolysom* (Heterophagosom) wird der Erreger abgebaut (→ **A 4**). „Unverdauliche" Partikel (z. B. Kohlenstaub in der Lunge) werden auf Dauer im Körper abgelagert.

Obwohl Mikroorganismen direkt an Phagozyten gebunden werden können, kann deren „Appetit" wesentlich dadurch gesteigert werden, daß die Erregeroberfläche z. B. mit dem Komplementfaktor C3b (unspezifisch), mit antigenspezifischen Immunglobulinen (IgM, IgG) oder, noch wirksamer, mit beiden „markiert" wird (**Opsonierung**); die Phagozyten besitzen nämlich spezielle Rezepto-

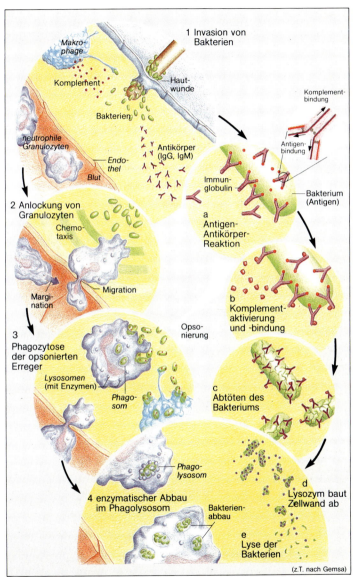

A. Bakterienabwehr durch Phagozytose (1-4) **und extrazelluläre Lyse** (1, a-e)

68　Blut

ren für diese Opsonine. Die Voraussetzung für die Opsonierung mit Ig ist, daß der Organismus bereits früher mit dem Erreger Kontakt hatte (erworbene Immunität!), während C3b und andere Opsonine an ein ganzes Spektrum von Erregern relativ unspezifisch binden.

Auch außerhalb der Phagozyten werden die Erreger (unspezifisch) attackiert. Die Reaktionskaskade des **Komplementsystems** (s. Lehrbücher der Biochemie) endet mit der Perforation der Außenwand von (Gramnegativen) Bakterien. Gleichzeitig baut *Lysozym* (in Plasma, Lymphe und Sekreten) die Wand der Bakterien enzymatisch ab, was schließlich zu deren Auflösung (**Lyse**) führt (→ **A, a–e**).

Zur Abtötung phagozytierter Erreger stehen den neutrophilen Granulozyten nicht nur die in den Lysosomen gespeicherten *Enzyme*, sondern auch *Wasserstoffperoxid* (H_2O_2) und andere *oxidierende Sauerstoffradikale* (O_2^-, $^1O_2$) zur Verfügung. Normalerweise wird die Konzentration dieser Oxidantien durch reduzierende Enzyme wie *Katalase* und *Superoxid-Dismutase* auf niedrigem Niveau gehalten, um eine vorzeitige Eigenschädigung der Granulozyten zu verhindern. Diese „Zügelung" wird bei der Invasion von Erregern aufgegeben, um die bakterizide (bakterientötende) Wirkung der Sauerstoffverbindungen voll zur Entfaltung kommen zu lassen, wobei auch die Granulozyten und, im Extremfall, sogar andere körpereigene Zellen in Mitleidenschaft gezogen werden.

Störungen des Phagozytosevorganges haben eine erhöhte Infektanfälligkeit zur Folge. Bekannt sind z. B. das *„Syndrom der trägen Leukozyten"*, bei dem die Migration gestört ist, oder der sog. *chronische Granulomatose*, bei deren Trägern die H_2O_2-Bildung der Granulozyten defekt ist.

Die neutrophilen Granulozyten stehen zwar rasch und in großer Zahl am Infektionsort zur Verfügung, doch erlahmt ihre chemische Abwehrkraft schnell, und ihre Lebensdauer ist kurz. Nach der ersten „Angriffswelle" der Granulozyten übernehmen die mobilen **Makrophagen** die weitere Abwehr. Sie stammen von den im Blut zirkulierenden **Monozyten** ab und sind ebenfalls zur Phagozytose befähigt. Die Wanderungsgeschwindigkeit der Makrophagen ist zwar geringer als die der Granulozyten, doch sind sie bedeutend *langlebiger* und außerdem zur länger dauernden *Synthese von Enzymen*, zur *Sekretion von Komplement* u. a. m. in der Lage.

Neben den zirkulierenden Monozyten/Makrophagen gibt es noch **lokal wandernde Makrophagen**, z. B. in der Leber (*Kupfersche Sternzellen*), in den Lungenalveolen, auf der Darmserosa, in den Milzsinus, in den Lymphknoten, in der Haut, in den Gelenkspalten (*synoviale A-Zellen*) und im Gehirn (*Mikroglia*), sowie endothelständige Makrophagen (z. B. in den Nierenglomeruli). Man nennt sie zusammen auch **mononukleäres phagozytotisches System** oder **retikuloendotheliales System**.

Auf die unspezifische Abwehr von *Viren* sind die **natürlichen Killerzellen (NKZ)** spezialisiert (= 5 % der Blutleukozyten). Sie erkennen Änderungen an der Oberfläche virusinfizierter Zellen, lagern sich an diese an und töten sie ab, was den Viren nicht nur ihre Vermehrungsmöglichkeit (Enzymapparat der Zelle!) entzieht, sondern sie auch für das übrige Abwehrsystem angreifbar macht. Aktiviert werden die NKZ durch **Interferone**, die meist von den virusbefallenen Zellen selbst gebildet und abgegeben werden. Interferone induzieren außerdem in den noch nicht infizierten Zellen eine erhöhte Virusresistenz.

Spezifische Abwehr

Die Phagozyten sind gegen eine ganze Reihe von Bakterien sehr wirksam, doch haben andere Erreger im Laufe der Evolution „gelernt", sich gegen sie zu wehren. Bestimmte Erreger sind z. B. in der Lage, die Phagolysomenbildung zu unterdrücken (Mykobakterien), die Phagozytose überhaupt zu verhindern oder aber, einmal phagozytiert, den Granulozyten abzutöten (z. B. Streptokokken und Staphylokokken). Gegen solche Erreger und gegen die meisten Viren ist nur das **spezifische Immunabwehrsystem** wirksam, bei dem Makrophagen, humorale Antikörper (Immunglobuline; → S. 64) und verschiedene Typen von Lymphozyten eng „zusammenarbeiten" (*Kooperation*; s. u.).

Die **Lymphozyten** stammen ursprünglich aus dem Knochenmark (→ **B**). Als sog. Vorläuferzellen wandern sie im Laufe der fetalen und frühkindlichen Entwicklung z. T. in den **Thymus**, wo sie ihre Spezifität (*Immunkompetenz*) erwerben: **T-Lymphozyten**. Ein anderer Teil der Lymphozyten wird bei Vögeln in der Bursa Fabricii, beim Menschen vom *„Bursaäquivalent"* (im Knochenmark; engl.: bone marrow) zu **B-Lymphozyten** geprägt. Später werden beide Lymphozytenarten vor allem in der *Milz* und in unterschiedlichen Bezirken der *Lymphknoten* gefunden. Von dort gelangen sie ins *Lymph-* und *Blutgefäßsystem*, kreisen dort und sind bereit, ihre Aufgaben bei der Immunabwehr wahrzunehmen. Ihre Lebensdauer kann Jahre betragen.

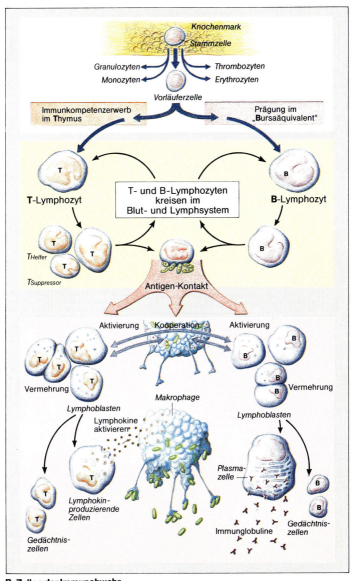

B. Zellen der Immunabwehr

Ein **erster Kontakt** mit Antigen (antigenspezifische Rezeptoren an der Lymphozytenoberfläche!) hat bei beiden Lymphozytenarten eine **Aktivierung** zur Folge (s. u.). Sie werden dabei zu sog. *Lymphoblasten* umgeformt (→ **B**).

Humorale Immunabwehr (die auch zelluläre Komponenten hat; s. u.) wird eine spezifische Reaktion des Immunsystems genannt, bei der **Immunglobuline** (**Antikörper**) mit **Antigenen**, also mit Erregern, mit deren Toxinen oder mit anderen, körperfremden Makromolekülen (MG >ca. 4000 z. B. Fremdeiweiß), reagieren (→ S. 67: A). Werden kleinmolekulare Stoffe (z. B. Medikamente) an körpereigene Proteine gebunden, können sie ebenfalls antigen wirksam werden. Solche Stoffe heißen *Haptene*.

Der Ausschüttung humoraler Antikörper gehen die Bindung des Antigens an *membrangebundene Immunglobuline* auf der B-Lymphozyten-Oberfläche (wirken hier als Rezeptoren) sowie die **Präsentation** des Antigens durch Makrophagen oder durch die B-Zelle selbst voraus.

Nach Phagozytose des Erregers durch **Makrophagen** (→ **C 1**) kommt es zur Phagolysombildung und zum Abbau des Erregers (→ **C 2**). Seine als Antigen wirksamen Bruchstücke werden in der Zelle an die dort ebenfalls lokalisierten Proteine des Haupthistokompatibilitäts-Komplexes (engl. *major histocompatibility complex* = **MHC**) der Klasse II gebunden. Der entstandene Antigen-MHC-Komplex wird in die Zellmembran des Makrophagen eingebaut (→ **C 3**) und den **T-Helfer-(T_H-)Lymphozyten** *präsentiert* (→ **C 4**); sie besitzen für die beiden präsentierten Proteine *gemeinsam* spezifische Rezeptoren. Ganz ähnlich kann auch der **B-Lymphozyt**, der zuvor das (in diesem Fall lösliche) Antigen gebunden und mit dem membranständigen Immunglobulin (Antigen-Rezeptor) internalisiert und bearbeitet hat, das (für B-Zellen und Makrophagen typische) MHC-Protein der Klasse II, an das das Antigen gebunden ist, präsentieren.

Auf diese B-Zell- oder Makrophagenvermittelte Doppelinformation hin, d. h. bei Anwesenheit von (1) Antigen und (2) immunkompetenter Zelle, reagiert die T_H-Zelle mit der Ausschüttung von Lymphokinen, die jetzt die B-Zelle aktivieren. Aktivierte B-Lymphozyten vermehren sich (*klonale Selektion* oder *Expansion*), wobei *Gedächtniszellen* und **Plasmazellen** entstehen. Sie sind darauf spezialisiert, das für das jeweilige Antigen spezifische **Immunglobulin** zu produzieren und exozytotisch ins Plasma abzugeben (→ **B, C 5, 6**). Diese Antikörperproduktion setzt bei einem *wiederholten Kontakt* mit dem Erreger sehr viel rascher und stärker ein, da die Information bei der Erstantwort in den **Gedächtniszellen** gespeichert wurde.

Die enorme Vielfalt der Antikörper ($10^6 – 10^9$?) ist nicht in den Keimzellen genetisch codiert, sondern bestimmte Genabschnitte (V, D, J, C) werden erst während der Lymphozytenentwicklung rekombiniert und mutiert.

Immunglobuline können Erreger *nicht* direkt vernichten, sondern *markieren* sie nur als Angriffsziel für andere Abwehrsysteme (Opsonierung, Komplementsystem, s. o.). In Serum und Gewebsflüssigkeit treten bei der Primärantwort zuerst IgM und später IgG (→ S. 64) in etwa gleicher Menge auf; bei der schnelleren Sekundärantwort herrscht die Abgabe von IgG vor. In Lunge, Tränenflüssigkeit, Speichel und Darm wird gegen eindringende Erreger vor allem IgA gebildet.

Der Säugling wird in den ersten Monaten gegen Krankheitserreger durch sein unspezifisches Abwehrsystem und durch humorale Antikörper geschützt, die er z. T. schon vor der Geburt über die Plazenta aus dem mütterlichen Plasma (IgG; → S. 65: C) oder später mit der Muttermilch aufnimmt.

Gegen bestimmte Erreger (Viren, Mykobakterien, Bruzellen u. a.) ist die humorale Immunabwehr nicht voll wirksam, da sie sich der intrazellulären Abtötung z. T. entziehen können. Diese Abwehrlücke schließt die sog. **zelluläre Immunabwehr** (→ **D**).

Eine ihrer Reaktionen, die von T_H-Zellen ausgeübt wird, läuft relativ langsam ab (Maximum nach ca. 2 Tagen): sog. *verzögerte Immunantwort*. Die andere Reaktion, die der T-Killer-Zellen, ist für die Abtötung von *virusinfizierten Zellen*, von *Tumorzellen* und für die *Abstoßung von transplantierten Organen*, die von einem Organismus mit „fremden" Histokompatibilitätsproteinen stammen, verantwortlich. An der zellulären Immunabwehr sind u. a. beteiligt: die **T_H-Zellen** (s. o.), die die Immunantwort regulierenden **T-Suppressor-(T_S-) Zellen** und die **T-Killerzellen** (s. u.) sowie antigenpräsentierende **Makrophagen**; eine Untergruppe davon, v. a. in Milz, Thymus und Haut, ist für die Aufgabe besonders spezialisiert. Als interzelluläre Signalstoffe dieser **Kooperation** dienen schließlich die diversen, von den T-Zellen und Monozyten abgegebenen **Lymphokine** bzw. **Monokine**.

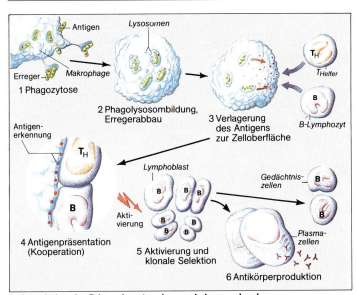

C. Stimulation der B-Lymphozyten: humorale Immunabwehr (z.T. nach Gemsa)

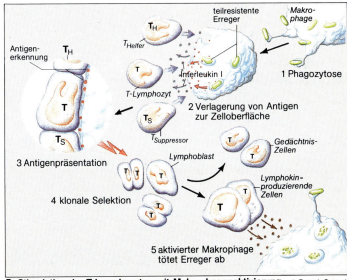

D. Stimulation der T-Lymphozyten mit Makrophagenaktivierung (z.T. nach Gemsa)

Blut

Die Startreaktion der zellulären Immunabwehr ist wieder die Phagozytose durch **Makrophagen** (→ D1). Zwar lebt der Großteil der Erreger intrazellulär weiter, doch genügt für die **Aktivierung der T-Zellen** schon wenig Antigen, das zusammen mit MHC-Proteinen der Klasse II (für Aktivierung der T_H-Zellen) bzw. der Klasse I (für Aktivierung der T-Killerzellen) an der Zelloberfläche den T-Zellen *präsentiert* wird (→ D2). An der Aktivierung sind die Monokine *Interleukin 1* aus den Makrophagen und *Interleukin 2* aus den T_H-Zellen beteiligt (→ D3). Solchermaßen aktivierte, für diese spezifische Abwehrreaktion „zuständige" T-Zellen vermehren sich rasch (*klonale Selektion*, → D4), wobei neben *Gedächtniszellen* auch T-Zellen entstehen, deren diverse *Lymphokine* zur **Aktivierung der Makrophagen** führen. Diese sind jetzt in der Lage, mit fast allen Erregern und Fremdzellen fertigzuwerden.

Virusbefallene Körperzellen präsentieren also an ihrer Oberfläche Antigene des Virus zusammen mit MHC-Proteinen der Klasse I, die in allen kernhaltigen Körperzellen vorkommen. Für beide Proteine *gemeinsam* besitzen sog. zytotoxische **T-Killer-(T_C-)Zellen** Rezeptoren. Diese erkennen nur *virusbefallene Zellen*, d. h. es werden sinnvollerweise weder gesunde Zellen getötet, noch der Rezeptoren durch die Bindung freier Viren unwirksam gemacht. Die Bindung führt zur Abtötung der erkrankten Zellen (Folgen für die Viren: s. o. unter NKZ).

Trotz der genannten antiviralen Abwehrmechanismen gelingt es bestimmten Viren, jahrelang im Körper zu überleben (z. B. Hepatitis- und Herpesviren). Dieser Typ der **„Slow-virus"-Infektion** ist noch relativ „konventionell", was z. B. die Virusstruktur und die Immunantwort angeht. Die sog. „**unkonventionellen Viren**", die Erreger der Scrapie-, Kuru- und Creutzfeld-Jakob-Erkrankung, lösen überhaupt keine Immunantwort aus und führen trotzdem zu langsam fortschreitenden Degenerationen im ZNS. Das humane Immundefizienz-Virus (HIV), der Erreger von **AIDS**, dezimiert die T_H-(T_4-)Zellen, die eine zentrale Rolle im Immunsystem spielen. Dies hat zur Folge, daß das Leben von AIDS-Patienten durch zahlreiche, ansonsten harmlose Infektionserreger gefährdet ist.

Blutgruppen

Auch die Erythrozyten besitzen antigene Eigenschaften, die sog. Blutgruppen. **AB0-System: A** (am Erythrozyt Antigen A, im Serum Antikörper Anti-B), **B** (B, Anti-A), **0** (weder A noch B, aber Anti-A + Anti-B), **AB** (A + B, weder Anti-A noch Anti-B) (→ G). Diese AB0-Antikörper gehören zur IgM-Klasse. Mit ihrem hohen Molekulargewicht von 900 000 überschreiten sie gewöhnlich nicht die Plazentaschranke.

Kommt z. B. bei einer **Bluttransfusion** fälschlicherweise A mit Anti-A oder B mit Anti-B in Berührung, verkleben die Erythrozyten (Agglutination; → G) und platzen (Hämolyse). Vor einer Transfusion muß daher die Blutgruppe von Spender und Empfänger bekannt sein und die Blutverträglichkeit (**Kreuzprobe**) getestet werden.

Im Gegensatz zum AB0-System entstehen die Antikörper gegen die in C, D, E, c, e unterteilten **Rhesuseigenschaften** der Erythrozyten (vorhanden: Rh$^+$, nicht vorhanden: rh$^-$) nur nach vorheriger Sensibilisierung.

Die Rhesus-Antikörper sind plazentagängig, da sie zur IgG-Klasse gehören (→ S. 64 und 65, C). Personen mit der Blutgruppe rh$^-$ können gegen Rh$^+$-Erythrozyten Antikörper (Anti-Rh$^+$) bilden (z. B. bei Fehltransfusionen oder Rh$^+$-Kind bei rh$^-$-Mutter). Ein späterer derartiger Blutkontakt führt zu starker Antigen-Antikörper-Reaktion, d. h. zu Agglutination und Hämolyse (→ H).

Allergie

Eine echte Allergie ist eine **Regulationsstörung im Immunsystem**. Es stuft z. B. ein harmloses Antigen (etwa Blütenpollen) fälschlich als „gefährlich" ein, was zu einer Überreaktion führt. Bei allergischen Reaktionen gibt es den (*anaphylaktischen*) *Sofortyp* (s bis min) und den *verzögerten Typ* (Tage), die von der humoralen bzw. zellulären Immunabwehr vermittelt werden. Beim Soforttyp wird durch das Antigen (= **Allergen**) B-Zellen sensibilisiert, deren Plasmazellen beim Zweitkontakt rasch sehr viel **IgE** ausschütten (normal beträgt IgE nur 0,001 % der Ig). Eine Bindung des Allergens an 2 IgE, die ihrerseits an IgE-Rezeptoren der **Mastzellen** gebunden sind (→ E), führt dort zur Exozytose der Granula, wobei Histamin, Serotonin, Lymphokine u. a. m. ausgeschüttet werden. Sie wirken v. a. auf Gefäße (Dilatation, Ödeme!), Schleimdrüsen (Heuschnupfen!) und sensorische Nervenendigungen (Jucken!). Auch die Synthese und Abgabe von Prostaglandinen und Leukotrienen (→ S. 235) wird stimuliert. Letztere sind z. B. Komponenten von SRS-A (**s**low **r**eacting **s**ubstance of **a**naphylaxis); SRS-A wirkt stark bronchokonstriktorisch (Asthma!).

Den *verzögerten Typ* der Allergie können Mykobakterien (z. B. Tbc), Pilze, sog. Kontaktallergene (z. B. Chrom) u. a. m. auslösen. Eine Allergie im weiteren Sinn ist die *Serumkrankheit* (→ F), eine Folge sehr hoher Antigenzufuhr, z. B. bei passiver Immunisierung.

Blut 73

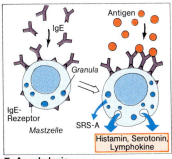

E. Anaphylaxie

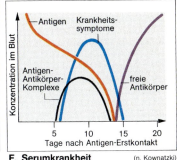

F. Serumkrankheit (n. Kownatzki)

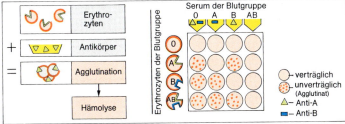

G. AB0-Blutgruppenverträglichkeit

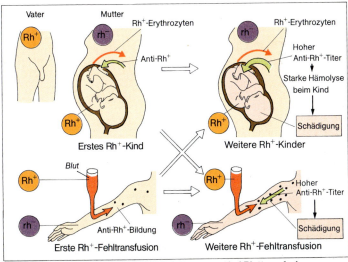

H. Rh-Sensibilisierung zwischen Mutter und Kind und bei Bluttransfusionen

Blutstillung

Die Blutstillung ist das Zusammenwirken von *Plasma-* und *Gewebsfaktoren* mit den Blutplättchen (**Thrombozyten, TZ**). Damit werden Lecks im Gefäßsystem innerhalb weniger Minuten abgedichtet.

Wenn z. B. durch eine Verletzung die innerste Gefäßauskleidung (*Endothel*) Defekte aufweist, kommt das Blut dort mit den unter dem Endothel liegenden *Kollagenfasern* in Berührung. Die TZ heften sich dort an, wobei der *von-Willebrand-Faktor (vWF)* Mittler ist. Diese Anheftung (**Adhäsion**; →**A1**) aktiviert die TZ, die daraufhin ihre Form ändern (*Metamorphose* von Plättchen zu Kugeln mit Pseudopodien) und in Vesikeln (*Granula*) gespeicherte Stoffe exozytieren: **Sekretion**. Aggregationsstimulierend sind davon z. B. *ADP*, adhäsionsfördernd *vWF* und *Fibronektin* (→ S. 14), vasokonstriktorisch z. B. *Serotonin* (→ **A2, B**) und mitogen u. a. *PDGF* (= **p**latelet-**d**erived **g**rowth **f**actor). Außerdem geben aktivierte TZ *Thromboxan A_2* (vasokonstriktorisch) und *PAF* (= **p**latelet **a**ctivating **f**actor) ab. PAF aktiviert nicht nur weitere TZ, sondern auch *Phagozyten* (→ S. 66 ff.). Für Thromboxan A_2, ADP und Serotonin besitzen die TZ selbst (Auto-)Rezeptoren, über die (via IP_3 und DAG; → S. 244 f.) die Aggregation rasch zunehmend stimuliert wird: *Positive Rückkoppelung*. Schließlich kommt es zur massenhaften Zusammenballung der TZ: **Aggregation**.

Dieser **Thrombozytenpropf** (sog. *weißer Thrombus*) führt, besonders bei kleinen Defekten, zu einer vorläufigen Abdichtung des Lecks, wobei die **Gefäßverengung** und die Einrollung der Innenschicht des verletzten Gewebes das Ihrige dazu beitragen.

Gleichzeitig mit diesen Vorgängen wird die eigentliche **Blutgerinnung** (→ **A3**) durch zwei weitere Mechanismen in Gang gesetzt:

a) ein **„exogenes" System**, dessen Auslöser die bei einer Gewebeverletzung freiwerdenden Gewebsfaktoren sind (→ S. 76 f.);

b) ein **„endogenes" System**, das durch den Kontakt des Gerinnungsfaktors XII mit den Kollagenfasern gestartet wird (→ S. 76 f.).

Beide Systeme aktivieren (einzeln oder gemeinsam) den Plasmafaktor **X**, der zusammen mit anderen Faktoren (→ S. 76 f.) **Prothrombin** (Faktor II) zu **Thrombin**, und dieses wiederum **Fibrinogen** (Faktor I) zu **Fibrin** umwandelt (→ **B**).

Sowohl für das endogene System als auch zum Wirksamwerden des aktivierten Faktors X (Xa) sind lipoproteinständige *Phospholipide* notwendig (s. u.). Sie werden aus den TZ freigesetzt (sog. Thrombozytenfaktor 3 [TF 3, → **B**]) oder stammen aus verletztem Gewebe (sog. Gewebsfaktoren).

Fibrin besteht aus Fasern, die sich miteinander vernetzen und so eine Art Filz bilden, der zusammen mit den Thrombozyten und Erythrozyten den **endgültigen („gemischten" oder roten) Thrombus** darstellt (→ **B** unten).

Dieser Thrombus zieht sich nach der Gerinnung zusammen (*„Retraktion"*); später wächst Bindegewebe in den Thrombus (*„Organisation"*), und schließlich ist der ehemalige Defekt vernarbt, wobei sich die dem Blut zugewandte Seite wieder mit Endothel überzieht (→ **B** unten).

Ca^{2+}-Ionen („Faktor IV") sind für mehrere Schritte der Blutgerinnung notwendig (s. u.; → S. 77). Setzt man z. B. aus der Vene abgenommenem Blut *Zitrat*- oder *Oxalationen* zu, binden diese die Ca^{2+}-Ionen. Die Blutgerinnung wird damit verhindert, ein Effekt, der für viele Blutuntersuchungen erwünscht ist.

Vitamin K ist für die Bildung der Gerinnungsfaktoren **Prothrombin** (II), **VII**, **IX** und **X** notwendig (→ S. 76 f.). Nach der Synthese ihrer Proteinketten werden diese an einigen N-terminalen Glutamylresten karboxyliert. Vitamin K ist der Kofaktor dieser enzymatischen Reaktion, bei der *γ-Karboxyglutamyl-Reste* entstehen. Mit ihrer Hilfe werden die genannten Gerinnungsfaktoren an Ca^{2+} gebunden, und dieses wiederum verbindet sich mit *Phospholipiden* (Bildung sog. Komplexe), so daß auf der Oberfläche von Lipoproteinen (→ S. 220 ff.) wesentliche Reaktionen der Blutgerinnung ablaufen können. Vitamin K wird normalerweise von den Darmbakterien zur Verfügung gestellt. Ein *Vitamin-K-Mangel* tritt daher besonders dann auf, wenn die Darmflora, z. B. durch Antibiotika, dezimiert ist oder wenn die Fettverdauung und -absorption gestört sind (Vitamin K ist fettlöslich).

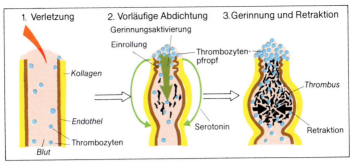

A. Mechanismen der Blutstillung

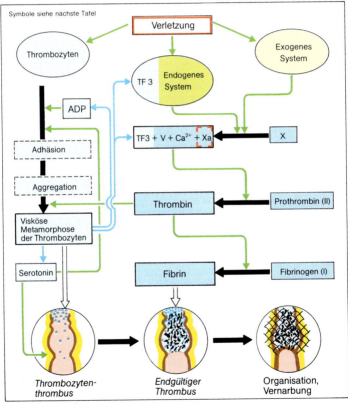

B. Blutstillung (Übersicht)

Blutgerinnung und Fibrinolyse

Bei kleinen Endotheldefekten wird neben den Thrombozyten (→ S. 74) hauptsächlich das „**endogene**" **System** der Blutgerinnung aktiviert. Kommt (unter Mitwirkung von *Kininogen* und *Kallikrein*) der Plasmafaktor XII mit anderen Oberflächen als dem Endothel der Gefäße in Kontakt (z. B. Kollagen), wird er aktiviert (XIIa, → **A oben**) und startet damit das endogene System, an dem außer einem Thrombozytenfaktor (**TF 3**) nur Plasmafaktoren und Ca^{2+} beteiligt sind (→ **A oben**). Ist die Gewebeverletzung etwas größer, können Gewebsfaktoren (sog. *Gewebsthrombokinase*) zusammen mit dem Plasmafaktor VII und Ca^{2+} als „**exogenes**" **System** wirken.

Beide Systeme aktivieren alternativ oder gemeinsam den Faktor **X** (→ S. 75), der in seiner aktivierten Form (**Xa**) zusammen mit *Phospholipiden* (aus Thrombozyten [**TF 3**] oder Gewebe), dem Plasmafaktor **V** und Ca^{2+} das Prothrombin zu Thrombin umwandelt (→ **A, Mitte**). **Thrombin** aktiviert nicht nur Fibrinogen zu Fibrin (durch Verminderung der negativen Ladungen der Fibrinogenmoleküle), sondern auch den fibrinstabilisierenden Faktor **XIII** (→ **A, Mitte**), sowie die Faktoren V und VIII; es wirkt während der Blutstillung außerdem auf die Thrombozyten ein (→ **B** u. S. 75). Die einzelnen (monomeren) Fibrinfäden werden zu Fibrin$_s$ vernetzt, das vom Faktor XIIIa (→ **A, Mitte**) schließlich zu Fibrin$_i$ stabilisiert wird. Faktor XIIIa ist eine Transamidase, die Glutamin- und Lysinseitenketten der Fibrinfäden miteinander kovalent verknüpft.

Bei der Blutgerinnung muß verhindert werden, daß es über die lokale Reaktion hinaus zu einer ausgedehnten Gerinnung im Gefäßsystem kommt (**Thrombose**). Eine wichtige Funktion hat dabei, neben dem Antithrombin 3 (s. u.), das **Plasmin**, das Fibrin wieder auflösen kann (**Fibrinolyse**) (→ **A unten**). Dabei entstehende Fibrinbruchstücke hemmen die Fibrinbildung und tragen so zur Limitierung der Gerinnung bei.

Plasmin entsteht aus *Plasminogen*, das durch verschiedene Faktoren aus Blut und Gewebe, darunter wahrscheinlich auch durch den Faktor XIIa, aktiviert werden kann.

Therapeutisch wird *Streptokinase* als Aktivator verwendet, wenn frische Thromben innerhalb des Gefäßsystems wieder aufgelöst werden sollen. Einer überschießenden Fibrinolyse wirken physiologischerweise sog. *Antiplasmine* entgegen. Therapeutisch können zu diesem Zweck, *ε-Aminokapronsäure*, *Aprotinin* und ähnliche Substanzen verwendet werden (→ **A unten**).

Das wichtigste Thromboseschutzprotein des Blutplasmas ist **Antithrombin 3**. Es bildet mit Thrombin und den Faktoren IXa, XIa und XIIa Komplexe und hemmt diese Faktoren damit. Verstärkt wird diese Komplexbildung durch natürliches (z. B. aus Endothel- oder Mastzellen, → S. 72) oder therapeutisch zugeführtes **Heparin**. *Antithrombin-3-Mangel* verursacht Thrombosen.

Eine therapeutische Herabsetzung der Gerinnungsfähigkeit des Blutes (**Antikoagulantientherapie**) ist z. B. bei Thrombosegefahr erwünscht, d. h. wenn Gerinnsel wichtige Blutgefäße zu verstopfen drohen. **Heparin** hemmt indirekt (s. o.) u. a. Thrombin und Faktor Xa, während **Dikumarol** und ähnliche Stoffe die Vitamin-K-vermittelte γ-Karboxylierung (→ S. 74) von Prothrombin, Faktor VII, IX und X in der Leber hemmen. **Aspirin**, **Anturan** u. a. hemmen die Aggregation von Thrombozyten durch die Blockierung ihres Prostaglandin-Stoffwechsels. (→ S. 74).

Zu **Blutungsneigungen**, also zu einer krankhaften Herabsetzung der Blutstillungsfähigkeit, kann es kommen durch a) angeborenen Faktormangel (z. B. Faktor VIII; führt zur sog. *Hämophilie A*), b) erworbenen Faktormangel (*Leberschaden, Vitamin-K-Mangel*), c) erhöhten Faktorverbrauch (sog. *Verbrauchskoagulopathie*), d) Thrombozytenmangel oder -defekt (*Thrombozytopenie* bzw. *-pathie*), e) bestimmte Gefäßkrankheiten, f) eine überschießende Fibrinolyse u. a. m.

Faktor		Biologische Halbwertszeit (h)
I	Fibrinogen	96
II	Prothrombin	72
III	Thromboplastin, -kinase	
IV	Ionisiertes Ca^{2+}	
V	Akzeleratorglobulin	20
VII	Prokonvertin	5
VIII	Antihämophiles Globulin A	12
IX	PTC, Christmas-Faktor	24
X	Stuart-Prower-Faktor	30
XI	PTA	48
XII	Hageman-Faktor	50
XIII	Fibrinstabilisierender Faktor	250

Blut

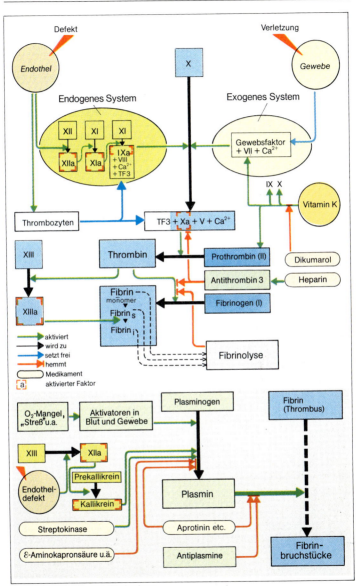

A. Blutgerinnung und Fibrinolyse

Atmung

Die Lungen

Die Hauptaufgabe der Lungen ist die *Atmung*. Daneben erfüllt die Lunge *metabolische Aufgaben*. Sie wandelt z.B. Angiotensin I in Angiotensin II um (→ S. 152) und entfernt Stoffe, wie z.B. Serotonin, aus der Blutbahn. Der Lungenkreislauf dient außerdem als *Puffer für das Blutvolumen* (→ S. 160 u. S. 184) und fängt kleine Gerinnsel aus dem venösen Körperkreislauf ab, bevor sie in der arteriellen Strombahn Schaden anrichten können (Herz, Gehirn!).

Aufgaben der Atmung

Atmung im engeren Sinn, also „äußere" Atmung, heißt **Gasaustausch** zwischen Organismus und Umwelt (*„Innere Atmung"* = Nahrungsstoffoxidation → S. 198). Im Gegensatz zum Einzeller, bei dem die Wege für eine *Diffusion* (→ S. 8) von O_2 und CO_2 zwischen Zelle und Umwelt kurz genug sind, benötigt der vielzellige Organismus des Menschen eigene, konvektive Transportsysteme für den Gasaustausch, den Respirationstrakt und das Kreislaufsystem. (→ S. 154 ff.).

O_2 gelangt mit der Atemluft durch die Atmungsbewegungen in die *Alveolen* der Lunge (*Ventilation*), diffundiert von dort ins Blut, das den O_2-Transport zum Gewebe besorgt, wo O_2 aus dem Blut dann zu den Mitochondrien im Inneren der zu versorgenden Zellen diffundiert. Das dort entstehende CO_2 geht den umgekehrten Weg. Die Atemgase werden also abwechselnd durch **Konvektion** über lange Strecken (Ventilation, Kreislauf) und durch **Diffusion** an dünnen Grenzflächen (Gas/Flüssigkeit) in den Alveolen bzw. Blut/Gewebe in der Peripherie) transportiert.

An den Endaufzweigungen des Bronchialbaumes sitzen etwa 300 Millionen dünnwandige Bläschen, die **Alveolen** (Durchmesser etwa 0,3 mm), die vom dichten Netz der **Lungenkapillaren** umsponnen sind. Die gemeinsame Oberfläche der Alveolen beträgt rund 100 m². Diese enorm große Fläche ermöglicht hier den Gasaustausch mittels Diffusion, d.h. CO_2 gelangt in die Alveolen und O_2 wird aus diesen ins Blut der Lungenkapillaren aufgenommen (→ S. 92 ff.). Damit wird das sauerstoffarme („venöse") Blut der A. pulmonalis wieder „arterialisiert" und gelangt über das linke Herz erneut in die Peripherie.

Das Herz pumpt in Ruhe pro Minute rund 5 l Blut (**Herzzeitvolumen, HZV**) nacheinander durch die Lunge und durch den Körperkreislauf. Mit diesem Blutstrom werden in Ruhe ca. 0,3 l/min O_2 von der Lunge in die Peripherie gebracht ($\dot{V}_{O_2}$) und ca. 0,25 l/min CO_2 von dort zur Lunge transportiert ($\dot{V}_{CO_2}$). Um dieselben Gasvolumina aus der Umgebung in die Alveolen zu bringen bzw. von dort auszuatmen, ist in Ruhe ein **Atemzeitvolumen** ($\dot{V}_T$) von rund **7,5 l/min** notwendig. Dazu wird ein **Atemzugvolumen** (V_T) von ca. **0,5 l** rund **15mal** pro Minute (**Atemfrequenz f**) ein- und ausgeatmet (Werte bei körperlicher Arbeit → S. 49, C). In Ruhe beträgt die **Alveolarventilation** $\dot{V}_A$ ca. 5,25 l/min, der Rest ist Totraumventilation (→ S. 86).

In einem Gasgemisch addieren sich die Teil- oder **Partialdrücke** der einzelnen Gase immer zum Gesamtdruck der Gasmischung (**Daltonsches Gesetz**). Dabei bestimmt der relative Anteil des einzelnen Gases am Gesamtvolumen des Gasgemisches (fraktionelle Konzentration F; → S. 329) den Partialdruck. Eine fraktionelle Konzentration von 0,1 (= 10%) z.B. bedeutet bei einem Gesamtdruck von z.B. 100 kPa einen Partialdruck (P) von (100 · 0,1 =) 10 kPa.

Trockene Außenluft setzt sich wie folgt zusammen:

Gas	F (l/l)	P auf Meereshöhe	
		(kPa)	(mmHg)
O_2	0,209	21,17	158,8
CO_2	0,0003	0,03	0,23
N_2 + Edelgase	0,791	80,1	601
Trockene Luft	1,0	101,3	760

Bei der Passage durch die Luftwege (Mund, Nase, Rachen, Bronchialsystem) wird die Einatmungsluft voll mit **Wasser** gesättigt, so daß P_{H_2O} auf den Maximalwert (bei 37°C) von **6,27 kPa** (47 mmHg) ansteigt (s.a. Wasserbilanz; S. 138). Dadurch fällt der P_{O_2} von ca. 21,33 kPa (159 Torr) auf ca. 19,87 kPa (149 mmHg) ab und auch der P_{N_2} sinkt entsprechend. Die unterschiedlichen Partialdrücke in Alveole, Arterie, Vene und Ausatmungsluft sind aus Tafel **A** zu ersehen.

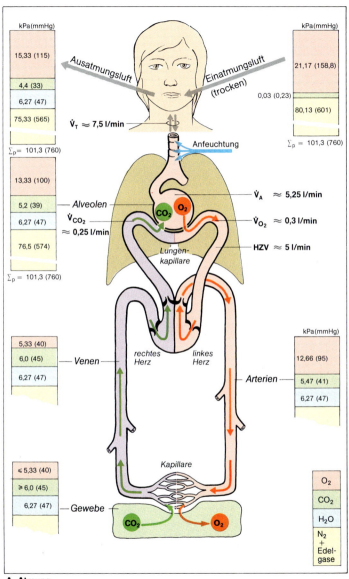

A. Atmung

Atmungsmechanik

Die *treibende Kraft* für den Gasaustausch zwischen Alveolen und Umwelt, also für die **Ventilation**, sind unterschiedliche Drücke in diesen Bereichen. Bei der Einatmung (*Inspiration*) muß der Druck in den Alveolen (**intrapulmonaler Druck [P_{pulm}]**, → B) niedriger sein als der (atmosphärische) Druck der Umweltluft; bei der Ausatmung (*Exspiration*) muß eine umgekehrte Druckdifferenz bestehen. Setzt man den atmosphärischen Druck gleich Null, ergeben sich für P_{pulm} während der Inspiration negative, während der Exspiration positive Werte (→ B). Um diese Drücke herzustellen, muß das Lungenvolumen bei der Inspiration vergrößert, bei der Exspiration verkleinert werden. Das wird zum einen direkt durch die Bewegung des **Zwerchfells** (Diaphragma), zum anderen mit Hilfe der sonstigen Atemmuskeln indirekt über die Bewegung des Brustkorbs (Thorax) erreicht (→ A).

Inspiratorisch wirksam sind a) Anspannung (Abflachung) des *Zwerchfells*, b) Hebung (Vergrößerung) des Brustkorbs durch Anspannung der *Mm.scaleni* und der *Mm.intercostales externi* und c) sonstige, sog. *Atemhilfsmuskeln*, die den Brustkorb ebenfalls anheben. **Exspiratorisch wirksam** sind a) die Muskeln der Bauchdecke (*Bauchpresse*), die das Zwerchfell nach oben drängen, b) die Verkleinerung von Brustkorb und Lunge, *passiv* der Schwere und der Eigenelastizität (→ S. 88) folgend und c) die Anspannung der *Mm.intercostales interni*.

Sowohl die Mm. intercostales externi als auch die Mm. intercostales interni verbinden jeweils zwei übereinanderliegende Rippen. Ihre trotzdem gegensinnige Wirksamkeit erklärt sich hauptsächlich durch die unterschiedliche Hebellänge an der oberen bzw. unteren Rippe (→ A): Der Abstand des Ansatzes der Mm.intercostales externi an der oberen Rippe (B) von der Drehachse dieser Rippe (A) ist kleiner als der des Ansatzes dieser Muskeln an der unteren Rippe (C') an deren Drehachse (A'). Letztere Hebellänge C'–A' ist damit größer als die Hebellänge A–B, womit es bei der Anspannung dieser Muskeln bevorzugt zu einer Hebung der Rippen kommt. Die Mm.intercostales interni verlaufen gegensinnig, was deren Anspannung zu einer Senkung des Brustkorbes führt.

Um die Bewegung von Zwerchfell und Brustkorb für die Ventilation nutzbar zu machen, muß die Lunge diesen Bewegungen folgen können, ohne andererseits an Brustkorb und Zwerchfell vollständig fixiert zu sein. Dies ist dadurch erreicht, daß sich zwischen den beiden Blättern der **Pleura** (Brustfell), die einerseits die Lunge (*Pleura pulmonalis*), andererseits die umgebenden Organe überziehen (*Pleura parietalis*), eine dünne Flüssigkeitsschicht befindet.

Die Lunge hat in ihrer natürlichen Lage das Bestreben, sich infolge ihrer Eigenelastizität und der Oberflächenspannung ihrer Alveolen zu verkleinern. Da die Flüssigkeit im Pleuraspalt aber nicht ausdehnbar ist, bleibt die Lunge an der Brustkorbinnenfläche haften, was dort zu einem Sog, d. h. zu einem gegenüber der Umgebung negativen Druck führt (**intrapleuraler Druck**, auch **intrathorakaler Druck** genannt [P_{pl}]; → B). Erweitert sich der Brustkorb bei der Inspiration, wird der Sog stärker, um bei der Exspiration wieder schwächer zu werden (→ B). Nur bei forcierter Ausatmung unter Zuhilfenahme der Exspirationsmuskeln (s. o.) kann P_{pl} bei der Ausatmung auch positiv werden.

Reinigung der Einatmungsluft

Viele Schmutzpartikel in der Einatmungsluft bleiben bereits am **Schleim** der Nasen- und Rachenhöhle sowie der Trachea und des Bronchialbaumes hängen.

In den Bronchialverzweigungen (mehr als 20 Generationen) haben die Äste eine größere gemeinsame Querschnittsfläche als der jeweilige Stamm. Der Luftstrom, der durch den wechselnden P_{pulm} erzeugt wird, verebbt daher bereits in den Endaufzweigungen der Bronchiolen, so daß die Schmutzpartikel spätestens hier abgelagert werden. (Den restlichen kurzen Weg, wenige mm, von bzw. zu den Alveolen legen O_2 und CO_2 durch Diffusion zurück.)

Die Schmutzpartikel werden in den Bronchien an Ort und Stelle phagozytiert (→ S. 66) oder vom **Flimmerepithel** in Richtung Trachea zurückgebracht. Die Zilien des Flimmerepithels schlagen 12–20mal/s und bewegen den Schleim mit einer Geschwindigkeit von 1 cm/min oralwärts. Die Schleimproduktion beträgt 10–100 ml/d, in Abhängigkeit von lokalen Reizen (z. B. Rauch) und der vagalen Stimulation. Der Schleim wird gewöhnlich verschluckt und die Flüssigkeit im Magen-Darm-Trakt resorbiert.

Atmung 81

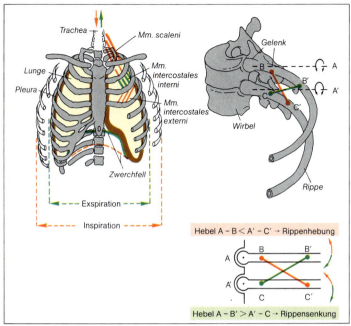

A. Atemmuskulatur

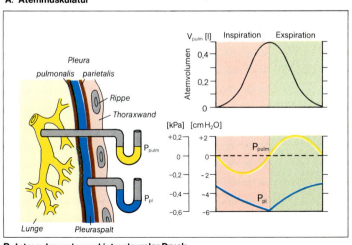

B. Intrapulmonaler und intrapleuraler Druck

Künstliche Beatmung

Eine künstliche Beatmung ist notwendig, wenn die Spontanatmung unzureichend ist oder völlig ausfällt. Die fehlende O_2-Versorgung des Gewebes führt in Bruchteilen einer Minute zu Bewußtlosigkeit und in wenigen Minuten zu einer irreversiblen Schädigung des Gehirns (*Anoxie*, → S. 102).

Als Notfallmaßnahme bei plötzlichem Atemstillstand wird die **Mund-zu-Mund-Beatmung** durchgeführt. Der Patient liegt dabei auf dem Rücken. Seine Nase wird zugehalten, und der Helfer bläst (von Mund zu Mund) Luft in den Patienten (→ **A rechts**). Dadurch erhöht sich beim Patienten der intrapulmonale Druck (→ S. 80) gegenüber dem atmosphärischen Druck, der auf dem Thorax lastet, und Lunge und Thorax erweitern sich (Inspiration). Wird der Mund des Patienten wieder freigegeben, strömt die eingeblasene Luft wieder aus (Exspiration). Treibende Kraft dabei ist die Elastizität des Brustkorbes. Durch Druck auf den Thorax kann die Ausatmung beschleunigt werden. Der Helfer schöpft erneut frische Luft und beatmet so weiterhin ca. 15mal/Minute. Der O_2-Gehalt der Ausatmungsluft des Helfers (F_{EO_2}, → S. 92) reicht aus, den beatmeten Patienten zufriedenstellend mit O_2 zu versorgen. Der *Erfolg der Beatmung* ist daran ersichtlich, daß die vorher bläuliche (zyanotische) Hautfarbe des Patienten rosafarben wird.

Im Prinzip ähnlich ist die **maschinelle Überdruckbeatmung**. Sie findet ihre Anwendung z. B. bei der Narkose, wenn die Atemmuskulatur des Patienten während einer Operation absichtlich durch Medikamente (kurareähnliche Stoffe) gelähmt ist. Das Einblasen der Luft (Inspiration) übernimmt dabei eine Pumpe (→ **A links**). Aus- und Einatmungswege müssen im Gerät weitgehend getrennt sein (Ventilsteuerung, → **A oben**), da sonst der Totraum (→ S. 86) zu sehr vergrößert. Diese Beatmung kann mit konstantem Volumen („volumengesteuert") oder mit konstantem Druck („druckgesteuert") erfolgen. Beide Methoden haben ihre Vor- und Nachteile. In jedem Fall sollte der Beatmungserfolg laufend kontrolliert werden (exspiratorische Gaskonzentration, Blutgaszusammensetzung etc.).

Nach einem anderen Prinzip arbeitet die **maschinelle Unterdruckbeatmung** (→ **A unten**). Der Patient liegt dabei bis zum Hals in einer Kammer („*Eiserne Lunge*"). Durch die Pumpe wird in dieser Kammer für die Einatmung ein Druck hergestellt, der *kleiner* als der Außendruck und somit auch geringer als der intrapulmonale Druck ist. Diese Differenz bewirkt eine Erweiterung des Thorax, also eine Inspiration. Wird der Unterdruck in der Kammer beseitigt, kommt es wieder zur Exspiration. Diese Beatmungsmethode wird hauptsächlich bei länger dauernden Atemlähmungen (z. B. bei Kinderlähmung) verwendet.

Diese Arten der maschinellen Beatmung behindern allerdings den venösen Rückstrom des Blutes zum Herzen (→ S.184). Dieser Nachteil wird bei der **Wechseldruckbeatmung** vermieden, bei der die Überdruckbeatmung (→ **A oben**) durch ein maschinelles *Absaugen* der Luft während der Exspirationsphase ergänzt wird.

Pneumothorax

Von Pneumothorax spricht man, wenn Luft (z. B. infolge einer Brustkorbverletzung) in den Pleuraspalt (→ S. 80f.) gelangt. Die betroffene Lunge fällt dabei infolge ihrer Eigenelastizität in sich zusammen und steht für die Atmung nicht mehr zur Verfügung (→ **B**). Auch die Wirksamkeit der anderen Lunge ist etwas beeinträchtigt, da ein Teil der Atemluft zwischen gesunder und kollabierter Lunge hin und her pendelt und damit nicht zum Gasaustausch beiträgt. Im Gegensatz zu diesem **offenen Pneumothorax** kann beim **Ventilpneumothorax** (→ **B**) die bei jeder Atembewegung in den Pleuraspalt eingedrungene Luft nicht mehr entweichen (ein Hautlappen an der Wunde z. B. wirkt dabei als Ventil). Es kommt zu einem Überdruck im Pleuraraum der kranken Seite. Die entstehende Hypoxie erhöht das Atemzeitvolumen immer mehr, so daß sich im Pleuraraum der kranken Seite ein Druck bis zu 30 mmHg aufbauen kann. Das führt zunehmend zu einer Behinderung der Herzfüllung und zu einer Kompression der gesunden Lunge. Dieser Zustand kann sehr ernst werden; langsames Ablassen dieses Überdrucks und Verhinderung einer weiteren Ventilwirkung sind die adäquate Hilfe.

Zum **geschlossenen Pneumothorax** kommt es, wenn durch einen Riß in Lunge und viszeraler Pleura eine offene Verbindung zwischen Bronchialsystem und Pleuraraum entsteht. Es ist dies die häufigste Form des Pneumothorax. Ursache ist oft eine geplatzte Emphysemblase (**Spontanpneumothorax**). Auch eine forcierte Überdruckbeatmung oder ein zu rasches Auftauchen (→ S. 106) sind Gründe für einen geschlossenen Pneumothorax.

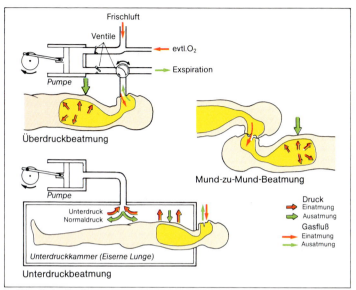

A. Künstliche Beatmung

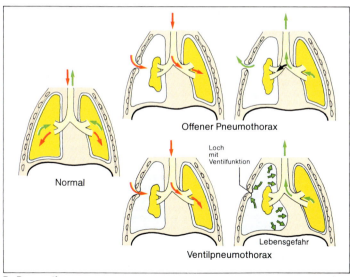

B. Pneumothorax

Lungenvolumina und ihre Messung

Nach einer normalen Ausatmung befindet sich der Thorax in einer entspannten Mittelstellung, der sog. **Atemruhelage**. Bei einer normalen Einatmung (in Ruhe) werden ca. 0,5 l Luft, das *Atemzugvolumen*, aufgenommen. Zu diesem Betrag können mit maximaler Anstrengung zusätzlich ca. 2,5 l eingeatmet werden (*inspiratorisches Reservevolumen*). Aus der Atemruhelage kann andererseits noch weiter ausgeatmet werden: max. ca. 1,5 l (*exspiratorisches Reservevolumen*). Diese Reservevolumina werden in Anspruch genommen, wenn (z. B. bei körperlicher Anstrengung; → S. 49 C) das normale Atemzugvolumen nicht mehr für den nötigen Gasaustausch ausreicht. Auch bei maximaler Ausatmung verbleibt noch ein Gasvolumen in der Lunge, das sog. *Residualvolumen*. Summen dieser einzelnen Lungenvolumina werden Kapazitäten genannt. Mit **Vitalkapazität** meint man das Volumen von maximaler Ausatmungsstellung bis zur maximalen Einatmungsstellung, also die Summe von Atemzugvolumen + inspiratorischem Reservevolumen + exspiratorischem Reservevolumen (ca. 4,5–5,7 l bei einem jungen Mann von 180 cm Größe; s. u.). Die *totale Lungenkapazität* (ca. 6 l) enthält zusätzlich das Residualvolumen, während mit *funktioneller Residualkapazität* die Summe von exspiratorischem Reservevolumen + Residualvolumen gemeint ist (→ **A** u. S. 86).

Mit Ausnahme des Residualvolumens und der Kapazitäten, in denen dieses enthalten ist, können die obigen Größen mit dem **Spirometer** (→ **A**) gemessen werden.

Dieses Gerät besteht aus einem Topf, über den, durch Wasser abgedichtet, eine Glocke gestülpt ist. Der so abgeschlossene Gasraum hat einen Auslaß, an den die Atemwege der Versuchsperson angeschlossen werden. Die Glocke ist mit einem Gegengewicht ausbalanciert. Der Gasinhalt des Spirometers wird durch die Glockenstellung angezeigt, die in Volumeneinheiten (Liter) geeicht ist. Atmet die Versuchsperson in den Spirometer (Exspiration) hebt sich die Glocke, wird inspiriert, senkt sich die Glocke (→ **A**).

Wird das Gerät mit einer fortlaufenden Schreibeinrichtung versehen, heißt es *Spirograph*. Damit kann z. B. das *Atemzeitvolumen* $\dot{V}_T$ gemessen werden, also das Volumen, das pro Minute ein- bzw. ausgeatmet wird (→ S. 90). Der Spirograph findet außerdem Verwendung bei der Messung der Compliance (→ S. 88) und des O_2-Verbrauchs, bei den dynamischen Atemtests (→ S. 90) u. a.

Es muß betont werden, daß die obengenannten Volumina und Kapazitäten von Mensch zu Mensch je nach Alter, Körpergröße, Konstitution, Geschlecht und Trainingszustand stark schwanken. So kann die Vitalkapazität ebensogut 2,5 oder 7 l betragen, ohne daß diese Werte krankhaft sein müssen.

Um wenigstens einen Teil dieser Faktoren zu berücksichtigen, verwendet man empirische Formeln zur *Standardisierung*. Für die Normalwerte der Vitalkapazität (VK) von Europäern z. B. gilt:

Männlich:
VK = 5,2 h − 0,022 a − 3,6 ($\pm$ 0,58)

Weiblich:
VK = 5,2 h − 0,018 a − 4,36 ($\pm$ 0,42),

wobei h die Körpergröße (m), a das Alter (Jahre) und der Wert in Klammern die Standardabweichung darstellen.

Selbst so können nur relativ große Abweichungen von der Norm erfaßt werden. Eine höhere Aussagekraft haben Messungen der Lungenvolumina, wenn bei derselben Person öfter gemessen wird und so *Änderungen* erfaßt werden (z. B. Verlaufskontrolle bei einer Lungenkrankheit).

Umrechnung von Gasvolumina. Das Volumen V [l] einer Gasmenge n [mol] hängt von der absol. Temperatur T [K] und dem Gesamtdruck P [kPa], also der Differenz Barometerdruck P_B minus Wasserdampfdruck P_{H_2O}, ab:

$V = n \cdot R \cdot T/P$,

wobei R = allg. Gaskonstante = 8,31 $J \cdot K^{-1} \cdot mol^{-1}$.

Man unterscheidet folgende Bedingungen:
STPD: *S*tandard *T*emperature *P*ressure *D*ry,
ATPS: *A*mbient *T*emp. *P*ress. H_2O-*S*aturated
BTPS: *B*ody *T*emp. *P*ress. *S*at.
Daher gilt:
$V_{STPD} = n \cdot R \cdot 273/101$
$V_{ATPS} = n \cdot R \cdot T_{amb}/(P_B - P_{H_2O})$
$V_{BTPS} = n \cdot R \cdot 310/(P_B - 6,25)$.

$\dfrac{V_{STPD}}{V_{BTPS}}$ z. B. beträgt also $\dfrac{273}{310} \cdot \dfrac{P_B - 6,25}{101}$.

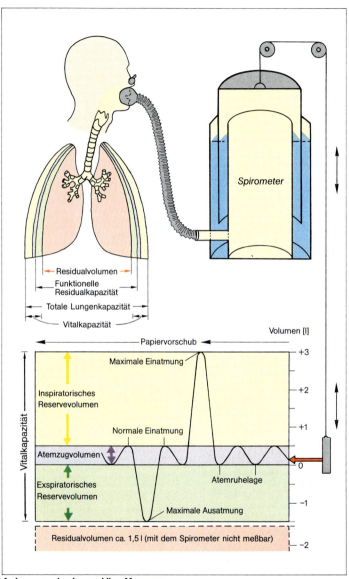

A. Lungenvolumina und ihre Messung

Totraum und Residualvolumen

Der Gasaustausch im Respirationstrakt ist auf die Alveolen beschränkt. Dorthin gelangt nur ein Teil des Atemzugvolumens (V_T), der sog. alveoläre Anteil (V_A). Der Rest gelangt nur in Hohlräume, die zwar der Luftzuleitung dienen, jedoch nicht am Gasaustausch teilnehmen, den **Totraum**, und heißt daher Totraumvolumen (V_D). *Mund-, Nasen-* und *Rachenraum*, die Luftröhre (*Trachea*) und deren Verzweigungen (*Bronchien*) werden zusammen als *anatomischer Totraum* bezeichnet (ca. 0,15 l). Er stimmt normalerweise in seiner Größe ungefähr mit dem sog. **funktionellen Totraum** überein. Dieser wird jedoch dann größer als der anatomische Totraum, wenn auch in einem Teil der Alveolen kein Gasaustausch stattfindet (→ S. 92).

Der Totraum hat einige wichtige **Funktionen**: Einmal ist er natürlich für die *Zuleitung* der Einatmungsluft zu den Alveolen nötig, zum anderen dient er zur *Säuberung* (→ S. 80), *Anfeuchtung* und *Erwärmung* der Luft. Außerdem stellt er einen Teil des *Stimmorgans* dar (→ S. 324).

Die **Berechnung des Totraums** ist mit Hilfe der *Bohrschen Formel* möglich (→ **A**).

Ableitung: Das Atemzugvolumen V_T setzt sich aus dem Volumen, das aus dem Totraum stammt (V_D) und dem, das mit den Alveolen in Berührung war (V_A), zusammen (→ **A oben**). In jedem dieser drei Volumina herrscht eine gewisse fraktionelle CO_2-Konzentration (→ S. 329), F_{ECO_2} in V_T, F_{ACO_2} in V_A und der unveränderte fraktionelle CO_2-Anteil der Außenluft (F_{ICO_2}) in V_D. Das Produkt aus den jeweiligen Gesamtvolumina und dem dazugehörigen fraktionellen CO_2-Anteil ergibt das CO_2-Volumen. Das CO_2-Volumen im Exspirationsvolumen ist außerdem gleich der Summe der CO_2-Volumina in den beiden Einzelkomponenten. F_{ICO_2} kann vernachlässigt werden (→ **A**).

Zur Berechnung von V_D müssen also drei Größen gemessen werden: V_T mit einer Gasuhr oder dem Spirometer, F_{ECO_2} und F_{ACO_2} z.B. mit der Bunteschen Bürette oder einem Ultrarotabsorptionsspektrometer. Der fraktionelle Anteil F_{ACO_2} ist in der zuletzt ausgeatmeten Portion von V_T, also in der *Alveolarluft*, enthalten, die kontinuierlich z.B. mit Hilfe eines Rahnschen Ventils gewonnen werden kann.

Das **Residualvolumen** bzw. die *funktionelle Residualkapazität* ist das Gasvolumen, das sich nach maximaler bzw. normaler Ausatmung noch in der Lunge befindet (→ S. 84). Ein Bruchteil davon wird durch die Ventilation laufend erneuert (V_A), was, trotz des kontinuierlichen Gasaustausches an der Alveole, die Gaszusammensetzung des Alveolarraums relativ konstant erhält.

Das Residualvolumen kann *nicht* mit dem Spirometer bestimmt werden und muß daher mit *Testgasverdünnungsmethoden* oder *Ganzkörperplethysmographie* indirekt gemessen werden.

Als Testgas kann z.B. der natürlich vorhandene Stickstoff (N_2) verwendet werden. Seine fraktionelle Konzentration in der Lunge (F_{LN_2}) ist konstant (ca. 0,80 = 80 Vol%). Läßt man nun aus einem Behälter ein abgemessenes Volumen (V_B) eines N_2-freien Gases ein- und ausatmen, verteilt sich N_2 gleichmäßig in Lunge und Behälter (→ **B**). Da sich das Gesamt-N_2-Volumen nicht verändert hat, kann man das N_2-Volumen am Anfang des Versuches (N_2 nur in der Lunge) mit dem am Ende (N_2 in Lunge und Behälter) gleichsetzen. V_L kann sodann errechnet werden (→ **B**). Außer den schon bekannten Größen V_B und F_{LN_2} muß dazu noch der fraktionelle N_2-Anteil am Ende des Versuches (F_{XN_2}) bestimmt werden. Dazu wird der Behälterinhalt nach Versuchsende analysiert. V_L ist gleich dem Residualvolumen (ca. 1,5 l), wenn der Versuch von der extremen Exspirationslage aus begonnen wird, bzw. gleich der funktionellen Residualkapazität (ca. 3 l), wenn sich der Thorax anfangs in Atemruhelage befand.

Als Testgas kann auch ein *Helium*-O_2-Gemisch aus dem Spirometer angeboten werden. Beim Ein- und Ausatmen verteilt sich das Helium im Gasraum der Lunge. Aus der Heliumverdünnung im Spirometer kann dann, ähnlich wie bei der N_2-Methode (s.o.), auf das Residualvolumen bzw. die funktionelle Residualkapazität geschlossen werden.

Mit diesen Techniken werden nur belüftete Gasräume der Lunge erfaßt, während bei der Bestimmung des Residualvolumens bzw. der funktionellen Residualkapazität mit der Ganzkörper-Plethysmographie auch abgeschlossene Lufträume (z.B. Zysten) in der Lunge mitbestimmt werden.

Klinisch bedeutsam ist der Anteil des Residualvolumens an der totalen Lungenkapazität (→ S. 84). Er beträgt normalerweise max. 0,25. Beim *Emphysem* z.B., einer krankhaften Erweiterung der Alveolen, steigt dieser Wert bis über 0,55 an und kann damit als ein grobes Maß für den Schweregrad dieser Erkrankung betrachtet werden.

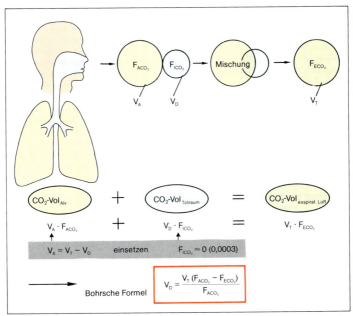

A. Totraumbestimmung

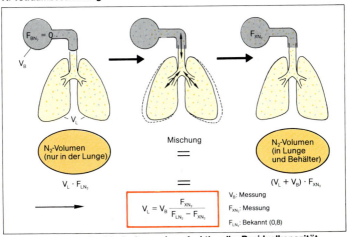

B. Bestimmung von Residualvolumen bzw. funktioneller Residualkapazität

Druck/Volumen-Beziehung von Lunge und Thorax – Atemarbeit

Nach einer normalen Ausatmung sind Lunge und Thorax in **Atemruhelage**. Das zugehörige **Lungenvolumen** (V_{pulm}) ist die funktionelle Residualkapazität, die hier gleich 0 gesetzt wird ($V_{pulm} = 0$). Die Atemruhelage ist eine stabile Mittelstellung, bei der sich zwei passive Kräfte gerade aufheben: das Bestreben des Thorax, sich zu erweitern, (Th) und das der Lunge, sich zusammenzuziehen (L). Bei inspiratorischer Entfernung aus der Atemruhelage ($+V_{pulm}$) wird L > Th, bei Exspiration ($-V_{pulm}$) wird Th > L. In beiden Fällen hat die Einheit „Lunge und Thorax" das Bestreben, in die Atemruhelage zurückzukehren (→ A, blaue Pfeile). Bei geschlossenen Atemwegen wird dadurch der **intrapulmonale Druck** (P_{pulm}, → S. 80) positiv ($+P_{pulm}$) bzw. negativ ($-P_{pulm}$). Diese Beziehung zwischen V_{pulm} und P_{pulm} wird im *Druck/Volumen-Diagramm von „Lunge und Thorax"* graphisch erfaßt (→ A).

Zur Messung werden, von der Atemruhelage ausgehend, jeweils bestimmte, abgemessene Volumina (*Spirometer*) eingeatmet ($+V_{pulm}$) oder ausgeatmet ($-V_{pulm}$); die Verbindung zum Spirometer wird dann geschlossen und nun der zum jeweiligen Volumen gehörende Druck in den Atemwegen gemessen. Diese sind dabei nach außen abgedichtet, und alle Atemmuskeln müssen entspannt sein.

Unter diesen statischen Ruhebedingungen erhält man die **Ruhedehnungskurve von „Lunge und Thorax"** (→ A, blaue Kurve c–a–b). Nach Einatmung eines gewissen Volumens ($V_{pulm} > 0$) ergibt sich ein positiver Druck (→ A, b), nach Ausatmung ($V_{pulm} < 0$) ein negativer Druck (→ A, c). Diese Drücke sind um so größer, je weiter V_{pulm} von 0 abweicht. (Für genaue Messungen ist zu beachten, daß V_{pulm} während der Messung komprimiert bzw. ausgedehnt wird [→ A, schräge Pfeile].)

Die *Steilheit der Ruhedehnungskurve* beschreibt die (statische) **Compliance** (Volumendehnbarkeit) von **„Lunge und Thorax"**. Die Compliance ist der Kehrwert des elastischen Widerstandes. Sie ist an jeder Stelle der Kurve $\Delta V_{pulm}/\Delta P_{pulm}$ (→ B). *Die größte Compliance* (ca. 1 l/kPa beim Erwachsenen) findet man zwischen Atemruhelage und $V_{pulm} = +1$ l, also *im normalen Atembereich*. Hier muß pro Volumeneinheit am wenigsten Gegendruck überwunden werden.

Die eben beschriebene Compliance gilt für „Lunge und Thorax". Es kann auch die *Compliance* jeweils für *Thorax* ($\Delta V_{pulm}/\Delta P_{pl}$ = ca. 2 l/kPa) und *Lunge* ($\Delta V_{pulm}/\Delta [P_{pulm} - P_{pl}]$ = ca. 2 l/kPa) *getrennt* gemessen werden (P_{pl} = intrapleuraler Druck; → S. 80).

Analog zur Ruhedehnungskurve kann das Druck/Volumen-Diagramm auch bei *maximaler Anstrengung der Atemmuskulatur* (→ A, rote und grüne Kurven) aufgenommen werden: **exspiratorische** und **inspiratorische Maxima**. Während aus weitgehender Exspirationslage ($V_{pulm} \ll 0$) durch die Exspirationsmuskeln nur ein relativ geringer Druck erzeugt werden kann (→ A, g), wächst das Druckmaximum bei großem, positivem V_{pulm} bis auf Werte von über 15 kPa (≈ 150 cm H_2O) an (→ A, e). In ähnlicher Weise kann inspiratorisch aus maximaler Exspirationslage (→ A, f) erzeugt werden.

Mißt man die Dehnungskurve von Lunge und Thorax *während* des Atmens (**dynamisches Druck/Volumen-Diagramm**), ergeben sich während der Ein- und Ausatmung unterschiedliche Werte: Es kommt zu einer *Schleife* im Diagramm (→ C). Der dabei als Abszisse aufgetragene „Druckgradient" entspricht z. B. der Druckdifferenz zwischen Mund und Atmosphäre bei Überdruckbeatmung (→ S. 83: A). Für die Bestimmung des dynamischen Druck/Volumen-Diagramms der Lunge alleine (ohne Thorax) genügt die Messung des Druckes im Ösophagus ($\approx P_{pl}$) während normaler Atmung. In C werden dafür auf der Druckachse „0 kPa" durch P_{pl} in der Atemruhelage (→ S. 81: B) ersetzt und nach rechts die zunehmend negativeren Werte für P_{pl} während der Inspiration aufgetragen.

Atemarbeit. Die *Flächen* A_{Rinsp} und A_{Rexsp} innerhalb der Schleife (→ C) sind ein Maß für diejenige Atemarbeit (Druck · Volumen; → S. 328), die *gegen Strömungs- und Reibungswiderstände* von Lunge und Thorax geleistet wird: A_{Rinsp} bei der Inspiration, A_{Rexsp} bei der Exspiration; die schraffierte Fläche (→ C) stellt die *Arbeit gegen die elastischen Kräfte* von Lunge und Thorax (A_{elast}) dar. Für die **Inspirationsarbeit** gilt $A_{Rinsp} + A_{elast}$, für die **Exspirationsarbeit** $A_{Rexsp} - A_{elast}$, da bei der Einatmung *gegen* die elastischen Kräfte geatmet wird, während diese bei der Ausatmung ganz im Gegenteil die treibende (passive) Kraft sind (Vorzeichenumkehr bei A_{elast}). Die *Atemarbeit für Inspiration* entspricht daher normalerweise der *gesamten* Atemarbeit für Inspiration und Exspiration. Wird bei *forcierter Atmung* A_{Rexsp} größer als A_{elast}, verbraucht neben der Einatmung nun auch die Ausatmung (aktive) Muskelenergie.

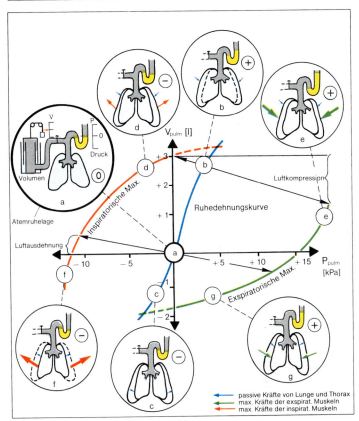

A. Volumendehnbarkeit von Lunge und Thorax

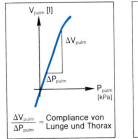

B. Statische Compliance

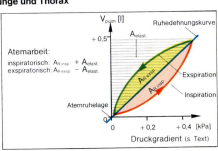

C. Dynamisches Druck/Volumen-Diagramm

Atmung

Oberflächenspannung der Alveolen

Die passive Dehnbarkeit von Lunge und Thorax (→ Compliance; S. 88) hängt u.a. von der *Oberflächenspannung* ab. Solche Kräfte entstehen an der Grenzfläche zwischen Gas und Flüssigkeit, in diesem Fall an der ca. 100 m² großen *Gasaustauschfläche der Alveolen*.

Man kann die Wirksamkeit dieser Kräfte dadurch gut demonstrieren, daß man eine völlig kollabierte Lunge a) mit Luft oder b) mit Flüssigkeit füllt: Im Fall a) setzt die Lunge besonders anfangs der Füllung einen viel höheren Widerstand entgegen („Eröffnungsdruck"), der bei Erreichen der totalen Lungenkapazität (→ S. 84) den intrapulmonalen Druck (P_{pulm}; → S. 81 u. 88) bis auf ca. 2 kPa (≈ 20 cm H_2O) erhöht. Im Fall b) ist der Widerstand und damit P_{pulm} nur etwa 1/4 so groß. Der erhöhte Druckbedarf im Fall a) ist demnach zur Überwindung der Oberflächenspannung nötig.

Der durch die Oberflächenspannung (γ) einer Flüssigkeit hervorgerufene Überdruck (ΔP) in einer Gasblase (Radius: r), die von dieser Flüssigkeit umhüllt ist, wird durch das *Gesetz von Laplace* (s. a. S. 156) beschrieben: $\Delta P = 2\gamma/r$ (Dimension von γ: $N \cdot m^{-1}$). Da γ für die jeweilige Flüssigkeit normalerweise konstant ist (Plasma z. B. 10^{-3} N · m^{-1}), ist ΔP um so größer, je kleiner r ist.

Sitzt z. B. auf der Öffnung eines Zylinders eine flache Seifenblase, ist r relativ groß (→ **A 1**) und ΔP klein. (Da hier 2 Luft-Flüssigkeits-Grenzen zu berücksichtigen sind, lautet die Formel für diesen Fall: $\Delta P = 4\gamma/r$). Wird versucht, das Blasenvolumen zu vergrößern, muß sich vorerst r verkleinern (→ **A 2**) und damit ΔP vergrößern: Es ist ein relativ hoher *„Eröffnungsdruck"* notwendig. Bei weiterem Aufblähen vergrößert sich r wieder (→ **A 3**), der Druckaufwand/Volumenvermehrung wird jetzt wieder viel geringer. Die Blase platzt bald. Die Alveole verhält sich prinzipiell ähnlich. Dem Platzen wirkt jedoch hier die *Elastizität des Lungengewebes* entgegen.

Aus dem Blasenmodell ist auch zu ersehen, daß a) die Alveolen unterhalb eines gewissen Druckes (→ **A 2**) kollabieren und b) sich bei zwei nebeneinanderliegenden Alveolen die kleinere Alveole (ΔP hoch) zugunsten der größeren (ΔP klein) noch weiter verkleinern würde (→ **A 4**). Beides wird in der normalen Lunge durch den sog. **Oberflächenfaktor**, einen Phospholipidfilm (**Surfactant**) auf der Alveolenoberfläche, verhindert. Er setzt γ auf relativ niedrige Werte herab, und zwar bei kleinen Alveolen stärker als bei größeren. Dadurch werden die Ereignisse a) und b) weitgehend verhindert. Surfactant ist ein Protein-Phospholipid-Komplex, der Dipalmityl-Lezithin als wesentliche Komponente enthält. Produktionsort des Surfactant sind spezialisierte Alveolarzellen (sog. Typ-II-Zellen).

Bei manchen Neugeborenen wirkt dieser Faktor unzureichend, was zu ernsten Störungen des Gasaustausches in der Lunge führt (*Neugeborenen-Atemnotsyndrom*). Auch ein Teil der Lungenschädigung bei O_2-Vergiftung (→ S. 108) beruht auf einer Störung des Surfactant. In diesen Fällen sinkt die Compliance, Alveolen kollabieren (Atelektasen), und ein Lungenödem entwickelt sich.

Atemzeitvolumen und dynamische Atemtests

Das **Atemzeitvolumen** $\dot{V}_T$ errechnet sich aus *Atemzugvolumen* V_T[l] mal *Atemfrequenz f* (min^{-1}). (Bei Ruheatmung ca. $0,5 \cdot 15 = 7,5$ [l · min^{-1}].) Dieser Wert kann durch Steigerung von V_T und f auf Werte von 120–170 [l · min^{-1}] erhöht werden: **Atemgrenzwert**. Seine Messung hat z. B. als Verlaufskontrolle bei Erkrankungen der Atemmuskeln (z. B. Myasthenia gravis) eine gewisse klinische Bedeutung (→ **B**).

Der sog. Tiffeneau-Test bestimmt das in der ersten Sekunde maximal ausatembare Volumen (FEV$_1$, **exspiratorische Sekundenkapazität**), das meist als Anteil der *forcierten Vitalkapazität* (FVC) angegeben wird (*relative Sekundenkapazität*, normal $> 0,7$; → **C**. (FVC ist das Volumen, das, nach voller Inspiration, so schnell und so kräftig wie möglich exspiriert werden kann. FVC ist oft etwas kleiner als VC; → S. 84.) Die **maximale exspiratorische Atemstromstärke** beträgt dabei ca. 10 l/s.

Mit diesen Tests können klinisch u. a. *restriktive Atemstörungen* (Verminderung des funktionstüchtigen Lungenvolumens, z. B. Lungenödem, -entzündung, oder Behinderung der Lungenausdehnung, z. B. Wirbelsäulenverkrümmung) von *obstruktiven Atemstörungen* (Einengung der Luftwege, z. B. Asthma, Bronchitis, Emphysem, Stimmbandlähmung) unterschieden werden (→ **C**).

Ähnlich wie bei der Vitalkapazität (→ S. 84) wird auch die relative Sekundenkapazität dadurch normiert, daß Alter, Körpergröße und Geschlecht mit empirischen Formeln berücksichtigt werden.

Atmung

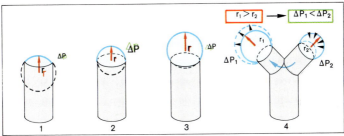

A. Oberflächenspannung (Seifenblasenmodell)

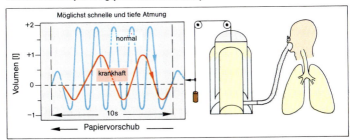

B. Atemgrenzwert

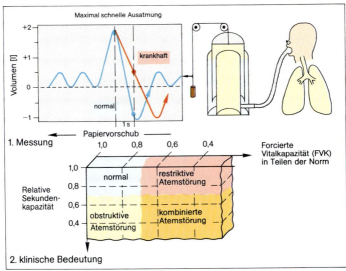

1. Messung

2. klinische Bedeutung

C. Exspiratorische Sekundenkapazität

Gasaustausch in der Lunge

Für den Gasaustausch zwischen Alveolen und Blut muß die Lunge belüftet werden (*Ventilation*). Bei jedem Atemzug wird das sog. *Atemzugvolumen* (V_T) ein- und ausgeatmet. Von diesem Volumen V_T war aber nur der sog. alveoläre Anteil (V_A) mit den Alveolen in Berührung, der Rest (V_D) nur mit dem Totraum (→ S. 86). Es gilt also: $V_T = V_A + V_D$.

Das pro Zeit ventilierte Volumen ($\dot{V}_T$ [l · min^{-1}]) errechnet sich aus V_T · Atemfrequenz f. Analog dazu kann man auch die **alveoläre Belüftung** ($\dot{V}_A = V_A \cdot f$) bzw. die **Totraumbelüftung** ($\dot{V}_D = V_D \cdot f$) berechnen.

Wird bei gleichbleibendem $\dot{V}_T$ die Atemfrequenz f auf Kosten von V_T erhöht („*flache Atmung*"), sinkt die für den Gasaustausch wichtige Größe $\dot{V}_A$ ab; der Grund dafür ist der Anstieg von $\dot{V}_D$ ($V_D \cdot f$), weil V_D eine anatomisch vorgegebene Größe und f angestiegen ist.

Beispiel:
Normal: $V_T = 0,5$ [l], f = 15 [min^{-1}]; $V_D = 0,15$ [l]: $\dot{V}_T = 7,5$ [l · min^{-1}]; $\dot{V}_D = 2,25$ [l · min^{-1}]; $\dot{V}_A = 5,25$ [l · min^{-1}].

Flachere Atmung: $V_T = 0,375$ [l]; f = 20 [min^{-1}]; $V_D = 0,15$ [l] (konstant): $\dot{V}_T = 7,5$ [l · min^{-1}] (gleich gehalten); $\dot{V}_D = 3$ [l · min^{-1}] (erhöht); $\dot{V}_A = 4,5$ [l · min^{-1}] (abgesunken!).

Die flachere Atmung führt also zu einem geringeren Gasaustausch, da $\dot{V}_A$ absinkt. Ähnliches passiert, wenn der Totraum künstlich vergrößert wird (→ S. 106).

Die **Inspirationsluft** enthält einen O_2-Anteil von 0,21 (F_{IO_2}) und einen CO_2-Anteil von 0,0003 (F_{ICO_2}), die **Exspirationsluft** 0,17 O_2 (F_{EO_2}) und ca. 0,035 CO_2 (F_{ECO_2}). Das *eingeatmete O_2-Volumen/Zeit* errechnet sich aus $\dot{V}_T \cdot F_{IO_2}$, das *ausgeatmete O_2-Volumen/Zeit* aus $\dot{V}_T \cdot F_{EO_2}$. Die Differenz dieser Voluminia/Zeit, $\dot{V}_T (F_{IO_2} - F_{EO_2})$, ergibt den **Sauerstoffverbrauch** ($\dot{V}_{O_2}$): in Ruhe ca. 0,3 [l · min^{-1}]. Für die **CO_2-Abgabe** ($\dot{V}_{CO_2}$) ergibt sich analog aus $\dot{V}_T (F_{ECO_2} - F_{ICO_2})$ (in Ruhe) ca. 0,25 [l · min^{-1}]. $\dot{V}_{O_2}$ und $\dot{V}_{CO_2}$ erhöhen sich bei schwerer Arbeit auf mehr als das Zehnfache. Das Verhältnis $\dot{V}_{CO_2}/\dot{V}_{O_2}$ ist der sog. **respiratorische Quotient**, der je nach Nahrung 0,7–1,0 beträgt (→ S. 198).

Partialdruckunterschiede (s. a. S. 94 f.) sind die **treibenden Kräfte der Gasdiffusion** (→ S. 9) zwischen dem Alveolarraum und dem Inneren der Erythrozyten (→ **A**).

Da die mittleren *alveolären Partialdrücke* für O_2 13,33 kPa (100 mmHg) und für CO_2 5,33 kPa (40 mmHg), die *Partialdrücke im „venösen" Blut* der A.pulmonalis für O_2 etwa 5,33 kPa (40 mmHg) und für CO_2 ca. 6,13 kPa (46 mmHg) betragen, besteht für O_2 von Alveole zu Kapillare ein Partialdruckgefälle von ca. 8 kPa (60 mmHg), für CO_2 in der umgekehrten Richtung von ca. 0,8 kPa (6 mmHg).

Der *Diffusionsweg* von der Alveole in den Erythrozyten beträgt 1–2 μm und ist kurz genug, um einen Partialdruckausgleich innerhalb der Zeit zu erreichen, die Erythrozyt und Alveole miteinander in Kontakt sind (**Kontaktzeit** in Ruhe ca. 0,75 s; → **A**). Im so arterialisierten Kapillarblut sind P_{O_2} und P_{CO_2} deshalb praktisch gleich hoch wie die entsprechenden Werte in der Alveole. Für den CO_2-Austausch genügt der geringe Druckunterschied von ca. 0,8 kPa, da der *Kroghsche Diffusionskoeffizient* **K** (→ S. 9) für CO_2 (K_{CO_2}) rund 23 mal größer ist als der für O_2 (Gewebe: $K_{O_2} \approx 2,5 \cdot 10^{-16}$ m^2 · s^{-1} · Pa^{-1}) und daher CO_2 viel rascher diffundiert als O_2. Bei körperlicher Arbeit (HZV hoch) sinkt die Kontaktzeit bis herab auf 1/3 des Ruhewertes. Besteht z. B. ein Diffusionshindernis (s. u.), wird der alveoläre Partialdruckausgleich also bei Belastung eher gefährdet als in Ruhe.

Störungen des Gasaustausches können folgende, prinzipielle Gründe haben: Die Durchblutung der alveolären Blutkapillaren ist vermindert (z. B. beim Lungeninfarkt; → **B2**); es besteht ein Diffusionshindernis (z. B. Membranverdickung beim Lungenödem → **B3**); Alveolen werden nicht belüftet (z. B. wenn ein Fremdkörper eingeatmet wurde; → **B4**). In den Fällen **B2** und **B3** erhöht sich der *funktionelle Totraum* (→ S. 78), in den Fällen **B3** und **B4** wird das Blut unzureichend arterialisiert: sog. *alveoläre venöse Beimischung* zum arteriellen Blut. Eine *extraalveoläre venöse Beimischung* (→ **B**) geschieht durch venöses Blut aus arteriovenösen Kurzschlüssen (Shunts) in der Lunge, aus einem Teil der Bronchialvenen und der Thebesiusschen Venen des Herzens. Diese Beimischungen sind die Ursache dafür, daß der P_{O_2} von 13,33 kPa (100 mmHg) (nach der Alveolenpassage) auf Werte von ca. 12,66 kPa (95 mmHg) in der Aorta absinkt (und der P_{CO_2} analog ansteigt) (→ **A** u. S. 78).

Atmung 93

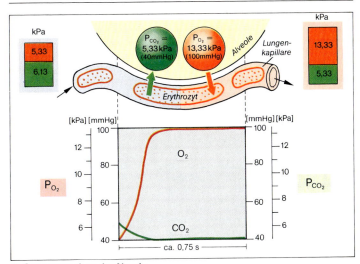

A. Gasaustausch an der Alveole

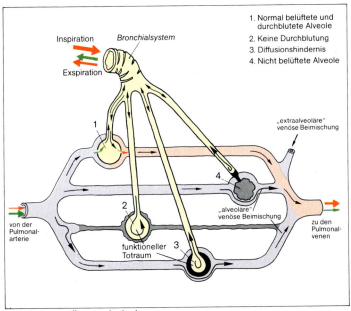

B. Verteilungsstörungen in der Lunge

Lungendurchblutung – Ventilations-Perfusions-Verhältnis

Der rechte Ventrikel pumpt im Mittel genau so viel Blut durch die Lunge, wie der linke Ventrikel durch den gesamten großen (Körper-)Kreislauf schickt. Sieht man von der geringen Blutmenge ab, die die Lunge über die Bronchialarterien erreicht, ist die *mittlere Lungendurchblutung* oder *-perfusion* ($\dot{Q}$) gleich dem Herzzeitvolumen (HZV $\approx$ 5 l · min^{-1}; bestimmbar z.B. nach dem *Fickschen Prinzip*; → S. 154).

Der **Blutdruck** am Beginn der A. pulmonalis beträgt systolisch ca. 25 mmHg (3,33 kPa), diastolisch ca. 8 mmHg (1,07 kPa) und im Mittel ($\bar{P}$) ca. 15 mmHg (2 kPa). Bis zum Beginn der Lungenkapillaren fällt $\bar{P}$ auf schätzungsweise 12 mmHg (1,6 kPa) (P_a) ab und beträgt schließlich am Ende des Kapilarbettes nur noch etwa 8 mmHg (1,07 kPa) (P_v). Diese Werte gelten für alle Lungenbezirke, die auf der Höhe der Pulmonalklappe liegen.

In Gefäßen *unterhalb* des Niveaus der Pulmonalklappen (Richtung Lungenbasis) erhöht sich $\bar{P}$ bzw. P_a in *aufrechter Thoraxstellung*, weil sich hier der hydrostatische Druck der Blutsäule (bis zu ca. 12 mmHg) hinzuaddiert, während $\bar{P}$ in Bezirken *oberhalb* der Pulmonalklappe (Richtung Lungenspitze) vermindert ist (→ **A**). Hier kann der Druck am arteriellen Ende der Kapillaren (P_a) sogar unter 0 (relativ zum Barometerdruck) absinken, so daß der *atmosphärische* Druck, der in den Alveolen herrscht (P_A), die Kapillaren komprimiert ($P_A > P_a > P_v$; → **A**). In dieser Zone 1 (→ **A**) wird also höchstens noch während der Systole kurz durchblutet. In mittleren Lungenabschnitten (Zone 2, → **A**) kann es am venösen Kapillarende zumindest zeitweise zu einer Lumeneinengung kommen ($P_a > P_A > P_v$), während an der Lungenbasis (Zone 3, → **A**) dauernd durchblutet wird ($P_a > P_v > P_A$). Demnach nimmt die Lungendurchblutung oder -perfusion (**$\dot{Q}$**) pro Lungenvolumeneinheit von der Spitze zur Basis zu (→ **B**, rote Linie). Aus anderen Gründen steigt auch die Belüftung des Alveolarraums ($\dot{V}_A$) in dieser Richtung; dieser Anstieg ist allerdings weniger stark (→ **B**, orange Linie), so daß das **Ventilations-Perfusions-Verhältnis** $\dot{V}_A/\dot{Q}$ von der Spitze zur Basis abnimmt (→ **B**, grüne Kurve u. obere Skala).

Im Durchschnitt herrschen in den Lungenalveolen ein P_{O_2} von 100 mmHg (13,33 kPa) und ein P_{CO_2} von 40 mmHg (5,33 kPa). Im *O_2-armen* Blut der A. pulmonalis betragen der P_{O_2} 40 mmHg (5,33 kPa) und der P_{CO_2} 46 mmHg (6,13 kPa). Die letzteren beiden Werte werden durch den alveolären Gasaustausch (→ S. 92) an die Drücke in der Alveole angeglichen. Diese Mittelwerte für die ganze Lunge gelten für eine durchschnittliche alveoläre Ventilation ($\dot{V}_A$) von ca. 5,25 l · min^{-1} und eine Perfusion ($\dot{Q}$) von ca. 5 l · min^{-1}. Das **Ventilations-Perfusions-Verhältnis** ($\dot{V}_A/\dot{Q}$) beträgt in diesem Fall also 5,25/5 $\approx$ 1 (→ **C2**). Wird, im Extremfall, die Ventilation Null (funktioneller „Kurzschluß" des Blutstroms [**Shunt**]), wird $\dot{V}_A/\dot{Q} = 0$ (→ **C1**). Bei fehlender Perfusion hingegen, als anderem Extrem, herrschen in den betroffenen Alveolen atmosphärische Bedingungen (funktioneller Totraum, → S. 86). $\dot{V}_A/\dot{Q}$ geht dann gegen Unendlich (∞, → **C3**). Das heißt, daß $\dot{V}_A/\dot{Q}$ im Extremfall in verschiedenen Lungenbereichen zwischen 0 und ∞ bzw. P_{O_2} zwischen den Werten des Blutes des rechten Ventrikels und denen der Außenluft variieren können (→ **D**). So nimmt $\dot{V}_A/\dot{Q}$ in der aufrechten Lunge in Ruhe von der Spitze zur Basis stark ab (von 3,3 auf 0,63, → **D**; → **B**, grüne Kurve). Bei körperlicher Belastung sind diese Änderungen weniger ausgeprägt.

Regional stark unterschiedliche $\dot{V}_A/\dot{Q}$-Werte machen die Lunge für den Gasaustausch weniger effektiv, weil der relativ hohe alveoläre P_{O_2} in der Lungenspitze (ca. 130 mmHg; → **D rechts**) wegen der Form der O_2-Bindungskurve (→ S. 101) praktisch nicht als Ausgleich für den relativ geringen alveolären P_{O_2} in der Lungenbasis (ca. 90 mmHg) in Betracht kommt. Beim totalen Shunt ($\dot{V}_A/\dot{Q} = 0$) z.B. nützt sogar eine O_2-Beatmung in den betroffenen Lungenanteilen nichts, da die angebotene O_2 dort nicht mit dem Kapillarbett in Kontakt kommt (Situation **C1**).

Um extreme Werte von $\dot{V}_A/\dot{Q}$ zu verhindern, existiert allerdings ein Mechanismus, der die Alveolardurchblutung reguliert, die sog. **hypoxische Vasokonstriktion**. Rezeptoren in den Alveolen lösen bei stark erniedrigten alveolären P_{O_2}-Werten auf unbekanntem Weg eine Konstriktion der zuführenden Blutgefäße aus. Damit werden Shunts in schlecht oder nicht belüfteten Lungenbezirken gedrosselt, womit „ertragreicheren" Lungenbezirken relativ mehr Blut für den Gastransport zur Verfügung gestellt wird.

Bei vielen Lungenkrankheiten kann es zu sehr stark ausgeprägten Abweichungen von den $\dot{V}_A/\dot{Q}$-Normalwerten kommen. So beträgt z.B. bei der *Schocklunge* der Shunt bis zu 50% von $\dot{Q}$. Ein gleichzeitiges Lungenödem (→ S. 102), ein anderes alveoläres Diffusionshindernis oder eine Störung des Surfactant (→ S. 90) führen dann sehr schnell zu einer bedrohlichen Ateminsuffizienz.

Atmung

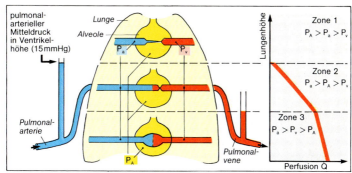

A. Regionale Lungendurchblutung

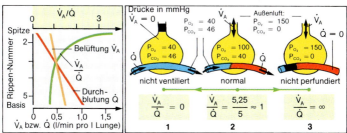

B. Durchblutung und Belüftung der Lungenregionen

C. Einfluß des Ventilations-Perfusions-Verhältnisses ($\dot{V}_A/\dot{Q}$) auf Partialdrücke in der Lunge

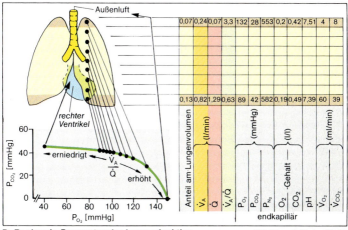

D. Regionale Parameter der Lungenfunktion

(A,B,C,D nach West u. Mitarb.)

CO$_2$-Transport im Blut

Wesentliches Endprodukt des Energiestoffwechsels (→ S. 199) ist das **Kohlendioxid** (CO$_2$). Das in den Zellen des Körpers entstehende CO$_2$ wird **physikalisch gelöst** und diffundiert in die benachbarten Blutkapillaren. Im Blut bleibt CO$_2$ zum kleineren Teil physikalisch gelöst, zum größeren Teil wird es **chemisch gebunden** (→ A, blaue Pfeile; → arteriovenöse CO$_2$-Differenz in der nachfolgenden Tab.). Das so mit CO$_2$ beladene Blut gelangt im Blutkreislauf über das rechte Herz in die Lungenkapillaren. Hier wird CO$_2$ wieder aus seiner Bindung gelöst (→ A, rote Pfeile) und diffundiert in die Alveolen, von wo es ins Freie abgeatmet wird (→ A, → S. 78 u. untenstehende Tab.).

Das aus den **Körperzellen** (→ A, Gewebe) diffundierte CO$_2$ erhöht den P_{CO_2} des arteriellen Blutes (ca. 5,33 kPa [40 mmHg]) auf den mittleren venösen Wert von ca. 6,27 kPa (47 mmHg). Damit erhöht sich auch das im Plasma physikalisch gelöste CO$_2$. Der Hauptteil des CO$_2$ diffundiert aber in die Erythrozyten, erhöht auch dort die Konzentration an physikalisch gelöstem CO$_2$ und wird außerdem dort chemisch gebunden. Es entsteht **HCO$_3^-$** und eine **Karbaminoverbindung** mit dem Hämoglobin (Hb). Etwa 3/4 des HCO$_3^-$ verlassen den Erythrozyten gleich wieder im Austausch gegen Cl$^-$ (**Anionenaustausch** [Hamburger-Shift]; → A).

Bei der Entstehung des HCO$_3^-$ aus CO$_2$ in den Erythrozyten spielt die **Karboanhydratase** (CA; → A) eine entscheidende Rolle (→ S. 145): Mit diesem Enzym wird die relativ träge Reaktion so stark beschleunigt, daß die kurze Zeit des Kontaktes zwischen Erythrozyten und Kapillaren (< 1 s) für die Umwandlung des CO$_2$ in HCO$_3^-$ ausreicht. (Das im Plasma ohne Mitwirkung der CA direkt gebildete HCO$_3^-$ spielt quantitativ keine Rolle. Gleiches gilt für die Karbaminobindung des CO$_2$ an Plasmaproteine.)

Bei der chemischen Bindung von CO$_2$ werden im Erythrozyten H$^+$-Ionen frei:

Bikarbonatbildung:
$$CO_2 + H_2O \rightleftarrows HCO_3^- + H^+,$$

Karbaminobindung:
$$Hb-NH_2 + CO_2 \rightleftarrows Hb-NH-COO^- + H^+.$$

Die so entstehenden H$^+$-Ionen werden **abgepuffert** (→ A, Pufferung). Wesentlicher Puffer im Erythrozyten ist das **Hämoglobin**.

Dabei kann das reduzierte Hämoglobin (→ B, Hb) mehr H$^+$-Ionen aufnehmen als das oxigenierte Hämoglobin (→ B, Oxy-Hb). Damit kann auch folgende Beobachtung erklärt werden: Die *Abgabe von O$_2$*, d. h. die Umwandlung von Oxy-Hb zu Hb, in den Kapillaren des peripheren Gewebes begünstigt die Bindung von CO$_2$ (**Haldane-Effekt**), weil ein verstärktes Abpuffern der H$^+$-Ionen durch Hb eine vermehrte chemische Bindung des CO$_2$ sowohl in Form des HCO$_3^-$ als auch in Form der Karbaminoverbindung fördert.

In den **Lungenkapillaren** verlaufen alle diese Reaktionen in der Gegenrichtung (→ A u. B, rote Pfeile): HCO$_3^-$ gelangt wieder in die Erythrozyten, nimmt H$^+$ auf und wird zu CO$_2$ zurückverwandelt. Die Oxigenierung des Hb zu Oxy-Hb unterstützt diesen Vorgang durch vermehrte Freisetzung von H$^+$-Ionen (*Haldane-Effekt*). Auch aus der Karbaminoverbindung wird CO$_2$ wieder gelöst. Das CO$_2$ diffundiert schließlich in die Alveolen, da dort ein niedrigerer P_{CO_2} herrscht als im venösen Blut.

CO$_2$-Verteilung im Blut (mmol/l *Blut*, 1 mmol = 22,26 ml CO$_2$)

		gelöst	HCO$_3^-$	Karbamino	gesamt
Arteriell:	Plasma*	0,7	13,2	0,1	14,0
	Erythrozyten**	0,5	6,5	1,1	8,1
	Blut	*1,2*	*19,7*	*1,2*	*22,1*
Gemischt-venös:	Plasma*	0,8	14,3	ca.0,1	15,2
	Erythrozyten**	0,6	7,2	1,4	9,2
	Blut	*1,4*	*21,5*	*1,5*	*24,4*
Arteriovenöse CO$_2$-Differenz im Blut		**0,2**	**1,8**	**0,3**	**2,3**
(% der gesamten arteriovenösen Differenz)		(9%)	(78%)	(13%)	(100%)

* ca. 0,55 l Plasma/l Blut; ** ca. 0,45 l Erythrozyten/l Blut

Atmung

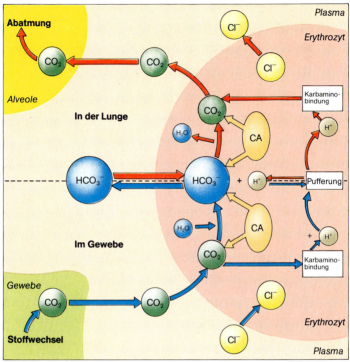

A. CO₂-Transport

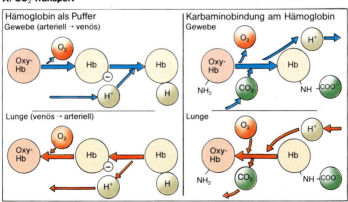

B. Pufferung und Karbaminobindung im Erythrozyten

CO_2-Bindung und -Verteilung im Blut

Die **Gesamt-CO_2-Konzentration** (chemisch gebundenes „CO_2" + physikalisch gelöstes CO_2; → **B**) beträgt im gemischtvenösen Blut ca. 24–25 mmol/l, im arteriellen Blut ca. 22–23 mmol/l (→ Tab. S. 96). Sie ist mehr oder weniger vom *Partialdruck des CO_2* (P_{CO_2}, in kPa oder mmHg) abhängig. Graphisch dargestellt ergibt diese Beziehung die sog. **CO_2-Bindungskurve** des Blutes (→ **A**).

Die Konzentration des **physikalisch gelösten CO_2**, [CO_2], im Blut ist linear vom dort herrschenden P_{CO_2} abhängig und errechnet sich aus

$$[CO_2] = \alpha \cdot P_{CO_2} \text{ (mmol/l)},$$

wobei α der Löslichkeitskoeffizient für CO_2 ist. α beträgt für CO_2 im Plasma bei 37 °C:

$$\alpha_{CO_2} = 0{,}225 \text{ mmol} \cdot l^{-1} \cdot kPa^{-1}$$
$$= 0{,}03 \text{ mmol} \cdot l^{-1} \cdot mmHg^{-1}.$$

Als *Bindungskurve des physikalisch gelösten CO_2* ergibt sich daher eine Gerade (→ **A**, grüne Linie). Im Gegensatz dazu nimmt das **chemisch gebundene „CO_2"** nicht linear mit erhöhtem P_{CO_2} zu, da u. a. die Pufferkapazität limitiert und nur eine begrenzte Anzahl von Karbaminobindungen am Hämoglobin möglich ist: Es ergibt sich für chemisch gebundenes „CO_2" eine gekrümmte Bindungskurve. Die *Bindungskurve für das Gesamt-„CO_2"* (→ **A**, rote bzw. violette Linie) errechnet sich aus der jeweiligen Summe des physikalisch gelösten und des chemisch gebundenen CO_2.

Der Verlauf der CO_2-Bindungskurve des Blutes ist von der O_2-Sättigung des Hämoglobins abhängig: Bei gleichem P_{CO_2} kann vollständig O_2-gesättigtes Blut weniger CO_2 binden als O_2-freies Blut (→ **A**, rote und violette Kurve). Das ist physiologisch auch sinnvoll: Wird das venöse Blut in der Lunge mit O_2 aufgeladen, vermindert sich gleichzeitig die chemische Bindung des CO_2 (Haldane-Effekt; → S. 96). Venöses Blut ist allerdings nie O_2-frei, sondern (je nach Ausschöpfung im betreffenden Organ) immer noch zu einem gewissen Anteil, im Mittel von rund 0,70, mit Sauerstoff gesättigt. Für diesen Wert liegt die entsprechende Kurve (→ **A**, gestrichelte Kurve) zwischen den beiden Kurven für eine 0,00- bzw. 1,00-O_2-Sättigung. Im arteriellen Blut herrscht ein P_{CO_2} von ca. 5,33 kPa (40 mmHg) und eine O_2-Sättigung von 0,97 (→ **A**, Punkt a). Im venösen Blut beträgt der P_{CO_2} ca. 6,27 kPa (47 mmHg) und die O_2-Sättigung rund 0,70 (→ **A**, Punkt v). Die Verbindung der Punkte a und v wird „**physiologische CO_2-Bindungskurve**" genannt.

Das Verhältnis der HCO_3^--Konzentration zu der des physikalisch gelösten CO_2 ist in Plasma und Erythrozyt unterschiedlich (rund 20 : 1 bzw. 12 : 1). Diese Werte spiegeln auch den Unterschied des pH-Wertes im Plasma (7,4) zu dem im Erythrozyten (ca. 7,2) wider (→ S. 110ff.).

CO_2 im Liquor

CO_2 diffundiert, im Gegensatz zu HCO_3^- und H^+, relativ leicht durch die Blut-Liquor-Schranke (→ S. 272), so daß sich der Liquor-P_{CO_2} rasch an **akute Änderungen des Blut-P_{CO_2}** anpaßt. Nun können aber CO_2-bedingte (sog. respiratorische) pH-Änderungen im Organismus nur von den sog. Nicht-Bikarbonatpuffern (NBP) abgepuffert werden (→ S. 116). Da deren Konzentration im Liquor niedrig ist, ziehen akute P_{CO_2}-Schwankungen dort also relativ starke Änderungen des pH-Wertes nach sich. Diese werden von den zentralen Chemorezeptoren erfaßt und mit einer Anpassung der Atemtätigkeit beantwortet (→ S. 104). Im Gegensatz zum Liquor ist Blut reich an NBP, so daß z. B. ein CO_2-bedingter pH-Abfall im Blut (*respiratorische Azidose*) effektvoll abgepuffert wird. Dadurch steigt die aktuelle HCO_3^--Konzentration im Blut (→ S. 118) auf höhere Werte als im Liquor an, so daß HCO_3^- (relativ langsam) in den Liquor diffundiert; dies hat dort einen Wiederanstieg des pH-Wertes und damit (via Chemorezeptoren) einen verringerten „Atemantrieb" zur Folge, ein Vorgang, der durch die renale Kompensation (pH-Anstieg, → S. 118) verstärkt wird. Damit kommt es schließlich zu einer Art „Gewöhnung" an **chronische P_{CO_2}-Abweichungen** vom Normalwert (s. a. S. 104).

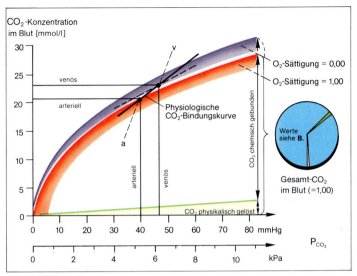

A. CO_2-Bindungskurve

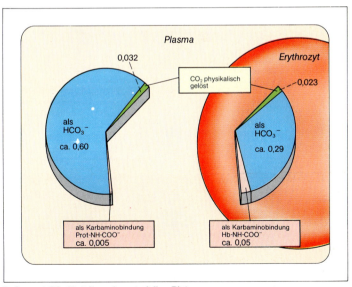

B. Gesamt-CO_2-Verteilung im arteriellen Blut

O_2-Bindung und -Transport im Blut

Hämoglobin (Hb; 64 800 Dalton) besitzt vier Untereinheiten mit je einer **Häm**-Gruppe. Häm ist ein Komplex aus Porphyrin und **Fe(II)**. Jedes der vier Fe(II) bindet reversibel ein O_2-Molekül: **Oxigenation** (nicht Oxidation). Die **O_2-Bindungskurve des Blutes** (→ **A**, rote Kurve) ist S-förmig (sigmoid), weil die vier Hämgruppen eine unterschiedliche Affinität für O_2 besitzen. Wird an das erste Häm O_2 gebunden, erhöht sich die Affinität des zweiten für O_2; eine Bindung an das zweite erhöht die Affinität des dritten usw.

Bei voller O_2-Sättigung bindet 1 mol Hb 4 mol O_2 ($= 4 \times 22,4$ l); 1 g Hb kann daher max. 1,38 ml O_2 transportieren. Die normale Hb-Konzentration beträgt rund 150 g/l Blut (→ S. 60). Diesem Hb-Gehalt entspricht daher ein maximaler O_2-Gehalt des Blutes von 0,207 l/l oder 9,24 mmol/l Blut: **O_2-Kapazität**.

Der O_2-Gehalt des Blutes ist mit dem an Hämoglobin (Hb) gebundenen O_2 gleichzusetzen, da im Vergleich dazu nur *sehr wenig O_2 physikalisch gelöst* wird (0,13 mmol/l bei 13,33 kPa [100 mmHg] oder 20mal weniger als CO_2 bei gleichem Partialdruck) (→ **A**, orange Kurve).

Ab einem O_2-Partialdruck von etwa 15 kPa ist das Hb daher nahezu O_2-gesättigt, und der Gehalt des Blutes an chemisch gebundenem O_2 kann durch einen noch höheren O_2-Druck praktisch nicht mehr vergrößert werden.

Der *tatsächlich oxigenierte Anteil am Gesamt-Hb* wird **O_2-Sättigung** genannt. Die O_2-Sättigung kann auch aus dem Verhältnis von tatsächlicher O_2-Konzentration zur O_2-Kapazität errechnet werden und beträgt normalerweise im arteriellen Blut ca. 0,97 ($P_{O_2} = 12,6$ kPa $= 95$ mmHg), im venösen Blut bei einem P_{O_2} von 5,33 kPa (40 mmHg) ca. 0,73. Ersterer Wert sinkt mit dem Alter, letzterer Wert ist von Organ zu Organ verschieden, da die **O_2-Ausschöpfung** von der Art und der Belastung des jeweiligen Organs abhängig ist.

Ist der Hb-Gehalt des Blutes erhöht oder erniedrigt (→ **A**, gelbe bzw. violette Kurve), verschiebt sich die O_2-Bindungskurve (und die O_2-Kapazität) nach oben bzw. unten. Verschiedene Faktoren können die Kurven auch nach rechts oder links verschieben, d. h. den Anfangsteil der Kurve flacher oder steiler machen, ohne daß sich dabei die O_2-Kapazität ändert.

Ursachen der „Linksverschiebung" sind ein *erniedrigter* P_{CO_2} und ein *erhöhter pH* (auch unabhängig vom P_{CO_2}), außerdem eine *Erniedrigung der Temperatur* und des im Erythrozyten befindlichen *2,3-Bisphosphoglyzerates* (2,3-BPG). Es stammt aus der Glykolyse und bindet sich an Hb (nicht an Oxy-Hb), wodurch die O_2-Affinität verringert, und damit die Kurve nach rechts verschoben wird. Zu einer „**Rechtsverschiebung**" kommt es bei einem *pH-Abfall* und einer Erhöhung der übrigen o. a. Faktoren (→ **B**).

Eine „Rechtsverschiebung" bedeutet, daß bei *gleichem* P_{O_2} *weniger* O_2 an das Hb gebunden ist (→ **A**, gestrichelte Pfeile), oder umgekehrt, daß bei einem bestimmten O_2-Gehalt des Blutes der P_{O_2} höher ist (→ **B**, gestrichelte Pfeile). Eine „Linksverschiebung" hat die gegenteiligen Effekte.

Ein einfaches Maß für Rechts- oder Linksverschiebungen ist der sog. **O_2-Halbsättigungsdruck (P_{50})**, bei welchem das Hb zu 0,5 (50 %) mit O_2 beladen ist. Der P_{50}-Wert beträgt normalerweise (bei pH 7,4 und 37 °C) 3,46 kPa $= 26$ mmHg (ablesbar z. B. an der blauen Kurve in **C**).

Der relativ niedrige pH-Wert und der relativ hohe P_{CO_2} im peripheren Gewebe bewirkt dort durch „Rechtsverschiebung" eine vermehrte O_2-Abgabe des Hämoglobins. Umgekehrt steigt in den Lungenkapillaren der pH wieder, und O_2 kann vermehrt aufgenommen werden (**Bohr-Effekt**). Da im venösen und arteriellen Blut der pH-Wert (zwischen ca. 7,2 und 7,4) und auch der P_{O_2} hin- und herpendelt, kann, ähnlich wie beim CO_2 (→ S. 98), eine „*physiologische O_2-Bindungskurve*" gezeichnet werden (→ **B**).

Myoglobin ($= O_2$-Kurzzeit-Speicher in den Muskeln) und **fetales Hb** haben bei niedrigem P_{O_2} einen steileren Verlauf der O_2-Bindungskurve als das normale Hb. Die Bindungskurve von Myoglobin verläuft nicht sigmoid, da (im Gegensatz zu Hb; s. o.) ein monomeres Molekül ist. Kohlenmonoxid (**CO**) hat eine extrem steile Bindungskurve mit Hb, d. h., schon bei prozentual geringfügigen CO-Beimischungen zur Atemluft O_2 vom Hb verdrängt (*CO-Vergiftung*) (→ **C**).

Wenn das normalerweise zweiwertige Eisen im Hb zu dreiwertigem Eisen oxidiert wird, entsteht **Met-Hb**, das *nicht* mehr in der Lage ist, O_2 zu binden (→ **C**).

Atmung

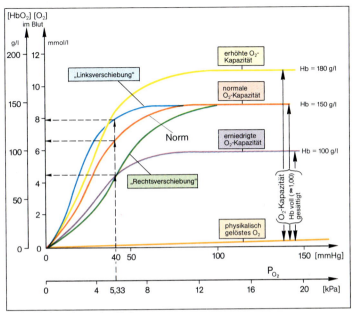

A. O₂-Bindungskurve des Blutes

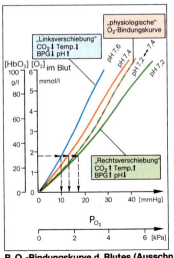

B. O₂-Bindungskurve d. Blutes (Ausschn.)

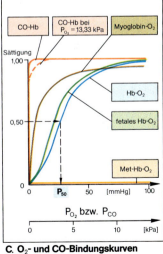

C. O₂- und CO-Bindungskurven

Sauerstoffmangel (Hypoxie, Anoxie)

Unter *Anoxie* wird eine fehlende, unter *Hypoxie* eine zu geringe O_2-Versorgung der Zelle verstanden, wobei beim O_2-Endverbraucher, den **Mitochondrien**, ein **kritischer P_{O_2}** (0,1–1 mmHg) unterschritten wird. In einem homogenen Gewebe sind zuerst diejenigen Zellen von der Anoxie bedroht, die a) am venösen Kapillarschenkel liegen und zugleich b) den größten Abstand zur Kapillare haben. Anoxien werden nach ihren Ursachen eingeteilt in (→ **A**):

1. Eine **hypoxämische Anoxie** kommt durch mangelnde O_2-Aufladung des Blutes zustande.

Die Ursachen dafür können sein:
a) zu tiefer P_{O_2} in der Außenluft, z. B. in größeren Höhen (→ S. 108),
b) eine verminderte oder völlig ruhende Atemtätigkeit, z. B. durch Lähmung der Atemmuskulatur (→ S. 80 f.) oder des Atem-,,Zentrums" (→ S. 104),
c) fehlende alveoläre Ventilation trotz tätiger Atemmuskeln, z. B. durch Verlegung der Atemwege durch Wasser oder Fremdkörper, durch Krampf der Bronchialmuskeln, durch Füllung der Alveolen mit Flüssigkeit (Lungenödem), durch einen Pneumothorax (→ S.82), durch Vergrößerung des Totraums (→ S.106) oder durch eine zu flache Atmung (→ S. 92),
d) fehlender oder verminderter O_2-Austausch zwischen Alveole und Blut (→ S.92), z. B. wegen mangelnder Durchblutung der Lungenkapillaren oder wegen eines Diffusionshindernisses.

2. **Anämische Anoxie**: Darunter versteht man eine Anoxie durch eine unzureichende O_2-Kapazität des Blutes (→ S. 100).

Ursachen dafür sind:
a) Mangel an Erythrozyten, z. B. durch Blutverlust, verminderte Erythrozytenbildung (Knochenmarksschädigung, Kobalamin- oder Folsäuremangel) oder vermehrter Erythrozytenabbau,
b) Mangel an Hämoglobin (Hb) trotz ausreichender Erythrozytenzahl (sog. hypochrome Anämie), z. B. durch Eisenmangel,
c) Fehlbildung von Hb (z. B. Sichelzellanämie),
d) Unwirksamkeit des Hb, z. B. durch CO-Vergiftung oder durch Met-Hb-Bildung (→ S. 100).

3. **Ischämische Anoxie**: Sie entsteht durch eine verminderte Durchblutung der Kapillaren.

Ursachen dafür sind:
a) allgemeiner Blutdruckabfall, z. B. durch Herzversagen oder Blutverlust (Schock; → S. 186).
b) lokale Durchblutungsstörungen, z. B. durch Gefäßverengung, durch Gefäßverlegung (Embolie, Thrombose) oder durch Abschnüren des betreffenden Körperteils.

Gegenüber 1) und 2) ist bei der ischämischen Anoxie zusätzlich auch der *Abtransport von Stoffwechselprodukten behindert*. Hier ist auch die anaerobe Glykolyse (→ S. 46) nur wenig hilfreich, da die entstehende Milchsäure im Ischämiegebiet verbleibt und dort durch lokale Azidose den Zellstoffwechsel rasch zum Erliegen bringt.

4. **Eine Anoxie wegen zu langer Diffusionswege** entsteht dann, wenn es zu einer Vermehrung des Gewebes kommt, ohne daß sich dabei die Zahl der Blutkapillaren mit vermehrt. Eine Blutkapillare kann nämlich um sich herum nur einen in seiner Dicke begrenzten Gewebszylinder mit O_2 versorgen. Der Radius dieses sog. *Kroghschen Zylinders* (O_2-Versorgungsradius), also die *Eindringtiefe* des O_2, ist durch den P_{O_2} in der Kapillare, durch die O_2-Permeabilität und den O_2-Verbrauch des Gewebes bestimmt. Für maximal tätiges Muskelgewebe wurde ein O_2-Versorgungsradius von ca. 20 μm errechnet. Gewebe, das weiter von der Kapillare entfernt ist, erhält zu wenig O_2 (Anoxie).

5. Von **zytotoxischer Anoxie** spricht man, wenn zwar genug O_2 in den Mitochondrien ankommt, die O_2-Verwertung aber vergiftet ist. Blausäure (HCN) z. B. blockiert den oxidativen Zellstoffwechsel durch Hemmung der Zytochromoxidase.

Die **Anoxie-Empfindlichkeit** der verschiedenen Organe und Gewebe ist unterschiedlich. Das **Gehirn** ist besonders empfindlich gegen O_2-Mangel. Das ist um so schwerwiegender, da eine einmal untergegangene Nervenzelle nicht mehr ersetzt wird. Bei einer Anoxie des Körpers ist die Überlebenszeit des Gehirns daher der Wert, der nach Behebung der Anoxie eine Erholung des Organismus begrenzt. Schon nach 15 s Anoxie tritt Bewußtlosigkeit auf. Eine völlige Erholung ist hier noch möglich. Dauert die Anoxie jedoch mehr als etwa 3 min, treten bereits erste, irreparable Schäden auf (→ **B**).

Eine **Zyanose**, also eine blau-violette Verfärbung von Lippen, Nagelbett etc., entsteht, wenn der Gehalt an desoxygeniertem Hb im Kapillarblut 50 g/l übersteigt. Zyanose ist ein Hypoxiezeichen bei normalem Gesamt-Hb-Gehalt. Sie fehlt hingegen bei starker anämischer Hypoxie und kann andererseits bei Polyzythämie (hohes Hb) auftreten, ohne daß eine wesentliche Hypoxie besteht.

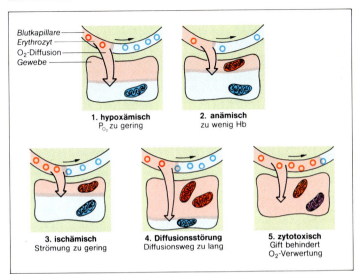

A. Formen der Anoxie

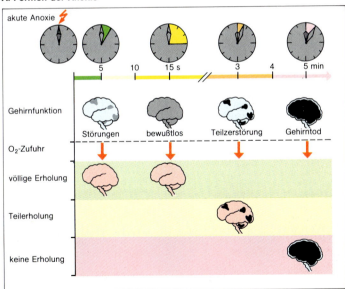

B. Anoxiefolgen am Gehirn

Regulation der Atmung

Die Atmung wird zentral gesteuert. Die Atemmuskeln (→ S. 80) werden von Nerven aus dem Halsmark (C IV–VIII) und aus dem Brustmark (Th I–VII) versorgt. Zu den Motoneuronen dieser Muskeln laufen Bahnen aus dem verlängerten Mark (**Medulla oblongata**), wo sich, räumlich z. T. getrennt, *inspiratorisch* und *exspiratorisch wirksame Neuronen* befinden (sog. **Atem-„Zentrum"**; → **A**). Diese Neuronengruppen sind *abwechselnd tätig*, wodurch es zu alternierender Inspiration und Exspiration kommt.

Bei Beginn der Inspiration breitet sich von wenigen inspiratorischen Neuronen die Erregung schnell auf die inspiratorischen Nachbarneuronen aus, wobei gleichzeitig die exspiratorischen Neuronen gehemmt werden (→ **A**). Die Erregung der inspiratorischen Neuronen nimmt wieder rasch ab, was z. T. darauf zurückzuführen ist, daß bei zunehmender Einatmung die **Dehnungsrezeptoren in der Lunge** erregt werden (→ **A unten**), deren Aktivierung die inspiratorische Neuronengruppe hemmt. Ob es ohne diesen peripheren Umweg eine solche Rückkoppelung zusätzlich im Zentrum gibt oder ob die Atemrhythmusentstehung auch auf speziellen Eigenschaften der einzelnen inspiratorischen Nervenzelle beruht (Schrittmachertätigkeit), ist noch nicht eindeutig geklärt. Im gleichen Maß, wie die Erregung der inspiratorischen Neuronen abnimmt, fällt zunehmend die Hemmung der exspiratorischen Neuronen weg. Auch diese erregen sich nun gegenseitig, während die inspiratorischen Neuronen während dieser Zeit gehemmt werden.

Das Ausmaß der unwillkürlichen Atemtätigkeit richtet sich in erster Linie nach den Partialdruckwerten von O_2 und CO_2 und wird daher durch **Rückkoppelung** geregelt. **Periphere Chemorezeptoren** an Aorta und A. carotis (*Glomus aorticum, Glomus caroticum*; → **A**) messen den P_{O_2} des arteriellen Blutes. Fällt er ab, wird über Bahnen im N. vagus und N. glossopharyngeus (N.X, N.IX; → **A**) die Atmung verstärkt, um den P_{O_2} im Blut wieder anzuheben (z. B. Höhenatmung; → S. 108). Auch ein P_{CO_2}-Anstieg und ein pH-Abfall im Blut haben hier einen ähnlich erregenden Einfluß.

Die Impulsfrequenz dieser peripheren Sensoren steigt langsam, wenn der arterielle P_{O_2} von 66 auf 13 kPa (= 500 auf 100 mmHg) abfällt, und steigt steiler an, wenn 13 kPa unterschritten werden. Diese Abhängigkeit wird noch steiler, wenn gleichzeitig der P_{CO_2} und/oder die H^+-Konzentration erhöht ist. Die CO_2-Antwort ist linear bei einem $P_{CO_2} > 5,3$ kPa (40 mmHg) und einem pH-Wert $< 7,7$.

Auf einen CO_2-Anstieg und damit einen pH-Abfall im **Liquor** reagieren **zentrale Chemorezeptoren** an der Vorderseite der Medulla oblongata (→ S. 272). Dieser Reiz verstärkt die Atemtätigkeit mit dem Ziel, den erhöhten P_{CO_2} im Blut (und damit auch im Liquor) wieder abzusenken.

Bei einer *chronischen CO_2-Erhöhung* nimmt der zuerst erhöhte **zentrale Atemantrieb** wieder ab (→ S. 98). Wird dann durch künstliche O_2-Beatmung (→ S. 108) den peripheren Chemorezeptoren eine ausreichende Atmung vorgetäuscht, gerät auch der noch verbliebene **periphere Atemantrieb** in Gefahr.

Über diese Regelung hinaus gibt es weitere Einflüsse auf die Atmung:

Dehnungsrezeptoren in Muskeln und Sehnen des Körpers (→ **A oben**) werden bei erhöhter Muskelarbeit erregt und führen zu verstärkter Atmung. Dieser Mechanismus führt einmal dazu, das bei Arbeit vermehrt anfallende CO_2 abzuatmen, *bevor* der P_{CO_2} im Blut ansteigt, zum anderen dazu, den zusätzlich benötigten O_2 aufzunehmen. **Einflüsse aus höheren Zentren** des ZNS (Kortex, Limbisches System, Hypothalamus, Pons) auf die Atmung spielen u. a. eine Rolle bei psychischer Erregung (z. B. Angst, Schmerz), bei Reflexen wie Niesen, Husten, Gähnen und Schlucken, beim Sprechen, Singen usw. Auch die **Pressorezeptoren** (→ S. 178) beeinflussen die Atmung, wodurch z. B. die Mehratmung bei Blutdruckabfall zustande kommt. Umgekehrt haben die Chemorezeptoren auch Einfluß auf den Kreislauf (→ S. 180). Die Atemtätigkeit wird außerdem durch die **Körpertemperatur** beeinflußt. Sowohl eine Erhöhung (z. B. Fieber) als auch ein Absinken führen zur Mehratmung; z. T. spielen dabei Temperatureffekte auf Haut- und Chemorezeptoren eine Rolle. Auch **Hormone** beeinflussen die Atmungsregulation: Die erhöhte Atmung in der 2. Hälfte des Menstruationszyklus und während der Schwangerschaft z. B. wird darauf zurückgeführt.

Mit **Hyper-** und **Hypopnoe** wird u. a. die Tiefe, mit **Tachy-**, **Brady-** und **Apnoe** die Frequenz der Atmung beschrieben, ohne daß dabei die Anforderungen des Organismus oder die Effizienz berücksichtigt werden. **Dyspnoe** beschreibt die Empfindung der Kurzatmigkeit, und **Orthopnoe** ist eine schwere Dyspnoe, die eine aufrechte Thoraxstellung erzwingt. **Hypo-** und **Hyperventilation** beschreiben Situationen, bei denen die CO_2-Abatmung kleiner bzw. größer als die CO_2-Produktion ist. Sie sind daher ausschließlich durch einen erhöhten bzw. erniedrigten P_{CO_2} im Blut definiert.

Atmung

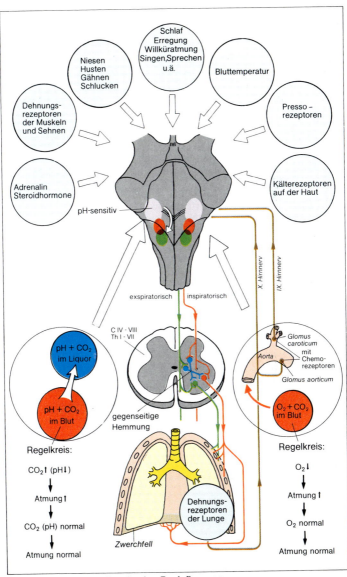

A. Das Atem-„Zentrum" und seine Beeinflussung

Atmung beim Tauchen

Das Tauchen bereitet aus zwei Gründen Atmungsprobleme: Zum einen ist der normale Zugang zur Außenluft versperrt, zum anderen steigt der Umgebungsdruck des Körpers unter Wasser dadurch erheblich an, daß sich der Druck der Wassersäule (pro 10 m Wassertiefe 98 kPa = 735 mmHg = 1 at) zum Barometerdruck an der Wasseroberfläche hinzuaddiert.

Beim Tauchen knapp unter die Wasseroberfläche können die Atemwege über einen **Schnorchel** verlängert werden, so daß der Zugang zur Außenluft erhalten bleibt (→ B). Die Atmung ist dabei erschwert, da nicht nur der *Totraum* (→ S. 86 u. S. 92) *vergrößert* wird, sondern auch der zusätzlich auf dem Brustkorb lastende *Wasserdruck* bei der Einatmung überwunden werden muß. Die Tauchtiefe bei der Schnorchelatmung ist deshalb begrenzt: 1. Bei starker Verlängerung des Schnorchels erhöht sich entweder der Totraum zu sehr, oder, bei Wahl eines engeren Rohres, der Strömungswiderstand im Rohr steigt zu stark an. 2. Der Wasserdruck wird zu hoch: Bei der Inspiration kann nämlich nur ein Maximaldruck von ca. 11 kPa (112 cm H$_2$O) erzeugt werden (→ S. 88, inspiratorische Maxima). Eine Einatmung ab ca. 112 cm Wassertiefe ist somit nicht mehr möglich: Der Thorax verharrt in starker Exspirationsstellung (hypoxämische Anoxie; → B u. S. 102).

Um beim Tauchen auch in größeren Tiefen (bis ca. 70 m) noch eine Atmung zu ermöglichen, werden **Tauchgeräte** verwendet. Sie stellen den Druck der Inspirationsluft (aus Druckflaschen) automatisch auf den umgebenden Wasserdruck ein. Der Taucher kann also mit normalem Kraftaufwand atmen, da der Wasserdruck immer vom Gegendruck des Tauchgerätes kompensiert wird. Durch den hohen Druck steigt aber u. a. der Partialdruck von Stickstoff (P_{N_2}; → A), so daß mehr N_2 im Blut gelöst wird als unter normalen Druckverhältnissen (in 60 m Tiefe ca. 7mal mehr). Beim Auftauchen läßt der hohe Druck wieder nach, und der zusätzliche N_2 bleibt nicht in Lösung. Bei langsamem, stufenweisem Auftauchen diffundiert der vermehrte N_2 wieder zurück und wird abgeatmet. Bei zu raschem Auftauchen entstehen hingegen N_2-*Gasblasen im Gewebe* (Schmerzen!) und *im Blut*, wo sie zur Verlegung von kleinen Blutgefäßen (*Gasembolie*) führen (**Taucher- oder Caissonkrankheit**; → A). Bei Tauchtiefen > 40–60 m kommt es zum *Tiefenrausch* (N_2-„Narkose"?), ab 75 m zur O_2-*Vergiftung* (→ S. 108).

Taucht man ohne Hilfsmittel **mit angehaltener Luft**, steigt der CO_2-Partialdruck (P_{CO_2}; → S. 78) im Blut, da das im Körper produzierte CO_2 nicht abgeatmet wird. Ab einem bestimmten P_{CO_2} kommt es, via Chemorezeptoren (→ S. 104), zum Gefühl der Atemnot, d. h. zum Signal „Auftauchen!". Um diesen Zeitpunkt hinauszuzögern, kann vor dem Tauchen der normale P_{CO_2} im Blut durch *Hyperventilation* (→ S. 104) gesenkt werden. Geübte Taucher können sich dadurch mehr als eine Minute unter Wasser aufhalten. Der Verlauf der Partialdrücke in der Alveole und Ausmaß und Richtung des alveolären Gasaustausches sind für einen solchen Tauchversuch (10 m tief, 40 s Dauer) in C gezeigt: Die anfängliche Hyperventilation senkt den P_{CO_2} (→ C, grüne, ausgezogene Linie) und steigert etwas den P_{O_2} (C, rote Linie) in der Alveole (und im Blut). Das Tauchen in 10 m Wassertiefe verdoppelt den Druck auf den Thorax und dadurch auch auf die Alveolen, wodurch die Partialdrücke (P_{CO_2}, P_{O_2}, P_{N_2}) der Gase darin stark erhöht werden. Aus den Alveolen gelangt deshalb vermehrt O_2 ins Blut, und auch CO_2 fließt jetzt in dieser Richtung (→ C unten). Ist der P_{CO_2} im Blut weit genug angestiegen, kommt das Signal „Auftauchen!" (s. o.). Wird es befolgt, sinkt der P_{O_2} in Blut und Alveole rapid ab (O_2-Verbrauch + Druckentlastung!) und der alveoläre O_2-Austausch hört auf. In Höhe der Wasseroberfläche erreicht der P_{O_2} so eine gerade noch tolerierbaren Wert. Wird hingegen vor dem Tauchen übermäßig hyperventiliert, dann kommt das Signal „Auftauchen!" zu spät und der P_{O_2} sinkt vor Erreichen der Wasseroberfläche auf Null ab (Bewußtlosigkeit, Tod durch Ertrinken; → C, gestrichelte Linien).

Barotrauma: Beim Tauchen werden gasgefüllte Räume im Körper (Lunge, Mittelohr etc.) durch den erhöhten Druck verkleinert (auf 1/2 bei 10 m Tauchtiefe, auf 1/4 bei 30 m), es sei denn, daß das fehlende Luftvolumen ersetzt wird. Beim Gerätetauchen geschieht dies im Falle der Lunge automatisch. Die Verbindung des Mittelohres mit dem Rachen über die Eustachische Röhre ist jedoch nur gelegentlich (beim Schlucken) oder gar nicht (z. B. bei Erkältung) geöffnet. Fehlt hier der Volumenausgleich während des Tauchens, wölbt der steigende Wasserdruck im äußeren Gehörgang das Trommelfell nach innen (Schmerz!) und kann es zum Platzen bringen. Kaltes Wasser dringt ein und reizt einseitig das Gleichgewichtsorgan (→ S. 298), was zu Übelkeit, Schwindel und Orientierungsstörungen führt. Vorbeugung dient das gelegentlich aktive Einpressen von Luft aus der Lunge in das Mittelohr (Nase zuhalten, pressen!).

Beim Auftauchen dehnen sich die Gasräume wieder aus. Wird zu schnell (> 18 m/min), d. h. ohne regelmäßiges Luftablassen, aufgetaucht, kommt es u. a. zu Rissen in der Lunge mit Pneumothorax (→ S. 82) und oft tödlichen Blutungen und Luftembolien.

Atmung

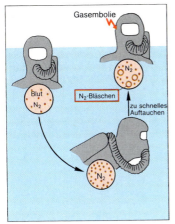

A. Gerätetauchen

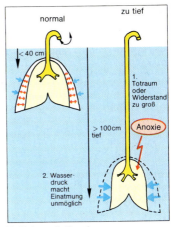

B. Schnorcheltauchen

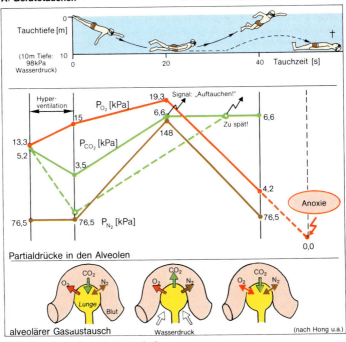

C. Tieftauchen mit angehaltener Luft

Atmung

Atmung in großen Höhen

In Meereshöhe beträgt der Barometerdruck (P_B) durchschnittlich 101,3 kPa (760 mmHg). Aus dem O_2-Anteil an der Luft (0,21) errechnet sich für diese Höhe somit ein O_2-Partialdruck der Inspirationsluft (P_{IO_2}) von ca. 21,33 kPa (160 mmHg) (→ S. 78). Mit zunehmender Höhe über dem Meeresspiegel nehmen P_B, damit P_{IO_2} (→ **A** Spalte 1) und in der Folge auch der O_2-Partialdruck in den Alveolen (P_{AO_2}) ab, der in Meereshöhe rund 13,33 kPa (100 mmHg) beträgt (→ **A**, Spalte 2). Sinkt der für die O_2-Versorgung maßgebliche P_{AO_2} unter den kritischen Wert von ca. 4,7 kPa (35 mmHg), kommt es zu Störungen der Gehirnfunktion durch Hypoxie (→ S. 102). Bei normaler Atmung würde dieser Wert in ca. 4000 m Höhe erreicht werden (→ **A**, gestrichelte Kurve in Spalte 2). Durch den niedrigen P_{O_2} wird jedoch via Chemorezeptoren (→ S. 102) das Atemzeitvolumen ($\dot{V}_T$) erhöht (**O_2-Mangelatmung**) (→ **A**, Spalte 4). Der P_{AO_2} kann damit höher gehalten werden, so daß sein kritischer Wert erst bei rund 7000 m erreicht wird (sog. *Höhengewinn*; → **A**).

Aus der **alveolären Gasgleichung**,
$P_{AO_2} = P_{IO_2} - P_{ACO_2}/RQ$,
ist zu ersehen, daß bei gegebenem Barometerdruck jede Erniedrigung des P_{ACO_2} zu einer Erhöhung des alveolären P_{O_2} führt.

Größere Höhen können bei **O_2-Atmung** (aus Druckflaschen) erreicht werden. P_{IO_2} ist dabei fast so groß wie der Barometerdruck P_B (→ **A**, Spalte 1). Dementsprechend steigt auch der P_{AO_2} an (→ **A**, Spalte 3). Ohne Mehratmung wird jetzt die kritische Schwelle des P_{AO_2} bei über 12 km erreicht, mit Erhöhung von $\dot{V}_T$ erst bei ca. 14 km. Moderne Langstreckenflugzeuge fliegen deshalb etwas unter dieser Höhe, so daß bei einem Druckabfall in der Kabine ein Überleben mit Sauerstoffmasken möglich ist.

Die maximale Mehratmung (ca. 3fache Ruheatmung) bei O_2-Mangel ist relativ klein, wenn sie z. B. mit der Atemsteigerung bei starker Arbeit in normalen Höhen verglichen wird (→ S. 49, C3). Der Grund dafür liegt darin, daß durch die Hyperventilation in der Höhe der P_{CO_2} im Blut gesenkt wird; es kommt zu einer *respiratorischen Alkalose* (→ S. 116). Damit vermindert sich aber der Atemantrieb über die zentralen Chemorezeptoren (→ S. 104), ein Effekt, der dem Atemantrieb über die O_2-Chemorezeptoren entgegenwirkt. Die respiratorische Alkalose wird allerdings nach einiger Zeit durch eine renale HCO_3^--Mehrausscheidung kompensiert. Dadurch nähert sich der pH-Wert des Blutes wieder der Norm, so daß der Atemantrieb durch O_2-Mangel nun verstärkt zur Geltung kommen kann. Die Reizung der O_2-Chemorezeptoren in der Höhe bewirkt auch eine *Erhöhung der Herzfrequenz*; eine ausreichende O_2-Versorgung des Gewebes wird damit zusätzlich durch einen Anstieg des *Herzzeitvolumens* (→ S. 154) gewährleistet.

Auch die *Erythropoese* (→ S. 60) wird in der Höhe *angeregt*: Bei längerem Höhenaufenthalt steigt der Erythrozytengehalt des Blutes an. Dem sind jedoch durch die damit verbundene Erhöhung der Viskosität des Blutes Grenzen gesetzt (→ S. 64 u. 156).

Der Aufenthalt in Höhen von mehr als 14 km ist auch bei O_2-Atmung nur mit Druckkabinen oder -anzügen möglich (Raumfahrt). Oberhalb von ca. 20 km würden ohne einen solchen Schutz die Körperflüssigkeiten bereits zu sieden beginnen (→ **A**), da dort der Barometerdruck (P_B) unter den Wasserdampfdruck bei 37 °C absinkt.

O_2-Vergiftung

Ist der O_2-Partialdruck in der Inspirationsluft (P_{IO_2}) höher als normal (> 22 kPa oder 165 mmHg), sei es durch erhöhte O_2-Konzentration (*O_2-Therapie*) oder durch einen erhöhten Gesamtdruck bei normalem O_2-Gehalt (*Tauchen*, → S. 106), kommt es zur *Hyperoxie*. Die *Toxizität des O_2* hängt vom P_{IO_2} (kritisch: > ca. 40 kPa oder 300 mmHg) und von der Dauer der Hyperoxie ab. Zu *Lungenstörungen* (Verminderung des Oberflächenfaktors, → S. 90) kommt es, wenn der P_{IO_2} über mehrere Tage ca. 70 kPa (0,7 at) oder für 3–6 h ca. 200 kPa (2 at) beträgt. Erste Symptome sind Husten und Schmerzen beim Atmen. Bei P_{IO_2} > 220 kPa (2,2 at), was ca. 100 m Tauchtiefe mit Preßluftversorgung entspricht, kommt es zu *Krämpfen* und *Bewußtlosigkeit*.

Frühgeborene *erblinden*, wenn sie, z. B. im Brutkasten, für längere Zeit einem $P_{IO_2} \gg 40$ kPa ausgesetzt werden, da sich unter diesen Umständen der Glaskörper trübt.

Atmung 109

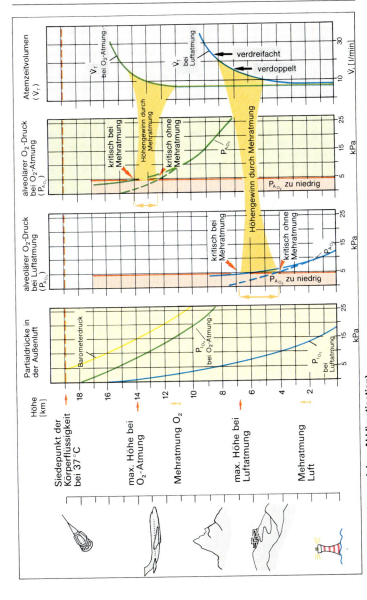

A. Die Höhenatmung (ohne Akklimatisation)

pH-Wert, Puffer, Säure-Basen-Gleichgewicht

Der **pH-Wert** ist ein Maß für die „effektive" H^+-Ionenkonzentration oder H^+-Ionenaktivität ($= f_H \cdot [H^+]$), wobei
$pH = -\log (f_H \cdot [H^+])$ ($\rightarrow$ S. 334).
Der **pH-Wert des Blutes** beträgt im Mittel ca. **7.4** (Normalbereich $\rightarrow$ S. 114), was einer H^+-Aktivität von ca. 40 nmol/l entspricht. Für den Organismus ist die Konstanthaltung des pH-Wertes besonders wichtig: Die *Molekülform der Proteine* z.B. und damit eine *normale Struktur der Zellbestandteile* ist pH-abhängig. Auch eine optimale *Wirksamkeit der Enzyme* ist an einen normalen pH-Wert gebunden. Bei größeren Abweichungen des pH-Wertes von der Norm kommt es deshalb zu *Störungen des Stoffwechsels*, der *Durchlässigkeit von Membranen*, der *Elektrolytverteilung* usw. Blut-pH-Werte unter 7,0 und über 7,8 sind mit dem Leben nicht mehr vereinbar.

Für die Konstanthaltung des pH-Wertes im Organismus sorgen verschiedene **pH-Puffer** ($\rightarrow$ S. 334). Ein wichtiger Puffer des Blutes und der Interstitiumflüssigkeit ist das System
$$CO_2 + H_2O \rightleftarrows HCO_3^- + H^+.$$
Für einen bestimmten pH-Wert in einer Lösung ist das dort herrschende Konzentrations*verhältnis* jeder Puffer-„Base" (z.B. $[HCO_3^-]$) zur dazugehörigen Puffer-„Säure" (im Beispiel also $[CO_2]$) festgelegt (**Henderson-Hasselbalchsche Gleichung**; $\rightarrow$ **A** u. S. 113).

Die große Bedeutung des CO_2/HCO_3^--Puffersystems im Blut liegt darin, daß es nicht nur (wie die anderen Puffer) H^+-Ionen abpuffern kann, sondern zusätzlich darin, daß die Konzentrationen der beiden Pufferkomponenten weitgehend unabhängig voneinander *verändert* werden können: $[CO_2]$ durch die **Atmung**, $[HCO_3^-]$ durch **Leber** und **Niere** ($\rightarrow$ **A**).

Der wichtigste der übrigen Puffer ist das **Hämoglobin** in den Erythrozyten:
$HbH \rightleftarrows Hb^- + H^+$;
$HbO_2H \rightleftarrows HbO_2^- + H^+$.

Das relativ saure, oxigenierte Hb nimmt dabei weniger H^+-Ionen auf bzw. gibt mehr H^+-Ionen ab als das weniger saure, desoxigenierte Hb ($\rightarrow$ auch S. 96 u. S. 98). Wird daher z. B. in der Lunge Hb zu HbO_2 oxigeniert, werden H^+-Ionen frei. Sie gleichen z.T. den pH-Anstieg aus, der seine Ursache in der dort ablaufenden CO_2-Abatmung hat.

Pufferwirkung haben außerdem die *Plasmaproteine* sowie anorganische ($H_2PO_4^- \rightleftarrows H^+ + HPO_4^{2-}$) und (im Erythrozyten) organische *Phosphate*. Auch das Zellinnere der verschiedenen Gewebe kann zur Pufferung herangezogen werden.

Die **Pufferkapazität** ($\rightarrow$ S. 112) bei pH 7,4 und konstantem P_{CO_2} beträgt etwa 75 mmol $\cdot l^{-1} \cdot (\Delta pH)^{-1}$ und die **Pufferbasenkonzentration** des Blutes beträgt normalerweise rund 48 mval/l ($\rightarrow$ S. 114 u. 118). Es ist dies die Summe der Konzentrationen aller der Pufferformen, die H^+-Ionen aufnehmen können (HCO_3^-, Hb^-, HbO_2^-, Bisphosphoglyzerat$^-$, Plasmaproteinat$^-$, HPO_4^{2-} usw.

Als Maß für die Pufferungsfähigkeit des Blutes im Organismus wird die Pufferbasenkonzentration bevorzugt, da die Pufferkapazität vom jeweiligen P_{CO_2} abhängig ist.

Der pH-Wert des Plasmas und der Erythrozyten und damit des Blutes kann durch eine Reihe von Faktoren beeinflußt werden ($\rightarrow$ **A** u. S. 114 f.):

a) H^+**-Ionen** können *direkt zugeführt* werden, z.B. aus dem Stoffwechsel in Form von Salzsäure, Milchsäure, Ketosäuren, Schwefelsäure u.a., oder aus dem Blut entfernt werden, z.B. H^+-Ionenausscheidung der Niere ($\rightarrow$ S. 144 ff.) oder H^+-Ionenverlust beim Erbrechen ($\rightarrow$ S. 114).

b) OH^-**-Ionen** können *zugeführt* werden, z.B. mit den (basischen) Salzen schwacher Säuren bei vorwiegend pflanzlicher Ernährung.

c) Die **Konzentration von Kohlendioxid** ($= [CO_2]$) kann verändert sein, z.B. durch Änderung der CO_2-Produktion im **Stoffwechsel** oder der CO_2-Abatmung in der **Lunge**. Fällt die CO_2-Konzentration, steigt damit der pH-Wert u.u. ($\rightarrow$ **A**).

d) Die **Bikarbonatkonzentration** ($= [HCO_3^-]$) kann direkt verändert werden, z.B. durch HCO_3^--Ausscheidung durch die **Niere** oder HCO_3^--Verlust bei Durchfall ($\rightarrow$ S. 146 u. S. 114), wobei ein Ansteigen (bzw. Abfallen) von $[HCO_3^-]$ einen pH-Anstieg (bzw. -Abfall) zur Folge hat.

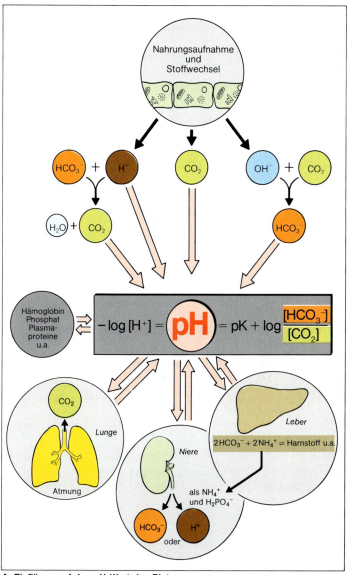

A. Einflüsse auf den pH-Wert des Blutes

Der Bikarbonat-Kohlendioxid-Puffer

In jeder Pufferlösung ist der pH-Wert mit dem **Verhältnis** der Konzentrationen der Pufferpaare fest verknüpft. In einer Bikarbonatlösung bestimmt also das Verhältnis der Bikarbonatkonzentration ($= [\mathbf{HCO_3^-}]$) zur Konzentration des physikalisch gelösten Kohlendioxids ($= [\mathbf{CO_2}]$) den **pH-Wert** ($\rightarrow$ **A, oben**, Henderson-Hasselbalchsche Gleichung).

Wenn z.B. $[HCO_3^-] = 24$ mmol/l und $[CO_2] = 1,2$ mmol/l, ist $[HCO_3^-]/[CO_2] = 24/1,2 = 20$; werden log 20 ($= 1,3$) in die Gleichung eingesetzt, ergibt sich ein pH-Wert von 7,4 ($\rightarrow$ **A oben**). Erniedrigt sich $[HCO_3^-]$ auf 10 mmol/l und $[CO_2]$ auf 0,5 mmol/l, ist das Verhältnis 10/0,5 = 20: Trotz der Konzentrationsabnahme hat sich das *Verhältnis* der beiden Werte nicht geändert, also bleibt der pH-Wert gleich.

Gelangen in eine gepufferte Lösung H^+-Ionen, so werden sie an die Pufferbase (hier HCO_3^-) gebunden, aus der dadurch die Puffersäure entsteht: $HCO_3^- + H^+ \rightarrow CO_2 + H_2O$. In einem **geschlossenen System** bildet sich dabei genau soviel Puffersäure wie Pufferbase verbraucht wird (das Umgekehrte gilt bei der Zugabe von OH^--Ionen). Die genannten Ausgangswerte 24/1,2 mmol/l für $[HCO_3^-]/[CO_2]$ ($\rightarrow$ **A oben**) ändern sich bei der Zugabe von z. B. 2 mmol/l H^+-Ionen in 22/3,2, wodurch der pH-Wert auf 6,93 absinkt ($\rightarrow$ **A links**). D. h., die Pufferkapazität (s. u.) des HCO_3^-/CO_2-Puffers in einem geschlossenen System ist gering, weil der pK-Wert von 6,1 sehr weit vom erstrebten pH-Wert (7,4) entfernt ist ($\rightarrow$ S. 334).

Wird das zusätzlich entstehende CO_2 jedoch *aus der Lösung entfernt* (**offenes System**; $\rightarrow$ **A rechts**), ändert sich bei H^+-Zugabe (2 mmol/l) nur die Bikarbonatkonzentration. Das Verhältnis $[HCO_3^-]/[CO_2]$ ($= 22/1,2$) und damit auch der pH-Wert (7,36) sind in diesem Fall weit weniger abgesunken als bei der Pufferung im geschlossenen System. Im Organismus entsteht bei der Bikarbonatpufferung dadurch ein offenes System, daß der CO_2-**Partialdruck** (P_{CO_2}) und damit die CO_2-**Konzentration** ($[CO_2] = \alpha \cdot P_{CO_2}$; $\rightarrow$ S. 98) des Plasmas durch die **Atmung** geregelt wird ($\rightarrow$ **B**). Normalerweise wird in der Lunge genau so viel CO_2 abgeatmet wie aus dem Stoffwechsel anfällt (15 000 bis 20 000 mmol/Tag). Dabei herrscht in den Alveolen ein konstanter P_{CO_2} ($\rightarrow$ S. 92 f.), an den sich der P_{CO_2} des Plasmas bei jeder Lungenpassage angleicht, d. h., der P_{CO_2} im arteriellen Blut ist ebenfalls konstant. Eine H^+-Zufuhr führt zu einem erhöhten P_{CO_2} im Blut ($H^+ + HCO_3^- \rightarrow CO_2 + H_2O$) ($\rightarrow$ **B links**). Dieses Mehrangebot von CO_2 wird in der Lunge sehr rasch abgeatmet, so daß sich der arterielle P_{CO_2} trotz der H^+-Ionenzufuhr praktisch nicht ändert (offenes System).

Daß eine solche Vermehrung der CO_2-Abatmung quantitativ kaum ins Gewicht fällt, zeigt folgende Rechnung: Verdoppelt sich z. B. der Anfall der H^+-Ionen im Organismus innerhalb eines Tages (normalerweise 60 mmol/Tag) entstehen dadurch (ohne Berücksichtigung der Nicht-Bikarbonatpuffer) zusätzlich 60 mmol $CO_2/$Tag, was nur rund 0,3 % der normalen CO_2-Abgabe/Tag ausmacht.

Im Prinzip ähnlich wirkt sich eine periphere OH^--**Zufuhr** aus. Da $OH^- + CO_2 \rightarrow HCO_3^-$, steigt $[HCO_3^-]$, und der P_{CO_2} im Blut ist kleiner als normal. Wegen der dadurch verminderten CO_2-Abgabe ändert sich auch hier nichts am arteriellen P_{CO_2} ($\rightarrow$ **B rechts**), so daß der arterielle pH-Wert nur durch die erhöhte HCO_3^--Konzentration etwas ansteigt.

Bei pH 7,4 beteiligt sich das offene HCO_3^-/CO_2-Puffersystem (P_{CO_2} konstant 40 mmHg) zu etwa ⅔ an der Pufferkapazität des Blutes. Der Rest wird von den überwiegend intrazellulär lokalisierten **Nicht-Bikarbonatpuffern** (**NBP**) bestritten.

Die **Pufferkapazität** ($mol \cdot l^{-1} \cdot (\Delta pH)^{-1}$) bei einem bestimmten pH ist das Verhältnis (H^+- bzw. OH^--Zugabe pro Volumen)/(pH-Änderung), was der Steilheit der Titrationskurve dieses Puffers entspricht ($\rightarrow$ S. 335, D).

Die NBP puffern im **geschlossenen** System, d. h., ihre Gesamtkonzentration ([NBP-Base] + [NBP-Säure]) bleibt auch nach einer Pufferung konstant. Sie ändert sich jedoch merklich, wenn die Hämoglobinkonzentration im Blut verändert ist, da **Hämoglobin** der Hauptbestandteil der NBP ist ($\rightarrow$ S. 118). Bei sog. metabolischen Störungen ($\rightarrow$ S. 114) ergänzen die NBP das HCO_3^-/CO_2-System, während sie bei respiratorischen Störungen ($\rightarrow$ S. 116) die **einzigen** effektiven Puffer sind.

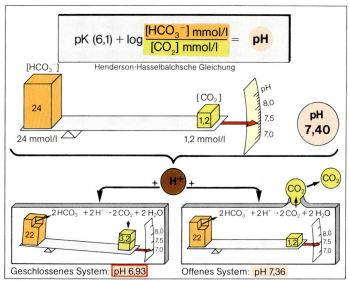

A. Bikarbonat als Puffer im offenen und geschlossenen System

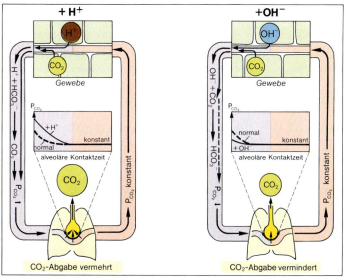

B. Bikarbonat als Blutpuffer: offenes System

Der Säure-Basen-Haushalt und seine Störungen

Die Regulation des Säure-Basen-Haushalts hat zum primären Ziel, den pH-Wert konstant zu halten. Die **normalen Säure-Basen-Parameter des Plasmas** (im arterialisierten Kapillarblut gemessen) sind in folgender Tabelle aufgeführt (Erythrozytenwerte → Tab. S. 96):

Frauen
[H^+] 39,8 ± 1,4 nmol/l
pH 7,40 ± 0,015
P_{CO_2} 5,07 ± 0,3 kPa = 38 ± 2 mmHg
[HCO_3^-] 24 ± 2,5 mmol/l

Männer
[H^+] 40,7 ± 1,4 nmol/l
pH 7,39 ± 0,015
P_{CO_2} 5,47 ± 0,3 kPa = 41 ± 2 mmHg
[HCO_3^-] 24 ± 2,5 mmol/l

Der Säure-Basen-Haushalt ist im Gleichgewicht, wenn im Organismus folgende Bilanzen ausgeglichen sind:

1. (H^+-Zufuhr bzw. -Produktion) − (HCO_3^--Zufuhr bzw. -Produktion) = (H^+-Ausscheidung) − (HCO_3^--Ausscheidung) ≈ 60 mmol/Tag (nahrungsabhängig),

2. (CO_2-Produktion) = (CO_2-Ausscheidung) ≈ 15000−20000 mmol/Tag.

Bei der 1. Bilanz spielen normalerweise die H^+-Produktion (HCl, H_2SO_4, Milchsäure, H_3PO_4 u.a.) und die adäquate H^+-Ionenausscheidung durch die Niere (→ S. 144ff.) die Hauptrollen. Zu einer wesentlichen HCO_3^--Zufuhr kann es aber z.B. bei pflanzlicher Ernährung kommen (Stoffwechsel: $OH^- + CO_2 \rightarrow HCO_3^-$ [→ S. 110]). Dabei wird zum Ausgleich HCO_3^- im Urin ausgeschieden (Der Harn eines Pflanzenfressers ist daher alkalisch).

Störungen

Steigt der Blut-pH-Wert über die obere Grenze der Norm, dann spricht man von **Alkalose**, fällt er unter die untere Grenze der Norm, kommt es zu einer **Azidose**. Ist die Ursache eine primäre Änderung des Blut-P_{CO_2}, spricht man von **respiratorischer** Störung (→ S. 116f.), während eine primäre Änderung der [HCO_3^-] zu einer **metabolischen** (oder **nichtrespiratorischen**) Störung führt. Diese Störungen können teilweise oder völlig **kompensiert** oder **unkompensiert** sein.

Metabolische Azidose

Ursachen einer metabolischen Azidose (pH ↓, [HCO_3^-] ↓) können u.a. sein: 1. Insuffizienz der Nieren, die normal gebildete Menge an H^+-Ionen auszuscheiden; 2. vermehrte H^+-Aufnahme; 3. unvollständiger Fettabbau: Azidose durch β-Oxybuttersäure oder Azetessigsäure (*Zuckerkrankheit, Hunger*); 4. anaerober Abbau der Kohlenhydrate zu Milchsäure (z.B. bei O_2-Mangel im Gewebe); 5. vermehrter Anfall von HCl und H_2SO_4 im Stoffwechsel (hohe Protein-Aufnahme); 6. HCO_3^--Verlust durch die Nieren (renal-tubuläre Azidose, Einnahme von Karboanhydratase-Hemmern) und bei Durchfall.

Bei all diesen Ereignissen kommt es zuerst zur **Pufferung** (→ **A**) der überschüssigen H^+-Ionen (auch jeder HCO_3^--Verlust durch Nieren oder Darm entspricht einem Zuwachs an H^+-Ionen). HCO_3^- und die Nicht-Bikarbonatpufferbasen (NBP$^-$) beteiligen sich etwa zu ⅔ bzw. ⅓ an dieser Pufferung, wobei das aus HCO_3^- entstehende CO_2 den Organismus über die Lunge verläßt (offenes System; → S. 112). Die **Pufferbasenkonzentration** (PB) **fällt ab** (negativer Basenexzess; → S. 118). Der zweite Schritt ist die **Kompensation der metabolischen Azidose**: Der erniedrigte pH-Wert führt (via zentrale Chemorezeptoren; → S. 104) zu einer Erhöhung des Atemzeitvolumens, die wiederum eine Senkung des alveolären und arteriellen P_{CO_2} zur Folge hat. Bei dieser **respiratorischen Kompensation** (→ **A unten**) wird nicht nur das Verhältnis [HCO_3^-]/[CO_2] wieder der Norm genähert, sondern auch (durch den steigenden pH-Wert) auch NBP-H wieder in NBP$^-$ zurückverwandelt. Dieser Vorgang verbraucht HCO_3^-, was zur Kompensation eine zusätzliche CO_2-Abatmung notwendig macht (→ **A unten**). Dauert die Ursache der Azidose an, reicht die respiratorische Kompensation nicht aus. Es muß dann eine vermehrte **H^+-Ausscheidung durch die Niere** stattfinden (→ S. 144ff.).

Metabolische Alkalose

Eine metabolische Alkalose wird u.a. hervorgerufen durch: 1. die Zufuhr von Basen (z.B. HCO_3^--Infusion), 2. vermehrten Stoffwechsel organischer Anionen (z.B. Laktat, Zitrat) und 3. den *Verlust von H^+-Ionen* durch Erbrechen oder bei K^+-Mangel (→ S. 148f.). **Die Pufferung** dieser Störung

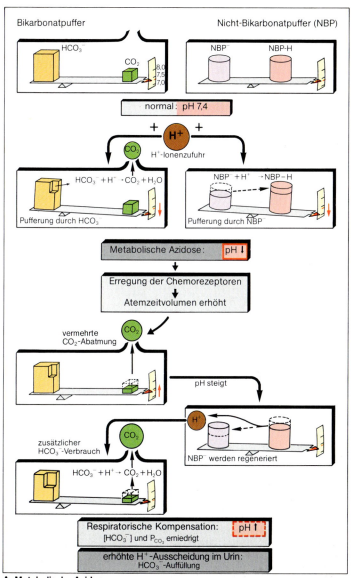

A. Metabolische Azidose

verläuft sinngemäß wie bei der metabolischen Azidose (positiver Basenexzeß). Eine *respiratorische Kompensation* durch Hypoventilation ist allerdings wegen des dabei entstehenden O_2-*Mangels* nur sehr begrenzt möglich. Sofern die Alkalose nicht renalen Ursprungs ist, kann sie durch eine **vermehrte HCO_3^--Ausscheidung im Urin** normalisiert werden.

Respiratorische Störungen

Wird mehr CO_2 abgeatmet als im Stoffwechsel entsteht, kommt es zu einem Abfall des P_{CO_2} im Plasma (*Hypokapnie*) und damit zu einer sog. **respiratorischen Alkalose**. Wird umgekehrt relativ zu wenig CO_2 abgeatmet, steigt der P_{CO_2} im Plasma (*Hyperkapnie*), d. h., es kommt zu einer **respiratorischen Azidose** (→ A). Während bei der metabolischen Azidose (→ S. 114) das Bikarbonat und die Nicht-Bikarbonatpufferbasen (NBP^-) den pH-Abfall *parallel* abpuffern, verhalten sich die beiden Puffersysteme bei der respiratorischen Azidose sehr *unterschiedlich* (→ A). Der HCO_3^-/CO_2-Puffer ist nicht mehr wirksam, weil bei respiratorischen Störungen die Änderung des P_{CO_2} die *Ursache* und nicht die Folge (wie bei den metabolischen Störungen) ist.

Ursachen einer respiratorischen Azidose sind die Verminderung des funktionstüchtigen Lungengewebes (z. B. Tuberkulose), ein unzureichender Atemantrieb (z. B. bei Kinderlähmung, Schlafmittelvergiftung u. a.), eine Einschränkung der Brustkorbbeweglichkeit (z. B. bei Wirbelsäulenverkrümmung) u. v. a.

Die Erhöhung des P_{CO_2} führt zu einer erhöhten CO_2-Konzentration im Plasma ($[CO_2] = \alpha \cdot P_{CO_2}$), was wiederum eine vermehrte Bildung von HCO_3^- und H^+ zur Folge hat (→ A). Die H^+-Ionen werden von den NBP-Basen abgefangen ($NBP^- + H^+ \rightarrow NBP-H$), während sich $[HCO_3^-]$ im Plasma erhöht. Die **Pufferbasen(PB)-Konzentration bleibt** also, ganz im Gegensatz zur metabolischen Azidose, prinzipiell **gleich**. (Ein geringes Absinken von PB rührt daher, daß HCO_3^- teilweise ins Interstitium abdiffundiert, während das im Erythrozyten lokalisierte Hb die Blutbahn nicht verlassen kann.) Trotz des Anstiegs von $[HCO_3^-]$ wird $[HCO_3^-]/[CO_2]$ kleiner, und der pH-Wert sinkt. Bleibt die Erhöhung des P_{CO_2} bestehen, kommt ein Ausgleichmechanismus in Gang (→ A): Nach einer Anlaufzeit von 1–2 Tagen werden in der Niere vermehrt H^+-Ionen (als titrierbare Säure und NH_4^+; → S. 144ff.) ausgeschieden. Für jedes von der Tubuluszelle sezernierte H^+-Ion wird ein HCO_3^--Ion ins Blut abgegeben. Dadurch steigt $[HCO_3^-]$ im Blut so lange, bis sich der pH-Wert trotz erhöhtem P_{CO_2} wieder normalisiert hat (**renale Kompensation**). Ein Teil des HCO_3^- wird dabei dazu benützt, diejenigen H^+-Ionen abzupuffern, die während des pH-Anstieges aus der Reaktion $NBP-H \rightarrow NBP^- + H^+$ wieder freiwerden (→ A). Wegen der relativ langsam einsetzenden renalen Kompensation ist der pH-Wert bei **akuter respiratorischer Azidose** stärker erniedrigt als bei chronischer. Bei letzterer kann die $[HCO_3^-]$ um etwa 1 mmol pro 10 mmHg P_{CO_2}-Erhöhung steigen.

Ursache für eine **respiratorische Alkalose** sind z. B. Hyperventilation aus psychischen Gründen oder in größeren Höhen (O_2-Mangelatmung; → S. 108). Dabei ist der P_{CO_2} im Plasma erniedrigt. Dadurch sinkt auch $[HCO_3^-]$ etwas, da sich ein Teil des HCO_3^- zu CO_2 umwandelt ($H^+ + HCO_3^- \rightarrow CO_2 + H_2O$) und für diese Reaktion von den NBP dauernd H^+-Ionen nachgeliefert werden ($NBP-H \rightarrow NBP^- + H^+$). Aus dem gleichen Grund sinkt $[HCO_3^-]$ auch bei der respiratorischen Kompensation einer metabolischen Azidose weiter ab (→ S. 115; A unten u. S. 118). Zur Normalisierung des pH-Wertes (Kompensation) ist ein weiteres Absinken von $[HCO_3^-]$ nötig. Erreicht wird dies dadurch, daß die Niere (durch verminderte H^+-Sekretion der Tubuli) vermehrt HCO_3^- ausscheidet (**renale Kompensation**).

CO_2 kann viel rascher als HCO_3^- und H^+ vom Blut in den **Liquor** übertreten. Da dort außerdem die Proteinkonzentration klein ist und damit wenig NBP zur Verfügung stehen, wird eine akute respiratorische Azidose oder Alkalose relativ starke pH-Schwankungen im Liquor auslösen. Sie sind der adäquate Reiz für die zentralen Chemorezeptoren (→ S. 98, u. S. 104).

Säure-Basen-Haushalt 117

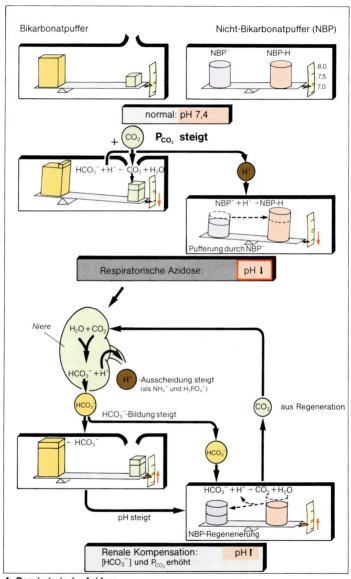

A. Respiratorische Azidose

Bestimmung der Säure-Basen-Verhältnisse im Blut

Die Henderson-Hasselbalchsche Gleichung lautet

$pH = pK_a + \log [HCO_3^-]/[CO_2]$;

da $[CO_2] = \alpha \cdot P_{CO_2}$, enthält sie zwei konstante Größen (für Plasma, bei 37 °C):
pK-Wert = 6,1;
$\alpha = 0{,}225$ mmol $\cdot$ l$^{-1} \cdot$ kPa^{-1}
= 0,03 mmol $\cdot$ l$^{-1} \cdot$ mmHg^{-1}.

Außerdem enthält die Gleichung *drei Veränderliche* (**pH-Wert**, $[HCO_3^-]$ und P_{CO_2}). Aus der Henderson-Hasselbalchschen Gleichung folgt, daß bei Konstanthaltung einer Veränderlichen (z. B. $[HCO_3^-]$) die anderen beiden (P_{CO_2} *und pH*) voneinander abhängig sein müssen: Graphisch dargestellt ergibt diese Abhängigkeit dann eine *Gerade*, wenn der *Logarithmus* des P_{CO_2} gegen den pH-Wert aufgetragen wird (→ **A–C** u. S. 332).

In einer Lösung mit 24 mmol/l HCO_3^- *(aber ohne sonstige Puffer)* bleibt $[HCO_3^-]$ bei Variierung des P_{CO_2} *konstant*, während sich der *pH-Wert* (entlang der blauen Linie im Nomogramm **A**) *ändert*. Für niedrigere (z. B. 13 mmol/l) und höhere (z. B. 40 mmol/l) Werte lassen sich ebenfalls solche $[HCO_3^-]$-Geraden zeichnen (→ **A** u. **B**, orange Linien), die alle zueinander parallel sind. Der Maßstab in den gezeigten Nomogrammen (*Siggaard-Andersen*) ist einfachheitshalber außerdem so gewählt, daß diese Geraden mit den Koordinaten einen Winkel von 45 Grad bilden. Im Nomogramm **C** sind nicht die ausgezogenen $[HCO_3^-]$-Geraden, sondern nur noch deren Schnittpunkte mit der Horizontalen beim normalen P_{CO_2} (40 mmHg = 5,33 kPa) eingezeichnet.

Im **Blut** sind nicht nur HCO_3^- sondern auch die **Nicht-Bikarbonatpuffer (NBP)** enthalten. Verändert sich daher der P_{CO_2}, variiert der pH-Wert vergleichsweise weniger stark (→ S. 116), d. h., die Geraden werden *steiler* als 45 Grad (→ **B**, grüne und rote Linien); das wiederum heißt, daß sich jetzt auch $[HCO_3^-]$ ändert, und zwar in der gleichen Richtung, in der P_{CO_2} geändert wird (→ S. 116). Man unterscheidet daher bei jeder Blutprobe

1. die tatsächliche, **aktuelle Bikarbonat**-Konzentration ($[HCO_3^-]_{akt}$) und

2. eine **Standardbikarbonat**-Konzentration ($[HCO_3^-]_{ST}$; beim normalen P_{CO_2} = 40 mmHg), ein Wert, der die Beurteilung von $[HCO_3^-]$ unabhängig von P_{CO_2}-Änderungen zuläßt.

Die $[HCO_3^-]$-Gerade, die von der P_{CO_2}/pH-Geraden bei *normalem* P_{CO_2} geschnitten wird (→ z. B. **B** u. **C**, rote Linie und Punkt d), gibt daher $[HCO_3^-]_{ST}$ an. $[HCO_3^-]_{akt}$ dagegen wird an der $[HCO_3^-]$-Geraden abgelesen, die in der Höhe des *tatsächlichen* P_{CO_2} geschnitten wird (→ z. B. **B**, rote Linie und Punkt c. In Nomogramm **C** muß zu dieser Ablesung eine 45-Grad-Linie zur Bikarbonatskala gezogen werden, → Punkt e).

Bestimmung der P_{CO_2}-pH-Geraden des Blutes: Mit der *Äquilibrierungsmethode (Astrup)* wird dreimal der pH-Wert gemessen: 1. in der unveränderten Blutprobe, 2. nach Äquilibrierung mit einem hohen P_{CO_2} (z. B. 75 mmHg, → **C**, Punkt A bzw. a), 3. nach Äquilibrierung mit einem niedrigen P_{CO_2} (z. B. 20 mmHg, → **C**, Punkt B bzw. b). Aus der Geraden A–B bzw. a–b läßt sich mit dem **pH-Wert** der Messung 1 der ursprüngliche P_{CO_2} abgelesen werden (→ **C**, Großbuchstaben, grün = Normalwerte). In diesem Normalfall ist $[HCO_3^-]_{akt}$ = $[HCO_3^-]_{ST}$ = 24 mmol/l (→ **C**, Punkt E und D).

Das 2. Beispiel (→ **C**, Kleinbuchstaben, rot) zeigt eine Störung des Säure-Basen-Haushaltes: Der pH-Wert ist zu niedrig (7,2), und $[HCO_3^-]_{ST}$ (→ **C**, Punkt d) ist auf 13 mmol/l abgesunken (metabolische Azidose). Zur teilweisen respiratorischen Kompensation (→ S. 114) ist auch der P_{CO_2} abgesunken (30 mmHg = 4 kPa), wodurch sich $[HCO_3^-]_{akt}$ (→ **C**, Punkt e) auf 11 mmol/l erniedrigt hat.

Auch die **Gesamtpufferbase (PB)** und der **Basenexzeß (BE)** (→ S. 114) können in Nomogramm **C** abgelesen werden: Abgelesene PB (Punkt G bzw. g) abzüglich normale PB (Punkt G) ergibt BE (direkt beim Punkt F bzw. f ablesbar). Punkt G ist dabei vom Hb-Gehalt des Blutes abhängig (→ **C**, [Hb]/PB-Gegenüberstellung). Ähnlich wie beim $[HCO_3^-]_{ST}$ erlaubt eine Abweichung des BE vom Normalwert (0 ± 2,5 mval/l) die Diagnose einer primär metabolischen Störung, da der BE bei respiratorischen Störungen kaum verändert ist (→ S. 116).

Die P_{CO_2}/pH-Gerade einer Blutprobe läßt sich z. B. auch dann ermitteln, wenn 1. der P_{CO_2} (ohne Äquilibrierung), 2. der pH-Wert und 3. die Hämoglobinkonzentration des Blutes bekannt sind. Mit 1. und 2. läßt sich ein Punkt der gesuchten Geraden zeichnen (→ z. B. **C**, Punkt c). Durch ihn muß die Gerade nun so gelegt werden, daß PB (Punkt g) $-PB_{normal}$ (hängt vom Hb-Wert ab) = BE (Punkt f) ist.

Säure-Basen-Haushalt 119

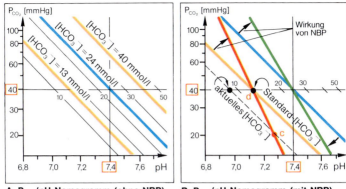

A. P_{CO_2}/pH-Nomogramm (ohne NBP)

B. P_{CO_2}/pH-Nomogramm (mit NBP)

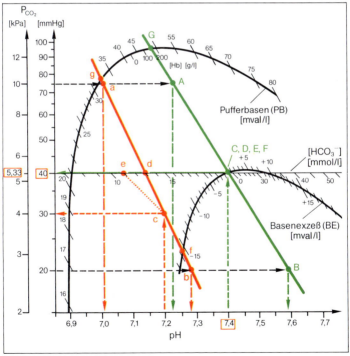

C. Siggaard-Andersen-Nomogramm

Bau und Funktion der Niere

Eine wesentliche Funktion der Niere ist es, die **Salz- und Wasserausscheidung** zu kontrollieren und damit **Volumen** und **Osmolalität** des **Extrazellulärraumes** (→ S. 138) konstant zu halten. Durch die Angleichung der H^+- und HCO_3^--Ausscheidung an die Aufnahme dieser Ionen in den Körper und an Atmung und Stoffwechsel beteiligt sich die Niere auch an der Regulation des Säure-Basen-Haushaltes (→ S. 110 ff.).

Zusätzlich hat die Niere die Aufgabe, **Endprodukte des Stoffwechsels** und **Fremdstoffe** zu **eliminieren** (z. B. *Harnstoff, Harnsäure* bzw. *Medikamente*), gleichzeitig aber wertvolle Blutbestandteile (z. B. *Glukose, Aminosäuren*) zu **konservieren**. Sie hat außerdem einige Funktionen im **Stoffwechsel** (z. B. Protein- und Peptidabbau, Glukoneogenese, Argininbildung) und ist der Produktionsort von **Hormonen** (Angiotensin II, Erythropoetin, Kalzitriol, Prostaglandine).

Die funktionelle Einheit der Niere ist das **Nephron** (1,2 Millionen/Niere). Am Beginn des Nephrons, im **Glomerulus**, wird das Blut *gefiltert*: Proteine und Zellen werden zurückgehalten, während das Wasser mit allen sonstigen gelösten Stoffen in den **Tubulus** (Harnkanälchen) gelangt. Von dort wird der größte Teil dieses *Filtrats* wieder durch die Tubuluswand zurück ins Blut transportiert (**Re(ab)sorption**). Der Rest wird mit dem *Urin* ausgeschieden (**Exkretion**). Einige Urinbestandteile werden von den Tubuluszellen in das Lumen **sezerniert**.

Die Abschnitte des Nephrons:

a) Die (*Malpighischen*) *Nieren-Körperchen* (Durchmesser ca. 0,2 mm) liegen in der Nierenrinde (→ **A 1** u. **A 2**) und bestehen aus der Bowmanschen Kapsel und dem **Glomerulus** (→ **B**), der in die Kapsel hineingestülpt ist. Damit entsteht ein parietales und viszerales Blatt dieser Kapsel. Zwischen beiden liegt der *Kapselraum*, in den der **Primärharn** abfiltriert wird (→ **B**). Eine Arteriole (*Vas afferens*) bringt das Blut zum Glomerulus und zweigt sich dort in Kapillaren auf, die sich wieder zum abführenden Gefäß (*Vas efferens*) vereinigen, aus dem dann das *peritubuläre Kapillarnetz* entspringt (→ S. 122).

Das **glomeruläre Filter** besteht aus mehreren Schichten (→ **B**): Auf der Harnseite aus dem viszeralen Blatt der Bowmannschen Kapsel, deren Zellen (*Podozyten*) hier ineinander verzahnte sog. Fußfortsätze haben. Die schlitzförmigen Räume dazwischen sind mit einer sog. *Schlitzmembran* bedeckt, die *Poren* von ca. 5 nm Durchmesser hat. Als weitere Schichten schließen sich blutwärts die *Basalmembran* und schließlich das gefensterte *Endothel* der Kapillaren an (Porengröße 50–100 nm).

b) **Der proximale Tubulus** als längster Teil des Nephrons ist anfangs gewunden (*proximales Konvolut;* → **A 3**) und geht dann in ein gerades Stück (*Pars recta;* → **A 4**) über. Die Zellen des proximalen Tubulus haben lumenwärts einen hohen Bürstensaum und auf der blutwärts gerichteten, basolateralen Zellseite tiefe Einfaltungen (*basales Labyrinth*), die in engem Kontakt mit den sehr zahlreichen *Mitochondrien* im Zellinneren stehen (→ **A** u. S. 5, **C**).

c) Die **Henlesche Schleife** hat einen dicken (ins Nierenmark) absteigenden Teil (→ **A 4** = pars recta; s.o.), einen dünnen, absteigenden (→ **A 5**), einen dünnen, aufsteigenden (nur in langen Schleifen) und einen dicken, aufsteigenden Teil (→ **A 6**). Dessen Fortsetzung besitzt eine Gruppe spezieller Zellen (*Macula densa;* → S. 152), die jeweils den Glomerulusgefäßen des eigenen Nephrons eng benachbart sind.

Nur etwa 20 % der Schleifen (die der tiefen, sog. *juxtamedullären* Nephrone) sind lang und gelangen zur inneren Markzone. Die kortikalen Nephrone haben kürzer Schleifen (→ **A** u. S. 122).

d) Der **distale Tubulus** besitzt keinen Bürstensaum, beginnt mit einem geraden Teil (= dicker aufsteigender Teil der Henleschen Schleife, → **A 6**), dem ein gewundener Teil (→ **A 7**) folgt, und mündet in die

Sammelrohre (→ **A 8**), die anatomisch und funktionell in einen *kortikalen* (Rinde) und einen *medullären* (Mark) Abschnitt eingeteilt werden. Sie münden an der **Nierenpapille** ins Nierenbecken.

Niere, Salz- und Wasserhaushalt 121

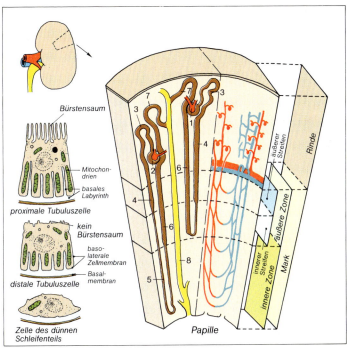

A. Funktionelle Anatomie der Niere

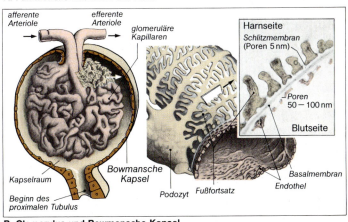

B. Glomerulus und Bowmansche Kapsel

Blutkreislauf der Niere

Über die *Nierenarterie* (*A. renalis*) erreicht das Blut die *Aa. interlobares* und schließlich die *Aa. arcuatae* (→ **A 1 a** u. **A 2 a**), die zwischen Rinde und Mark der Niere verlaufen. Davon gehen rindenwärts die *Aa. interlobulares* (→ **A 2 b**), aus denen schließlich Arteriolen, die *Vasa afferentia*, entspringen (→ **A 2 c**).

Die **Blutverteilung** auf Rinde und Mark ist *ungleich*: Von der gesamten **Nierendurchblutung** von ca. 1,2 l/min (20–25% des Herzminutenvolumens; → S. 154) erhält die Rinde ca. 90%, das äußere Mark knapp 10% und das innere Mark etwa 1–2%. Pro g Gewebe fließen durch Rinde, äußeres und inneres Mark 4–5, 1,5–2 bzw. 0,4–0,7 ml/min, wobei auch letzterer Wert noch höher als der in den meisten anderen Organen ist (→ S. 177, B).

Der **O$_2$-Verbrauch der Nieren** beträgt ca. 18 ml/min. Wegen der hohen Durchblutung der nur rund 300 g schweren Nieren (ca. 0,5% des Körpergewichtes) ist die *arteriovenöse O$_2$-Differenz* nur gering (14 ml/l Blut). O$_2$ wird hauptsächlich für den *oxidativen Stoffwechsel* (Fettsäuren u.a.) der *Nierenrinde* gebraucht. Sie benötigt viel Energie für aktive Transportprozesse. Im *Nierenmark* ist der Stoffwechel überwiegend *anaerob* (→ S. 46 u. S. 246).

Die Niere hat im Gegensatz zu den meisten anderen Organen **zwei** hintereinandergeschaltete **Kapillarnetze** (→ **A 2** u. **B**). Im ersten, das im Glomerulus liegt (→ S. 120), herrscht ein relativ *hoher Druck* (→ **B** u. S. 124), der, ebenso wie die Durchblutung der Nierenrinde, über die Weite der afferenten (und evtl. der efferenten) Arteriole (→ **A 2 c** u. **d** geregelt wird. Das zweite Kapillarnetz umspinnt die Tubuli (*peritubuläre Kapillaren*). Es dient der Versorgung der Tubuluszellen und tauscht außerdem mit dem Tubuluslumen Stoffe aus (Resorption, Sekretion; → S. 126 ff.).

Die Niere enthält *zwei Typen* von *Nephronen*, die sich u.a. in der Anlage ihres zweiten Kapillarnetzes unterscheiden (→ **A 2**):

1. Die sog. **kortikalen Nephrone** haben ein peritubuläres Kapillarnetz, ähnlich dem der meisten anderen Gewebe des Körpers, und nur *kurze* Henlesche Schleifen.

2. Aus den efferenten Arteriolen der sog. **juxtamedullären Nephrone** (an der Mark-Rinden-Grenze) hingegen entspringen *sehr lange* (40 mm!), ins Nierenmark absteigende Gefäße, die sog. **Vasa recta**. Sie begleiten die langen Henleschen Schleifen der juxtamedullären Nephrone z.T. bis zur Papillenspitze (→ S. 121). Die Vasa recta versorgen als einzige das Nierenmark. Ihr *haarnadelförmiger Verlauf* ist wichtig für die Urinkonzentrierung (→ S. 136).

Eine *Änderung der Blutverteilung* zwischen den Gefäßgebieten dieser beiden Nephrontypen beeinflußt u.a. die NaCl-Ausscheidung. Außerdem steigert ADH z.B. die GFR des 2. Nephrontyps.

Eine *erhöhte Markdurchblutung* erniedrigt die Osmolalität des Nierenmarks (*Auswascheffekt*) und damit die Konzentrierungsfähigkeit der Niere (→ S. 136, *Druckdiurese* → S. 142).

Als **Autoregulation der Nierendurchblutung** bezeichnet man die Tatsache, daß sich der renale Plasmafluß (RPF, s.u.) und die GFR (→ S. 124) (auch an der denervierten Niere) nur wenig ändert, wenn der Blutdruck im Körperkreislauf zwischen ca. 10,6 kPa (80 mmHg) und 24 kPa (180 mmHg) variiert wird (→ **C**). Über noch nicht ganz geklärte Mechanismen wird dabei der Widerstand der den kortikalen Nephronen vorgeschalteten Aa. interlobulares und Vasa afferentia automatisch dem herrschenden mittleren Blutdruck angepaßt (→ **B**). Fällt dieser allerdings unter etwa 10,6 kPa (80 mmHg), ist keine Gegenregulation mehr möglich: Die Durchblutung fällt schnell ab, und die Filtration versiegt (→ **C**).

Die **Nierendurchblutung** (= renaler Blutfluß = **RBF**) kann durch Messung **des renalen Plasmaflusses** (*RPF*, normalerweise ca. 0,6 l/min) mit Hilfe einer *Testsubstanz* (Paraaminohippurat [**PAH**]) nach dem *Fickschen Prinzip* bestimmt werden. Es gilt: Menge PAH/Zeit, die arteriell in die Niere fließt, minus der, die venös die Niere verläßt, ist gleich der Menge/Zeit, die ausgeschieden wird. Da Menge/Zeit = Volumen/Zeit · Konzentration, ergibt sich folgende Beziehung, wobei P_{aPAH} = arterielle PAH-Konz.; P_{rPAH} = renal-venöse PAH-Konz.; U_{PAH} = PAH-Konz. im Urin; $\dot{V}_u$ = Urinzeitvolumen:

$$(RPF \cdot P_{aPAH}) - (RPF \cdot P_{rPAH}) = \dot{V}_u \cdot U_{PAH}$$

oder

$$RPF = \dot{V}_u \cdot U_{PAH}/(P_{aPAH} - P_{rPAH});$$

RBF kann mit dem Hämatokrit (Hkt) (→ S. 60) dann aus RPF/(1-Hkt) errechnet werden. Da P_{rPAH} nur ca. 1/10 von P_{aPAH} beträgt, wird als ungefähres Maß für RPF oft nur $\dot{V}_u \cdot U_{PAH}/P_{aPAH}$, also die **PAH-Clearance** (→ S. 124), verwendet. Dabei darf aber P_{PAH} nicht zu hoch sein, da die PAH-Sekretion sonst gesättigt und die PAH-Clearance viel kleiner als RPF wird.

Niere, Salz- und Wasserhaushalt

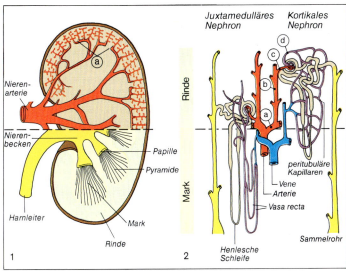

A. Blutgefäßsystem der Niere

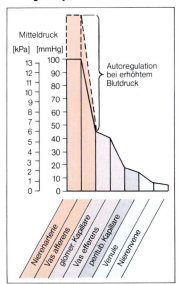

B. Druckverlauf im Gefäßsystem der Niere

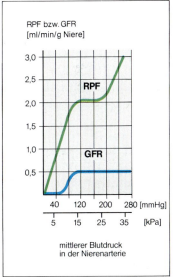

C. Autoregulation von Durchblutung und Filtrationsrate in der Niere

Glomeruläre Filtration. Clearance

Das Flüssigkeitsvolumen, das von allen Glomeruli pro Zeiteinheit filtriert wird, ist die **glomeruläre Filtrationsrate (GFR** [ml/min]). Sie beträgt etwa $^1/_5$ des RPF ($\rightarrow$ S. 122). Dieser Anteil (GFR/RPF) wird **Filtrationsfraktion** genannt.

Zur **Messung der GFR** muß das Blut eine *Indikatorsubstanz* (**In**) mit spezifischen Eigenschaften enthalten:

1. Sie muß frei filtrierbar sein.
2. Ihre einmal filtrierte Menge im Tubulus darf sich weder durch Resorption noch durch Sekretion ändern.
3. Sie darf in der Niere nicht verstoffwechselt werden.
4. Sie darf die Nierenfunktion nicht beeinflussen.

Diese Bedingungen entspricht z. B. **Inulin**. Es muß zur GFR-Messung infundiert werden. Mit gewissen Einschränkungen kann auch **endogenes** (d. h. normalerweise im Blut vorhandenes) **Kreatinin** verwendet werden.

Die filtrierte Idikatormenge/Zeit errechnet sich ($\rightarrow$ **A**) aus der Plasmakonzentration des Indikators (P_{In}[g/l]) mal GFR [ml/min]. Laut Bedingung 2 und 3 (s. o.) ändert sich diese Menge/Zeit während der Nephronpassage nicht: Es wird demnach die gleiche Menge/Zeit im Urin erscheinen. Diese errechnet sich aus Urinzeitvolumen ($\dot{V}_u$ [ml/min]) mal Indikatorkonzentration im Urin (U_{In} [g/l]). Mit einer Formel ausgedrückt, ergibt sich also: $P_{In} \cdot GFR = U_{In} \cdot \dot{V}_u$. Daraus folgt:

$$GFR = \frac{U_{In}}{P_{In}} \cdot \dot{V}_u \; [ml/min] \; (\rightarrow \mathbf{A}).$$

Die GFR ist also gleich der **Clearance** (s. u.) **von Inulin** oder **Kreatinin**.

Obwohl die Plasmakonzentration von Kreatinin (P_{Kr}) bei fallender GFR steigt, ist P_{Kr} allein nur ein sehr *ungenauer* Indikator für die Höhe der GFR.

Die GFR variiert mit der Körperoberfläche. Um klinisch vergleichbare Werte zu haben, wird der GFR-Wert meist auf 1,73 m² Körperoberfläche bezogen. Letztere errechnet sich aus Körpergröße und -gewicht.

Die GFR beträgt normalerweise rund 120 ml/min/1,73 m² Körperoberfläche, d. h. 180 l/Tag. Da ein 70 kg schwerer Mensch ca. 17 l austauschbare Extrazellulärflüssigkeit (EZF; $\rightarrow$ S. 138) hat, passiert die EZF mehr als 10mal/Tag die Nierentubuli, das Plasmavolumen (3,2 l) sogar fast 60mal/Tag. Von den 180 l, die pro Tag filtriert werden, kehren durch *Resorption* ($\rightarrow$ S. 136) aus dem Tubulus gewöhnlich mehr als 99 % in den Extrazellulärraum zurück (*fraktionelle Resorptionsrate für H_2O*), und nur ca. **1,5 l Urin/Tag** wird ausgeschieden.

Die GFR ist das Produkt aus dem sog. *effektiven Filtrationsdruck* im Glomerulus (p_{eff}), *der glomerulären Filtrationsfläche* (die natürlich auch von der *Anzahl* der intakten Glomeruli abhängt) und der sog. *hydraulischen Leitfähigkeit* des glomerulären Filters ($\rightarrow$ S. 120), einem Maß für dessen Wasserdurchlässigkeit.

p_{eff} ist der Blutdruck in den Kapillaren (ca. 6,4 kPa = 48 mmHg) abzüglich des onkotischen Druckes ($\rightarrow$ S. 336 f.) im Plasma (2,7–4,7 kPa [20–35 mmHg], s. u.) und des Druckes in der Bowmanschen Kapsel (knapp 2 kPa [13 mmHg]). Durch Änderung des Widerstandes der Aa. interlobulares und glomerulären Arteriolen kann p_{eff} und damit die GFR variiert werden ($\rightarrow$ S. 122).

Im Gegensatz zu anderen Geweben, wo die Filtrationsfraktion nur 0,5 % beträgt ($\rightarrow$ S. 158 f.), werden in der Niere 20 % des Plasmawassers abfiltriert. Die Filtration kann daher dadurch begrenzt sein, daß der onkotische Druck in den Glomeruluskapillaren noch vor oder an deren Ende (eben wegen der Wasserfiltration) von ca. 2,7 auf 4,7 kPa ansteigt und damit p_{eff} auf Null absinkt (**Filtrationsgleichgewicht**).

Der Ausdruck $U \cdot \dot{V}_u / P$ wird **Clearance** genannt. Die Clearance der o. a. Indikatoren, z. B. von Inulin (C_{In}), ist gleich der GFR. Die Clearance einer beliebigen Substanz x (C_x) kann mit C_{In} verglichen werden: C_x/C_{In}. Dieses Verhältnis ist gleichbedeutend mit der **fraktionellen Ausscheidung** und gibt an, welcher Anteil der filtrierten Menge ausgeschieden wird. Wird eine Substanz aus dem Tubulus durch *Resorption* entfernt, ist C_x/C_{In} kleiner als 1 ($\rightarrow$ **B1**, z. B. Na^+, Cl^-, Glukose, Aminosäuren [$\rightarrow$ S. 126 ff.]). Ist C_x/C_{In} größer als 1, findet zusätzlich zur Filtration eine *Sekretion* in den Tubulus statt ($\rightarrow$ **B2**).

Bei PAH ($\rightarrow$ S. 122) ist diese Sekretion so stark, daß schon nach einer einzigen Nierenpassage 90 % der PAH-Menge aus dem Blut entfernt werden (**Extraktionsrate**). Die PAH-Clearance ist damit ein annäherndes Maß für den renalen Plasmafluß (**RPF**, $\rightarrow$ S. 122) und ca. 5mal so groß wie C_{In} bzw. GFR.

Die pro Zeit von der Niere **resorbierte** bzw. **sezernierte Menge** eines Stoffes x errechnet sich aus der *Differenz* zwischen *filtrierter Menge/Zeit* ($P_x \cdot GFR$) und *ausgeschiedener Menge/Zeit* ($U_x \cdot \dot{V}_u$).

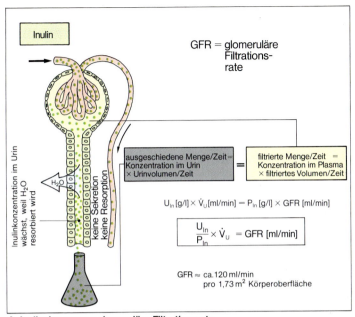

A. Inulinclearance = glomeruläre Filtrationsrate

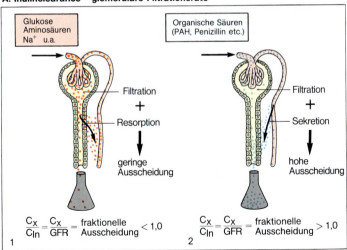

B. Clearances, die kleiner (1) oder größer (2) als die Inulinclearance sind

Transportvorgänge am Nephron I

Im Plasma gelöste Substanzen gelangen in den Harn entweder durch Filtration am Glomerulus oder durch Sekretion durch die Tubuluswand. Durch Resorption können sie den Tubulus wieder verlassen (→ **A**).

Filtration: Am Glomerulus wird ca. $1/5$ des Plasmawassers abfiltriert. Das glomeruläre Filter (→ S. 120) läßt auch alle darin gelösten Stoffe mit einem Molekülradius r < 1,8 nm (Molekülmasse ≈ 15000 Dalton) frei hindurch. Stoffe mit r > 4,4 nm (Molekülmasse ≈ 80000 Dalton) sind normalerweise nicht filtrierbar (z. B. Globuline).

Moleküle mit 1,8 nm < r < 4,4 nm sind nur teilweise filtrierbar, wobei negativ geladene Teilchen (z. B. *Albumin*, r = 3,5 nm) schlechter (Albumin zu < 0,05 %) durchgelassen werden als neutrale Stoffe. Der Grund dafür sind wahrscheinlich negative Wandladungen im glomerulären Filter (→ S. 120), die auf Anionen abstoßend wirken.

Sind kleinmolekulare Stoffe z. T. an die größeren Plasmaproteine gebunden (**Proteinbindung**; → S. 10), kann der proteingebundene Anteil praktisch *nicht* filtriert werden (→ **B**: T).

Die *Reinigung des glomerulären Filters* von hängengebliebenen Stoffen erfolgt wahrscheinlich mittels Phagozytose (→ S. 66) durch mesangiale Makrophagen des Glomerulus.

Der tubulären **Re(ab)sorption** (→ **A**. w, x, y) unterliegen neben H_2O sehr viele anorganische (Na^+, Cl^-, K^+, Phosphat, Ca^{2+} u.a.) und organische Substanzen (CO_2 bzw. HCO_3^-, Glukose, Aminosäuren, Harnsäure, Harnstoff, Laktat, Vitamin C, Peptide, Proteine u. v. a.) (→ **C** u. S. 128 f.).

Durch **transzelluläre Sekretion** (→ **A**: z) gelangen *körpereigene Stoffwechselprodukte*, z. B. Harnsäure, Glukuronide, Hippurat, Sulfate und *körperfremde Substanzen* (Penizillin, Diuretika und auch PAH; → S. 124) in den Tubulusurin (→ **C**).

Manche Substanzen (z. B Ammoniak [NH_3] und H^+-**Ionen**) werden erst im Stoffwechsel der Tubuluszelle gebildet und gelangen dann durch **zelluläre Sekretion** in den Tubulus. Während NH_3 *passiv* in das Tubuluslumen diffundiert (→ **A**: v), werden H^+-Ionen *sekundär-aktiv* sezerniert (→ **A**: u u. S. 144 ff.).

Aktive und **passive Transportvorgänge** (→ S. 8 ff.) sind dabei oft eng miteinander verbunden: H_2O z. B. wird *passiv resorbiert*, wenn durch die *aktive Resorption* eines gelösten Stoffes (z. B. Na^+ oder HCO_3^-) ein *osmotisches Gefälle* geschaffen wurde (→ S. 336). Die Wasserresorption führt einerseits zum „solvent drag" (→ S. 10 u. S. 132), andererseits zur *Konzentrierung* anderer gelöster Stoffe im Tubulus (z. B. **Harnstoff**), die dann entlang ihres eigenen Konzentrationsgefälles passiv ins Blut resorbiert werden. Bei Ionen kommen dazu *elektrische Einflüsse*: Wird Na^+ resorbiert, muß entweder ein Anion folgen (z. B. im proximalen Tubulus Cl^-; → S. 132) oder ein Kation sezerniert werden (z. B. im distalen Tubulus K^+; → S. 148 ff.). **Glukose, Aminosäuren, Phosphat** u. a. werden *aktiv transportiert*; da hierbei in vielen Fällen die Energie aus einer indirekten *Koppelung* an den *aktiven Na^+-Transport* gewonnen wird, spricht man in diesen Fällen von **sekundär-aktivem Ko-Transport** (Mechanismus → S. 11 u. S. 128). PAH wird „tertiär"-aktiv über die basolaterale Membran in die Zelle transportiert: Zuerst werden Dikarboxylate (z. B. Glutarat) sekundär-aktiv aufgenommen (→ S. 129, B, c), um anschließend im Austausch gegen PAH (Antiport, → S. 11) die Zelle wieder in Richtung Blut zu verlassen.

Manche Substanzen werden durch *passive Diffusion* resorbiert (z. B. **Harnstoff**, s. o.). Die *Permeabilität* (→ S. 9) solcher Stoffe hängt u. a. von deren *Lipoidlöslichkeit* ab. Die nichtionisierte Form von schwachen Elektrolyten ist besser lipoidlöslich und kann die Membran deshalb leichter passieren als die ionisierte Form (**Non-ionic diffusion**; → **A**: $Y^- \rightleftarrows Y^0$). Dere *pH-Wert* des Harns gewinnt damit Einfluß auf die passive Resorption. Auch die *Molekülgröße* spielt bei der Diffusion eine Rolle: Je kleiner das Molekül, desto besser diffundiert es (→ S. 9).

Die Diffusion durch die Tubuluswand kann **transzellulär** (durch die Zellen) oder **parazellulär** (zwischen den Zellen) ablaufen. Besonders die Schlußleisten („tight junctions"; → S. 8 u. 5, C) des proximalen Tubulus sind relativ durchlässig, was die parazelluläre Diffusion kleiner Moleküle und Ionen ermöglicht.

Niere, Salz- und Wasserhaushalt

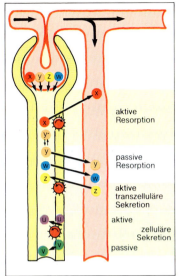

A. Filtration und tubulärer Transport

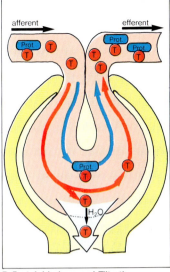

B. Proteinbindung und Filtration

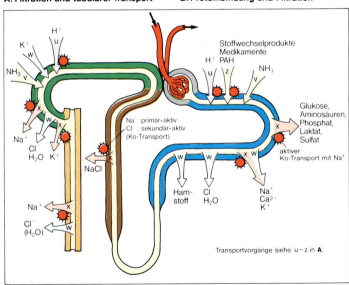

C. Verteilung wichtiger Transportprozesse entlang des Nephrons (Übersicht)

Transportvorgänge am Nephron II

Multipliziert man die GFR (→ S. 124) von 180 l/d mit der jeweiligen Plasmakonzentration der mitfiltrierten Substanz, so ergibt sich z.B. für Glukose eine **filtrierte Menge/Zeit** („Load") von 160 g/d und für die Summe der Aminosäuren eine von ca. 70 g/d. Trotz der geringen Durchlässigkeit des glomerulären Filters für Albumin (0,01 – 0,05 %) gelangen schätzungsweise auch davon noch 0,75 – 4 g/d in den Primärharn (= 180 l/d · 42 g/l · 0,0001 bis 0,0005). Aufgabe der Resorptionssysteme des Nephrons ist es nun, diese und andere für den Körper wertvollen Substanzen vor der Ausscheidung zu bewahren.

D-Glukose wird normalerweise zu über 99 % resorbiert. Das Konzentrationsprofil im *proximalen Tubulus* (→ **A,a**) zeigt, daß die Resorption am Anfang des Tubulus sehr rasch abläuft, während sich gegen Ende eine sehr niedrige, aber konstante Konzentration (C_∞) einstellt, bei der sich die *aktive Resorption* aus dem und das passive „*Leck*" in das Lumen gerade aufheben. Weiter stromabwärts kann Glukose jetzt noch dadurch resorbiert werden, daß die Lumenkonzentration durch Resorption von Wasser wieder etwas größer als C_∞ wird.

Die **aktive Resorption** J_{akt} ist bei steigender Glukosekonzentration (C) sättigbar und wird nach *Michaelis* u. *Menten* mit einer **maximalen Transportrate** (J_{max}) und einer **Halbsättigungskonstante** (K_m) beschrieben (s.a. S. 11 u. 333):

$$J_{akt} = J_{max} \cdot C/(K_m + C).$$

Das **Leck** entsteht durch passiven trans- und/oder parazellulären Transport zurück ins Lumen (→ **A**)

Steigt die Glukosekonzentration C in Plasma und Primärharn auf über 10 mmol/l (z.B. beim *Diabetes mellitus*), wird das Resorptionssystem (*Carrier*) gesättigt (J_{akt} nähert sich J_{max}), und das Konzentrationsprofil (→ **A,c**) flacht so stark ab, daß Glukose im Endurin erscheint (*Glukosurie*). Neben dieser *prärenalen Glukosurie* gibt es auch *renale* Formen, bei denen der tubuläre Glukose-Carrier defekt ist.

In die Tubuluszelle wird Glukose gegen einen Konzentrationsgradienten („bergauf" = aktiv) aufgenommen. Sie benützt einen Carrier in der Bürstensaummembran (→ **B,a**), über das auch **Na⁺** („bergab") in die Zelle fließt (**sekundäraktiver Ko-Transport mit Na⁺**). Der Na-Gradient wiederum wird durch die (primär-) aktive Na⁺-„Pumpe" (**Na⁺-K⁺-ATPase**) an der basolateralen Membran aufrechterhalten (→ **B**). Glukose verläßt die Zelle wieder durch passiven Carriertransport (sog. erleichterte Diffusion; → **B,b** u. S.10f.).

Aminosäuren werden prinzipiell sehr ähnlich wie Glukose resorbiert (→ **A** u. **B**). Es gibt etwa sieben verschiedene Transportsysteme im proximalen Tubulus (meist Na⁺-Ko-Transport), so daß J_{max} und K_m je nach Aminosäure und Carrier variieren kann. L-Valin z.B. wird sehr rasch (→ **A,b**), L-Glutamin ähnlich wie Glukose (→ **A,a**) und L-Histidin (→ **A,c**) relativ langsam resorbiert. Dementsprechend gelangen von diesen Aminosäuren 99,9 %, 99,2 % bzw. nur 94,3 % der filtrierten Menge wieder zurück ins Blut.

Eine vermehrte Aminosäurenausscheidung (*Hyperaminoazidurie*) entsteht *prärenal* bei erhöhter Plasmakonzentration (Sättigung der Resorption, s.o.) oder *renal* durch einen Transportdefekt, der spezifisch (z.B. *Zystinurie*) oder unspezifisch (z.B. *Fanconi-Syndrom*) sein kann. Aminosäuren werden auch von der Blutseite in die Tubuluszellen aufgenommen (→ **B** u. **C**), was wohl, besonders in distaleren Nephronabschnitten der Zellernährung dient.

Auch **Phosphat** (→ S.144), **Laktat, Zitrat** u.v.a. Substanzen werden im proximalen Tubulus sekundär-aktiv (Na⁺-Ko-Transport) resorbiert. Ein Na⁺-Cl⁻-K⁺-Ko-Transport ist im distalen Nephron verwirklicht (→ S.132). **Harnsäure** und **Oxalat** werden gleichzeitig resorbiert und sezerniert. Im Falle der Harnsäure überwiegt dabei die Resorption (nur 10 % Ausscheidung), bei Oxalat die Sekretion (Ausscheidung > filtrierte Menge).

Oligopeptide (z.B. Glutathion, Angiotensin) werden durch luminal aktive Peptidasen des Bürstensaums (γ-Glutamyltransferase, Aminopeptidasen, Endopeptidasen) so rasch gespalten, daß sie vollständig in Form freier Aminosäuren resorbiert werden können (→ **C**). Analoges gilt für *Maltose*, die zu Glukose abgebaut und in dieser Form resorbiert wird (→ **C**). Dipeptide, die luminal nicht hydrolysierbar sind (z.B. Karnosin), können in die Tubuluszelle als intakte Moleküle aufgenommen werden. Dieser (ebenfalls Carrier-vermittelte) Transport wird durch den in die Zelle gerichteten H⁺-Gradienten (→ S.144) angetrieben („tertiär"-aktiver H⁺-Ko-Transport). Solche Peptide erst intrazellulär hydrolysiert (→ **C** oben).

Proteine (Albumin, Lysozym, β-Mikroglobulin u.v.a) werden durch *Endozytose* (→ S.11 ff.) resorbiert und intrazellulär lysosomal „verdaut" (→ **D**). Diese Resorption ist schon normalerweise gesättigt, so daß eine erhöhte Glomerulusdurchlässigkeit für Proteine (z.B. beim Nephrotischen Syndrom) zur *Proteinurie* führt.

Niere, Salz- und Wasserhaushalt

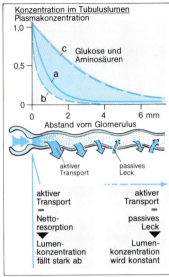

A. Glukose- und Aminosäurenresorption

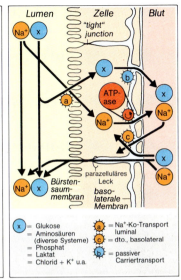

B. Sekundär-aktiver Na$^+$-Ko-Transport

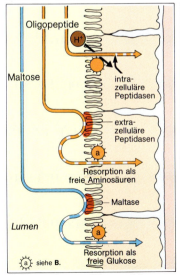

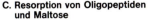

C. Resorption von Oligopeptiden und Maltose

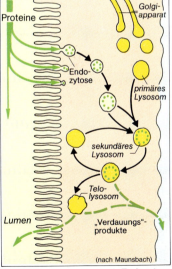

D. Proteinresorption durch Endozytose

Stoffauswahl, "Entgiftung" und Ausscheidung im Organismus

Mit der **Nahrung** (→ **A1**) werden nicht nur Substanzen aufgenommen, die der Körper für sein Wachstum und seinen Energiehaushalt verwenden kann, sondern auch *physiologisch unnütze* oder sogar *schädliche Stoffe*, letztere u. U. auch mit der *Atemluft*. Der Organismus kann die verwendbaren Stoffe von den anderen bei ihrer *Aufnahme* in den Körper, *im Stoffwechsel* und bei ihrer *Ausscheidung* unterscheiden. Das beginnt bereits beim **Essen**: *Geruch* und *Geschmack* (→ S. 296) vieler schädlicher Substanzen verhindern ihre Aufnahme bzw. führen zum *Erbrechen* (→ S. 204).

Im **Darmtrakt** (→ **A 2**) werden dann wegen der **Spezifität** der *Verdauungsenzyme* und der *Absorptionsmechanismen* die nützlichen Stoffe gespalten und absorbiert (→ S. 218 f.), während physiologisch unnütze Substanzen kaum vom Darmepithel aufgenommen und daher im Stuhl ausgeschieden werden.

Ganz ähnlich verhalten sich die Tubuli der **Niere**: Unbrauchbare und schädliche Stoffe im Blut werden nach der glomerulären Filtration kaum resorbiert und fallen damit der *Ausscheidung* im Urin anheim. Das gilt z. B. für die Endprodukte aus dem Stoffwechsel stickstoffhaltiger Substanzen (→ S. 146). Für den Organismus wichtige Substanzen (z. B. D-Glukose, L-Aminosäuren u. v. a.) hingegen werden in der Niere ähnlich wie am Darm durch *spezifische Transportsysteme* resorbiert und damit vor der Ausscheidung geschützt (→ S. 128).

Die aus dem Darm absorbierten Substanzen gelangen zur **Leber**, die schon bei der ersten Passage bis zu 95 % einer Substanz aus dem Pfortaderblut aufnehmen kann. Auch in der Leberzelle werden die obengenannten Substanzgruppen wieder unterschieden: Nützliche Stoffe werden hier gespeichert oder verstoffwechselt.

Die Leber ist außerdem in der Lage, unnütze oder schädliche Stoffe unschädlich zu machen (zu „*entgiften*"):

Mehrere Mechanismen stehen dazu zur Verfügung: Nach dem enzymatischen Anfügen einer OH- oder COOH-Gruppe (→ **A 3**) werden solche Stoffe mit *Glukuronsäure, Sulfat, Azetat* oder *Aminosäuren* (→ **A 4** u. S. 214) gekoppelt. Die so entstehenden Substanzen können aktiv in die **Galle** sezerniert werden, erreichen so den Darm und werden großteils mit dem **Stuhl** ausgeschieden (→ **A 5**). Ein anderer Koppelungsmechanismus in der Leber benützt *Glutathion* als Akzeptor für auszuscheidende Stoffe: Spezifische Enzyme koppeln so toxische bzw. krebserzeugende Stoffe wie Chloroform, Methyljodid, Epoxide, Naphthalen, Phenanthren u. v. a. an Glutathion, die dann von der **Niere** in der Form sog. *Merkaptursäuren* ausgeschieden werden.

Auch die **Lunge** (→ **A 6**) kann als Ausscheidungsorgan fungieren. Für Blut, das vom Darmtrakt kommend die Leber passiert hat, wirkt die Lunge als *Filter*. Sie kann besonders gut fettlösliche Stoffe (z. B. Serotonin, Methadon) abfangen, inaktivieren und z. T. in den *Bronchusschleim* ausscheiden. Damit wird in erster Linie das für solche Stoffe besonders empfindliche Gehirn geschützt.

Ein Teil der aus dem Darm aufgenommenen Stoffe gelangt unverändert in den Körperkreislauf, wo er den **Zellen der anderen Organe** zur Verfügung steht; auch dabei wird wieder selektiert. Hirn- ode Muskelzellen z. B. nehmen mit spezifischen Transportmechanismen die für den eigenen Stoffwechsel wichtigen Substanzen auf. Mit einem hohen Anteil ihrer Durchblutung am Herzzeitvolumen (→ S. 154) übt schließlich die **Niere** eine wirksame *Kontrolle auf die Blutzusammensetzung* aus. Unnütze und schädliche organische Säuren und Basen werden nicht nur geringgradig resorbiert (s. o.) sondern auch durch eigene, aktive Transportprozesse in das Tubulusvolumen *sezerniert* und damit besonders effektiv ausgeschieden (→ **A 7** u. S. 126).

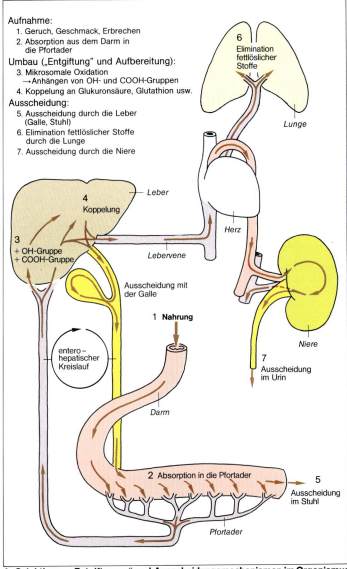

A. Selektions-, „Entgiftungs-" und Ausscheidungsmechanismen im Organismus

Die Rolle der Niere im Salzhaushalt

Kochsalz (**NaCl**) wird in einer Menge von 8–15 g/d aufgenommen. Bei normaler Plasmakonzentration (→ S. 65) enthalten die 180 l, die in den Nieren täglich filtriert werden, somit ca. 1,5 kg NaCl (*Load*, → S. 128). Normalerweise werden davon im Durchschnitt mehr als 99% aus dem Tubulus **resorbiert**, weniger als 1% wird ausgeschieden. Das genaue Ausmaß der Na^+-Ausscheidung gleicht die Höhe der Salzaufnahme so an, daß die Na^+-Konzentration und damit das extrazelluläre Volumen (→ S. 138) im Körper konstant gehalten werden. Für den tubulären Na^+-Transport muß z. T. Stoffwechselenergie (→ S. 20) aufgewendet werden, während Cl^- passiv oder sekundär-aktiv resorbiert wird. Im **proximalen Tubulus** wird bis zu dessen Ende NaCl und Wasser, das dem NaCl passiv folgt, resorbiert. Da am relativ „lecken" Epithel des proximalen Tubulus keine meßbaren osmotischen Gradienten aufgebaut werden können, ist dabei sowohl die resorbierte als auch die im Tubulus verbleibende Flüssigkeit zu jedem Zeitpunkt praktisch plasmaisoton. Am Ende des proximalen Tubulus sind so bereits 60–70% der filtrierten Menge von Wasser und Na^+ wieder ins Blut zurückgekehrt (→ **B**). Im Anfangsteil des proximalen Tubulus werden H^+-Ionen im Austausch gegen Na^+ sezerniert (→ S. 144). Hier wird daher HCO_3^- besonders rasch resorbiert (85% bis zum Ende des proximalen Tubulus). Die Resorption von Cl^- hinkt deswegen etwas hinterher ($<60\%$ des filtrierten Cl^- werden proximal resorbiert).

Mechanismus der „proximalen" Na^+-Resorption: Die in der basolateralen Membran (→ S. 5, C) lokalisierte Na^+-K^+-ATPase ist der **aktive Transportmechanismus für Na^+**, das damit aus der Zelle ins Interstitium „gepumpt" wird. Die Na^+-Konzentration in der Zelle wird dadurch tief gehalten, und neues Na^+ kann vom Tubuluslumen durch die Bürstensaummembran (→ S. 5, C) passiv in die Zelle gelangen. Dieser Einstrom wird durch den hohen elektrochemischen Na^+-Gradienten zwischen Lumen und Zelle in Gang gehalten und treibt „Carrier" an, mit deren Hilfe H^+-Ionen ins Lumen sezerniert (→ S. 144) und Glukose, Aminosäuren etc. (→ S. 128) aus dem Primärharn resorbiert werden. Ein großer Anteil des Na^+ wird im proximalen Tubulus von vornherein **passiv resorbiert**, und zwar im Gegensatz zum aktiven Transport vor allem durch die Spalten *zwischen* den Tubuluszellen (**parazellulär**). Zwei Mechanismen sind für diesen passiven, transepithelialen Na^+- und Cl^--Ausstrom verantwortlich: (a) Cl^- *diffundiert* entlang seines elektrochemischen Gradienten vom Lumen ins Interstitium, und Na^+ folgt passiv, getrieben durch das Diffusionspotential des Cl^-. (b) Allen resorbierten Substanzen (inkl. Na^+ und Cl^-) folgt aus osmotischen Gründen *Wasser* nach. Dieses „reißt" Na^+- und Cl^--Ionen (und z. B. auch Harnstoff) „mit sich", weil deren *Reflexionskoeffizient* < 1: **„Solvent drag"** (→ S. 10).

Im *dicken, aufsteigenden Teil* der **Henleschen Schleife** werden weitere 15–20% des filtrierten NaCl resorbiert (z. T. ADH-stimuliert).

Der *primär-aktive Transport für Na^+* wird dabei wieder von der basolateralen Na^+-K^+-ATPase besorgt, während luminal ein gemeinsamer, elektroneutraler Carrier für Na^+ K^+ und $2Cl^-$ existiert (*sekundär-aktiver Ko-Transport*; → S. 149, B 2). Dieser Carrier wird durch sog. *Schleifendiuretika* (z. B. Furosemid) gehemmt (→ S. 142). Für Wasser ist dieses Epithel nur sehr schlecht durchgängig. Auch die passive Durchlässigkeit für Na^+ und Cl^- ist dort niedrig, so daß diese Ionen nicht mehr ins Tubuluslumen zurückdiffundieren können. Die aktive NaCl-Pumpe kann daher im Lumen einen hypotonen Harn, im umgebenden Interstitium ein hypertones Milieu erzeugen (→ **B** u. S. 134ff.).

Die restlichen 10–20% des Na^+ erreichen das Konvolut des **distalen Tubulus** und schließlich das **Sammelrohr**. In beiden Abschnitten wird weiterhin Na^+ aktiv resorbiert. Der Durchtritt durch die luminale Membran (**Poren**) ist elektrogen, ein hohes (Lumen-negatives), **transepitheliales Potential** entsteht (→ S. 149, B 3), das Cl^- aus dem (und K^+ in das) Lumen treibt. Vor allem im *kortikalen Sammelrohr* beeinflußt **Aldosteron** (→ S. 140 u. S. 150) die Na^+-Resorption und kontrolliert damit die **NaCl-Ausscheidung im Urin**, die je nach Salz- und Wasseraufnahme zwischen etwa 5% und 0,5% der filtrierten Menge schwankt.

Neben Aldosteron haben auch die *GFR*, die *Nierenmarkdurchblutung*, sympathische *Nierennerven Atriopeptin* (→ S. 140) und wahrscheinlich ein *natriuretisches Hormon* Einfluß auf die Na^+-Ausscheidung. Die Summe dieser z. T. fördernden, z. T. hemmenden Einflüsse (z. T. an ganz verschiedenen Tubulusabschnitten) bestimmt letztlich die Na^+-(und Cl^--) Ausscheidung.

Niere, Salz- und Wasserhaushalt

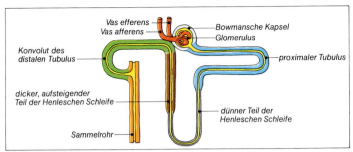

A. Nephronsegmente (schematisch)

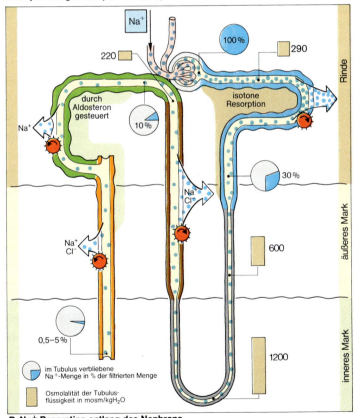

B. Na$^+$-Resorption entlang des Nephrons

Gegenstromsysteme

Gegenstromsysteme sind in der Natur und in der Technik weit verbreitet und erfüllen verschiedene Aufgaben:

Einfaches Austauschsystem (→ **A1**): Ein einfaches Wärmeaustauschsystem z. B. besteht aus *2 Rohren*, in denen *parallel* kaltes (0 °C) bzw. heißes (100 °C) Wasser fließen möge. Durch den Wärmeaustausch zwischen den beiden Röhren wird an beiden Enden schließlich Wasser von etwa 50 °C herausfließen, d. h., der anfänglich hohe Temperaturgradient (100 °C) ist aufgehoben.

Ein **Gegenstromaustauschsystem** (→ **A2**) entsteht dann, wenn die *Flußrichtung in einer der Röhren umgedreht* wird. Da nun überall ein Temperaturgradient besteht, kann über die ganze Länge Wärme ausgetauscht werden. Statt Wärme können bei einer teildurchlässigen Trennwand auch **Stoffe** ausgetauscht werden, sofern für sie ein Konzentrationsgradient besteht. Ein Beispiel dafür ist die **Leber**. Die Galle fließt im Gegenstrom zum Arterien- und Pfortaderblut, so daß manche, mit der Galle ausgeschiedene Stoffe wieder ins Blut zurückkehren können.

Betrachtet man nun einen Flüssigkeitsstrom, der in einer **haarnadelförmigen Schleife** mit einer Umgebung in Kontakt steht, deren Temperatur vom Röhreninnern abweicht (Eis, → **A3**), so geht am Schleifenende zwar dauernd Wärme verloren, die aus der Schleife kommende Flüssigkeit ist aber nur wenig kälter als die eintretende. Ein solcher Mechanismus erlaubt es z. B. Pinguinen und Enten, im Eis zu stehen. Auch beim Wärmehaushalt des Menschen spielt ein solcher Wärmeaustausch zwischen Arterien und Venen der Extremitäten eine Rolle (→ S. 194).

In der **Niere** findet in den **Vasa recta** (→ S. 122) ein ähnlicher Gegenstromaustausch für im Blut gelöste Stoffe bzw. für Plasmawasser statt. Vorbedingung dafür ist ein zunehmend hypertones Nierenmark (s. u.). Aus osmotischen Gründen fließt ein Teil des Plasmawassers vom ab- in den aufsteigenden Teil der Vasa recta und somit am Nierenmark sozusagen vorbei (→ **A4**). Umgekehrt gelangen gelöste Stoffe vom aufsteigenden, venösen Schenkel, der diese Stoffe aus dem hypertonen Nierenmark mitbringt, immer wieder in den absteigenden Schenkel. Das gilt besonders für die im Nierenmark gebildeten (z. B. CO_2) und die dort resorbierten Stoffe (z. B. Harnstoff; → S. 137: B).

Die hohe Osmolalität des Nierenmarks (s. u.) wird damit trotz der notwendigen Blutversorgung normalerweise nur wenig gestört.

3. In einem sog. **Gegenstrommultiplikationssystem** wird durch Aufwand von **Energie** dauernd ein Konzentrationsgradient zwischen den beiden Röhren geschaffen (→ **A5**). Durch den Gegenstrom wird dieser relativ geringe **Gradient zwischen den Röhren** (*Einzelschritt*) zu einem relativ großen **Gradient entlang der Schleifenschenkel** verstärkt. Letzterer ist in seinem Ausmaß um so größer, *je länger die Schleife* und *je größer der Gradient* des Einzelschrittes ist, und außerdem ist er umgekehrt (dem Quadrat) der *Stromstärke* in der Schleife proportional.

Im Nierentubulus (→ **A5** u. **A6**) wird aus dem **dicken, aufsteigenden Teil der Henleschen Schleife** dauernd Na^+ und Cl^- aktiv, d. h. unter Aufwand von Stoffwechselenergie, in das umgebende Interstitium transportiert (→ S. 132). Dieser Tubulusteil ist im Gegensatz zum absteigenden Schleifenteil, dessen Osmolalität (→ **A5**) mit der des Interstitiums im Gleichgewicht steht, **für Wasser** sehr **wenig durchlässig**; der **aktive NaCl-Transport** erzeugt damit den Einzelschrittgradienten zwischen dem aufsteigenden Schleifenschenkel auf der einen Seite und dem absteigenden Schenkel und dem Interstitium des Nierenmarks auf der anderen Seite. Da die hohe Osmolalität des Interstitiums den Wasserentzug aus dem Sammelrohr verursacht (→ S. 136), ist dieser aktive NaCl-Transport die **treibende Kraft für den Konzentrierungsmechanismus** der Niere.

Niere, Salz- und Wasserhaushalt

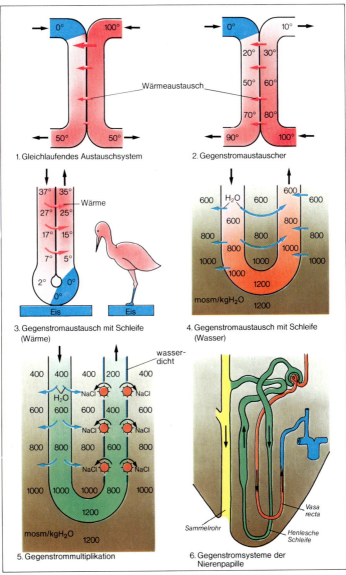

A. Gegenstromsysteme

Niere, Salz- und Wasserhaushalt

Wasserresorption und Harnkonzentrierung in der Niere

In den Glomeruli der Niere werden beim Menschen ca. 180 l/Tag Plasmawasser abfiltriert (GFR; → S. 124). Dieser Primärharn ist plasmaisoton. Er hat eine Osmolalität (→ S. 336) von ca. 290 mosm/kgH$_2$O. Die Urinausscheidung beträgt hingegen im Durchschnitt nur 1,5 l/Tag. Die Osmolalität des Endurins kann je nach Wasseraufnahme zwischen 50 (hypotoner Harn) und 1200 mosm/kgH$_2$O (hypertoner Harn) variieren (→ S. 140). Das Zeitvolumen eines hypotonen Endurins kann dabei vorübergehend auf Werte bis zu 18 ml/min ansteigen (**Diurese**), das eines hypertonen Endurins auf einige Zehntel ml/min absinken (**Antidiurese**).

Proximaler Tubulus: ca. **2/3** des Primärharns werden entlang dieses Nephronsegmentes **resorbiert** (→ **A**). *Treibende Kraft* dafür ist die dort ablaufende *Resorption* von Na^+, Cl^-, HCO_3^- u. a., denen das Wasser zum osmotischen Ausgleich nachfolgt. Der Primärharn bleibt daher entlang dieses Tubulussegmentes unverändert isoton.

Eine zusätzliche treibende Kraft für die Wasserresorption ist wahrscheinlich der *onkotische Druck* (π; → S. 124, 158, 336) in den peritubulären Kapillaren. Er ist um so höher, je mehr Wasser am Glomerulus filtriert wurde, da die Proteine bei der Filtration zu > 99,9% im Blut verbleiben.

Henlesche Schleife: Im *absteigenden* Schleifenschenkel wird der Harn durch das Gegenstrommultiplikationssystem (→ S. 134) zunehmend konzentrierter. Das dabei ins Interstitium abgezogene Wasser wird großteils durch das Vasa recta abtransportiert (→ **A**). Aus dem dicken, aufsteigenden Teil der Henleschen Schleife wird NaCl aktiv ins Interstitium transportiert (→ **A** u. S. 134). Da Wasser nicht nachfolgen kann, verläßt die Henlesche Schleife ein **hypotoner Harn**. Entlang des anschließenden Konvoluts des **distalen Tubulus** wird die tubuläre Flüssigkeit dann wieder isoton (osmotischer Ausgleich mit dem isotonischen Interstitium der Nierenrinde), wenn **Adiuretin (ADH)** anwesend ist, d. h. in *Antidiurese*. Hier wird auch weiter Na^+ (und Cl^-) resorbiert (→ S. 132); trotzdem ändert sich dadurch wahrscheinlich die Osmolalität nicht wesentlich, da dafür andere Substanzen (NH$_3$, K$^+$) sezerniert werden und aus osmotischen Gründen auch H$_2$O ins Interstitium ausströmt (ca. 5% der GFR; → **A**).

In den medullären Abschnitten der **Sammelrohre** findet die endgültige Einstellung des auszuscheidenden Urinvolumens statt. Unter der Wirkung von **Adiuretin (ADH)** wird hier dem Urin bei seiner Passage durch das zunehmend hypertone Nierenmark maximal so viel Wasser entzogen, daß sich die Osmolalität des Urins (U_{osm}) gegenüber der des Plasmas (P_{osm}) mehr als vervierfacht, d. h. $U/P_{osm} = 4,5$ (Antidiurese). **In Abwesenheit von ADH** kommt es zur Wasserdiurese; U/P_{osm} kann dabei auf einen Minimalwert von weniger als 0,2 absinken. Diese geringe Harnosmolalität (min. ca. 50 mosm/kg H$_2$O) entsteht dadurch, daß die **Wasserdurchlässigkeit des „späten" distalen Tubulus** und des **Sammelrohres** ohne ADH sehr gering ist, so daß dem Urin hier kein Wasser mehr entzogen werden kann. Die Osmolalität sinkt sogar unter die des frühdistalen Tubulus, da der NaCl-Transport im Sammelrohr (→ S. 132) weiterläuft, Wasser aber nicht nachfolgen kann.

Auch der **Harnstoff** spielt bei der Harnkonzentrierung eine wichtige Rolle, doch ist der Mechanismus im Detail noch nicht ganz geklärt. Der distale Tubulus und die Anfangsteile des Sammelrohrs sind nur wenig durchlässig für Harnstoff; dessen Konzentration steigt daher in diesen Nephronteilen laufend an (→ **B**). Die papillennahen Anteile des Sammelrohrs sind, besonders in Anwesenheit von **ADH**, für Harnstoff gut durchlässig. Dadurch *diffundiert* er z. T. *zurück* ins Interstitium (und trägt dort zur Erhaltung der hohen Osmolalität bei), z. T. wird er *ausgeschieden* (→ **B** u. S. 146). Eine Diurese erhöht die Harnstoffausscheidung.

Die zur Urinkonzentrierung nötige hohe Osmolalität des Nierenmarkes kann u. a. beeinträchtigt sein durch a) eine zu hohe Markdurchblutung (Auswaschung von NaCl und Harnstoff), b) durch eine osmotische Diurese, c) durch Blockierung des NaCl-Transportes im dicken, aufsteigenden Teil der Henleschen Schleife (→ S. 142) und durch ADH-Mangel (s. o.).

Niere, Salz- und Wasserhaushalt

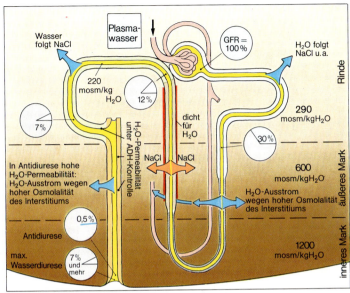

A. Wasserresorption und -ausscheidung

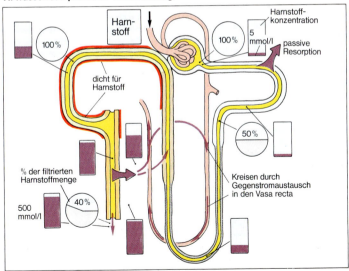

B. Verhalten des Harnstoffs in der Niere

Wasserhaushalt des Körpers

Leben ist mit Wasser untrennbar verbunden. Es ist Ausgangs- und Endprodukt unzähliger biochemischer Reaktionen, es ist Lösungsmittel, Transportvehikel, Wärmepuffer, Kühlmittel u. v. a. Es ist nicht nur in den Zellen enthalten, sondern umspült diese auch als extrazelluläre Flüssigkeit. Diese bietet den Zellen des Körpers eine ähnliche, konstante Umwelt („Inneres Milieu"), wie sie schon die ersten Einzeller in Form des Urmeeres vorfanden (→ S. 1 ff.).

Der weitgehend konstante Wassergehalt des Körpers ist das Ergebnis einer ausgeglichenen **Wasserbilanz** (→ **A**). Die durchschnittliche **Wasserzufuhr** (ca. 2,5 l/Tag) setzt sich zusammen aus (→ **A**): a) *Getränken*, b) Wasser in der festen *Nahrung* und c) dem im Stoffwechsel entstehenden *Oxidationswasser* (→ S. 199, C). Dem steht eine gleich hohe **Wasserabgabe** gegenüber (→ **A**), die sich zusammensetzt aus: a) dem *Urin*, b) dem mit der *Atemluft* und von der *Haut* (→ S. 193, B 3) abgegebenen Wasser und c) dem im *Stuhl* enthaltenen Wasser (→ S. 230). Der durchschnittliche tägliche **Wasserumsatz** beträgt beim Erwachsenen also etwa 1/30 des Körpergewichtes (2,4 l/70 kg), beim Säugling hingegen 1/10 des Körpergewichtes (0,7 l/7 kg), was letzteren für Störungen der Wasserbilanz empfindlicher macht.

Der Wasserumsatz kann sehr erheblich von den angegebenen Mengen abweichen, doch muß immer wieder eine ausgeglichene Bilanz erreicht werden (Regelung → S. 140). Ein Marsch bei hohen Außentemperaturen oder die Arbeit in einer Eisengießerei z. B. können zu enormen Wasserverlusten durch **Schwitzen** (→ S. 192) führen (viele Liter/Stunde!), was durch Aufnahme gleich großer Wasser- (und Salz-)mengen wieder ausgeglichen werden muß. Umgekehrt muß zuviel getrunkene Flüssigkeit durch eine erhöhte Harnausscheidung bilanziert werden (→ S. 140).

Ein Wasserdefizit führt zum **Durst**, ein Mechanismus, der durch das sog. *Durstzentrum im Hypothalamus* gesteuert wird. Durstauslösend sind eine erhöhte Osmolalität der Körperflüssigkeiten und eine vermehrte Angiotensin-Konzentration im Liquor (→ S. 140 u. 290).

Am Körpergewicht (1,0) ist Wasser je nach Alter und Geschlecht mit **0,46** (46 %) bis **0,75** beteiligt (→ **B**).

Während der *Säugling* noch einen Wasseranteil von 0,75 hat, fällt er beim *jungen Mann* auf 0,64 (Frau: 0,53), *im Alter* beim Mann auf 0,53 (Frau: 0,46). Diese Geschlechtsunterschiede (und auch individuelle Unterschiede) beruhen hauptsächlich auf dem *unterschiedlichen Fettanteil* am Körpergewicht: Während die meisten Gewebe (beim jungen Erwachsenen) einen Wassergehalt von durchschnittlich 0,73 haben, beträgt er im Fett nur ca. 0,2 (→ **B**).

Bei einem mittleren Gesamtwassergehalt des Körpers von etwa 0,6 befinden sich ca. 3/5 dieses Wassers (= 0,35 des Körpergewichtes, KG) im **Intrazellulärraum (IZR)** und ca. 2/5 (0,25 des KG) im **Extrazellulärraum (EZR)**, wobei der EZR aus Zwischenzellraum (**Interstitium**, 0,19), **Plasmawasser** (0,045) und sog. *transzellulären Flüssigkeiten* (Liquor, Darmlumen etc., 0,015) besteht (→ **C**). Dabei unterscheidet sich Plasma vom restlichen EZR vor allem durch den *Proteingehalt*, während der IZR auch eine wesentliche andere *Ionenzusammensetzung* als der EZR aufweist (→ S. 65, B). Da sich das Na^+ des Körpers ganz überwiegend im EZR befindet, wird dessen Volumen im wesentlichen von der Na^+-Bilanz des Körpers bestimmt (→ S. 132 u. 140 ff.).

Die **Messung der Flüssigkeitsräume** des Körpers erfolgt meist nach dem *Prinzip der Indikatorverdünnung*. Vorausgesetzt, die jeweilige Indikatorsubstanz (die in die Blutbahn injiziert wird) verteilt sich nur in dem zu messenden Raum (→ **C**), so gilt: *Volumen dieses Raumes* (l) = *injizierte Indikatormenge* (g)/*Indikatorkonzentration* (g/l) nach erfolgter Verteilung im jeweiligen Raum (Messung im abgenommenen Blut). Inulin z. B. ist ein Indikator für den größten Teil des **EZF-Volumens**, *Antipyrin* für das **gesamte Körperwasser**. Das **IZF-Volumen** ist daher knapp so groß wie Antipyrinraum minus Inulinraum. Ein Indikator für das **Plasmavolumen** ist z. B. *Evans-Blau*, das völlig an Plasmaproteine gebunden wird. Das **Blutvolumen** errechnet sich dann aus Plasmavolumen/(1 − Hämatokrit) (→ S. 65 A).

Niere, Salz- und Wasserhaushalt

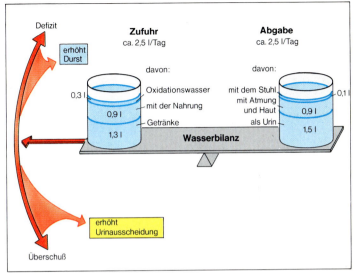

A. Wasserbilanz des Körpers

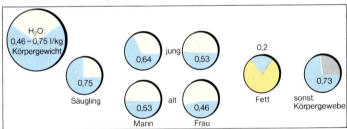

B. Wassergehalt des Körpers

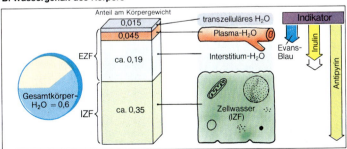

C. Die Flüssigkeitsräume des Körpers

Hormonale Kontrolle des Salz- und Wasserhaushaltes

Die extra- und intrazellulären Körperflüssigkeiten haben – mit wenigen Ausnahmen – eine **Osmolalität** (→ S. 336) von ca. **290 mosm/kg H_2O**. NaCl-Aufnahme oder Wasserverlust z. B. steigern die Osmolalität im Extrazellulärraum (EZR); da dieser mit dem Intrazellulärraum (IZR) im osmotischen Gleichgewicht steht, wäre ein Wasserausstrom aus dem IZR die Folge (→ S. 143,A). Um die Zellen also vor größeren Volumen- und Osmolalitätsschwankungen zu schützen, muß die Osmolalität des EZR einer strengen Regelung unterliegen. Daran sind v. a. **Osmorezeptoren** (v. a. im Hypothalamus), **Adiuretin** (=**ADH** = Vasopressin) als Hormon und die **Niere** als dessen Zielorgan beteiligt (→ S. 136). Für obiges Beispiel einer zu hohen NaCl-Aufnahme wird bei dieser Regelung die Osmolalität durch Wasserretention normalisiert. Der Preis dafür ist ein vergrößerter EZR. Folglich bestimmt der NaCl-Gehalt des Körpers die Größe des EZR. Da **Aldosteron** die NaCl-Ausscheidung steuert (→ S. 132 u. S. 150), regelt dieses Hormon somit auch das EZR-Volumen.

Wassermangel (→ A 1): Wenn Wasserverluste des Körpers (z. B. mit dem Schweiß, dem Urin, mit der Atemluft u. a.) nicht oder ungenügend ersetzt werden, wird der EZR hyperton: Ein Anstieg der Osmolalität von nur 3 mosm/kgH_2O genügt, um die **ADH-Ausschüttung** im Hypothalamus bzw. im Hypophysenhinterlappen (→ S. 240) zu erhöhen (→ A 1). ADH gelangt auf dem Blutweg zur Niere und bewirkt eine verminderte Wasserausscheidung (→ S. 136). Der gleichzeitig auftretende **Durst** fordert zur Auffüllung des Körperwassers auf (→ S. 138).

Wasserüberschuß (→ A 2): Eine Aufnahme hypotoner Flüssigkeit vermindert die Osmolalität im EZR. Dieses Signal hemmt die Ausschüttung von **ADH**. Eine Mehrausscheidung von hypotonem Urin ist die Folge (→ S. 136): Innerhalb von ca. 1 Stunde ist das überschüssige Wasser wieder ausgeschieden.

Wird zuviel Wasser *zu schnell* aufgenommen, kann es zu einer **Wasserintoxikation** (Übelkeit, Erbrechen, Schock) kommen. Ursache dafür ist, daß die Osmolalität im Plasma schon stark abgesunken ist, bevor die Hemmung der ADH-Ausschüttung wirksam werden konnte.

Salzmangel (→ A 4): Eine zu hohe Abgabe oder eine zu geringe Aufnahme von NaCl bei normalem Wasserbestand vermindert u. a. über die herabgesetzte Blutosmolalität die ADH-Ausschüttung und *erhöht* damit *die Wasserausscheidung* (s. o.). Das Ergebnis ist eine **Verminderung des EZR** und damit auch **des Plasmavolumens** (→ A 4). Die Plasmavolumenabnahme und der evtl. verminderte Blutdruck (→ S. 153, B) führen zur Ausschüttung von **Angiotensin II**. Dieses löst **Durst** aus und stimuliert die Ausschüttung von **Aldosteron** (→ S. 150 ff.). Aldosteron fördert die Resorption von Na^+ (→ S. 153, B), hemmt also die Ausscheidung von Na^+ (*Na^+-Retention*). Durch die Salzretention wird sekundär Wasser zurückgehalten, und außerdem wird Wasser getrunken (Durst), so daß sich das EZR-Volumen wieder normalisiert (→ A 4).

Ein vermindertes Plasmavolumen führt außerdem dazu, daß der Druck im Niederdrucksystem des Kreislaufes abfällt, was über **Dehnungsrezeptoren im linken Herzvorhof** nerval direkt zum Hypothalamus gemeldet wird und so eine ADH-Ausschüttung bewirkt (*Henry-Gauer-Reflex*).

Beim **Salzüberschuß** (→ A 3) hat die dadurch erhöhte Plasmaosmolalität eine vermehrte ADH-Ausschüttung zur Folge (H_2O-Retention und Durst). Umgekehrt wie beim Salzmangel steigt jetzt das EZR- und damit das Plasmavolumen, wodurch über eine Bremsung des Renin-Angiotensin-II-Aldosteron-Mechanismus, über eine vermehrte Ausschüttung von ANP (s. u.) und über andere Mechanismen (→ S. 152 u. S. 132) vermehrt NaCl und in der Folge Wasser ausgeschieden wird; das EZR-Volumen normalisiert sich dadurch wieder.

Die **a**trialen **n**atriuretischen **P**eptide oder Faktoren (= **ANP** = **ANF**) oder **Atriopeptin** sind in Zellen der Vorhofwand vesikulär gespeichert. Erhöhte Vorhofdehnung (hohes EZV!) bewirkt die Ausschüttung von ANP, die u. a. die Na^+-Ausscheidung durch die Niere erhöhen. Da Atriopeptin aber auch auf viele andere Organe wirkt, ist dieser Name des Hormons vorzuziehen.

Niere, Salz- und Wasserhaushalt 141

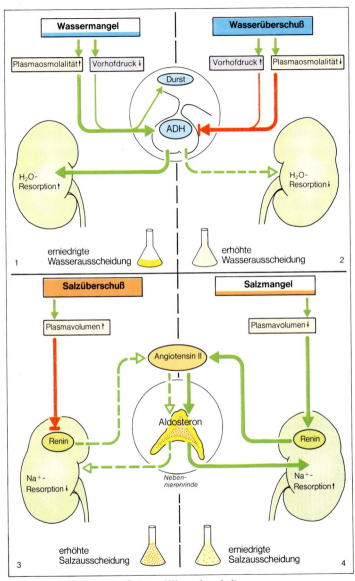

A. Hormonale Kontrolle des Salz- und Wasserhaushalts

Störungen des Salz- und Wasserhaushaltes

Störungen im Salz- und Wasserhaushalt (→ A u. S. 140) können a) die Wasser- und Salzbilanz (d. h. ein Ungleichgewicht von Aufnahme und Abgabe), b) die Verteilung zwischen Plasma, Interstitium (zusammen Extrazellulärraum) und Intrazellulärraum und c) die hormonale Regulation betreffen. Die Störungen sind mit einigen ihrer *Ursachen* und *Konsequenzen* im folgenden kurz aufgezählt (↓ = Abfall, ↑ = Anstieg, kÄ = keine Änderung):

1. **Isosmotisches Volumendefizit** (→ A 1): Extrazellulärvolumen (EZF) ↓, Intrazellulärvolumen, (IZF): kÄ, Osmolalität (Osm): kÄ; bei Erbrechen, Durchfall, diuretischer Therapie (s. u.), Blutverlusten, Verbrennungen, Aszitesdrainage u. a. m.

2. **Wasserdefizit** (→ A 2): EZF ↓, Osm ↑, Flüssigkeitsverschiebung von IZF nach EZF; bei Schwitzen, Hyperventilation, osmotischer Diurese (s. u.), ADH-Mangel (*Diabetes insipidus*) u. a. m.

3. **Salzdefizit** (→ A 3): Osm ↓, Flüssigkeitsverschiebung von EZF nach IZF: EZF ↓; bei Erbrechen, Durchfall, Schwitzen, Aldosteronmangel, Hypokaliämie, ZNS-Läsionen, „salzverlierende Nephritis" u. a. m.

4. **Isosmotischer Volumenüberschuß** (→ A 4): EZF ↑, Osm: kÄ; bei Herzinsuffizienz, Nephrosen, akuter Glomerulonephritis, dekompensierter Leberzirrhose u. a. m.

5. **Wasserüberschuß** (→ A 5): EZF ↑, Osm ↓, Flüssigkeitsverschiebung von EZF nach IZF; beim Trinken von Wasser, bei übermäßiger ADH-Ausschüttung, intensiver Magenspülung, Infusion von Glukoselösungen u. a. m.

6. **Salzüberschuß** (→ A 6): Osm ↑, Flüssigkeitsverschiebung von IZF nach EZF; EZF ↑; bei Infusionen hypertoner Salzlösungen, übermäßiger Aldosteronausschüttung, Therapie mit Steroidhormonen, Trinken von Salzwasser (Meer), ZNS-Läsion u. a. m.

Die **Folgen** von Störung 1, aber auch von 2 und 3, sind eine *Hypovolämie* (→ S. 186), die von 3 und 5 ein *intrazelluläres Ödem* (u. a. Hirnschwellung) und die von 4, 5 und 6 ein *extrazelluläres Ödem* (Lungenödem!).

Diurese und diuretisch wirksame Substanzen

Diurese bedeutet eine erhöhte Urinausscheidung (> ca. 1 ml/min). Ursachen:

a) Zu einer **Wasserdiurese** kommt es bei einer Osmolalitätserniedrigung des Plasmas und/oder bei einer Erhöhung des Blutvolumens (→ S. 140). Die Senkung des ADH-Spiegels führt dabei zur Ausscheidung von hypotonem Urin und damit von sog. *freiem Wasser*.

Darunter wird die Wassermenge verstanden, die einem solchen Urin entzogen werden könnte, bis er die Osmolalität des Plasmas ($= P_{osm}$ $= 290$ mosm/kgH$_2$O) erreicht. Der Anteil freien Wassers errechnet sich aus $1 - (U_{osm}/P_{osm})$, wobei U_{osm} = Urinosmolalität. 1 l Urin mit z. B. 58 mosm/kgH$_2$O enthält also 0,8 l freies Wasser.

b) Zu einer **osmotischen Diurese** kommt es, wenn vermehrt *nichtresorbierbare Substanzen* in den Tubulus filtriert werden (therapeutisch verwendet wird z. B. Mannitol). Sie halten aus osmotischen Gründen Wasser im Tubulus fest, das dann mit dieser Substanz zusammen ausgeschieden wird.

Wird bei sich resorbierbaren Substanzen z. B. Glukose) infolge sehr hoher Plasmakonzentrationen die tubuläre Resorptionskapazität (→ S. 128) überschritten, wird Wasser mit dem nicht resorbierten Anteil der Substanz ausgeschieden. Die Glukosurie beim **Diabetes mellitus** ist daher von einer Diurese und, sekundär, von vermehrtem Durst begleitet.

c) Die **Druckdiurese** entsteht durch eine erhöhte Nierenmarkdurchblutung meist infolge eines erhöhten Blutdrucks (→ S. 122).

d) **Diuretika** (→ B) sind Medikamente, die eine Diurese auslösen. Sie wirken meist über eine Hemmung der NaCl-Resorption (*Saluretika*); das hat sekundär dann eine verminderte Wasserresorption zur Folge (→ S. 132). Die dadurch verursachte Reduzierung des EZF-Volumens ist das therapeutische Ziel der Diuretikagabe z. B. bei Ödem- und Hochdruckpatienten. (Allerdings kann die Erniedrigung des EZF-Volumens zu einer Stimulierung der Aldosteronausschüttung führen [→ S. 140 u. S. 152], was die Effektivität des Diuretikums mindert: Sekundärer Hyperaldosteronismus.) *Hemmer der Karboanhydratase* (z. B. Acetazolamid) bewirken eine mäßige Diurese (Hemmung der NaHCO$_3$-Resorption); sie sind klinisch als Diuretika nicht mehr gebräuchlich. Sog. *Schleifendiuretika* (z. B. Furosemid) hemmen das Na$^+$-2Cl$^-$-K$^+$-Ko-Transportsystem im dicken, aufsteigenden Teil der Henleschen Schleife (→ S. 132). Sie sind sehr stark diuretisch wirksam und können indirekt die K$^+$-Ausscheidung erhöhen. *Thiazide* hemmen die Ca^{2+}- und Na^{2+}-Resorption v. a. im distalen Tubulus und erhöhen ebenfalls die K$^+$-Ausscheidung. *Amilorid, Triamteren* u. ä. hemmen die Na$^+$-Resorption v. a. am distalen Nephron und am Sammelrohr, *senken* aber die K$^+$-Ausscheidung. Letzteres gilt auch für *Aldosteronantagonisten* (→ S. 152).

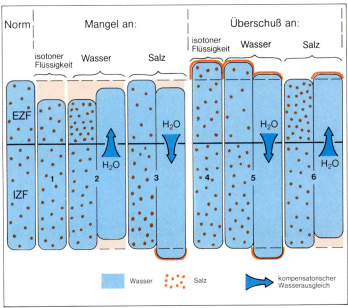

A. Störungen des Salz- und Wasserhaushalts

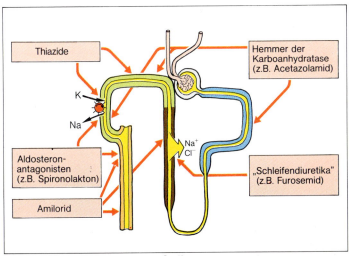

B. Angriffsorte diuretisch wirksamer Stoffe

Niere und Säure-Basen-Haushalt

Das Enzym Karbonathydrolyase oder **Karboanhydr(at)ase (CA)** spielt überall da im Körper eine zentrale Rolle, wo ein H^+-Ionengradient, d.h. ein pH-Unterschied aufgebaut werden muß, also im *Nierentubulus*, in der *Magenschleimhaut*, im *Dünndarm*, in den *Speicheldrüsen* u.a.m. CA spielt außerdem eine wichtige Rolle beim CO_2-*Transport* in den *Erythrozyten* ($\rightarrow$ S. 96). CA katalysiert die Bruttoreaktion

$$H_2O + CO_2 \rightleftarrows H^+ + HCO_3^-.$$

Gewöhnlich wird Kohlensäure (H_2CO_3) als das Zwischenprodukt dieser Reaktion bezeichnet ($\rightarrow$ **A** links), doch wurde in jüngerer Zeit postuliert, daß OH^- (statt H_2O) an das Enzym gebunden wird ($\rightarrow$ **A** rechts).

Die H^+-**Ionensekretion** in das Lumen des Nierentubulus erfolgt sekundär-aktiv im Austausch gegen Na^+ (gemeinsamer elektroneutraler Carrier, $\rightarrow$ S. 132) und durch eine (primär aktive) H^+-Pumpe (H^+-ATPase). Die H^+-Ionen werden vor allem in den ersten Teil des proximalen Tubulus sezerniert, wo der pH-Wert trotz der Pufferung durch HCO_3^-, HPO_4^{2-} u.a. von 7,4 (Filtrat) auf ca. 6,4–6,8 absinkt. Im Sammelrohr werden von den Schaltzellen (Typ A; $\rightarrow$ S. 148) ebenfalls H^+-Ionen sezerniert, so daß dort der luminale pH-Wert sogar bis auf 4,5 sinken kann.

Die tubuläre H^+-Sekretion dient zwei Hauptfunktionen: 1. der Ausscheidung „fixer" Säuren; 2. der Resorption des filtrierten Bikarbonats (HCO_3^-):

Säureausscheidung im Harn: Bei einer Ernährung, die rund 70 g Protein/Tag enthält ($\rightarrow$ S. 196), fallen im Körper pro Tag ca. 190 mmol H^+-Ionen an. HCl (aus Arginin, Lysin und Histidin), H_2SO_4 (aus Methionin und Zystin), H_3PO_4 und Milchsäure sind die Hauptquellen (= „fixe" Säuren, die im Gegensatz zu CO_2 nicht abgeatmet werden können). Da ca. 130 mmol/d H^+ werden bei der Metabolisierung organischer Anionen (Glutamat$^-$, Aspartat$^-$, Laktat$^-$ u.v.a.) verbraucht, so daß die **Netto-H^+-Produktion** ca. **60 (40–80) mmol/d** beträgt. Obwohl sie natürlich schon am Entstehungsort abgepuffert werden, müssen sie zur Regeneration der Puffer ausgeschieden werden.

Der **Urin-pH-Wert** kann im Extremfall bis auf 4 absinken, d.h. seine H^+-Konzentration beträgt max. 0,1 mmol/l ($\rightarrow$ S. 334). Bei 1,5 l täglicher Urinmenge werden also max. nur 0,15 mmol oder weniger als 1 % der anfallenden H^+-Ionen **in freier Form** ausgeschieden.

Eine mengenmäßig viel wichtigere Ausscheidungsform (10–30 mmol/d) ist die sog. **titrierbare Säure** ($\rightarrow$ **B**) (80 % Phosphat, 20 % Harnsäure, Zitronensäure u.a.).

Titrierbar heißt diese ausgeschiedene Säure, weil durch Rücktitrieren des Urins mit NaOH bis zum Plasma-pH-Wert (normal 7,4) die Menge dieser Säure bestimmt werden kann.

Phosphat liegt im Blut (pH 7,4) zu 80 % als HPO_4^{2-} vor, im (sauren) Urin fast ausschließlich als $H_2PO_4^-$ ($\rightarrow$ S. 335), d.h., sezernierte H^+-Ionen werden von filtriertem HPO_4^{2-} abgepuffert ($\rightarrow$ **B**). Pro Tag werden ca. 150–250 mmol Phosphat filtriert und 80–95 % davon resorbiert (s.a. S. 154f.), der Rest wird ausgeschieden. 80 % davon nehmen bei der Tubuluspassage eine äquimolare Menge H^+-Ionen auf. Bei einer *Azidose* ($\rightarrow$ S. 114ff.) steigt die Phosphatausscheidung. Die dadurch erreichte Mehrausscheidung von H^+-Ionen geht der erhöhten NH_4^+-Bildung (s.u.) voran und ist hauptsächlich durch die azidosebedingte Phosphatmobilisation aus dem Knochen ($\rightarrow$ S. 254ff.) verursacht.

Auch die Ausscheidung von Ammoniumionen (NH_4^+) ist eine, allerdings indirekte, Form der H^+-Ausscheidung. Bisher hieß es in den Lehrbüchern, die Tubuluszelle produziere Ammoniak (NH_3), der, ins Lumen diffundiert, sezernierte H^+-Ionen titriert, um als NH_4^+ schließlich mit dem Urin ausgeschieden zu werden. Die Deamidierung von Glutamin (s.u.) ergibt jedoch Glutamat$^-$ und NH_4^+ (und nicht NH_3). Die H^+-Ausscheidung in Form von NH_4^+ muß daher folgendermaßen gesehen werden: Bei durchschnittlicher Proteinaufnahme werden im Aminosäuren-Stoffwechsel etwa äquimolare Mengen von HCO_3^- und NH_4^+ gebildet (ca. 700–1000 mmol/d). Der ganz überwiegende Teil dieser beiden Produkte wird für die (energieverbrauchende) **Bildung von Harnstoff** in der **Leber** verwendet, wobei pro mol Harnstoff 2 mol HCO_3^- und 2 mol NH_4^+ verbraucht werden. Deswegen wird für jedes NH_4^+, das von der Leber als solches exportiert wird und den Körper mit dem

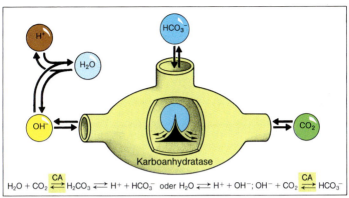

$H_2O + CO_2 \overset{CA}{\rightleftarrows} H_2CO_3 \rightleftarrows H^+ + HCO_3^-$ oder $H_2O \rightleftarrows H^+ + OH^-$; $OH^- + CO_2 \overset{CA}{\rightleftarrows} HCO_3^-$

A. Karboanhydratase (CA)

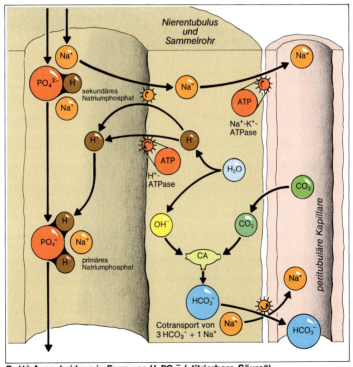

B. H^+-Ausscheidung in Form von $H_2PO_4^-$ („titrierbare Säure")

Niere, Salz- und Wasserhaushalt

Urin verläßt, ein HCO_3^- weniger verbraucht. Da dieses ein H^+ abpuffern kann, wird hier von „indirekter H^+-Ausscheidung" gesprochen. Ob die Leber bei diesen Vorgängen auch *regulatorisch* in den Säure-Basen-Haushalt eingreift, ist nicht gesichert.

Allerdings exportiert die Leber nur etwa 15–30 % des NH_4^+ in unveränderter Form zur Niere. Der Hauptanteil wird zuvor in den Hepatozyten in **Glutamin** ($= Glu{-}NH_2$) eingebaut, wobei das dazu benötigte Glutamat$^-$ seinem H^+-verbrauchenden Stoffwechsel (s. o.) vorerst entzogen wird.

In der **Niere** wird Glutamin in den proximalen Tubuluszellen durch **Glutaminasen** zu NH_4^+ und Glutamat$^-$ ($= Glu^-$) gespalten ($\rightarrow$ **C2**, a). Glu$^-$ wird durch *Glutamatdehydrogenase* weiter zu 2-Oxoglutarat^{2-} metabolisiert, wobei ein zweites NH_4^+ entsteht ($\rightarrow$ **C2**, b).

Nur wenn das zweifach anionische 2-Oxoglutarat^{2-} weiter zu ungeladenen Produkten wie CO_2 oder Glukose verstoffwechselt wird (was gewöhnlich in der Niere geschieht), werden dabei 2 H^+ verbraucht und somit dann doch noch „indirekt ausgeschieden".

Das in der Tubuluszelle gebildete NH_4^+ dissoziiert dort geringgradig zu NH_3 und H^+. Ersteres diffundiert (nichtionisch) z. T. ins Blut, großteils aber ins Lumen, wo es wieder mit den ebenfalls sezernierten H^+-Ionen ($\rightarrow$ **C2**) zusammentritt. Zum Teil wird dieses NH_4^+ (als Ion!) im dicken aufsteigenden Teil der Henleschen Schleife (statt K^+; s. S. 149, B 2) wieder resorbiert, um anschließend über das Interstitium des Nierenmarks als NH_3 in das Lumen des Sammelrohrs zu diffundieren. Der hier besonders niedrige pH-Wert wirkt als „Falle" (engl.: trapping): $NH_3 \rightarrow NH_4^+$. Bei durchschnittlicher Kost beträgt die normale NH_4^+-**Ausscheidung im Urin 25–50 mmol/d**.

Bei **chronischer metabolischer Azidose** ($\rightarrow$ S. 114) steigt die NH_4^+-Ausscheidung bis auf das ca. 3fache der Norm. Ursache ist ein paralleler Anstieg der Glutaminbildung in der Leber (auf Kosten der Harnstoffbildung) und der Glutaminaseaktivität in der Niere. Diese Anpassung, über deren Auslösemechanismen wenig bekannt ist, braucht 1–2 Tage zur vollen Entfaltung.

Resorption von Bikarbonat (HCO_3^-) ($\rightarrow$ **C1**): Pro Tag werden rund 4300 mmol HCO_3^- filtriert, also rund 40mal soviel wie im Blut enthalten ist. Es muß daher für eine äußerst wirksame HCO_3^--Resorption gesorgt sein, da das Säure-Basen-Gleichgewicht im Körper sonst zusammenbrechen würde ($\rightarrow$ S. 110 ff.). Die in den Tubulus sezernierten H^+-Ionen reagieren dort mit HCO_3^- zu CO_2 und H_2O ($\rightarrow$ **C1**), wobei evtl. auch eine luminale CA (am Bürstensaum) eine Rolle spielt. CO_2 kann leicht in die Zelle diffundieren. Dort entsteht wieder H^+ und HCO_3^-. Die H^+-Ionen werden erneut sezerniert, während HCO_3^- über einen Carrier, der (wahrscheinlich) 3 HCO_3^- + 1 Na^+ aus der Zelle transportiert, ins Blut gelangt. Durch die luminale Zellmembran wird HCO_3^- also in Form von CO_2 transportiert. Wenn ein transepithelialer HCO_3^--Gradient besteht, kann HCO_3^- auch als solches, also ohne Umwandlung in CO_2, die Tubuluswand parazellulär (zwischen den Zellen) kreuzen.

Ein erhöhter (bzw. erniedrigter) P_{CO_2} im Plasma führt zu einer Erhöhung (bzw. Erniedrigung) der H^+-Sekretion und damit auch der HCO_3^--Resorption, was für die *Kompensation respiratorischer Störungen* wichtig ist ($\rightarrow$ S. 116).

Stickstoffausscheidung

Während Kohlenhydrate und Fette im Organismus fast ausschließlich zu Wasser und CO_2 abgebaut werden ($\rightarrow$ S. 198), wird der Stickstoff (N) der N-haltigen Stoffe, also der **Proteine, Aminosäuren, Nukleotide** u.a., in Form anderer N-haltiger Substanzen mit dem Harn ausgeschieden, großteils als **Harnstoff**, zu einem geringeren Teil aber auch als NH_4^+ (s. o.), als **Kreatinin**, als **Harnsäure**, u. a. Die Ausscheidung von Harnsäure (aus dem Nukleotidstoffwechsel) spielt mit ca. 0,5–6 mmol/Tag quantitativ gegenüber Harnstoff mit 300–500 mmol/Tag (abhängig von der Proteinzufuhr) nur eine unbedeutende Rolle. Trotzdem kommt der Harnsäureausscheidung eine wichtige klinische Bedeutung zu, da Harnsäure schlecht löslich ist und daher *Nierensteine* bilden kann. Hohe Harnsäurespiegel im Blut können außerdem zur *Gicht* führen.

Von der Energiebilanz des Organismus her wäre es am günstigsten, den Stickstoff in Form von NH_3 auszuscheiden, was im Wasser lebende Tiere auch tun. Landtiere können den toxischen NH_3 jedoch nicht so schnell auswaschen. Harnstoff hingegen ist untoxisch, gut wasserlöslich und trägt außerdem 2 N-Atome/Molekül. Schlangen und Vögel scheiden Stickstoff hauptsächlich in Form von Harnsäurekristallen aus, d. h. hier ist der N-Ausscheidung mit der H^+-Ausscheidung (Harn-*Säure*!) kombiniert, ohne daß dazu Lösungswasser nötig ist. Dieser Mechanismus ist daher auch für in der Wüste lebende Tiere gut geeignet.

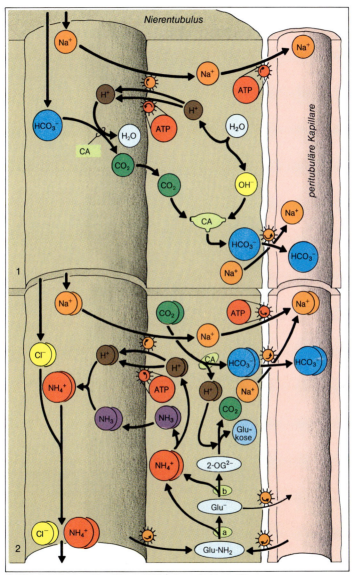

C. Bikarbonatresorption (1) und NH$_4^+$-Ausscheidung (2)

Niere, Salz- und Wasserhaushalt

Kaliumhaushalt

Pro Tag werden etwa 50–150 mmol K^+ (*Mindestbedarf* 25 mmol) aufgenommen, wovon ca. 90% *im Urin* und 10% mit dem Stuhl ausgeschieden werden. Die **Plasma-K^+-Konzentration** beträgt 3,4–5,2 mmol/l, während in den Zellen des Körpers die 20–30fache ,,effektive'' K^+-Konzentration (→ S. 65, B) herrscht, d. h., von den ca. 4500 mmol K^+-Ionen des Körpers befinden sich 98–99% in den Zellen (3000 mmol in Muskelzellen, je ca. 200 mmol in Leber, Erythrozyten usw.). Obwohl der extrazelluläre Anteil also nur 1–2% beträgt, ist er u. a. deshalb so bedeutsam, da über ihn der gesamte K^+-Haushalt geregelt wird.

Die **akute Regulation** der extrazellulären K^+-Konzentration geschieht durch körperinterne **Verschiebung von K^+** zwischen der extrazellulären (EZF) und der intrazellulären Flüssigkeit (IZF). Dieser relativ rasche Vorgang verhindert oder mildert z. B. dann einen gefährlichen K^+-Anstieg in der EZF, wenn größere K^+-Mengen von außen (Nahrung) zugeführt oder intern freigesetzt werden (z. B. bei einer Hämolyse). Diese K^+-Verschiebung wird großteils *hormonal gesteuert*. So führt ein akuter Anstieg des K^+ in der EZF zur Ausschüttung von **Insulin**, das in der Folge die K^+-Aufnahme in die Zellen fördert und so die K^+-Konzentration in der EZF wieder senkt. Auch *Adrenalin*, *Aldosteron* und eine *Alkalose* fördern die zelluläre K^+-Aufnahme.

Für die **chronische Regulation** der K^+-Bilanz des Körpers nach außen sorgt vor allem die **Niere** (s. u.), zu einem geringen Anteil aber auch das **Kolon**. Beeinflußt wird die K^+-Ausscheidung vor allem von der K^+- und H^+-Konzentration in der EZF, von Aldosteron und von der Na^+-Ausscheidung (→ **C**). Bei einer chronisch erhöhten K^+-Zufuhr nimmt die Leistungsfähigkeit der K^+-Ausscheidungsmechanismen zu (**K^+-Adaptation**). Auch bei einer weitgehend eingeschränkten Nierenfunktion sorgt diese Adaptation des restlichen, noch funktionierenden Tubulusapparates für eine weitgehend ausgeglichene K^+-Bilanz.

In der **Niere** wird K^+ am Glomerulus filtriert und normalerweise großteils wieder resorbiert (Netto-*Resorption*); u. U. kann die ausgeschiedene Menge allerdings die filtrierte Menge überschreiten (Netto-*Sekretion*, s. u.).

Bis zum Ende des **proximalen Tubulus** werden unabhängig von der K^+-Zufuhr etwa 70–80% der filtrierten K^+-Menge resorbiert (→ **A**). Dieser Transport erfolgt wahrscheinlich gegen einen kleinen elektrochemischen Gradienten. K^+-Ionen müssen daher z. T. *aktiv* aus dem Tubuluslumen entfernt werden, doch verläßt der Großteil des K^+ den proximalen Tubulus *passiv* (→ **B1**).

Rund 10–20% der filtrierten K^+-Menge verlassen die Tubulusflüssigkeit in der **Henleschen Schleife** (Die Sekretion im absteigenden Schenkel ist kleiner als die Resorption im aufsteigenden Teil; → **B2**), so daß im **distalen Tubulus** nurmehr 10% der filtrierten Menge erscheinen (→ **A**).

Bei **hoher K^+-Zufuhr** wird vermehrt K^+ im Urin ausgeschieden (im Extremfall bis zu 150% der filtrierten Menge), bei **K^+-Mangel** ist der Urin K^+-arm (minimal ca. 3% der filtrierten Menge). Diese *Angleichung an den jeweiligen Bedarf* geschieht fast ausschließlich durch eine stark erhöhte bzw. durch eine fehlende K^+-Sekretion im ,,späten'' **distalen Tubulus** und im **Sammelrohr** (→ **B**); außerdem kann dort K^+ wieder (aktiv) resorbiert werden.

Diese Nephronabschnitte besitzen mehrere Zelltypen: Die **Hauptzellen** (engl.: *Principal cells*), die Na^+ resorbieren und K^+ sezernieren (s. u.), und die **Schaltzellen** (engl.: *Intercalated cells*), die wahrscheinlich für die aktive K^+-Resorption (bei K^+-Mangel) und außerdem für die H^+-Sekretion (→ S. 146) sorgen. Bei einer Alkalose z. B. können diese Schaltzellen von H^+-Sekretion (Zelltyp A) auf HCO_3^--Sekretion umgebaut werden (Zelltyp B).

Mechanismus der K^+-Sekretion an den *Hauptzellen* (→ **B3**): Wie an allen anderen Tubuluszellen erniedrigt die *Na^+-K^+-ATPase* der basolateralen Zellmembran intrazellulär die Konzentration von Na^+ und erhöht gleichzeitig die von K^+. Durch *K^+-Kanäle* auf beiden Zellseiten kann K^+ die Zelle verlassen, wobei für die K^+-Diffusionsrate der elektrochemische K^+-Gradient über die jeweilige Membran entscheidend ist. An der luminalen

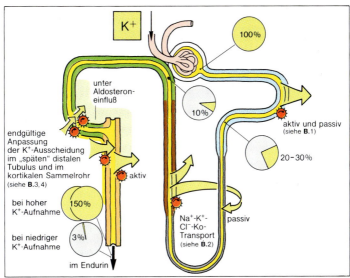

A. Resorption, Sekretion und Ausscheidung von K$^+$

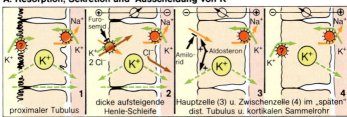

B. K$^+$-Resorption (1, 2, 4) und K$^+$-Sekretion (3) im Tubulus

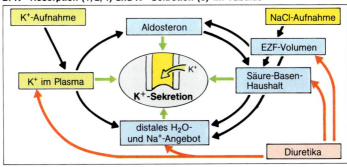

C. Einflüsse auf die K$^+$-Sekretion und -Ausscheidung (nach Wright u. Mitarb.)

Zellmembran besitzt die Hauptzelle außerdem (durch das Diuretikum *Amilorid* hemmbare) *Na^+-Kanäle*, durch die Na^+ aus dem Lumen in die Zelle einströmt. Dieser Einstrom ist elektrogen (→ S.15), so daß die luminale Membran auf ca. 30 mV (Lumen: +) depolarisiert wird, während die basolaterale Membran ihr normales Potential von ca. 70 mV (außen: +) behält. Damit steht auf der luminalen Seite eine höhere Triebkraft für den K^+-Ausstrom zur Verfügung als auf der Gegenseite, so daß K^+ die Zelle bevorzugt in Richtung Lumen verläßt: Sekretion.

Das Ergebnis des unsymmetrischen Membranpotentials der Hauptzelle ist ein Lumen-negatives *transepitheliales Potential* von ca. 40 mV. Dies wäre u.a. eine treibende Kraft für die parazelluläre Resorption von Cl^-, doch ist nicht geklärt, ob dies die wesentliche oder gar einzige Route für die Cl^--Resorption in diesem Nephronteil darstellt.

Die *Schaltzellen* (→ B4) besitzen luminal keine Na^+-Kanäle, und auch die K^+-Leitfähigkeit ist gering, so daß K^+ hier kaum sezerniert wird. Die *aktive K^+-Resorption*, sowie die *aktive H^+-Sekretion* besorgt wahrscheinlich eine **H^+-K^+-ATPase** in der luminalen Membran des Typs A dieser Zellen.

Je mehr Na^+ von der Hauptzelle resorbiert wird, desto mehr K^+ wird sezerniert. Diese **Koppelung des Na^+- und K^+-Transportes** im „späten" distalen Tubulus und im Sammelrohr hat wahrscheinlich zwei Ursachen: a) die mit steigender Na^+-Resorption verstärkte luminale Depolarisation (s.o.) und b) der Anstieg der Na^+-Konzentration in der Zelle. Er bremst den Na^+/Ca^{2+}-Austausch an der basolateralen Zellmembran, so daß die Ca^{2+}-Konzentration intrazellulär steigt. Dies ist ein Signal für die Öffnung der luminalen K^+-Kanäle.

Einflüsse auf die K^+-Ausscheidung (→ C):
1. Eine erhöhte **K^+-Aufnahme** steigert die K^+-Konzentration in Plasma und Zelle, wodurch die chemische Triebkraft für die K^+-Sekretion erhöht wird.

2. **Blut-pH.** Eine Alkalose erhöht, eine akute Azidose erniedrigt die intrazelluläre Konzentration und damit die Ausscheidung von K^+, doch steigt letztere bei chronischer Azidose wieder an. Die Gründe dafür sind a) ein erhöhter distaler Harnstrom (s. Punkt 3) und b) die entstehende Hyperkaliämie, die eine Aldosteronausschüttung bewirkt (s. Punkt 4).

3. Steigt die **Harnströmungsgeschwindigkeit** im distalen Tubulus, z.B. bei hoher NaCl-Aufnahme, bei osmotischer Diurese oder bei einer sonstigen Hemmung der Na^+-Resorption stromaufwärts, wird mehr K^+ ausgeschieden (s. z.B. K^+-verlierender Effekt bestimmter Diuretika; → S. 142). Der Grund ist wohl, daß die K^+-Sekretion durch eine bestimmte luminale K^+-Konzentration limitiert ist. D.h., mehr Volumen/Zeit kann hier mehr K^+/Zeit mitnehmen.

4. **Aldosteron** (s.u.) verursacht vermehrte(n) Einbau und/oder „Inbetriebnahme" von Na^+- und K^+-Kanälen an der luminalen Membran, was indirekt (Depolarisation) bzw. direkt die K^+-Sekretion (und die Na^+-Resorption) steigert. Aldosteron vermehrt auch die Aktivität der Na^+-K^+-ATPase und führt außerdem über längere Zeit, z.B. bei der K^+-Adaptation (s.o.), zu wesentlichen Umbauvorgängen in den Zielzellen. (Obwohl bei chronisch erhöhtem Aldosteron die K^+-Ausscheidung weiter hochbleibt, sinkt aus unklaren Gründen die Na^+-Resorption nach etwa 2 Wochen wieder ab: *Escape-Phänomen*).

Mineralkortikoide

Mineralkortiko(stero)ide werden in der **Nebennierenrinde (NNR)** gebildet. Wesentliche Aufgabe dieser Hormone ist es, in der Niere und in anderen Organen (Gallenblase, Darm, Schweißdrüsen, Speicheldrüsen u.a.) den Na^+- und K^+-Transport zu steuern. Hauptvertreter der Mineralkortikoide ist das **Aldosteron**, doch haben auch Kortikosteron, Desoxykortikosteron und sogar die Glukokortikoide (→ S. 260) eine Wirkung auf den Salztransport.

Biochemie: Aldosteron gehört zu den C_{21}-Steroiden, hat also 21 C-Atome und wird in der *Zona glomerulosa* (→ S. 261) der NNR gebildet. Die *Biosynthese* von Aldosteron geht vom *Cholesterin* aus, das hauptsächlich aus dem Plasma aufgenommen wird, jedoch auch in der NNR gebildet werden kann. **ACTH** (→ S. 261) wirkt stimulierend auf die Biosynthese (nicht auf die Ausschüttung) von Aldosteron. Die *Bildungsrate* für Aldosteron beträgt 80–240 µg/Tag, die *Plasmakonzentration* 0,10–0,15 µg/l. Die Werte schwanken je nach NaCl-Gehalt und je nach Tageszeit: Die höchsten Sekretionsraten finden sich morgens, um am späten Abend ein Minimum zu erreichen, Aldosteron wird *in der Leber* an Glukuronsäure gekoppelt (→ S. 214) und so in der *Galle* und im *Urin ausgeschieden*.

Steuerung der Aldosteronausschüttung: Aldosteron führt im ganzen Körper zu einer Retention von Na$^+$ und einer Mehrausscheidung von K$^+$. Sekundär wird dabei auch Wasser zurückgehalten, so daß als Endeffekt u.a. ein *Anstieg des Extrazellulärvolumens* resultiert (→ S. 140 ff.). Es ist daher sinnvoll, daß die Aldosteronausschüttung durch solche Zustände stimuliert wird, die begleitet sind a) von einer *Verminderung des Blutvolumens*, b) von einer *Hyponatriämie* und c) von einer *Hyperkaliämie*. Die Ausschüttung von *Angiotensin II* (→ S. 152) spielt dabei eine wesentliche Rolle, doch ist noch nicht ganz klar, was der primäre Reiz für die Aldosteronausschüttung ist. Auch ACTH stimuliert die Aldosteronausschüttung (→ S. 261, A); von ANP aus den Herzvorhöfen wird sie gehemmt (→ S. 140).

Aldosteronwirkung: Aldosteron stimuliert an salztransportierenden Zellen die Na$^+$-Resorption und die K$^+$-Ausscheidung. Seine Wirkung beginnt ca. ½ bis 1 Stunde nach der Applikation (bzw. Ausschüttung) und erreicht ihren Maximalwert nach mehreren Stunden.

Dieser verzögerte Wirkungseintritt spiegelt die Zeit wider, die für folgende intrazelluläre Reaktionsschritte bei der Wirkung von Steroidhormonen notwendig ist (s.a. S. 244): (1) Freie Diffusion von Aldosteron (= A) durch die Zellmembran, (2) spezifische Bindung an zytoplasmatische Rezeptorproteine (= R), (3) „Aktivierung" und Konformationsänderung des A-R-Komplexes, (4) Bindung von aktiviertem A-R an Chromatinrezeptoren (DNA) im Zellkern, (5) RNA-Induktion, (6) Produktion aldosteroninduzierter Proteine (AIPs), die die (alle?) zellulären Wirkungen von A vermitteln.

Bildet die NNR zuviel Aldosteron, kommt es zu einem **Hyperaldosteronismus**. Beim sog. *primären Hyperaldosteronismus* (durch NNR-Tumoren, die Aldosteron produzieren: Conn-Syndrom) ist die Aldosteronsekretion der Rückkoppelungskontrolle entzogen. Na$^+$-Retention mit erhöhtem Extrazellulärvolumen und Bluthochdruck bei gleichzeitigem K$^+$-Verlust und hypokaliämischer Alkalose sind die Folge.

Der (häufigere) *sekundäre Hyperaldosteronismus* tritt bei einer Verminderung des effektiven Plasmavolumens auf (bei Schwangerschaft, Herzinsuffizienz, chronischer Diuretikagabe, diätetischer NaCl-Verarmung, Leberzirrhose u.a.). Der Volumenmangel führt dabei über den Renin-Angiotensin-Mechanismus (→ S. 152) zur Aldosteronausschüttung.

Bei einer **Nebenniereninsuffizienz** (Addisonsche Krankheit) führt der Mangel an Aldosteron zu einer stark vermehrten Na$^+$-Ausscheidung mit K$^+$-Retention, was zusammen mit dem Fehlen der Glukokortikoide (→ S. 260) zu einer lebensbedrohlichen Situation führt.

Ausscheidung von Ca^{2+} und Phosphat

An der Regelung des *Kalziumhaushaltes* ist die Niere als Ausscheidungsorgan wesentlich beteiligt (→ S. 254 ff.). Die *Gesamt-Plasmakonzentration (freies und gebundenes Kalzium)* beträgt 2,3 bis 2,7 mmol/l (4,6–5,4 mval/l). Rund 1,3 mmol/l davon sind *ionisiertes Ca^{2+}*, 0,2 mmol/l sind *komplex gebunden* (an Phosphat und Zitrat), der Rest von 0,8–1,2 mmol/l ist *an Plasmaproteine gebunden* und somit nicht glomerulär filtrierbar (→ S. 10 u. S. 127, B). Täglich werden somit rund 270 mmol (1,5 mmol/l · 180 l/Tag) filtriert, wovon nur **0,5–3% im Urin** erscheinen. Der **Resorptionsort** des Ca^{2+} ist das ganze Nephron mit Ausnahme der dünnen Teile der Henleschen Schleife. Meist geht dabei die Ca^{2+}-Resorption der von Na$^+$ (→ S. 132) parallel. Das gilt u.a. für die *Wirkung von Diuretika* (→ S. 142) und die Resorption im proximalen Tubulus und im dicken, aufsteigenden Teil der Henleschen Schleife. Der Ort der **Feineinstellung der Ca^{2+}-Ausscheidung** ist der „späte" distale Tubulus. Dabei *vermindern* **Parathyrin** (→ S. 254) und in geringerem Umfang auch **1,25-Dihydroxykalziferol** (= Kalzitriol = Vitamin-D-Abkömmling; → S. 256) die Ca^{2+}-Ausscheidung. **Kalzitonin** (→ S. 256) beeinflußt die Ca^{2+}-Ausscheidung wahrscheinlich ebenfalls.

Von dem glomerulär filtrierten **Phosphat** (→ S. 144 ff.) werden **80–95%** (hauptsächlich im proximalen Tubulus) **resorbiert**. Im Gegensatz zum Ca^{2+} wirkt *Parathyrin* auf die Phosphatausscheidung *fördernd*, Kalzitonin erhöht die Phosphat-Ausscheidung in geringem Umfang (→ S. 256).

Renin-Angiotensin-Mechanismus

Der sog. **juxtaglomeruläre Apparat** (→ **A**) beinhaltet anatomisch a) die *sog. Macula-densa-Zellen* des distalen Tubulus, b) die eng benachbarten Teile der afferenten und efferenten *Arteriole* des **gleichen** Nephrons (sog. *granulierte Zellen*) und c) die extraglomeruläre Mesangiumregion (*Polkissen*) mit zwei Zelltypen: 1. Agranuläre Zellen = Lacis-Zellen = Goormaghtighsche Zellen, und 2. granuläre Mesangiumzellen = Myoepitheloidzellen. Letztere sind Teile der Arteriolen-Wand (→ **A**).

Von seiner Lage her ist der juxtaglomeruläre Apparat also sehr gut geeignet, Signale über die Urinzusammensetzung im frühdistalen Tubulus (*Macula densa*) aufzunehmen und für die Steuerung der glomerulären Durchblutung, des Filtrationsdruckes und damit der GFR (→ S. 124) zu verwenden (*Rückkoppelung*). Außerdem wird der juxtaglomeruläre Apparat sympathisch innerviert.

Biochemie (→ **B**): Neben anderen Organen (z.B. Gehirn, Herz, Nebennieren) bildet die Niere in den Granulazellen des juxtaglomerulären Apparates das proteinspaltende Enzym **Renin**, das von dort ins Blut gelangt. Renin spaltet vom *Reninsubstrat* **Angiotensinogen** (aus der Leber) ein Dekapeptid (Peptid mit 10 Aminosäuregruppen) ab, das sog. **Angiotensin I**. Das sog. **Converting-Enzym** („Umwandlungs"-Enzym), das in der Lunge und anderen Geweben vorkommt, spaltet von Angiotensin I zwei Aminosäuren ab, wodurch das hochaktive Oktapeptid **Angiotensin II** entsteht, das in Leber und Niere wieder inaktiviert (abgebaut) wird.

Die **Steuerung des Renin-Angiotensin-Systems** (→ **B**) ist nicht restlos geklärt. Eine akute Erniedrigung des Blutdrucks (oder eine akute Reduktion des effektiven Plasmavolumens) führt zur Ausschüttung von Renin (Barorezeptoren im renal-arteriellen System), was über eine Reihe paralleler Ereignisketten (→ **B**) zu einem Wiederanstieg von Blutdruck und/oder effektivem Plasmavolumen und in der Folge zur Normalisierung der Reninausschüttung führt (Negative Rückkoppelung; s.u.). Ist der mittlere arterielle Blutdruck nur in *einer* Niere erniedrigt (z.B. bei einer Stenose der betreffenden Nierenarterie), setzt diese Niere ebenfalls vermehrt Renin frei, was in diesem Fall zu einem (sog. renalen) *Hochdruck* führt.

Die Reninfreisetzung kann β-adrenerg beeinflußt werden (Adrenalin). **Angiotensin II** und **Aldosteron hemmen** die Reninfreisetzung in einer negativen Rückkoppelungsschleife (→ **B**).

Wirkungen von Angiotensin II:

1. *Herz-Kreislauf-System:* Angiotensin II ist die stärkste *vaskonstriktorische Substanz* des Organismus und wirkt direkt an den Arteriolen. Eine Erhöhung des Blutdruckes ist die Folge (→ **B**). Ob diese Wirkung für die physiologische Regelung eine Rolle spielt, ist nicht sicher geklärt.

2. *ZNS*: Angiotensin II führt auch über eine Stimulierung des Kreislauf-„Zentrums" zu einer Vasokonstriktion, was den direkten Effekt an den Arteriolen noch verstärkt. Außerdem löst Angiotensin II den *Durstmechanismus* im Hypothalamus aus und spielt zusätzlich bei der Regulation des *NaCl-Appetits* eine fördernde Rolle (→ **B**). (Dieses Angiotensin II wird wahrscheinlich im ZNS selbst gebildet.)

3. *Niere:* Angiotensin II wirkt auch hier vasokonstriktorisch, wodurch die renale Durchblutung und die GFR (→ S. 122 ff.) beeinflußt werden. Einige Befunde weisen darauf hin, daß der Renin-Angiotensin-Mechanismus im juxtaglomerulären Apparat auch *rein lokal* im Sinne einer (tubuloglomerulären) *Rückkoppelung am Einzelnephron* ablaufen kann. Dadurch könnte eine erhöhte GFR zu einer gesteigerten NaCl-Konzentration (oder -Resorption) an der Macula densa führen, wodurch es über ein unbekanntes Signal zur Konstriktion des Vas afferens kommt, was in der Folge die GFR (und damit das glomeruläre NaCl-Load) senken und den Macula-densa-Reiz rückgängig machen würde.

Wenn die NaCl-Konzentration (oder -resorption) an der Macula densa steigt, *erniedrigt* sich die Reninausschüttung ins Blut und damit auch die systemische Angiotensin-II-Bildung. Das heißt, das Angiotensin II im Plasma kann nicht das Signal für die Konstriktion des Vas afferens sein. Ob intrazelluläres Angiotensin II oder andere Stoffe (Prostaglandine?) den Rückkoppelungsmechanismus am Einzeltubulus (s.u.) vermitteln, bleibt zu klären.

4. *Nebennierenrinde:* Angiotensin II stimuliert dort direkt die Freisetzung von Aldosteron (→ S. 150), das die Na^+-Resorption im distalen Tubulus erhöht und damit den Na^+- und H_2O-sparenden Effekt der GFR-Verminderung verstärkt (→ **B**).

Niere, Salz- und Wasserhaushalt 153

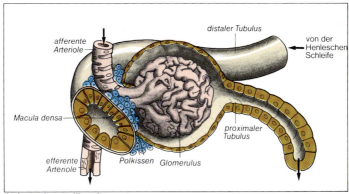

A. Juxtaglomerulärer Apparat

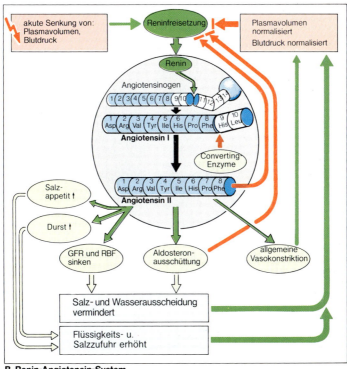

B. Renin-Angiotensin-System

Herz-Kreislauf-System

Das Herz pumpt mit seiner linken Kammer (linker Ventrikel) das Blut durch die arteriellen Blutgefäße des **großen Kreislaufs** zu den Blutkapillaren der Körperperipherie. Über die Venen gelangt das Blut zurück zum Herz und wird nun im **kleinen** (Lungen-)**Kreislauf** von der rechten Herzkammer durch die Lunge gepumpt und wieder dem linken Herz zugeleitet (→ A).

Das **Gesamtblutvolumen** beträgt rund 4,5–5,5 l (ca. 6–8 % des Körpergewichtes) und befindet sich zu ca. 80 % in den Venen, im rechten Herz und in den Gefäßen des kleinen Kreislaufs, zusammen **Niederdrucksystem** (→ A) genannt, da der Blutdruck dort relativ niedrig ist (im Mittel 2 kPa = 15 mmHg); seiner *hohen Kapazität* und *Dehnbarkeit* wegen kann das Niederdrucksystem auch seiner Funktion als *Blutspeicher* gerecht werden. Wird das normale Blutvolumen (z. B. durch eine Bluttransfusion) erhöht, finden sich mehr als 98 % des transfundierten Volumens im Niederdrucksystem wieder und weniger als 2 % im arteriellen Hochdrucksystem. Umgekehrt ist bei einem zu geringen Blutvolumen auch fast ausschließlich das Niederdrucksystem verkleinert.

Das **Herzzeitvolumen** (HZV), d. h. das Blutvolumen, das pro Zeiteinheit vom Herzen ausgeworfen wird, errechnet sich aus *Herzfrequenz mal Schlagvolumen* und beträgt in Ruhe ca. 70 [min^{-1}] · 0,07 [l], also ca. **5 l/min** (Frauen 4,5, Männer 5,5 l/min). Steigerung der Frequenz und des Schlagvolumens kann das HZV auf ein Vielfaches erhöhen.

Das HZV läßt sich u. a. nach dem **Fickschen Prinzip** aus der O_2-Aufnahme durch die Lunge ($\dot{V}_{O_2}$, → S. 92) und aus der Differenz zwischen arterieller und venöser O_2-Konzentration (→ S. 92) bestimmen: HZV = $\dot{V}_{O_2}/AVD_{O_2}$.

Das HZV verteilt sich auf die im **großen Kreislauf** „parallel geschalteten" Organe (Gehirn, Herzmuskel, Magen-Darm-Trakt, Muskeln, Niere, Haut usw.) einerseits nach der *Lebenswichtigkeit der Organe*, andererseits nach dem *momentanen Bedarf*; der **Lungenkreislauf** hingegen erhält das *ganze* HZV, da er zum großen Kreislauf „in Serie" (hintereinander) „geschaltet" ist (→ A).

Eine ausreichende **Durchblutung des Gehirns** (ca. 13 % des Ruhe-HZV), wird vorrangig aufrechterhalten, da es nicht nur ein lebenswichtiges Organ ist, sondern auch auf einen O_2-Mangel (→ S. 102) besonders empfindlich reagiert und einmal zerstörte Nervenzellen gewöhnlich nicht mehr ersetzt werden können.

Auch die **Herzmuskeldurchblutung** (in Ruhe ca. 5 % des HZV, → S. 188) darf nicht abfallen, da ein Versagen des Herzens den gesamten Kreislauf in Mitleidenschaft ziehen müßte.

Die **Lunge** bekommt Blut über zwei Wege: 1. Über die *Pulmonalarterie* (kleiner Kreislauf, s. o.) gelangt venöses Blut in die Lunge, das dort arterialisiert wird (100 % des HZV). 2. Über die *Bronchialarterien* wird eine relativ kleine Menge arterialisierten Blutes aus dem großen Kreislauf herangeführt, das der Versorgung des Lungengewebes selbst dient. Der Abfluß erfolgt gemeinsam in den *Pulmonalvenen*.

Die **Nieren** erhalten rund 20–25 % des HZV (→ S. 122). Diese im Verhältnis zu ihrem Gewicht (nur 0,5 % des Körpergewichts!) sehr hohe Durchblutung dient zum allergrößten Teil der *Kontroll- und Ausscheidungsfunktion* dieses Organs. Für den Eigenbedarf des Nierengewebes ist nur ein kleiner Bruchteil der Durchblutung notwendig. Im Kreislaufversagen (z. B. Schock; → S. 186) kann daher die Nierendurchblutung vorübergehend zugunsten von Herz und Gehirn gedrosselt werden.

Bei starker körperlicher Arbeit fließen bis ca. 3/4 des HZV durch die **Skelettmuskulatur** (→ S. 49). Während der Verdauung bekommt der **Magen-Darm-Trakt** auch einen relativ hohen Anteil am HZV. Es ist daher sinnvoll, daß diese beiden Organgruppen nicht gleichzeitig maximal durchblutet werden.

Die Durchblutung der **Haut** (in Ruhe ca. 10 % des HZV) dient in erster Linie der *Wärmeabgabe* (→ S. 192). Die Haut ist daher bei erhöhter Wärmeproduktion (körperliche Arbeit) und/oder bei hohen Außentemperaturen besonders stark durchblutet.

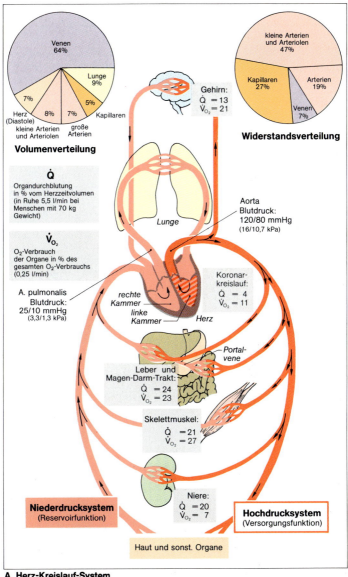

A. Herz-Kreislauf-System

Blutgefäßsystem und Blutströmung

Im **Körperkreislauf** wird das Blut vom linken Ventrikel in die Aorta ausgeworfen und erreicht die von ihr abzweigenden Arterien, die sich bis zu den Arteriolen mehrfach weiter verzweigen. Die anschließenden Kapillaren vereinigen sich wieder zu den Venulen, von denen das Blut über die kleinen und großen Venen schließlich über die obere und untere Hohlvene (*Vv. cavae*) zum rechten Herzen zurückgelangt (→ **A**). Dabei fällt der **mittlere Blutdruck** (→ S. 160) von ca. 13,33 kPa (100 mmHg) in der Aorta auf ca. 0,25–0,5 kPa (ca. 2–4 mmHg) in den Hohlvenen ab (Lungenkreislauf; → S. 94). Diese **Druckdifferenz** (ΔP) von ca. 13 kPa bestimmt zusammen mit dem **totalen peripheren Strömungswiderstand** (TPR) im großen Kreislauf (ca. 2,4 kPa · min · l^{-1}) die **Stromstärke** des Blutes ($\dot{Q}$), also das *Herzzeitvolumen* (→ S. 154). Das *Ohmsche Gesetz*, $\Delta P = \dot{Q} \cdot R$, gilt für diesen Gesamtkreislauf (R = TPR) ebenso, wie für die Teilkreisläufe (R = Organwiderstand) und für die in Serie geschalteten Abschnitte des Blutgefäßsystems.

Die (parallel geschalteten) Organe mit hohem Widerstand bekommen einen relativ geringen Anteil des HZV (der arteriovenöse ΔP ist ja überall 13 kPa). Werden hingegen in Serie geschaltete Gefäßabschnitte verglichen, wird in solchen mit hohem Strömungswiderstand R (z. B. in den Arteriolen, s. u.) der Druckabfall ΔP besonders stark sein. ($\dot{Q}$ bleibt hier gleich: Durch die Aorta z. B. fließt also pro Zeiteinheit ebensoviel Blut wie durch alle Arteriolen oder durch alle Kapillaren des großen Kreislaufs).

Die **Aorta** und die **Arterien** haben zum einen die Aufgabe, das Blut auf die Körperperipherie zu *verteilen* (*mittlere Strömungsgeschwindigkeit* in Ruhe 20 bzw. 5–10 cm/s), zum anderen verwandeln sie infolge ihrer Elastizität (altersabhängig!) die stoßweise Blutströmung am Aortaanfang (systolisch 70 cm/s) in eine ausgeglichene Strömung (**Windkesselfunktion**; → S. 163).

Die **Arteriolen** sind in ihrer Gesamtheit zu fast 50 % am TPR beteiligt (→ S. 155, A), so daß der **Blutdruck** hier entsprechend **stark abfällt** (**Widerstandsgefäße**). Jede Änderung des Arteriolenwiderstandes wird sich daher stark auf den TPR auswirken (→ S. 176ff.).

Die Weite der einzelnen Arteriolen, insbesondere die ihrer **präkapillären Sphinkter**, bestimmt auch die Durchströmung des nachgeschalteten Kapillarnetzes, d. h. die jeweilige *Blutverteilung* auf mehr oder weniger große *kapilläre Austauschflächen*.

Nach dem **Hagen-Poiseuilleschen Gesetz**,

$$R = \frac{8 \cdot l \cdot \eta}{\pi \cdot r^4},$$ hängt der *Strömungswiderstand* (R)

in Röhren der *Röhrenlänge* (l) von der *Zähigkeit* (Viskosität, η) der Flüssigkeit und von der **vierten Potenz** des *Röhrenradius* (r^4) ab. Danach genügt z. B. in den Arteriolen eine Radiusverminderung von nur 16 %, um den Widerstand zu verdoppeln!

Die **Viskosität** η des Blutes *steigt* mit wachsendem *Hämatokritwert* und außerdem, da Blut eine heterogene Flüssigkeit ist, *mit sinkender Strömungsgeschwindigkeit* (→ S. 64). Das kann z. B. im *Schock* (→ S. 186) zu einem Teufelskreis $\eta \uparrow$ → $R \uparrow$ → $\dot{V} \downarrow$ → $\eta \uparrow\uparrow$ usw. und damit letztlich zu $\dot{Q} = O$ (*Stase*) führen.

Die **Kapillaren** haben zwar einen noch kleineren Radius (→ **A**) als die Arteriolen, doch ist ihre Gesamtzahl (ca. $5 \cdot 10^9$!) und damit ihr Gesamtquerschnitt so groß, daß ihr Anteil am TPR nur ca. 27 % beträgt. Der dazugehörige Druckabfall ist am **Flüssigkeitsaustausch zwischen Blut** und **Zwischenzellraum** (→ S. 158), eine der Aufgaben der Kapillaren (und der Venulen), wesentlich beteiligt; sie sind wegen ihrer *geringen Strömungsgeschwindigkeit* (0,03 cm/s) sowie durch ihre *sehr große Gesamtoberfläche* (ca. 300 m²) und ihre äußerst dünnen und damit *durchlässigen Wände* für den Stoff- und Flüssigkeitsaustausch besonders geeignet.

Nach dem **Laplaceschen Gesetz** ist die *Wandspannung* (T) in einem zylindrischen Blutgefäß gleich dem *transmuralen Druck* (P_t = Blutdruck im Gefäß minus Umgebungsdruck) mal *Gefäßradius* r:

$$T = P_t \cdot r.$$

Da r in den Kapillaren sehr klein ist (3000mal kleiner als in der Aorta; → **A**) ist die Wandspannung gering, so daß nur eine dünne Kapillarwand nötig ist, um dem Druck standzuhalten.

Die **Venen** haben die Aufgabe, das Blut wieder zu sammeln. Als bedeutender Teil des Niederdrucksystems spielen sie mit ihrem großen Füllvolumen (→ **A**) außerdem als **Blutreservoir** eine wichtige Rolle: *Kapazitätsgefäße* (→ S. 184).

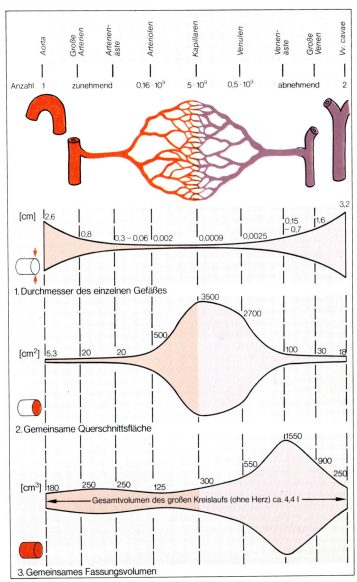

A. Anzahl, Querschnitt und Volumen der Gefäßabschnitte

Flüssigkeitsaustausch durch die Wand der Blutkapillaren

Die Versorgung der Zellen erfolgt über die Blutkapillaren. Ihre relativ *dünnen Wände* (→ S. 156) besitzen ca. 8 nm große *Poren*, durch die, mit Ausnahme der Blutzellen und der großen Eiweißkörper, die im Plasma gelösten Stoffe zusammen mit Wasser frei **filtriert** werden können. Aus allen Kapillaren des Körpers (ohne Niere) werden pro Tag rund 20 l Flüssigkeit (also rund 1/200 des durch den Kreislauf gepumpten Plasmawassers) in den Zwischenzellraum (Interstitium) abfiltriert. Dem steht eine **Resorption**, d. h. eine Rückkehr der Flüssigkeit in die Kapillare, von rund 18 l/Tag gegenüber. Die restlichen 2 l/Tag erreichen die Blutbahn erst wieder über den Umweg der **Lymphe** (→ **A**).

Die **Triebkräfte** von Filtration und Resorption an der Kapillarwand sind (→ **A**) der *hydrostatische Druckunterschied (ΔP)* und der *onkotische Druckunterschied mal Reflexionskoeffizient (Δπ · σ;* → S. 336 f.) zwischen Innerem und Äußerem der Kapillare *(Starling-Hypothese)*. *ΔP* und *Δπ* bestimmen zusammen mit der *Durchlässigkeit* (hydraulische Leitfähigkeit) und der Größe der *Austauschfläche* der Kapillarwand das Ausmaß des Flüssigkeitsaustausches.

ΔP ist die treibende Kraft der Filtration und beträgt auf Herzhöhe am *arteriellen Ende* der Kapillare rund 3,9 kPa (29 mmHg) und fällt zum *venösen Ende* auf rund 1,9 kPa (14 mmHg) ab (→ **A** u. **B**, rote u. violette Linie). Diesen Drücken entgegen wirkt der onkotische Druckunterschied *Δπ* von rund 2,7 kPa (20 mmHg, → **A** u. **B**, grüne Linie), wobei in den meisten Organen σ ≈ 1 (sehr geringe Proteindurchlässigkeit). Gewinnt die Proteindurchlässigkeit des Endothels an Bedeutung (z. B. in der Leber), vermindert sich (*Δπ · σ*), weil σ < 1 (→ S. 336 f.).

In Herzhöhe beträgt die Differenz zwischen *ΔP* und *Δπ im Mittel* am arteriellen Ende der Kapillare 3,9−2,7 = 1,2 kPa, d. h., hier wird *filtriert*, am venösen Ende 1,9−2,7 = − 0,8 kPa, d. h. hier wird *resorbiert*. Der venöse Schenkel der Austauschstrecke hat einen größeren Durchmesser und ist durchlässiger als der arterielle. Für die Resorption genügt daher eine kürzere Strecke bzw. ein geringerer Druckunterschied als für die vorangegangene Filtration (→ **A**).

Diese Angaben stellen nur *Durchschnittswerte* dar, d. h., daß u. U. an einer Kapillare nur resorbiert, an einer anderen nur filtriert wird. Außerdem ist wichtig, daß obige Druckwerte nur in Herzhöhe gelten und z. B. unterhalb davon die „Schwere" der Blutsäule (**hydrostatischer Druck**) den Druck im Kapillarlumen stark erhöht (Füße beim Stehen: + 12 kPa!); v. a. beim ruhigen Stehen führen die hohen *ΔP*-Werte in den Fuß-Kapillaren (arteriell ca. 16 kPa = 120 mmHg) dort zu hohen Filtrationsraten, die, wie in der Niere, dadurch kompensiert werden, daß, eben wegen des Wasserausstroms, auch *Δπ* (überproportional) ansteigt (→ S. 336 f.).

Eine **Beeinflussung des kapillären Flüssigkeitsaustausches** und u. U. die Entstehung von **Ödemen** (s. a. S. 142) sind durch folgende Faktoren möglich:

a) *Änderung des Blutdruckes* am arteriellen Ende der Kapillare (z. B. Widerstandsänderung der Arteriolen v. a. mit ihren präkapillären Sphinktern.
b) *Änderung des venösen Druckes* am Ende der Kapillare, was durch unterschiedliche Kontraktion der Venulen zustandekommen kann. Bei einem *venösen Rückstau* (z. B. bei einer Herzinsuffizienz) kann krankhafterweise der Venendruck erhöht sein und zum Überwiegen der Filtration führen (→ **B 1**), d. h. es kommt zur *Flüssigkeitsansammlung im Zwischenzellraum (Ödem)*.
c) *Änderungen des Proteingehaltes des Plasmas* beeinflussen *Δπ* (→ **B 2**). Die Änderung ist deutlich größer, als es das van't Hoffsche Gesetz erwarten ließe (→ S. 336 f.).
d) Bei *erhöhter Proteindurchlässigkeit* (σ < 1), z. B. verursacht durch Histamin (→ S. 72), überwiegt die Filtration (Ödem).
e) Auch ein *verminderter Lymphabfluß* (durch Verstopfung oder Verödung von Lymphbahnen) führt zum Ödem.

Jede Volumenzunahme des Interstitiums bewirkt dort eine Druckerhöhung und damit eine Verminderung von *ΔP*. Durch die Ödembildung wird der interstitielle Raum daher nur so lange ausgeweitet, bis sich ein neues Gleichgewicht von Filtration einerseits und Resorption und Lymphabfluß andererseits einstellt.

Bei der Filtration und Resorption von H_2O durch die Kapillarwand werden zwar auch gelöste Teilchen mitgerissen („solvent drag"; → S. 10), doch spielt der **Stoffaustausch durch Diffusion** (→ S. 8 f.) quantitativ bei weitem die größere Rolle. Hat der Stoff beidseits der Kapillarwand die gleiche Konzentration, halten sich Einwärts- und Auswärtsdiffusion die Waage, d. h. die resultierende Nettodiffusion ist 0. Besteht aber für den Stoff ein Konzentrationsunterschied zwischen Plasma und Interstitium, kommt es zur Nettodiffusion dieses Stoffes. Nährstoffe und O_2 verlassen so die Blutbahn, CO_2 und Stoffwechselprodukte diffundieren in die Gegenrichtung.

Herz und Kreislauf 159

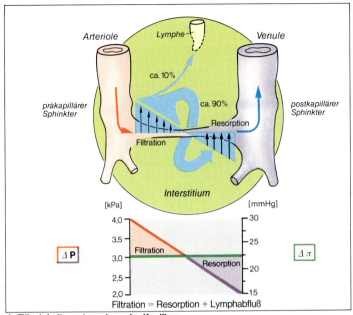

A. Flüssigkeitsaustausch an der Kapillare

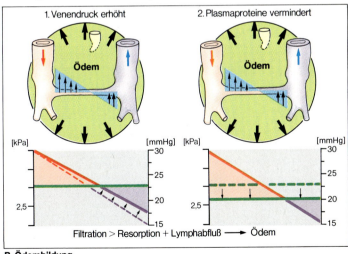

B. Ödembildung

Blutdruck

Unter Blutdruck schlechthin ist (auch im folgenden) der **arterielle Blutsdruck** im Körperkreislauf gemeint. Er schwankt bei jedem Herzschlag zwischen einem Maximalwert (**systolischer Blutdruck**, P_s) während der Systole des Herzens (→ S. 162) und einem Minimalwert (**diastolischer Blutdruck**, P_d) während der Diastole des Herzens (→ **A** u. **B1**). Ihr geometrischer Mittelwert ist der **mittlere Blutdruck** ($\bar{P}$), ihre Differenz ist die **Blutdruckamplitude** ($P_s - P_d$).

Die **Blutdruckamplitude** ($P_s - P_d$) ist eine Funktion des Schlagvolumens (**SV**, → S. 154) und der Dehnbarkeit (= dV/dP) der Arterien. Bei gegebenem SV und *verminderter Dehnbarkeit* der Gefäße steigt P_s mehr als P_d, d.h., die Amplitude wird größer (häufig im Alter). Dasselbe gilt, wenn bei gegebener Dehnbarkeit das *SV steigt*.

Sind Herzfrequenz und SV konstant, ist $\bar{P}$ proportional zum TPR (→ S. 156). Wenn *TPR steigt* und SV so rasch wie zuvor ausgeworfen wird, steigen P_s und P_d um den gleichen Betrag (unveränderte Amplitude). Wenn hingegen, was häufig geschieht, der SV-Auswurf durch den erhöhten TPR verzögert wird, fällt das Verhältnis arterieller Volumenanstieg/peripherer Abfluß während der Auswurfphase. P_s steigt daher weniger als P_d, und die Amplitude wird kleiner.

In **Ruhe** (sitzend oder liegend) beträgt der **systolische Blutdruck** (am Oberarm gemessen) normalerweise ca. **16 kPa (120 mmHg)**, der **diastolische Blutdruck** ca. **10,7 kPa (80 mmHg)**.

Die **Blutdruckmessung** erfolgt entweder *direkt* über eine im Blutstrom liegende Nadel (→ **A** u. **B1**, geschriebene Blutdruckkurve) oder *indirekt* mit Hilfe einer aufblasbaren *Manschette* (Riva-Rocci). Dazu wird die um den Oberarm gelegte Manschette soweit aufgeblasen, bis der Manschettendruck den erwarteten systolischen Blutdruck sicher übersteigt. Beim Ablassen des Manschettendrucks hört man mit einem Hörrohr (Stethoskop) in der Ellenbeuge ab. Bei einem bestimmten (systolischen) Druck tritt ein zischendes Geräusch auf, das bei einem tieferen (diastolischen) Druck leiser wird. Am Druckmesser kann die jeweils dazugehörige Druckhöhe in mmHg oder in kPa abgelesen werden.

Für die Organdurchblutung ist der **mittlere Blutdruck** (→ **A**) entscheidend. Er läßt sich z.B. graphisch bestimmen; dabei wird eine Linie so in die Blutdruckkurve eingezeichnet, daß die obere und untere Fläche zwischen dieser Linie und der Blutdruckkurve einander gleich sind. Die Linie gibt dann die Höhe des mittleren Blutdrucks an. Obwohl der Mitteldruck von der Aorta zur A. femoralis hin abfällt, ist der systolische Druck in letzterem Gefäß gewöhnlich höher als in der Aorta (vgl. **A1** mit **A2**).

Ein optimal regulierter Blutdruck (→ S. 176ff.) ist für die Versorgung des Gewebes unerläßlich. Ein **zu geringer Blutdruck** führt zum *Schock* (→ S. 186), zur *Anoxie* (→ S. 102) und zum Untergang des Gewebes. Auch ein **chronisch erhöhter Blutdruck** (*Hypertonie*; → S. 180) schadet, da die Gefäße (besonders von Herz, Gehirn, Niere und Netzhaut) dadurch in Mitleidenschaft gezogen werden.

Der **Blutdruck in der Pulmonalarterie** ist niedriger als in der Aorta (→ **B2**): Der systolische Druck beträgt hier ca. 3,3 kPa (25 mmHg), der diastolische Druck ca. 1,3 kPa (10 mmHg). Der Lungenkreislauf gehört damit zum Niederdrucksystem (→ S. 154). Eine weitere Besonderheit des Lungenkreislaufs ist die hohe Nachgiebigkeit der Umgebung der Lungengefäße (luftgefülltes Lungengewebe!). Ein kurzzeitiger Blutvolumenanstieg im Lungenkreislauf z. B. führt daher weniger zu einer Druckerhöhung als vielmehr zu einer Ausdehnung der Lungengefäße (Widerstandsverminderung), die damit eine Art Pufferfunktion für kurzzeitige Blutvolumenschwankungen haben (→ S. 184 u. 94).

Während der arterielle Blutdruck primär von HZV und TPR abhängt (→ S. 156), wird der **Blutdruck in den Venen** vor allem vom Blutvolumen und von der Volumenkapazität des Kreislaufs bestimmt und beträgt in den herznahen Venen (→ **B3**) nur 0,2–0,5 kPa (1,5–4 mmHg). Solch niedrige Drücke im Innern des Gefäßes machen ein Gefäßweite, die von sog. transmuralen Druck abhängt (→ S. 156 u. 184), stark vom *Umgebungsdruck* abhängig. Innerhalb des Brustkorbes wechselt dieser (*intrathorakale*) *Druck* atmungsbedingt (→ **B4** u. S. 80), so daß die Weite der Hohlvenen mit der Atmung schwankt, was zu einer Art **Pumpwirkung der Atmung auf den venösen Rückstrom** zum Herzen führt (→ auch S. 184). Bei der Inspiration sinkt der intrathorakale Druck (→ **B4**) stärker als der durchschnittliche Druck in der Hohlvene (→ **B3**), was zum Anstieg des transmuralen Druckes (→ **B5**), zur Gefäßausweitung und damit zur Erhöhung des venösen Rückstroms zum rechten Herzen führt. Über den Frank-Starling-Mechanismus (→ S. 182 ff.) kommt es dann zu einer vorübergehenden Erhöhung des Schlagvolumens der rechten Herzkammer (→ **B7**) und der Stromstärke in der A. pulmonalis (→ **B6**). Das Schlagvolumen des linken Herzens nimmt gleichzeitig etwas ab, da durch die ebenfalls inspirationsbedingte Erweiterung der Lungenvenen die Blutzufuhr zum linken Herzen vorübergehend absinkt.

Herz und Kreislauf

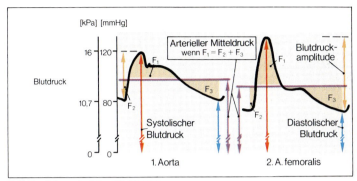

A. Verlauf des arteriellen Blutdrucks

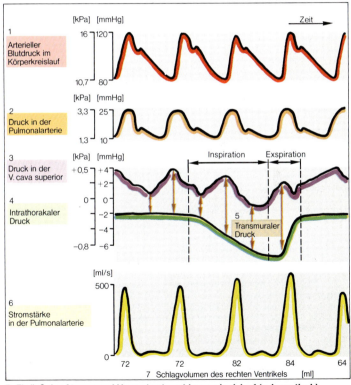

B. Einfluß der Atmung auf Venendruck und Lungenkreislauf (schematisch)

Aktionsphasen des Herzens (Herzzyklus)

Die **Herzfrequenz** beträgt in Ruhe ca. 70/min, d.h., in knapp 1 s laufen die vier **Aktionsphasen des Herzens** ab: Die **Anspannungs-** (I) und **Auswurfphase** (II) der Systole und die **Entspannungs-** (III) und **Füllungsphase** (IV) der Diastole (→ A).

Die **Herzklappen** sorgen für die richtige Strömungsrichtung im Herzen, nämlich von den Vorhöfen in die Kammern (Phase IV) und von diesen in die Aorta bzw. die Pulmonalarterie (Phase II). Das Öffnen und Schließen der Klappen (→ A10) wird von den Drücken beidseits der Klappe bestimmt: Ist z.B. der Druck im linken Ventrikel größer als in der Aorta, ist die Aortenklappe offen, wird er kleiner als in der Aorta, schließt sie sich.

Den mechanischen Phasen der Herzaktion gehen bestimmte elektrische Vorgänge im Herzen voran, die als **EKG** (→ A1, → S. 168 ff.) abgeleitet werden können (diese Zuordnung ist für das rechte und linke Herz nicht ganz synchron; → A1a).

Folgende Vorgänge laufen während eines Herzzyklus nacheinander ab: **Vorhofsystole** (Phase IVc): Noch während der Diastole der Ventrikel führt die Entladung des Herzschrittmachers (Sinusknoten, → S. 164) zur Erregung der Vorhofmuskulatur (**P-Zacke** im EKG; → A1), die sich daraufhin kontrahiert (erhöhter Vorhofdruck in Phase IVc; → A4); das dadurch ausgetriebene Blut schließt die Ventrikelfüllung ab (s.u.). Hier endet die Diastole, das **enddiastolische** (Ventrikel-)**Volumen** beträgt normalerweise ca. 125 ml (→ A6), kann aber bis zu 250 ml erreichen.

Die elektrische Erregung des Herzens (→ S. 164) hat nun die Ventrikel erreicht (**QRS-Komplex**; → A1), die sich daraufhin kontrahieren. In dieser **Anspannungsphase** (Phase I) sind alle vier Klappen geschlossen, d.h. das Blutvolumen in den Ventrikeln (→ A6) bleibt gleich (**isovolumetrische Kontraktion**), und es steigt nur der Druck sehr rasch an (→ A3). Im linken Ventrikel wird er bei rund 10,7 kPa (80 mmHg) größer als der Druck in der Aorta (→ A2 und A3), so daß sich die Taschenklappen öffnen. Damit beginnt die **Austreibungsphase** (Phase II), in der die Drücke im linken Ventrikel und in der Aorta vorübergehend ein Maximum von ca. 16 kPa (120 mmHg) erreichen (→ A2 in Phase IIb). Nach dem Auswurf des Blutes (→ A6 u. A7) entspannen sich die Ventrikel (Isovolumetrische Entspannungsphase III), wobei gleich anfangs ihr Druck rasch unter den Aorten- (bzw. Pulmonalarterien-)druck fällt (→ A3). Dadurch schließen sich die Taschenklappen, was die **Diastole** einleitet. Inzwischen haben sich die Vorhöfe wieder gefüllt, wobei die *Saugwirkung* durch das *Senken der Klappenebene* während der Austreibungsphase ausschlaggebend ist; damit ist bereits am Anfang der Füllungsphase (Phase IVa) für eine rasche Ventrikelfüllung gesorgt (→ A6).

Die aktive Vorhofkontraktion (Phase IVc, s.o.) trägt bei normaler Herzfrequenz nur ca. 15% zur Ventrikelfüllung bei. Bei erhöhter Herzfrequenz ist der Herzzyklus auf Kosten der Diastole verkürzt, so daß die Vorhofkontraktion für die Ventrikelfüllung quantitativ bedeutsamer wird.

Die **Blutversorgung der Herzmuskulatur** über die *Kranzarterien* (→ A8 u. S. 188) erfolgt, besonders im linken Ventrikel, praktisch *nur während der Diastole*, da diese Gefäße in der Systole von der angespannten Herzmuskulatur zusammengepreßt werden (Transmuraler Druck < O).

Akustischer Ausdruck der normalen Herzaktion sind die **Herztöne** (→ A9): Der erste in der Anspannungsphase, der zweite beim Schluß der Taschenklappen. Krankhafte **Herzgeräusche** treten u.a. bei zu engen oder undichten Klappen auf (*Stenose* bzw. *Insuffizienz*).

Auch die Wellen des **Venenpulses** (→ A5) spiegeln den Herzzyklus wider. Dabei wird die positive *a-Welle* durch die Vorhofkontraktion (Phase IVc), die *c-Welle* durch die druckbedingte Vorwölbung der Trikuspidalklappe in den Vorhof (Phase I), die negative *x-Welle* durch die Senkung der Klappenebene (Phase II), die *v-Welle* durch den venösen Rückstrom bei geschlossener Trikuspidalklappe (Phase III) und die y-Welle durch den Abstrom des Blutes in die Kammer (Phase IV) verursacht.

Die stoßweise Herzaktion ruft eine **Pulswelle** hervor (→ A, „Windkessel"-Effekt), die sich entlang der arteriellen Strombahn mit **Pulswellengeschwindigkeit** ausbreitet. Sie ist viel höher als die Strömungsgeschwindigkeit (→ S. 156) und umso größer, je dicker und starrer die Gefäßwand (Anstieg bei Hochdruck und im Alter) und je kleiner der Gefäßradius ist (Aorta: ca. 6 m/s, A. radialis ca. 10 m/s).

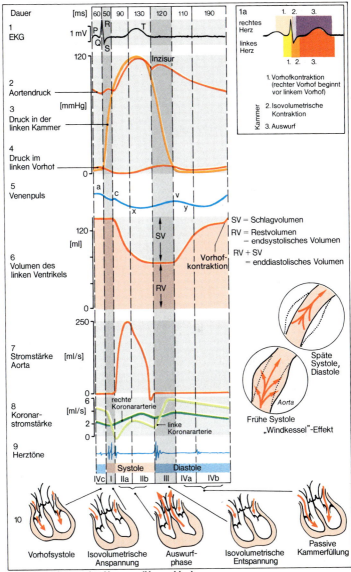

A. Aktionsphasen des Herzens (Herzzyklus)

Herz und Kreislauf

Erregungsbildung und -leitung im Herz

Das Herz besitzt *zwei Typen* von Herzmuskelzellen (-fasern): 1. Zellen, die Impulse bilden und weiterleiten, 2. Zellen, die solche Impulse mit einer Verkürzung (Kontraktion) beantworten; letztere stellen die Arbeitsmuskulatur des Herzens, das *Myokard*, dar. Die Reiz-(Impuls)-bildung geschieht, im Gegensatz zum Skelettmuskel (→ S. 32), also innerhalb des Organs: **Autorhythmie** oder **Autonomie des Herzens.**

Das Myokard der Herzkammer ist *funktionell ein Synzytium*, d. h., die Zellen sind nicht gegeneinander isoliert; ein Reiz, der irgendwo in den Ventrikeln entsteht, führt daher immer zur vollständigen Kontraktion beider Kammern (**Alles-oder-Nichts-Kontraktion**). Ähnliches gilt für die Vorhöfe.

Die Erregung des Herzens (→ **B** u. **C**) erfolgt normalerweise durch den **Sinusknoten**; er ist der **physiologische Schrittmacher** des Herzens (→ **A**). Die Erregung breitet sich von dort auf beide *Vorhöfe* und den *Atrioventrikularknoten* (*AV-Knoten*) aus (→ **A** u. **B**) und gelangt dann über das *Hissche Bündel* mit seinen beiden (Tawara-)*Schenkeln* zu den *Purkinjeschen Fäden*, die die Erregung auf das *Kammermyokard* übertragen; in ihm breitet sich der Reiz von innen nach außen und von der Spitze zur Basis aus, was mit Hilfe des **EKG** auch am intakten Organismus verfolgt werden kann (→ **B**; → S. 168).

Das Zellpotential im Erregungsbildungs- und -leitungssystem des Herzens beinhaltet **kein** konstantes Ruhepotential, sondern steigt nach jeder Repolarisation, deren negativster Wert *maximales diastolisches Potential* (**MDP**) genannt wird, gleich wieder so lange langsam an (**Schrittmacherpotential, Präpotential**), bis das **Schwellenpotential** (**SP**) erneut erreicht ist und ein weiteres **Aktionspotential** (**AP**; → S. 26 u. 45) ausgelöst wird (→ **D**).

Folgende Änderungen der Leitfähigkeit (**g**) und der Ionenströme (**I**; → S. 14 f.) bestimmen das **AP der Schrittmacherzellen** (s. a. S. 26 u. **D**): Beginnend mit dem **MDP** (Sinusknoten: ca. -70 mV), vermindert sich g_K kontinuierlich. g_{Ca} und g_{Na} sind zu dieser Zeit zwar klein, doch sind es I_{Ca} und I_{Na}, die zur langsamen Depolarisation, also zum *Präpotential* führen. Zögernd erhöht sich nun auch g_{Ca} (und etwas g_{Na}), so daß ein verstärkter I_{Ca} zum späten Präpotential beiträgt. Beim **SP** (Sinusknoten: ca. -40 mV) erhöht sich g_{Ca} nun relativ rasch, um anschließend wieder inaktiviert zu werden, während g_K jetzt stark ansteigt. Nach einem mäßig steilen Anstieg und einem „abgerundeten" Maximum des AP wird die Zelle so wieder bis zum MDP repolarisiert (→ **D**).

Im **Arbeitsmyokard** wird der rasche Aufstrich des AP (→ S. 31, A) durch den kurzzeitig hohen Na$^+$-Einstrom bestimmt (→ S. 42). Im Gegensatz dazu ist die Dichte der Na$^+$-Kanäle im Sinus- und AV-Knoten wesentlich geringer, was einen relativ langsamen AP-Anstieg (verursacht u. a. vom Ca^{2+}-Einstrom) zur Folge hat.

Jedes Aktionspotential im Sinusknoten löst einen Herzschlag aus, d. h., die Impulsfrequenz dieses Schrittmachers bestimmt die Schlagfrequenz. Sie kann daher prinzipiell durch folgende **Änderungen des Schrittmacherpotentials** (im Sinusknoten) modifiziert, in den folgenden Beispielen vermindert, werden:

1. Das *Schwellenpotential* wird weniger negativ, so daß die Schwelle später erreicht wird (→ **D 1**). 2. Die *Anstiegssteilheit* des Präpotentials wird verringert, so daß die (gleichbleibende) Schwelle später erreicht wird (→ **D 2**). 3. Das maximale diastolische Potential wird negativer, so daß die spontane Depolarisation „tiefer" beginnt und so die (gleichbleibende) Schwelle später erreicht wird (→ **D 3**). 4. Die *Repolarisation* (→ S. 26) nach einem Aktionspotential verläuft langsamer (flacher).

Die führende Rolle des Sinusknotens bei der normalen Herzerregung kommt dadurch zustande, daß die „tiefer" liegenden Teile des Erregungsbildungs- und -leitungssystems im Herzen eine langsamere Schrittmacherfrequenz als der Sinusknoten haben (Ursache 2 und 4, s. o.), so daß die Erregung von dort bereits eintrifft, bevor die spontane Depolarisierung der tieferen Teile deren eigenes Schwellenpotential erreicht.

Beeinflussung der Herzerregung

Bedingt durch seine Autonomie, kann das Herz zwar auch ohne äußere Nervenversorgung schlagen, doch ist eine **Anpassung der Herztätigkeit** an einen wechselnden Bedarf

Herz und Kreislauf 165

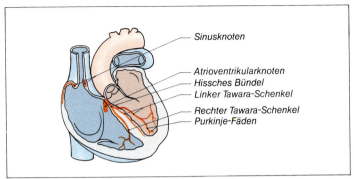

A. Reizbildungs- und -leitungssystem im Herzen

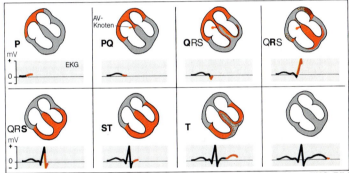

B. Erregungsausbreitung u. -rückbildung im Herzen und zugehöriges EKG-Bild

Vorgang		Zeit [ms]	EKG	Leitungs-geschwindig-keit [m·s⁻¹]	Eigen-frequenz [min⁻¹]
Sinusknoten Impulsbildung		0	P-Welle	0,05	70 – 80
Impulsankunft in entfernten Vorhofteilen	rechter Vorhof linker Vorhof	50 85		0,8 – 1,0	
AV-Knoten Impulsankunft		50	P-Q-Intervall (Erregungs-verzögerung)	0,05	40 – 60
Impulsweiterleitung		125			
Hissches Bündel aktiviert		130		1,0 – 1,5	
Schenkelenden aktiviert		145		1,0 – 1,5	
Purkinje-Fäden aktiviert		150		3,0 – 3,5	20 – 40
Myokardinnenseite vollständig aktiviert	rechter Ventrikel linker Ventrikel	175 190	QRS-Komplex	1,0 im Myokard	
Myokardaußenseite vollständig aktiviert	rechter Ventrikel linker Ventrikel	205 225			

C. Herzerregung: Zeitverlauf, EKG und Geschwindigkeit

des Organismus (→ S. 48) großteils an intakte *Herznerven* gebunden (s. u.). Folgende **Qualitäten der Herztätigkeit** können modifiziert werden: 1. die Häufigkeit (*Frequenz*) der Impulsbildung des Schrittmachers und damit die Schlagfrequenz des Herzens (**Chronotropie**), 2. die Geschwindigkeit der Erregungsleitung, v. a. im AV-Knoten (**Dromotropie**), 3. die Kraft der Herzmuskelzuckung bei gegebener Vordehnung, d. h. die *Kontraktilität* des Herzens (**Inotropie**), 4. die *Erregbarkeit* im Sinne einer Veränderung der Reizschwelle (**Bathmotropie**).

Die sog. **efferenten Herznerven**, Äste des **N. vagus** und des **Sympathikus**, beeinflussen die Herzfunktion (→ S. 51 ff), wobei die *Schlagfrequenz* durch die zum Sinusknoten laufenden Fasern des N. vagus *vermindert* (**negativ-chronotrope Wirkung**) und durch die des Sympathikus über β_1-Rezeptoren *erhöht* wird (**positiv-chronotrope Wirkung**). Verantwortlich dafür sind eine *Steigungsänderung des Präpotentials* (→ **D2** u. **E1**) und ein *verändertes MDP* im Sinusknoten (→ **D3**).

Die Abflachung des Präpotentials und das negativere MDP unter Vaguseinwirkung haben eine *erhöhte K^+-Leitfähigkeit* (g_K; → S. 26), das *Steilerwerden* des Präpotentials unter Sympathikus- bzw. Adrenalineinfluß eine *erhöhte* g_{Ca} und u. U. eine *verminderte* g_K zur Ursache. In tieferen Anteilen des Erregungsleitungssystems ist nur der Sympathikus chronotrop wirksam, was ihm einen entscheidenden Einfluß bei einer eventuellen Übernahme der Schrittmacherfunktion durch „tiefere" Reizleitungsanteile sichert (s. u.).

Der *N. vagus* (linker Ast) *verzögert*, der *Sympathikus beschleunigt* die **Reizüberleitung im AV-Knoten** (→ S. 164): **negativ-** bzw. **positiv-dromotrope Wirkung**. Beeinflußt werden dabei v. a. das MDP (→ **D3**) und die Anstiegssteilheit des AP (→ **E2**). Auch hier spielen die Änderungen von g_K und g_{Ca} eine wichtige Rolle.

Während es bei der Chrono- und Dromotropie das Erregungsleitungssystem ist, das von Sympathikus und Vagus angesteuert wird, kann die Kontraktilität durch direkte Sympathikuseinwirkung auf das **Arbeitsmyokard** gesteigert werden: **positiv-inotrope Wirkung**. Sie beruht auf einer erhöhten intrazellulären Konzentration von Ca^{2+} ($= [Ca^{2+}]_i$).

Durch das **Aktionspotential des Myokards** (→ S. 42 u. 45) wird Ca^{2+} aus dem Longitudinalsystem freigesetzt, allerdings in geringerem Umfang als im Skelettmuskel (→ S. 34 ff). Während des AP erfolgt über Ca^{2+}-Kanäle aber außerdem ein **Ca^{2+}-Einstrom** aus dem *Extrazellulärraum* in die Myokardfasern, ein Vorgang, der die intrazelluläre Ca^{2+}-Entspeicherung wahrscheinlich erst auslöst. Der Ca^{2+}-Einstrom von außen steigt bei Erhöhung der extrazellulären $[Ca^{2+}]$, kann β_1-adrenerg vermehrt werden (direkte positiv-inotrope Sympathikuswirkung!) und ist pharmakologisch durch Blocker der Ca^{2+}-Kanäle, auch *Ca^{2+}-Antagonisten* genannt, hemmbar. Die für die elektromechanische Koppelung so entscheidende $[Ca^{2+}]_i$ (→ S. 36 ff.) wird außer vom Einstrom auch vom **Ca^{2+}-Ausstrom** aus dem Sarkoplasma bestimmt. Er erfolgt durch primär-aktive „Pumpen" (Ca^{2+}-ATPasen) sowohl ins Longitudinalsystem als auch in den Extrazellulärraum. In letzteren gelangt Ca^{2+} außerdem im Austausch gegen Na^+ (Antiport). Dieser sekundäraktive Ca^{2+}-Auswärtstransport wird letztlich durch die Na^+-K^+-ATPase getrieben (→ S. 11).

Bei niedriger Herzfrequenz ist der Ca^{2+}-Einstrom/Zeit gering (wenig APs) und für die Ausstrommechanismen zwischen den APs relativ viel Zeit, so daß die mittlere $[Ca^{2+}]_i$ niedrig und damit die Kontraktilität relativ gering ist. In dieser Weise kann auch der Vagus, allerdings indirekt, negativ-inotrop wirken: **Frequenzinotropie**. Umgekehrtes gilt für den Sympathikus. Die Kontraktilität wird außerdem bei verlängertem AP und damit protrahiertem Ca^{2+}-Einstrom sowie bei Hemmung der Na^+-K^+-ATPase (verringerter Ca^{2+}-Ausstrom; s. o.), z. B. durch *Herzglykoside*, erhöht.

Störungen der Herzerregung (s. a. S. 174)

Elektrolyte: Eine *geringgradige* **Hyperkaliämie** hebt u. a. im Sinusknoten das MDP und wirkt daher u. U. positiv-chronotrop. Bei *starker* Hyperkaliämie führt das positivere MDP zur Inaktivation der Na^+-Kanäle (→ S. 26), d. h., Anstiegssteilheit und Amplitude des AP im AV-Knoten sind vermindert (negativ-dromotroper Effekt). Außerdem erhöht sich g_K, so daß das Präpotential flacher wird (negativ-chronotrope Wirkung; → **D2** u. **E1**) und die Repolarisation im Myokard beschleunigt ist, womit das Ca^{2+} in der Zelle absinkt. Ein negativ-inotroper Effekt und Re-entry-Phänomene (s. u.) am Myokard sind die Folge. Im

Herz und Kreislauf

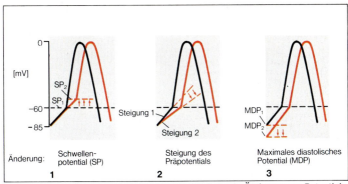

D. Herzfrequenzänderungen (hier: -erniedrigung) durch Änderung am Potential des Schrittmachers (Text z.T. vorherige Seite)

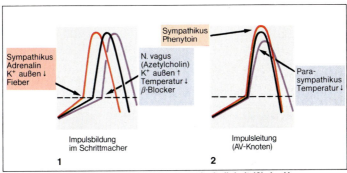

E. Einflüsse auf Frequenz (1) und Leitungsgeschwindigkeit (2) der Herzerregung

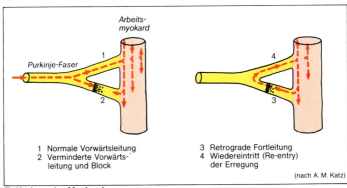

1 Normale Vorwärtsleitung
2 Verminderte Vorwärtsleitung und Block
3 Retrograde Fortleitung
4 Wiedereintritt (Re-entry) der Erregung

(nach A. M. Katz)

F. Kreisen der Myokarderregung (Text siehe nächste Seite)

168 Herz und Kreislauf

Extremfall erlischt auch die Schrittmachertätigkeit (*Herzlähmung*). Eine (mäßige) **Hypokaliämie** wirkt positiv-chronotrop und -inotrop (→ S. 167 E). Eine **Hyperkalzämie** erhöht wahrscheinlich g_K und verkürzt deshalb das AP des Myokards.

Auch die **Temperatur** beeinflußt die Herzerregung. *Fieber* z. B. wirkt positiv-chronotrop (→ S. 167 E 1) und negativ-inotrop, *Abkühlung* negativ-chrono- und -dromotrop (→ S. 167 E) und positiv-inotrop.

Rhythmusstörungen des Herzens können die *Impulsbildung* und die *Impulsausbreitung* betreffen (→ S. 174). Wichtigste Ursache des Kammerflatterns und -flimmerns (→ S. 174) ist wahrscheinlich ein **Kreisen** (Re-entry, Wiedereintritt) der Erregung (→ S. 167 F): Eine der Ursachen dafür könnte z. B. eine für die Vorwärtserregung blockierte Stelle am Übergang von Purkinje-Faser zum Myokard sein (→ S. 167 F 2). Sie wird von rückwärts über normal erregbare Anteile des Myokards von der Erregung erreicht (→ S. 167 F 1 u. F 3), die so erneut ihren zuvor genommenen Weg durchlaufen kann (→ S. 167 F 4). Im gesunden Myokard führt eine starke Verkürzung des AP (z. B. Hyperkaliämie, s.o.) und damit der Refraktärperiode zum Re-entry.

Elektrokardiogramm

Im Elektrokardiogramm (EKG) werden die elektrischen Spannungen (**Potentialdifferenzen** oder kurz **Potentiale**, in **mV**) registriert, die als Folge der Herzerregung zwischen bestimmten Stellen der Haut (*Ableitstellen*) auftreten. Das EKG ist damit Ausdruck der elektrischen Erregungsvorgänge am Herzen und kann Auskunft geben über *Herzlage, Herzfrequenz, Erregungsrhythmus* und *-ursprung* sowie *Impulsausbreitung, Erregungsrückbildung* und deren *Störungen*, ganz gleich ob sie anatomische, mechanische, stoffwechsel- oder kreislaufbedingte Ursachen haben. Auch Effekte veränderter Elektrolytkonzentrationen im Plasma (→ S. 166 u. 172) und gewisser Pharmaka (z. B. Glykoside) sind u. U. im EKG sichtbar. Über die Kontraktion und die Pumpleistung des Herzens sagt das EKG allerdings direkt *nichts* aus. Zu deren Beurteilung müssen Blutdruck (→ S. 160), Herzzeitvolumen (→ S. 154), Herztöne (→ S. 162) u.a. herangezogen werden.

Man nimmt an, daß die an der Körperoberfläche abgeleiteten Potentiale des EKG an der Grenze zwischen dem erregten und dem unerregten Teil des Myokards entstehen,

d. h., die EKG-Kurve beschreibt das **Wandern** dieser **Erregungsfront**. Ein unerregtes oder ein total erregtes Myokard liefert *kein* im EKG sichtbares Potential (→ S. 170).

Während der Erregungsfront durch den Herzmuskel wandert, entstehen dort vielfältige Potentiale, die sich sowohl nach ihrer *Größe* als auch nach ihrer *Richtung* unterscheiden. Solche gerichtete Größen nennt man ganz allgemein **Vektoren**; sie sind graphisch als Pfeile darstellbar, wobei in diesem Fall die Pfeillänge Ausdruck der Potentialhöhe, die Pfeilrichtung Ausdruck der Richtung des Potentials ist (Pfeilspitze: +). Ähnlich wie in einem Kräfteparallelogramm kann aus beliebig vielen solcher Einzelvektoren ein resultierender **Summenvektor (Integralvektor)** konstruiert werden (→ **A**). Der Summenvektor der Potentiale der Herzerregung ändert sich während des Erregungsablaufes sowohl nach Größe als auch nach Richtung, d. h., die Pfeilspitze des Summenvektors beschreibt während der Herzerregung *schleifenförmige Bahnen* (→ **C**). Im **Vektorkardiogramm** können diese **Vektorschleifen** auf dem Bildschirm eines Oszillographen direkt sichtbar gemacht werden.

Mit Hilfe der in der Klinik gebräuchlichen **Extremitäten-** und **Brustwandableitungen** des EKG läßt sich der zeitliche Verlauf des Summenvektors ebenfalls sichtbar machen. Dabei ergibt jede EKG-Ableitung ein eindimensionales Abbild des Summenvektors, d. h. mit *zwei Ableitungen* in einer Ebene kann der Summenvektor *in dieser Ebene* (meist der Frontalebene) bestimmt werden; für eine *dreidimensionale Bestimmung* des Summenvektors ist zumindest eine zusätzliche Ableitung in einer anderen Ebene notwendig (→ S. 171: **F**).

Dabei muß beachtet werden, daß die Potentialhöhen der einzelnen Ableitungen nur dann miteinander vergleichbar sind, wenn der elektrische Widerstand (Abstand, Gewebebeschaffenheit) zwischen Herz und den betreffenden Ableitelektroden gleich groß ist; diese Bedingung trifft in etwa für die drei Extremitätenableitungen zu. Bei der Aufzeichnung eines Vektorkardiogramms (s. o.) werden diese Ungleichheiten des Widerstands durch elektrische Vorschaltwiderstände ausgeglichen (korrigierte, orthogonale **Ableitungen nach Frank**).

Die **EKG-Standardabteilungen I, II und III**

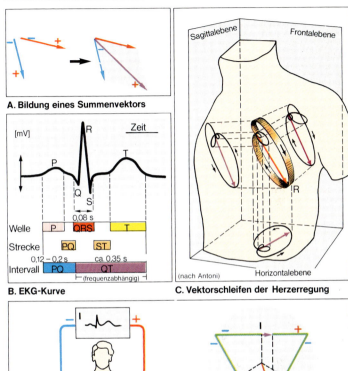

A. Bildung eines Summenvektors

B. EKG-Kurve

C. Vektorschleifen der Herzerregung

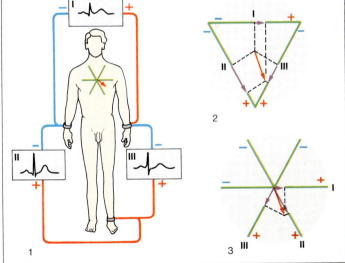

D. Bipolare Ableitungen I, II und III nach Einthoven

Herz und Kreislauf

nach **Einthoven** (→ **D**) sind sog. *bipolare Ableitungen* in der Frontalebene. Dabei wird an beiden Armen und am linken Bein mit dort angebrachten Elektroden abgeleitet und die Spannung zwischen beiden Armen (I), zwischen dem rechten Arm und dem linken Bein (II) und zwischen dem linken Arm und dem linken Bein (III) in ihrem zeitlichen Ablauf gemessen (→ **D**).

Auch die sog. **unipolaren Extremitätenableitungen nach Goldberger** liegen in der Frontalebene. Sie werden ebenfalls an beiden Armen und am linken Bein abgeleitet, doch sind hierbei jeweils die Elektroden zweier Extremitäten (über Widerstände) zusammengeschaltet und dienen als *Bezugselektrode* gegenüber der dritten, *differenten Elektrode* (→ **E**). Die Goldberger-Ableitungen sind nach der jeweils differenten Elektrode benannt: aVR = rechter Arm (→ **E 1**), aVL = linker Arm und aVF = linker Fuß (a = augmented = vergrößert).

Eine **EKG-Kurve** (→ **B**) weist verschiedene **Zacken** bzw. **Wellen** auf, wobei übereinkommensgemäß ein positives Potential einen Ausschlag nach oben ergibt, ein negatives einen nach unten. Die **P-Welle** (< 0,25 mV, < 0,1 s) ist Ausdruck der *Depolarisation des Vorhofes*. Dessen Repolarisationswelle ist *nicht* sichtbar, da sie in den folgenden Zacken untergeht. Die **Q-Zacke** (mV < 1/4 von R), die **R-** und die **S-Zacke** (R + S > 0,6 mV), zusammen der **QRS-Komplex** (< 0,1 s) (er wird auch so genannt, wenn eine der drei Komponenten fehlt), sind Ausdruck der *Kammerdepolarisation*.

Dabei ist zu beachten, daß im QRS-Komplex vereinbarungsgemäß jede initiale negative Zacke mit Q, jede positive Zacke (mit oder ohne vorausgehendem Q) mit R und jede negative Zacke, die R folgt, mit S bezeichnet wird. Das kann zur Folge haben, daß gleichnamige Zacken des QRS-Komplexes nicht in allen Ableitungen synchron sind!

Als nächstes kommt die **T-Welle**, die die *Repolarisation der Kammern* widerspiegelt. Obwohl die De- und Repolarisation gegenteilige Vorgänge sind, zeigt die T-Welle normalerweise in die gleiche Richtung wie die R-Zacke (in den meisten Ableitungen +), ein Zeichen dafür, daß die Erregungsrückbildung das Myokard in anderer Weise durchläuft als die Erregungsausbreitung.

Die **PQ-Strecke** und die **ST-Strecke** (→ **B**) liegen normalerweise etwa in der O-mV-Linie. Voll erregte Vorhöfe (PQ-Strecke) und Kammern (ST-Strecke) erzeugen also *kein* nach außen ableitbares Potential. Das **PQ-Intervall** (< 0,2 s; → **B** u. S. 165 C) ist die Zeit vom Beginn der Vorhoferregung bis zum Beginn der Kammererregung, auch **Überleitungszeit** genannt. Das **QT-Intervall** ist von der Herzfrequenz abhängig und beträgt bei 75/min 0,35–0,40 s; diese Zeit brauchen die Herzkammern zu ihrer De- und Repolarisation.

In den verschiedenen EKG-Ableitungen wird der momentane Summenvektor der Herzerregung sozusagen von verschiedenen Seiten „betrachtet". Eine Potentialmessung (Ableitung) *parallel* zum Summenvektor zeigt dabei den vollen Ausschlag, eine Ableitung *senkrecht* dazu zeigt *keinen* Ausschlag. Bei den Ableitungen I-III wird der Vektor von drei Seiten „betrachtet" (→ **D 2** u. **D 3**), bei den Goldberger-Ableitungen von weiteren drei Seiten (→ **E**).

Werden in zwei dieser Ableitungen (z. B. I und II) die jeweiligen Potentiale gleichzeitig registriert (z. B. der QRS-Komplex), kann daraus sowohl der gleichzeitige Summenvektor (in der Frontalebene) als auch die gleichzeitige Potentialhöhe der anderen Ableitungen der Frontalebene (z. B. III) konstruiert werden (→ **D 2** u. **D 3**). Ein ähnliches Verfahren wird praktisch zur Bestimmung der „**elektrischen Herzachse**" angewandt. Gemeint ist damit der **mittlere QRS-Vektor**, dessen Lage in der Frontalebene bei normaler Erregungsausbreitung etwa der anatomischen Längsachse des Herzens entspricht.

Das mittlere QRS-Potential errechnet sich genaugenommen aus der *Flächensumme* der Q-, R- und S-Zacke (unter Beachtung des Vorzeichens), doch genügt in der Praxis auch die Bestimmung der Zacken-*Höhen* von Q, R und S. Negative Zacken werden dabei von positiven Zacken abgezogen. Führt man diese Berechnung für zwei Ableitungen aus (z. B. in Ableitung I: 0,5 mV –0,5 mV = OmV, in Ableitung II: + 1,1 mV [→ **G 1**], kann die „elektrische Herzachse" konstruiert werden. (Die Auswertung der 3. Ableitung – im Beispiel Ableitung III – wäre an sich nicht mehr nötig, da sich das Potential in III aus Potential in II minus Potential in I errechnen läßt.)

Der *Normalbereich der Lage der „elektri-*

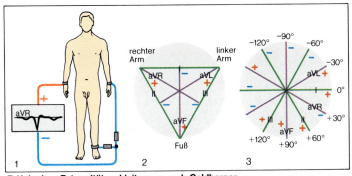

E. Unipolare Extremitätenableitungen nach Goldberger

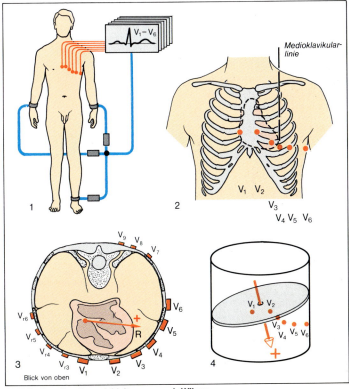

F. Unipolare Brustwandableitungen nach Wilson

schen Herzachse" (→ **H**) erstreckt sich von etwa senkrecht nach unten (α ≈ + 90 Grad) bis schräg nach oben links gerichtet (α = − 30 Grad; Gradeinteilung → **E3**).

Bei den normalen **Lagetypen** des Herzens unterscheidet man den *Rechtstyp* mit α = + 120 bis + 90 Grad (häufig bei Kindern; kann bei Erwachsenen schon krankhaft sein), den *Steiltyp* (α = + 90 bis + 60 Grad [→ **G1**]), den *Indifferenztyp* (α = + 60 bis + 30 Grad [→ **G2**]) und den *Linkstyp* (α = + 30 bis − 30 Grad [→ **G3**]). **Krankhafte Lagetypen** sind der sog. *überdrehte Rechtstyp* (→ **H**) (α > + 120 Grad, bei chronischer Überlastung und damit Hypertrophie des rechten Herzens, z. B. durch einen pulmonalen Hochdruck) und der *überdrehte Linkstyp* (→ **H**) (α noch negativer als − 30 Grad, bei Überlastung und damit Hypertrophie des linken Herzens, z. B. bei Bluthochdruck, Aortenklappenfehlern u. a.). Auch ausgedehntere Myokardinfarkte können die elektrische Herzachse drehen.

Die *sechs unipolaren* **Brustwandableitungen** V_1–V_6 **nach Wilson** erlauben zusammen mit den oben beschriebenen Ableitungen in der Frontalebene eine *dreidimensionale* Betrachtung der Summenvektors. V_1–V_6 werden vom Brustkorb abgeleitet, wobei die Ableitungspunkte ungefähr in der *Horizontalebene* liegen (→ **F**). Als indifferente Elektroden dienen bei V_1–V_6 die drei über Widerstände (5 kΩ) zusammengeschalteten Extremitätenableitungen (→ **F1**). Mit den Brustwandableitungen werden insbesondere zum Rücken gerichtete Vektoren erfaßt, die in der Frontalebene nur kleine oder gar keine Potentiale erzeugen. Da der mittlere QRS-Vektor meist nach links unten zeigt, ist der Brustkorb (vereinfacht als Zylinder dargestellt) bezüglich des mittleren QRS-Vektors durch eine zu diesem Vektor senkrecht stehende Ebene in eine positive und in eine negative Hälfte geteilt (→ **F4**). Der QRS-Vektor ist daher in V_1–V_3 meist negativ, in V_5 u. V_6 positiv.

Für Sonderfälle kann zusätzlich zu den bisher genannten 12 Standardableitungen a) mit schluckbaren Elektroden aus der Speiseröhre, also hinter dem Herzen, und mit zusätzlichen Brustwandelektroden b) am linken *Rücken* (V_7–V_9) oder c) am *rechten* Thorax (V_{r3}–V_{r6}) (→ **F3**) abgeleitet werden.

Die **Repolarisation** der Ventrikel führt zu einer eigenen Vektorschleife (→ **C**), die als **T-Welle** abgeleitet wird. Aus den verschiedenen Ableitungen kann also auch ein räumlicher *T-Vektor* konstruiert werden. Er bildet mit dem mittleren QRS-Vektor normalerweise einen Winkel von max. 60 Grad. Im Alter erweitert sich dieser Winkel, was u. U. auf einen O_2-Mangel des Herzens hinweisen kann. Ein auf 180 Grad *erweiterter QRS-T-Winkel*

ist meist krankhaft und kann folgendes bedeuten: 1. zu hoher Ventrikeldruck, 2. Schenkelblock, 3. Digitaliseffekt. QRS-Dauer und QT-Intervall können dabei differenzieren helfen (→ **J**).

Beim **Herz- oder Myokardinfarkt** ist die Blutzufuhr zu einem bestimmten Myokardbezirk unterbrochen. Im *Zentrum* des Infarkts stirbt der Muskel ab (*Nekrose*), d. h., hier kann *keine Depolarisation* mehr stattfinden. Während der ersten 0,04 s der Kammererregung entsteht daher ein „0,04-Vektor", der vom Infarkt „wegzeigt". Da dieser meist im linken Herzen liegt und der mittlere QRS-Vektor auch nach links zeigt, wird der „0,04-Vektor" dem mittleren QRS-Vektor entgegengesetzt sein (→ **K**), d. h. z. B., bei hohem positiven R entsteht eine *vergrößerte negative Q-Zacke* (→ **K2**). Zwischen dem geschädigten Myokardbezirk und der normalen Umgebung liegt eine Zone *mit verminderter Durchblutung* und daher gestörten Erregungsverhältnissen. Die hier veränderte Repolarisation führt oft zu einer *umgekehrten* (in vielen Ableitungen negativen) *T-Welle* (T-Vektor „zeigt weg" von der Ischämiezone des Infarkts; → **K**). Außerdem ist im akuten Stadium des Infarkts die ST-Strecke über oder unter die O-Linie verschoben („Verletzungspotential" der „Verletzungszone"). Das Verletzungspotential des geschädigten Myokardbereichs deformiert den QRST-Bereich des EKG in Richtung des monophasischen Aktionspotentiales des Myokards (→ S. 31, A 3). Man spricht daher von einer *monophasischen Deformierung* des EKG beim frischen Infarkt (→ **K1**). Die verschobene ST-Strecke normalisiert sich als erstes wieder (→ **K2**), während die abnormale T-Zacke noch nach Monaten nachweisbar sein kann (→ **K2**). Der „0,04-Vektor" (*vertieftes Q*) tritt zwar frühestens nach mehreren Stunden auf (→ **K2**), ist dann aber oft nach Jahren noch deutlich sichtbar (→ **K3**).

EKG und Serumelektrolyte

Veränderungen der K^+- und Ca^{2+}-**Konzentration** im Serum führen zu Myokarderregungs- und damit zu **EKG-Veränderungen**: Bei $[K^+] >$ 6,5 mmol/l kommt es zu einem erhöhten, spitzen T und zu Leitungsstörungen mit PQ-Verlängerung und QRS-Verbreiterung und, im Extremfall, zum Herzstillstand (→ S. 166). Bei $[K^+] <$ 2,5 mmol/l beobachtet man die ST-Senkung, ein biphasisches T (erst +, *dann* −) und eine positive, zusätzliche U-Welle (zeitlich nach T). Bei $[Ca^{2+}] >$ 2,75 mmol/l (> 5,5 mval/l) ist die QT-Zeit auf Kosten der ST-Strecke verkürzt, bei $[Ca^{2+}] <$ 2,25 mmol/l (< 4,5 mval/l) ist QT verlängert.

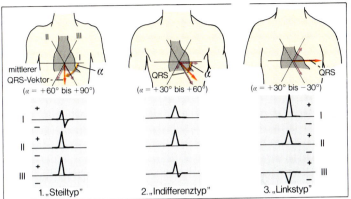

G. Bestimmung des mittleren QRS-Vektors aus den EKG-Ableitungen

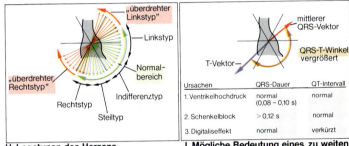

H. Lagetypen des Herzens

J. Mögliche Bedeutung eines zu weiten QRS-T-Winkels

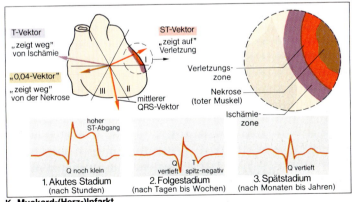

K. Myokard-(Herz-)Infarkt

Rhythmusstörungen des Herzens

Rhythmusstörungen (**Arrhythmien**, Dysrhythmien) können durch Veränderungen der *Erregungsbildung* oder der *Erregungsleitung* verursacht sein. Ihre Diagnose ist eine Domäne des EKG.

Störungen der Erregungsbildung führen zu einer *Veränderung des Sinusrhythmus*. Steigt die Sinusfrequenz über 100/min, z. B. bei körperlicher Anstrengung, Aufregung, Fieber (Frequenzanstieg um ca. 10 min^{-1} pro 1 °C), oder Hyperthyreose, dann spricht man von einer **Sinustachykardie** (→ A 2), fällt sie unter 60/min (z. B. bei Hypothyreose), handelt es sich um eine **Sinusbradykardie**. Bei beiden besteht ein regulärer Rhythmus, während bei der **Sinusarrhythmie** die Frequenz schwankt; diese Erscheinung tritt physiologischerweise bei Jugendlichen auf und ist von der *Atmung* abhängig: Inspiration beschleunigt, Exspiration verlangsamt die Frequenz.

Auch bei normaler Erregungsbildung im Sinusknoten (nomotope Reizbildung; → A) können im Vorhof (*atrial*), im AV-Knoten (*nodal*) oder im Ventrikel (*ventrikulär*) abnorme *ektope* (*heterotope*) Erregungen starten. Impulse von einem atrialen (oder nodalen) ektopen Fokus (Herd) werden zum Ventrikel weitergeleitet, der daraufhin aus seinem Sinusrhythmus kommt: **Supraventrikuläre Arrhythmie**, bedingt durch **atriale** oder **nodale Extrasystolen** (ES). Bei der Vorhof-ES ist im EKG die *P-Zacke verformt*, der QRS-Komplex aber normal. Bei der nodalen ES werden die Vorhöfe rückläufig erregt; die *P-Welle* wird daher *negativ* und ist im QRS-Komplex verborgen oder erscheint kurz nach ihm (→ B 1 rechts). Da bei der supraventrikulären ES oft auch der Sinusknoten entladen wird, vergrößert sich das Intervall zwischen der R-Zacke der ES (= R_{ES}) und dem nächsten, normalen R um die Laufzeit, die der Reiz vom Fokus zum Sinusknoten braucht: *Postextrasystolische Pause*. Dabei ist $R_{ES}R > RR$ und $(RR_{ES} + R_{ES}R) < 2\,RR$ (→ B1).

Bei einer **Vorhoftachykardie** (Fokusentladung öfter als 180/min; statt P-Welle sägezahnförmige „Grundlinie") folgt der Ventrikel dem Erregungsrhythmus bis zu einer Frequenz von ca. 200/min. Darüber hinaus wird meist nur jede 2. oder 3. Erregung weitergeleitet, wobei die Impulse dazwischen in die Refraktärphase (→ S. 26) des AV-Knotens fallen. Bei diesen hohen Vorhoffrequenzen (bis zu 350/min) spricht man von **Vorhofflattern**. Beim **Vorhofflimmern** steigen die Fokusentladungen auf bis zu 500/min, von denen nur ab und zu eine weitergeleitet wird. Die Ventrikelerregung ist daher völlig unregelmäßig (**absolute Arrhythmie**).

Auch im **Ventrikel** kann ein ektoper Reiz entstehen: **Ventrikuläre Extrasystole** (→ B 2, B 3). Dabei ist der *QRS-Komplex der ES verformt*. Bei niedriger Sinusfrequenz wird die nächste Sinuserregung ungestört zu den Ventrikeln weitergeleitet: **Interponierte ES** (→ B 2). Bei höherer Sinusfrequenz trifft der nächste Sinusreiz aber schon ein, wenn das Myokard noch refraktär ist, so daß erst der übernächste Sinusimpuls wirksam wird: **Kompensatorische Pause**. Dabei ist $RR_{ES} + R_{ES}R = 2\,RR$.

Die **Kammertachykardie** ist eine rasche Folge ventrikulärer (ektoper) Reizbildungen, die mit einer Extrasystole beginnen (→ B 3). Kammerfüllung und Auswurfleistung des Herzens nehmen dabei ab, und schließlich kann **Kammerflimmern** auftreten, d. h., ein hochfrequentes, unkoordiniertes Zucken des Myokards (→ B 4). Ohne Gegenmaßnahmen ist es wegen der fehlenden Blutförderung genau so tödlich wie ein Herzstillstand. Kammerflimmern tritt bevorzugt auf, wenn die Extrasystole in die **vulnerable** („verletzbare") **Phase** der vorhergehenden Erregung fällt (*relative Refraktärphase*, synchron mit der T-Welle im EKG). In dieser Phase ausgelöste Aktionspotentiale haben nämlich a) eine geringere Anstiegssteilheit und werden daher langsamer fortgeleitet und sind b) von kürzerer Dauer. Beides trägt dazu bei, daß die Erregung im Myokard immer wieder auf schon wiedererregbare Bezirke trifft (Kreisen der Erregung = Reentry"; → S. 167 C). Kammerflimmern kann u. a. durch einen *Stromunfall* ausgelöst werden, ist aber meist auch durch einen dosierten Stromstoß (*Defibrillator*) wieder zu beseitigen.

Überleitungsstörungen im AV-Knoten (**AV-Block**) oder in den Schenkeln des Hisschen Bündels (rechter oder linker Schenkelblock) verursachen ebenfalls Arrhythmien. Mit *AV-Block 1. Grades* wird eine abnorm verlangsamte AV-Überleitung (PQ-Intervall > 200 ms), mit *AV-Block 2. Grades* eine Überleitung nur jedes 2. oder 3. Mal und mit *AV-Block 3. Grades* ein totaler Block (→ B 5) bezeichnet. Bei letzterem entsteht vorübergehend ein Herzstillstand (*Adam-Stokes-Anfall*), doch übernehmen dann ventrikuläre Schrittmacher die Kammererregung (ventrikuläre Bradykardie bei normaler Vorhoferregungsfrequenz). Eine teilweise oder totale Unabhängigkeit des QRS-Komplexes von der P-Welle sind die Folge (→ B 5). Während die Sinusfrequenz in Ruhe 60–80/min beträgt, sinkt die Herzfrequenz auf 40–60/min, wenn der AV-Knoten die Schrittmacherrolle übernimmt (→ B 5). Die Erregungsfrequenz sog. tertiärer (ventrikulärer) Schrittmacher beträgt 20–40/min. Ein **künstlicher Schrittmacher** leistet hier gute Dienste.

Ein **Schenkelblock** schließlich führt zu starken EKG-Verformungen, da die betroffene Myokardseite über abnorme Wege von der gesunden Seite her erregt wird.

Herz und Kreislauf 175

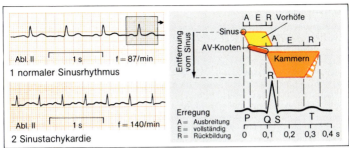

A. Nomotope Reizbildung mit normaler Weiterleitung (nach Trautwein)

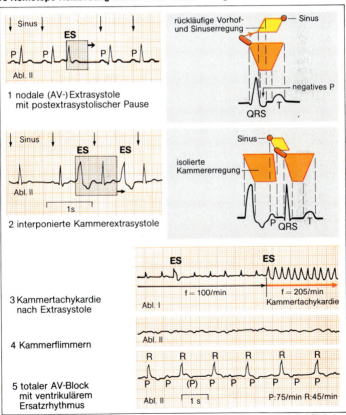

B. Heterotope Reizbildung (1-5) **und Leitungsstörung** (5) (z.T. nach Riecker)

Herz und Kreislauf

Kreislaufregulation

Die Aufgaben der Kreislaufregulation bestehen darin, den ganzen Körper sowohl in Ruhe als auch unter wechselnden Umgebungs- und Belastungsbedingungen ausreichend mit Blut zu versorgen (→ auch S. 154 und S. 48). Dabei muß a) eine **Mindestdurchblutung für alle Organe** gesichert sein, müssen b) die Herzaktion und der Blutdruck einer *optimalen Regelung* unterliegen (**Homöostase**) und muß c) der **Blutstrom** zu den jeweils aktiven Organsystemen (z. B. Muskel) auf Kosten ruhender Organe (im Beispiel: Magen-Darm-Trakt und Niere; → S. 48) **umverteilt** werden, da eine gleichzeitige Maximaldurchblutung aller Organe (→ A) die Herzleistung überfordern würde.

Die Steuerung der Organdurchblutung geschieht in erster Linie über eine Änderung der *Gefäßweite*. Der Spannungszustand (**Tonus**) der Gefäßmuskulatur kann dabei 1. durch **lokale Einwirkungen** und 2. durch **nervale** oder **hormonale Signale** beeinflußt werden. In Ruhe haben die meisten Gefäße einen mittleren Spannungszustand (**Ruhetonus**; → C). Denervierung führt zu einer teilweisen Gefäßerweiterung (**Basistonus**; → C). Dieser Basistonus ist die Folge spontaner Depolarisationen in der Gefäßmuskulatur (s.a. S. 44).

Die **lokale Kreislaufsteuerung** (**Autoregulation**) hat zwei Funktionen: Wenn der Stoffwechsel des Organs konstant ist, dient die Autoregulation vieler Organe dazu, *bei wechselndem Blutdruck die Organdurchblutung konstant zu halten* (z. B. Gefäßkontraktion bei Blutdrucksteigerung in der Niere; → S. 122). Die zweite Aufgabe der Autoregulation ist es, die Durchblutung den Aktivitäts-, d.h. den Stoffwechseländerungen des Organs anzupassen (*metabolische Autoregulation*), wobei die Durchblutung (z. B. in Herz- und Skelettmuskel; → A u. B) auf ein Vielfaches des Ruhewertes ansteigen kann.

Die Mechanismen der Autoregulation sind:

a) **Myogene** (von der Gefäßmuskulatur ausgehende) **Effekte**; sie bestehen darin, daß eine blutdruckbedingte Gefäßerweiterung von einer Kontraktion der Gefäßwand beantwortet wird (z. B. Niere und Gehirn, *nicht* aber Haut und Lunge).

b) **O_2-Mangel** wirkt allgemein gefäßerweiternd, d. h., die Durchblutung und damit der O_2-Antransport steigen bei wachsendem O_2-Verbrauch. In der *Lunge* hingegen hat ein niedriger P_{O_2} der Gefäßumgebung eine Gefäßkontraktion zur Folge; damit wird der Blutstrom zu anderen, im Sinne der O_2-Beladung des Blutes „ertragreicheren" Lungenpartien umgeleitet (→ S. 94).

c) Eine Erhöhung der lokalen **Konzentration von Stoffwechselprodukten** (CO_2, H^+-Ionen, ADP, AMP, Adenosin u.a.) und allgemein von osmotisch wirksamen Substanzen (K^+) hat eine Durchblutungssteigerung zur Folge, ein Effekt, der nicht nur die O_2-Versorgung steigert, sondern auch den Abtransport dieser Stoffwechselprodukte beschleunigt. Sowohl diese metabolischen Wirkungen als auch der O_2-Mangel sind die Ursache dafür, daß nach einer Drosselung der Blutzufuhr (Abbinden etc.) eine bis zu 5fache Durchblutungssteigerung der betroffenen Region auftritt (**reaktive Hyperämie**).

d) Auch **gefäßaktive Substanzen** („Gewebshormone"), wie Kallidin, Bradykinin, Histamin (vasodilatatorisch) und Angiotensin II (vasokonstriktorisch; → S. 152), können wahrscheinlich sowohl auf einen lokalen als auch auf einen nervalen Reiz hin an Ort und Stelle ausgeschüttet werden. Diese Stoffe können außerdem auch, ähnlich wie die Katecholamine (s.u.), als hormonales Signal mit dem Kreislauf von anderen Körperregionen an das zu regelnde Gefäß herangebracht werden.

Die **nervale Kontrolle der Blutgefäße** (in erster Linie der Arteriolen) läuft mit wenigen Ausnahmen über den **Sympathikus** (→ S. 53), wobei die postganglionäre Übertragung sowohl auf **α-Rezeptoren** (→ S. 56ff.), deren Erregung *konstriktorisch* wirkt (→ C), als auch auf **β_2-Rezeptoren** (*vasodilatatorisch*) erfolgt.

In den Gefäßen von **Niere** und **Haut** z. B. finden sich vorwiegend α-Rezeptoren, in der **Skelettmuskulatur** mehr β- als α-Rezeptoren, während **Magen-, Darm-** und **Herzkranzgefäße** α- und β-Rezeptoren etwa in gleichem Ausmaß aufweisen. In der Haut (und *Niere*) wird, vom Basaltonus der Gefäße ausgehend, praktisch nur konstringiert (→ C), während in Muskel, Darm usw. das Gefäß vom Basaltonus aus sowohl verengert als auch erweitert werden kann (→ C). Die *β-Rezeptoren* der Gefäße der Skelettmuskulatur reagieren dabei weniger auf nervale Reize als auf im Blut zirkulierendes **Adrenalin** (→ S. 56ff.).

Herz und Kreislauf

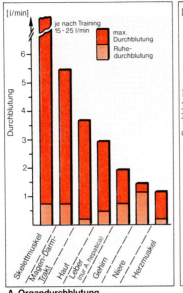

A. Organdurchblutung

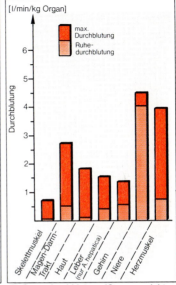

B. Organdurchblutung/Organgewicht

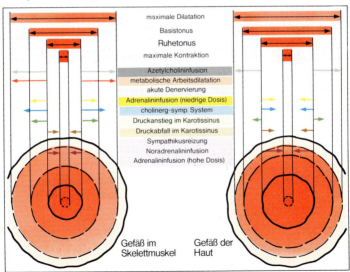

C. Einflüsse auf den Gefäßtonus in Muskel und Haut (nach Koepchen)

Herz und Kreislauf

Die **nervale Koordination der Organdurchblutung** erfolgt hauptsächlich auf zwei Wegen: a) über eine *zentrale Mitinnervation*, d. h. z. B., bei einer Aktivierung einer Muskelgruppe geht von der Hirnrinde gleichzeitig ein Impuls zu den Kreislaufzentren (→ **D**), oder b) über eine *nervale Rückmeldung* von den Organen, deren Aktivität und Stoffwechsel sich geändert haben. Stehen nervale und lokal-metabolische Einflüsse im Widerstreit, z. B. Sympathikuserregung bei Muskelarbeit, überwiegen die metabolischen Einflüsse.

Die **Gehirn- und Koronardurchblutung** steht fast ausschließlich *unter lokal-metabolischer Kontrolle*, während die **Hautdurchblutung** vorwiegend nerval vom ZNS *reguliert* wird und in erster Linie im Dienste der **Temperaturregulation** (→ S. 194) steht.

Bei starker Kälte wird die thermisch bedingte Vasokonstriktion der Haut periodisch unterbrochen (*Lewissche Reaktion*), um Gewebeschäden zu vermeiden. Hier spielen sog. **Axonreflexe** eine Rolle: Ein afferenter Impuls geht dabei, von der Haut kommend, noch in der Peripherie auf efferente Gefäßnerven über. Auch die Hautrötung beim Kratzen (*Dermographismus*) entsteht so.

Bei Volumenmangel dient die Haut außerdem als Blutreservoir (Hautblässe bei Kreislaufzentralisation; → S. 186).

Über die α- und β-Rezeptoren der **Venen** kann deren *Volumen* (*Kapazitätsgefäße*; → S. 154) und damit der *venöse Rückstrom* zum Herzen gesteuert werden (→ S. 184).

Zu den arteriovenösen Anastomosen der Skelettmuskelgefäße vieler Säugetiere zieht eine eigene, vasodilatatorisch wirkende Nervenbahn, die peripher mit den Sympathikusfasern läuft, postganglionär jedoch cholinerg (→ S. 53) ist. Über diese Bahn wird bereits bei der Planung einer **Muskelaktion** (Start- oder Erwartungsreaktion) die Muskeldurchblutung erhöht. Ob diese Bahn beim Menschen existiert, ist allerdings fraglich.

Eine *parasympathisch* gesteuerte Gefäßerweiterung erfolgt in den *Genitalorganen* (*Erektion*), in einigen Gefäßen der weichen Hirnhaut und (indirekt über *Kinine*) in den *Speichel- und Schweißdrüsen*.

Einen **humoral-hormonalen Einfluß** auf die **Gefäßweite** üben die von der Nebenniere ausgeschütteten Katecholamine aus. **Adrenalin** in *niedriger* Konzentration wirkt vasodilatatorisch (β_2-*Rezeptoren*), in *hoher* Konzentration konstriktorisch (α-*Rezeptoren*). **Noradrenalin** wirkt (über α-*Rezeptoren*) fast nur konstriktorisch (→ **C**).

Die **zentrale Kreislaufsteuerung** obliegt ZNS-Bezirken im verlängerten Mark und in der Brücke (→ S. 272). Hier enden die Bahnen, die von den **Rezeptoren im Hochdrucksystem** (*Dehnungs-* oder *Pressorezeptoren* in der Aorta und in der A. carotis; R_D in **D**) und den **Rezeptoren im Niederdrucksystem** (*Dehnungsrezeptoren in V.cava* und in den Vorhöfen; R_A und R_B in **D**) und im **linken Ventrikel** (R_V) herkommen. Diese Rezeptoren messen den arteriellen **Blutdruck**, die **Pulsfrequenz** (R_D und R_V) und den **Füllungsdruck** im Niederdrucksystem (und damit indirekt das **Blutvolumen**), wobei die A-Rezeptoren (R_A) hauptsächlich auf die Vorhofkontraktion und die B-Rezeptoren (R_B) auf die passive Füllung reagieren (→ **D**). Störungen dieser Größen werden von den kreislaufregulierenden Arealen des ZNS (**Kreislauf-„Zentrum"**) mit efferenten Impulsen zum Herz und zu den Gefäßen beantwortet (→ **E**).

Seitlich im Kreislauf-„Zentrum" liegt ein „pressorisches" Gebiet (→ **D**), dessen Neuronen kontinuierlich sympathische Impulse an Herz und Gefäße schicken, also *herzantreibend* (Frequenz, Kraft) und (überwiegend) *vasokonstriktorisch* wirksam sind (**Ruhetonus**; → C). Die „pressorischen" Gebiete stehen in enger Verbindung mit den in der Mitte des Kreislauf-„Zentrums" gelegenen Neuronen („*depressorisches" Feld*; → **D**); beide Felder wiederum sind mit den *Vaguskernen* verbunden, deren Erregung zur Verminderung von Frequenz und Überleitungsgeschwindigkeit im Herzen führt (→ **D**).

Über die Bahnen, die von den Pressorezeptoren in Aorta und Karotissinus zentralwärts ziehen, laufen die afferenten Impulse der sog. **homöostatischen Kreislaufreflexe** (→ **E**), die in erster Linie den **Blutdruck** stabilisieren (*Blutdruck„zügelung"*): Ein **akut zu hoher Blutdruck** erhöht die afferente Impulsrate und aktiviert das depressorische Feld, von wo als (depressorische Reflexantwort) a) über den N. vagus die Herzaktion vermindert wird und b) über eine Hemmung der sympathischen Gefäßinnervation eine Gefäßerweiterung und damit eine Verminderung des peripheren Widerstandes erfolgt. Beides führt zur Senkung des erhöhten Blutdrucks (→ **E**, rechts). Umgekehrt

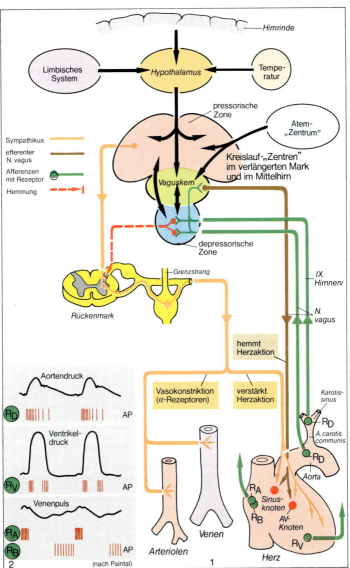

D. Nervale Kreislaufregulation (1) und afferente Aktionspotentiale (AP) von den Kreislaufrezeptoren (2)

Herz und Kreislauf

führt ein **Blutdruckabfall** zur Aktivierung des pressorischen Systems, was eine Erhöhung des Herzminutenvolumens und des peripheren Widerstandes zur Folge hat, so daß der Blutdruck wieder angehoben wird. Da die Pressorezeptoren auch Differentialeigenschaften (→ S. 276) haben, bezieht sich diese **Selbstregulation des Blutdrucks** auf *akute* Druckänderungen: Bei *Lageänderung des Körpers* z. B. (Liegen/Stehen) kommt es zu einer Umverteilung des Blutes. Der dadurch geänderte venöse Rückstrom würde ohne die homöostatischen Kreislaufreflexe (*orthostatische Reaktion*; → S. 184) zu starken Schwankungen des arteriellen Blutdrucks führen. Auch ein Absinken des P_{O_2} bzw. ein Anstieg des P_{CO_2} (*Querverbindungen vom Atemzentrum*) im Blut führt zu einer pressorischen Reaktion, d. h. zu der in diesen Fällen erwünschten Blutdruckerhöhung.

Ist der Blutdruck jedoch *chronisch* erhöht (**Hochdruck**, s. u.), wird auch der *erhöhte* Druckwert über diese Kreislaufreflexe stabilisiert, d. h., die Blutdruck„zügler" verhindern nicht nur nicht den Hochdruck, sie tragen sogar dazu bei, ihn zu fixieren.

Auch ein momentan *zu hoher venöser Rückstrom* (z. B. nach intravenöser Flüssigkeitsinfusion) führt zu einer Beschleunigung der Herzaktion (→ **E**, links). Die physiologische Bedeutung dieses sog. *Bainbridge-Reflexes* ist nicht ganz klar. Evtl. ergänzt er den Frank-Starling-Mechanismus (→ S. 182 ff.).

Hochdruck

Als Hochdruck (Hypertonie) wird eine chronische Erhöhung des systemischen arteriellen Blutdrucks bezeichnet. Gewöhnlich stellt ein mit der Methode nach Riva-Rocci (→ S. 160) wiederholt in Ruhe gemessener diastolischer Blutdruck von über 12 kPa (90 mmHg) das entscheidende Kriterium dar. Ein nicht oder unzureichend behandelter Hochdruck belastet (→ S. 184 f.) und schädigt auf die Dauer nicht nur den linken Ventrikel, sondern führt auch zur Arteriosklerose mit ihren Folgen (Myokardinfarkt, Schlaganfall, Nierenschädigung etc.) und verkürzt daher bei einem großen Teil der Bevölkerung die Lebenserwartung erheblich.

Prinzipiell kann ein Hochdruck (a) durch ein erhöhtes Extrazellulärvolumen (EZV) mit einem dadurch erhöhten Herzzeitvolumen (**Volumenhochdruck**) oder (b) durch einen vermehrten peripheren Widerstand (**Widerstandshochdruck**) verursacht sein. Da jeder Hochdruck zu Gefäßveränderungen führt, die den Gefäßwiderstand steigern, geht Typ (a) nach einiger Zeit in Typ (b) über, der, wie auch immer entstanden, in einen Teufelskreis mündet.

Das EZV wird erhöht, wenn die Aufnahme von NaCl (und Wasser) steigt. Zum Ausgleich der Bilanz scheidet eine normale Niere Na^+ und Wasser vermehrt aus, doch ist dabei der Blutdruck etwas erhöht. Für die weitaus häufigste Hochdruckform, den sog. **essentiellen** oder **primären Hochdruck**, wird daher (neben einer primär erhöhten Vasokonstriktion unbekannter Ursache und anderen Faktoren) die weithin übliche *hohe NaCl-Aufnahme* mit der Nahrung mitverantwortlich gemacht. Eine Erhöhung der NaCl-Ausscheidung durch verminderter Aldosteronausschüttung (→ S. 141, A 3) ist in diesem Fall kaum mehr möglich, weil die Plasmakonzentration dieses Hormons schon bei mittlerer NaCl-Aufnahme praktisch gleich Null ist. Ein Volumenhochdruck entsteht auch dann, wenn z. B. wegen einer Niereninsuffizienz selbst eine relativ niedrige NaCl-Aufnahme nicht mehr bilanziert werden kann oder wenn ein Nebennierenrindentumor unkontrolliert Aldosteron produziert und dadurch eine Na^+-Retention verursacht.

Zu den bekannten Ursachen für einen Widerstandshochdruck zählt z. B. ein katecholaminproduzierender Tumor (*Phäochromozytom*).

Ist die **renale Durchblutung** einseitig (z. B. Nierenarterienstenose) oder beidseitig (z. B. Aortenisthmusstenose) vermindert, steigt die Ausschüttung von **Renin** in der betroffenen bzw. in beiden Nieren. Das dadurch vermehrt gebildete Angiotensin II (→ S. 152) führt zum Widerstandshochdruck und das in der Folge erhöht gebildete Aldosteron zur Na^+-Retention (→ S. 150 f.) und damit zusätzlich zu einem Volumenhochdruck. Bei unbehandelter einseitiger Nierenarterienstenose schädigt dieser **renale Hochdruck** auch die Gefäße der gesunden Niere, was die Hochdrucksituation weiter verschlimmert.

Herz und Kreislauf

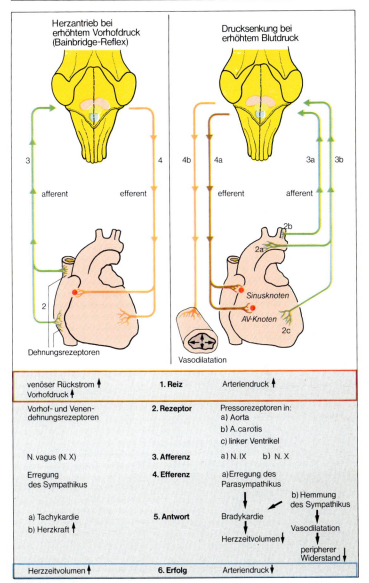

E. Kreislaufreflexe

Druck-Volumen-Beziehungen der Herzventrikel

Der Abhängigkeit zwischen der *Länge* und der *Spannung* eines Muskels (→ S. 40 ff.) entspricht am Herzen die Beziehung zwischen **Ventrikelvolumen** (entspricht der Muskellänge) und **Ventrikeldruck** (entspricht der Spannung). Trägt man in ein solches **Druck/Volumen-Diagramm** die Veränderungen von Volumen und Druck während einer vollständigen Herzaktion ein, erhält man das **Arbeitsdiagramm des Herzens** (*Frank* 1895) (→ **A 2**, Punkte A-D-S-V-A für den linken Ventrikel).

Zur **Konstruktion des Arbeitsdiagramms** ist die Kenntnis folgender Druck/Volumen-Kurven notwendig:

a) Die **Ruhedehnungskurve**, die die Drücke angibt, die passiv (ohne Muskelkontraktion) bei verschiedenen Füllungsvolumina des Ventrikels entstehen (→ **A 1** u. **A 2**, blaue Kurve).

b) Die **Kurve der isovolumetrischen Maxima** (→ **A 1** u. **A 2**, grüne Kurve). Sie wird (experimentell) dadurch gewonnen, daß – ausgehend von verschiedenen Füllungsvolumina – die *maximale Druckentfaltung* des Ventrikels *bei konstantem Ventrikelvolumen* (isovolumetrisch, d. h. ohne Volumenauswurf) gemessen wird (→ **A 1**, senkrechte Pfeile).

c) Die **Kurve der isotonischen Maxima** (→ **A 1** u. **A 2**, violette Kurve). Dabei wird – wieder ausgehend von verschiedenen Füllungen – der Auswurf (experimentell) so gesteuert, daß während der Volumensverminderung der *Druck konstant* bleibt (Isotonie; → **A 1**, waagerechte Pfeile).

d) Die **Kurve der Unterstützungsmaxima** (U-Kurve; → **A 1** u. 2, braune Kurven). Die Systole (→ S. 162) enthält eine isovolumetrische Anspannungsphase (→ **A 2**, A-D), die von der auxotonischen Austreibungsphase (Volumenabnahme bei weiterem Druckanstieg) gefolgt ist (→ **A 2**, D-S). Eine solche gemischte Kontraktionsform (→ **A 2**, A-D-S) wird *Unterstützungszuckung* genannt. Bei gegebenem Füllungsdruck (→ **A 2**, D) ändert sich deren Maximum (→ **A 2**, S) in Abhängigkeit vom enddiastolischen Aortendruck (→ **A 2**, D), doch liegen all diese Maxima auf der U-Kurve. Sie ist die (fast) lineare Verbindung zwischen dem zu jedem Füllungsdruck gehörenden isovolumetrischen und isotonischen Maximum (→ **A 2**, T bzw. M).

Trägt man die Druck- und Volumenwerte z. B. des linken Ventrikels während des Herzzyklus als Arbeitsdiagramm in das Druck/Volumen-Diagramm ein, ergibt sich folgender Zyklus (→ **A 2** u. S. 162 f.): Das *enddiastolische Volumen* (EDV) betrage z. B. 125 ml (→ **A 1**, Punkt A). Während der *Anspannungsphase* steigt der Ventrikeldruck so lange isovolumetrisch (alle Klappen sind zu!), an, bis der Aortendruck (hier z. B. 10,7 kPa [80 mmHg]) erreicht ist (→ **A 2**, Punkt D). Während der *Austreibungsphase* wächst der Druck anfänglich noch weiter, wobei gleichzeitig das Ventrikelvolumen um das Schlagvolumen (SV) verringert wird. Nach Erreichen des maximalen (systolischen) Druckes (→ **A 2**, Punkt S) ändert sich das Volumen praktisch nicht mehr, der Druck aber sinkt etwas, bis er den Aortendruck unterschreitet, so daß die Aortenklappe zuschlägt (→ **A 2**, Punkt K). In der *Entspannungsphase* fällt der Druck (bei konstantem Volumen) rasch auf (fast) 0 ab (→ **A 2**, Punkt V). Im Ventrikel findet sich jetzt nur noch das *Restvolumen* (*endsystolisches Volumen* [ESV]; im Beispiel: 60 ml). Während der *Füllungsphase* steigt der Ventrikeldruck (entlang der Ruhedehnungskurve) wieder leicht an.

Herzarbeit und Herzleistung

Da Arbeit $[N \cdot m]$ = Druck $[N \cdot m^{-2}] \cdot$ Volumen $[m^3]$, entspricht die während des Herzzyklus umschriebene Fläche im Druck/Volumen-Diagramm (→ **A 2**, A-D-S-V-A) der **Druck/Volumen-Arbeit** oder kurz P-V-Arbeit, die das Herz (hier die linke Kammer) während der Systole leistet.

Den weitaus größten Teil dieser systolischen P-V-Arbeit leistet das Myokard direkt durch seine aktive Kontraktion, ein kleiner Teil wird durch die passiven, elastischen Rückstellkräfte des bei der Füllung gedehnten Ventrikels geleistet. Diese diastolische Füllungsarbeit (→ **A 2**, braune Fläche) wird teilweise (indirekt) vom Ventrikelmyokard, teilweise aber auch vom Vorhofmyokard, von der Atemmuskulatur und der Skelettmuskulatur geleistet (→ S. 184, venöser Rückstrom).

Zusätzlich zur systolischen P·V-Arbeit beider Ventrikel (in Ruhe ca. 1,1 J) müssen vom Herzen noch weitere 20 % (0,22 J) *Arbeit für die Pulswelle* (Ausdehnung der Gefäßwände) geleistet werden. Die Arbeit, die zur *Beschleunigung des Blutstroms* benötigt wird, ist in Ruhe sehr klein (1 % der P·V-Arbeit), steigt jedoch bei hohen Herzfrequenzen an.

Die **Leistung** des ganzen Herzens beträgt in Ruhe ca. 1,5 Watt.

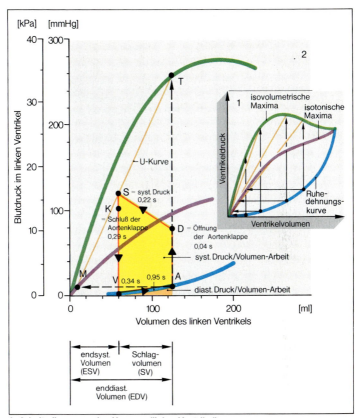

A. Arbeitsdiagramm des Herzens (linker Ventrikel)

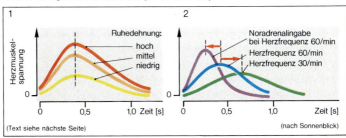

(Text siehe nächste Seite) (nach Sonnenblick)

B. Einflüsse von Ruhedehnung (1), Herzfrequenz und Sympathikus (2) auf die Kontraktionsgeschwindigkeit und Spannung des Herzmuskels

Herz und Kreislauf

Regulation des Herzschlagvolumens

Während die Anpassung der Herztätigkeit an den O_2-Bedarf des Organismus exogen gesteuert wird (Herznerven; → S. 164 ff. u. 178 ff.), erfolgt die Anpassung des Schlagvolumens an veränderte Füllungen (Körperlage, Atmung) und Aortendrücke *autonom* durch die Änderung der Vordehnung (Ruhedehnung; → S. 41 ff.): **Frank-Starling-Mechanismus**. Erhöht sich die **Füllung**, engl. **preload** (→ C1), so verschiebt sich der Beginn der Anspannungsphase auf der Ruhedehnungskurve nach rechts (→ C1, Punkt A_1). Dadurch erhöht sich das Schlagvolumen (und die Herzarbeit), wobei auch das ESV ein wenig ansteigt. Erhöht sich der **Aortendruck**, engl. **afterload** (→ C2), so öffnet sich die Aortenklappe erst bei einem entsprechend erhöhten Ventrikeldruck (→ C2, Punkt $D_ü$). In der Übergangsphase wird dadurch das Schlagvolumen vermindert ($SV_ü$). ESV erhöht sich dadurch auf $ESV_ü$. Die folgende diastolische Füllung schiebt daher den Beginn der Anspannungsphase nach rechts (→ C2, Punkt A_2). Das Schlagvolumen normalisiert sich (SV_2) trotz erhöhtem Aortendruck (D_2). Das ESV ist dabei relativ stark erhöht worden (ESV_2).

Eine wichtige Aufgabe des Frank-Starling-Mechanismus ist es auch, die Schlagvolumen der beiden Herzkammern einander exakt anzugleichen, so daß sich im Lungenkreislauf weder eine Stauung (Lungenödem) noch ein Leerpumpen ereignen kann, was beides fatale Folgen hätte.

Die **Kontraktilität** des Herzmuskels kann *exogen* erhöht werden (**positiv-inotroper Effekt**; → S. 166). Dabei verschieben sich u. a. die isovolumetrischen Maxima (→ C3). Dadurch kann das Herz gegen einen erhöhten Druck (→ C3, Punkt D_3) arbeiten und/oder (auf Kosten des ESV) ein vergrößertes SV (SV_4) auswerfen.

Während eine unterschiedliche Vordehnung nur die **Kraft** der Ventrikelkontraktion beeinflußt (→ B1), steigert sich durch die inotrope Wirkung des Noradrenalins oder durch eine erhöhte Herzfrequenz (Frequenzinotropie; → S. 166) auch die **Kontraktionsgeschwindigkeit** des Myokards (→ B2). Der max. isovolumetrische Druckanstieg (max. dP/dt) wird daher klinisch auch als Maß für die Kontraktilität benützt.

Venen

Das von den Kapillaren kommende Blut wird über die Venen gesammelt und zum Herzen zurückgeführt. Die **treibenden Kräfte des venösen Rückstroms** sind a) der nach der Passage der Kapillaren noch verbleibende *Blutdruck* (vis a tergo; ca. 15 mmHg [2 kPa], b) der Sog, der in der Systole durch die *Senkung der Ventilebene des Herzens* entsteht, c) der Druck, den die sich kontrahierende Skelettmuskulatur auf die Venen ausübt („*Muskelpumpe*"); eine Austreibung des Blutes in die falsche Richtung verhindern die *Venenklappen*; d) der durch *Inspiration* bedingte *Überdruck im Bauchraum* bei gleichzeitigem *Unterdruck im Brustraum* (intrapleuraler Druck; → S. 80), der zur Venenausweitung im Thorax und damit zu einem Sog führt (s. a. S. 160).

Beim *Lagewechsel* vom Liegen zum Stehen (**Orthostase**) werden die Beingefäße mit einer Blutsäule, d. h. mit einem zusätzlichen *hydrostatischen Druck*, belastet. Er führt in den (im Vergleich zu den Arterien) besonders leicht dehnbaren Venen zu deren *Ausweitung*, d. h., ca. 0,4 l Blut „versacken" so. Dieses Blut wird dem sog. *zentralen Blutvolumen*, d. h. im wesentlichen dem Lungenkreislauf entnommen. Dadurch sinkt der venöse Rückstrom zum linken Herz und damit das Schlagvolumen und das Herzzeitvolumen ab. Um dabei ein zu starkes Absinken des Blutdruckes (u. U. *orthostatischer Kollaps*!) zu verhindern, müssen reflektorisch die Herzfrequenz und der periphere Widerstand erhöht werden (*orthostatischer Reflex*). Das „Versacken" des Blutes ist beim Stehen ausgeprägter als beim Gehen (Muskelpumpe!). Umgekehrt herrscht beim Stehen in den Kopfvenen ein Unterdruck. Etwas unterhalb des Zwerchfells verändert sich der Venendruck bei Lagewechsel nicht: *Indifferenzpunkt*.

Der sog. **zentrale Venendruck** (Druck im rechten Vorhof, normal: 0–12 cm H_2O [0-1,2 kPa]) ist in erster Linie *vom Blutvolumen abhängig*. Seine Messung wird daher klinisch zur Überwachung des Blutvolumens (z. B. bei Infusionen) verwendet. Ein erhöhter zentraler Venendruck (> ca. 20 cm H_2O [2 kPa]) findet sich u. a. aber auch bei einer Herzinsuffizienz, d. h. bei einer zu geringen Pumpwirkung des Herzens und, physiologischerweise, während einer Schwangerschaft.

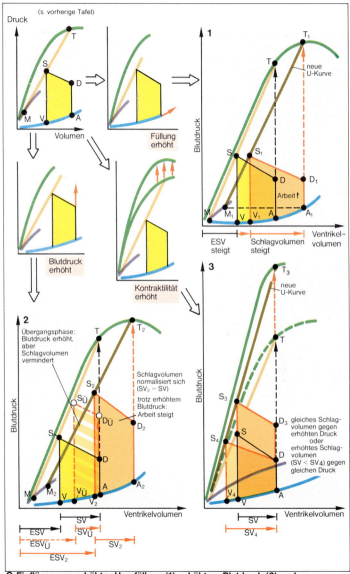

C. Einflüsse von erhöhter Herzfüllung (1), erhöhtem Blutdruck (2) und erhöhter Kontraktilität (3) auf die Herzaktion

Herz und Kreislauf

Kreislaufschock

Unter Schock wird eine **akute Minderdurchblutung** lebenswichtiger Organe verstanden, was eine akute **Hypoxie** oder **Anoxie** (→ S. 102) und eine *Ansammlung von Stoffwechselprodukten* (CO_2, *Milchsäure*) zur Folge hat. Zum Schock im weiteren Sinne zählen auch O_2-*Abgabe-* und *-Verwertungsstörungen* mit (anfänglich) nicht verminderter Durchblutung wie z. B. beim durch Bakteriengifte verursachten *septischen Schock*.

Die Ursache des Schocks ist meist ein **vermindertes Herzzeitvolumen**, was seinen Grund 1. in einem *Herzversagen* (**kardiogener Schock**) oder 2. in einem *zu geringen venösen Rückstrom* haben kann. Ursache zu 2.: a) Verminderung des Blutvolumens (**hypovolämischer Schock**) durch Blutverlust (**hämorrhagischer Schock**) oder Flüssigkeitsverlust (z. B. bei Verbrennungen, bei starkem Erbrechen, bei anhaltendem Durchfall u. ä.), b) *periphere Gefäßerweiterung* mit einem „Versacken" des Blutes in der Peripherie. Beim **anaphylaktischen Schock** z. B. (→ S. 72), bei dem gefäßaktive Substanzen (Histamin u. a.) freigesetzt werden, spielt dieser Mechanismus eine Rolle. Der Schock ist u. a. begleitet von einem *erniedrigten Blutdruck* (weicher Puls), einer *erhöhten Herzfrequenz, Blässe* (nicht beim Schock durch Gefäßerweiterung), einer verminderten Urinausscheidung (*Oligurie*) und von starkem *Durst*.

Die meisten dieser Symptome sind Ausdruck der gegenregulatorischen Maßnahmen des Organismus gegen den beginnenden Schock (→ **A**). Dabei ergänzen sich rasche Gegenregulationsmechanismen, die den **Blutdruck erhöhen**, und langsamere, die dem **Volumenmangel entgegenwirken:**

Blutdruckkompensation

Der abfallende Blutdruck erniedrigt die Pressorezeptorenaktivität im arteriellen System (→ S. 176 ff.), was zur Aktivierung pressorischer Areale im ZNS und zu *erhöhtem Sympathikotonus* führt. **Arterielle Vasokonstriktion** mit Blutentleerung (nicht beim Schock durch Gefäßerweiterung) der Haut (Blässe), des Bauchraumes, der Niere (Oligurie) u. a. leitet das verminderte Herzzeitvolumen zu den lebenswichtigen Organen (Koronararterien, Gehirn): **Zentralisation des Kreislaufs**. Die *Vasokonstriktion der venösen Kapazitätsgefäße* erhöht die Herzfüllung. Die gleichzeitige **Tachykardie** hebt das durch die Schlagvolumenverminderung abgefallene Herzzeitvolumen wieder etwas an. Die aus dem Nebennierenmark freigesetzten **Katecholamine** (→ S. 58) ergänzen diese nervalen Mechanismen.

Volumenkompensation

Der Blutdruckabfall und die Arteriolenverengung *verringern den kapillären Filtrationsdruck* (→ S. 158), so daß interstitielle Flüssigkeit in die Blutbahn einströmt. Außerdem lösen Volumenmangel und Blutdruckabfall den *Renin-Angiotensin-Aldosteron-Mechanismus* (→ S. 152) aus. Er führt zum **Durst** und verringert die renale Salz- und damit die Wasserausscheidung. Der *verminderte Vorhofdruck* führt zur ADH-Ausschüttung (*Henry-Gauer-Reflex;* → S. 140) und damit ebenfalls zur Wassereinsparung. Später werden durch die erhöhte *Erythropoetinausschüttung* verlorene Erythrozyten ersetzt (→ S. 60 ff.) und die *Plasmaproteine* durch vermehrte Synthese in der Leber aufgefüllt.

Vom **Schock im engeren Sinne** spricht man, wenn der Organismus *ohne Hilfe von außen* (**Infusion** u. a.) nicht mehr in der Lage ist, sich mit seinen homöostatischen Kompensationsmechanismen aus dem Schock zu erholen. In diesem Falle bilden sich einige z. T. *sich selbst verstärkende Mechanismen* aus, die den Schock verschlimmern, bis er schließlich sogar auch therapeutisch nicht mehr beeinflußbar ist (**irreversibler** oder **refraktärer Schock**). Folgende Mechanismen spielen u. a. dabei ab: 1. Volumen ↓ → periphere Vasokonstriktion → periphere Stoffwechselstörung → Erweiterung der Kapazitätsgefäße → „Versacken" des Blutes → Volumen ↓↓. 2. Vasokonstriktion → Strömung ↓ → *Blutviskosität* ↑ (→ S. 156) → Strömung ↓↓ usw. → Strömung 0 (*Stase*). 3. Blutdruck ↓ → O_2-Mangel + Azidose → *Schädigung des Myokards* → Herzkraft ↓ → Blutdruck ↓ usw. 4. O_2-Mangel → Gefäßschädigung → Arteriolenöffnung → Volumenabstrom ins Interstitium. 5. Periphere Stoffwechselstörung → Gefäßschädigung → *Gerinnselbildung* → Gefäßverstopfung und *Verbrauchskoagulopathie* (→ S. 76) mit Blutung ins Gewebe → Volumen ↓↓ usw.

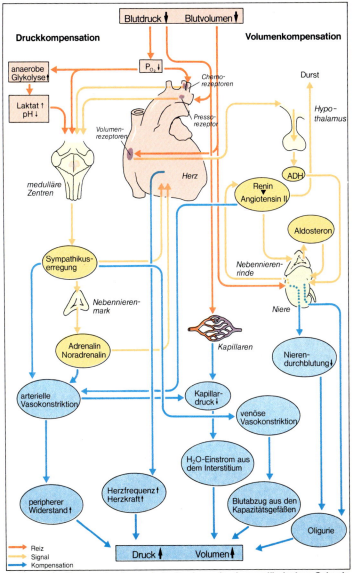

A. Kompensationsmechanismen beim beginnenden hypovolämischen Schock

Durchblutung und Stoffwechsel des Myokards

Der Herzmuskel wird durch die rechte (1/7 des Blutes) und linke (6/7 des Blutes) Koronararterie (**Herzkranzgefäße**) aus der Aorta versorgt. Der *venöse Abfluß* erfolgt zu ca. 2/3 über den *Koronarsinus*, zu ca. 1/3 über die kleinen Herzvenen in den rechten Vorhof (→ **A**).

Die **Durchblutung** des **Herzmuskels** ($\dot{Q}_{kor}$) beträgt bei einem 300 g schweren Herz *in Ruhe* ca. 250 ml/min und kann *bei Arbeit* auf das 3 bis 4fache ansteigen (→ **A**). $\dot{Q}_{kor}$ hängt 1. vom arteriellen *Blutdruck* und 2. von der *Weite der Koronargefäße* ab, die a) vom *transmuralen Druck* (P_t) und b) vom *Tonus* der Gefäßmuskulatur beeinflußt wird.

P_t eines Gefäßes ist die Differenz von Innendruck (P_i = Blutdruck) und Umgebungsdruck (P_u). Besonders in den subendokardialen Abschnitten der Koronararterien ist P_u wegen der Myokardkontraktion systolisch so hoch, daß P_t wesentlich absinkt (rechter Ventrikel) bzw. ≤ 0 wird (linker Ventrikel). Daher werden die Koronararterien praktisch nur während der *Diastole* durchblutet (→ S. 163, A 8).

Steuerung der Koronardurchblutung. Das venöse Koronarsinusblut hat in Ruhe eine fraktionelle O_2-Konzentration von ca. 0,06 ml/ml Blut. Da der O_2-Gehalt des arteriellen Blutes etwa 0,20 beträgt (→ S. 100), ergibt sich für das Herz in Ruhe eine **arteriovenöse O_2-Differenz** (AVD_{O_2}) von ca. 0,14, die bei Arbeit nur noch gering (auf ca. 0,16) ansteigen kann (→ **A**).

Aus $\dot{Q}_{kor} \cdot AVD_{O_2}$ errechnet sich bei Arbeit eine Steigerung des **O_2-Verbrauchs des Herzens** ($\dot{V}_{O_2}$) von ca. 35 (Ruhe) auf 120–160 ml/min. Diese Erhöhung des O_2-Verbrauchs wird also im wesentlichen durch eine *Durchblutungssteigerung* erreicht. Auslösend sind dabei vor allem **lokal-chemische** Faktoren wie O_2-Mangel und Freisetzung von Adenosin und K^+, doch scheinen Faktoren aus dem Endothel und vegetativ-nervale Reize an der Vasodilatation beteiligt zu sein.

Der $\dot{V}_{O_2}$ des Myokards steigt einerseits mit der maximalen Verkürzungsgeschwindigkeit (V_{max}) des Herzmuskels (→ S. 42 f.), andererseits mit dem Produkt aus *Myokardspannung mal Systolendauer* (sog. **Tension-Time-Index**). Bei kleinem Schlagvolumen und hohem Blutdruck (Myokardspannung ↑) ist $\dot{V}_{O_2}$ trotz gleicher Arbeit (→ S. 182) größer als bei niedrigem Druck und hohem Schlagvolumen. Das bedeutet, daß auch der **Wirkungsgrad des Herzens** bei gleicher Herzarbeit (P · V) in letzterem Fall wesentlich höher ist als in ersterem. Bei einem schlecht durchbluteten Herzen (**Koronarinsuffizienz**) verschlechtert daher ein *erhöhter Ventrikeldruck* (z. B. beim Hochdruck) die O_2-Versorgung. Andererseits sind solche Patienten auch durch ein *Absinken des Blutdruckes* (frühmorgens z. B.) gefährdet, da $\dot{Q}_{kor}$ dabei abfällt. Auch ein Absinken des P_{O_2} in der Luft und damit der AVD_{O_2} (*schneller Höhenaufstieg* mit Bergbahn oder Flugzeug) kann bei Koronarinsuffizienz zur Hypoxie und Anoxie (→ S. 102) des Herzmuskels führen (**Angina pectoris** bzw. **Herzinfarkt**). Eine Myokardhypoxie kann u. a. durch periphere Widerstands- und damit Blutdruckverminderung (z. B. mit Nitroglyzerin) oder durch direkte Herabsetzung der Herzarbeit (β-Rezeptorenblocker; → S. 59) gemildert werden.

Als Nährstoffe (**Substrate**) kann das Myokard je nach Angebot *Glukose, freie Fettsäuren, Laktat* u. a. zur ATP-Gewinnung verbrennen. Aufgeteilt nach dem jeweils dazu verwendeten Anteil am O_2-Verbrauch (,,O_2-*Extraktionskoeffizient*"), werden die drei genannten Substrate *in Ruhe* meist etwa zu je 1/3 herangezogen. Bei körperlicher *Arbeit* wird vom Myokard sinnvollerweise vermehrt das aus der Skelettmuskulatur stammende **Laktat** verbrannt (→ S. 46, S. 247 u. **A**). Bei O_2-Mangel wird ATP auch anaerob gewonnen (jetzt: Laktat-*Bildung* im Myokard). Die alleinige anaerobe Energiegewinnung (z. B. bei Anoxie) aus Glykogen reicht nur für eine Fortdauer der Herztätigkeit von ca. 8 min (*Funktionserhaltungszeit*). Bis zu 30 min nach Anoxie kann das Herz (bei 37 °C) wiederbelebt werden. Bei einer *Temperatursenkung* um 10 °C verdoppelt sich diese Wiederbelebungszeit, da der Energiebedarf dabei sinkt (Kühlung der Organe bei Transplantationen).

Durchblutungsmessung

Methoden der Durchblutungsmessung sind u. a. 1. die **Plethysmographie** (→ **B**), bei der während eines venösen Staus der (anfängliche) arterielle Einstrom anhand der Volumenzunahme ermittelt wird, 2. die Strömungsmessung nach dem **Prinzip der elektrischen Induktion** (→ **C**): je schneller das (elektrisch leitende) Blut zwischen den Magnetpolen durchfließt, desto höher ist die dadurch induzierte Spannung, und 3. die **Indikatorgastechnik** (→ **D**). Das verwendete Gas (z. B. Argon) wird ca. 10 min eingeatmet. Aus wiederholt entnommenem Blut wird der Verlauf der Gaskonzentration in Arterie (C_{art}) und Vene (C_{ven}) gemessen und davon jeweils ein *zeitlicher Mittelwert* bestimmt, dessen Differenz (AVD_{indik}; → **D**) zusammen mit der Gleichgewichts-Gaskonzentration C_e (bei der $C_{art} = C_{ven}$ = C_{Gewebe}) und der Equilibrierungszeit (t) zur Berechnung der jeweiligen Gewebedurchblutung ($\dot{Q}$) (z. B. Gehirn, Myokard) herangezogen wird.

Herz und Kreislauf

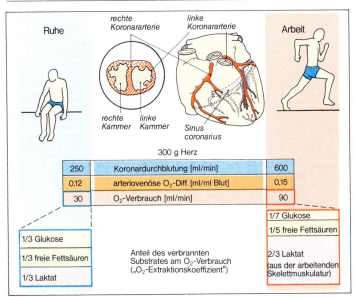

A. Durchblutung, O_2- und Substratverbrauch des Herzmuskels

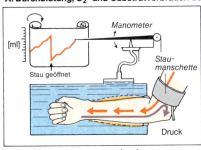

B. Durchblutungsmessung durch Plethysmographie

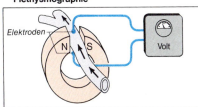

C. Durchblutungsmessung durch elektrische Induktion

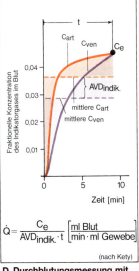

$$\dot{Q} = \frac{C_e}{AVD_{indik.} \cdot t} \left[\frac{ml\ Blut}{min \cdot ml\ Gewebe} \right]$$

(nach Kety)

D. Durchblutungsmessung mit Indikatorgas

Herz und Kreislauf

Der Kreislauf vor und bei der Geburt

Die mütterliche **Plazenta** dient dem Fetus als „Darm" (**Nährstoffaufnahme**, z. T. durch aktiven Transport), als „Niere" (**Abgabe von Abbauprodukten**) und schließlich auch als „Lunge", d. h. zur O_2-**Aufnahme** und zur CO_2-**Abgabe**. Trotz der (gegenüber dem Erwachsenen) *nach links verschobenen O_2-Bindungskurve* (→ S. 101, C) des fetalen Hämoglobins wird dieses in der Plazenta nur zu 80% mit O_2 gesättigt.

Das Blut wird im Fetus nach den ihm eigenen Bedürfnissen verteilt: Noch nicht oder wenig in Anspruch genommene Organe wie die Lunge werden im wesentlichen umgangen. Das **Herzzeitvolumen** beträgt ca. 0,25 l/min pro kg Körpergewicht, die **Herzfrequenz** 130 bis 160/min. Ca. 50% des vom Herzen ausgeworfenen Blutes fließen durch die Plazenta, die restlichen 50% versorgen den Körper (35%) und die Lungen (15%) des Fetus. Zu dieser Leistung sind das linke und das rechte Herz überwiegend *parallelgeschaltet*; ein in Serie geschalteter Lungenkreislauf wie beim Erwachsenen ist nicht in vollem Umfang nötig.

Das fetale Blut nimmt folgenden Weg (→ **A**): Nach *Arterialisierung in der Plazenta* (Sättigung = 0,8; → **A**) gelangt das Blut über die **Nabelvene** in den Fetus und umgeht anschließend im **Ductus venosus** z. T. die Leber. Bei der Einmündung in die untere Hohlvene kommt es zur Mischung mit dem venösen Blut aus der unteren Körperhälfte. Gelenkt durch spezielle Falten der Hohlvene, gelangt dieses Mischblut vom rechten Vorhof durch ein Loch in der Vorhofscheidewand (**Foramen ovale**) direkt in den linken Vorhof und von dort in die linke Kammer. Dabei findet im rechten Vorhof ein *Kreuzen* (nur geringe Vermischung) *mit dem venösen Blut aus der oberen Hohlvene* statt, das in die rechte Kammer aufgenommen wird. Dieses letztere Blut gelangt aber nur zu ca. 1/3 in die Lunge (hoher Strömungswiderstand, da noch nicht entfaltet); 2/3 treten durch den **Ductus arteriosus** in die Aorta über, in der, wegen des *geringen peripheren Widerstandes* (Plazenta), ein relativ niedriger **Blutdruck** herrscht; am Ende der Schwangerschaft ca. 8,7 kPa (65 mmHg).

Mit dem teilarterialisierten Blut aus dem linken Ventrikel werden die *Arterien von Kopf* (Gehirn für O_2-Mangel empfindlich) und *Oberkörper* versorgt (→ **A**). Erst nach deren Abgang aus der Aorta mündet das venöse Blut des Ductus arteriosus ein. Für den unteren Teil des Körpers steht somit nur ein relativ O_2-armes Blut zur Verfügung (Sättigung = 0,6; → **A**). Der Großteil davon gelangt über die **Nabelarterien** wieder zur Plazenta zurück, wo es erneut mit O_2 beladen wird.

Bei der **Geburt** hört die Ent- und Versorgung durch die Plazenta schlagartig auf. Der *Blut-P_{CO_2} steigt* dadurch an, was (über die Chemorezeptoren; → S. 104) einen sehr starken Atemantrieb darstellt. Die so ausgelöste **Inspirationsbewegung** erzeugt einen Unterdruck im Thoraxraum. Dadurch werden einerseits Plazenta und Nabelvene leergesaugt (*Plazentatransfusion*), andererseits wird die Lunge entfaltet.

Die Lungenentfaltung senkt den Widerstand im Lungenkreislauf, während der Widerstand im Körperkreislauf wegen der sich selbst verengenden bzw. abgebundenen Nabelschnur ansteigt. Es kommt dadurch zur Änderung der Flußrichtung im **Ductus arteriosus**. Der Lungenkreislauf erhält so noch einige Tage nach der Geburt Aortenblut. Die Füllung des rechten Vorhofs wird vermindert (Plazentablut fehlt), die des linken Vorhofs steigt (Lungendurchblutung steigt). Das so entstehende Druckgefälle vom linken zum rechten Vorhof schließt mittels Falten das **Foramen ovale**. Dieses wächst später, ebenso wie der Ductus arteriosus und der Ductus venosus, zu. Damit sind Körper- und Lungenkreislauf in Serie geschaltet.

Bleiben das Foramen ovale oder der Ductus arteriosus offen (zusammen 20% der angeborenen **Herzfehler**), kommt es zu herzbelastenden Kurzschlußkreisläufen (**Shunts**). Beim **offenen Foramen ovale** besteht ein Kreislauf: Linker Vorhof → rechter Vorhof → rechte Kammer (*Rechtsherzbelastung*) → Lunge → linker Vorhof; Kreislauf beim **offenen Ductus arteriosus**: Aorta → A. pulmonalis → Lunge (*Druckbelastung!*) → linkes Herz (*Volumenbelastung!*) → Aorta.

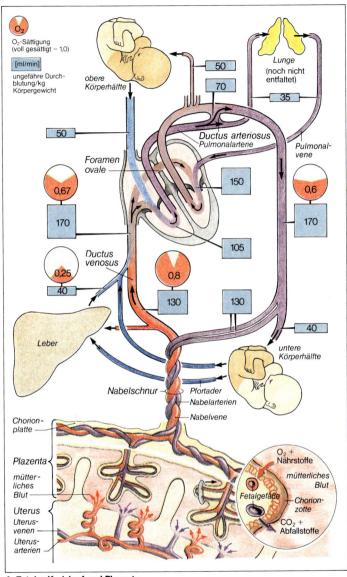

A. Fetaler Kreislauf und Plazenta

Wärmehaushalt

Der Mensch gehört zu den **homoiothermen** (gleichwarmen) Lebewesen, deren Temperatur auch bei wechselnder Umgebungstemperatur konstant gehalten wird. Betroffen sind davon allerdings nur die *Körperhöhlen* (**Kerntemperatur** $\approx 37\,°C$). Die Gliedmaßen und die Haut verhalten sich quasi *poikilotherm* (wechselwarm, → S. 195. A). Eine Konstanthaltung der Kerntemperatur ist nur dann möglich, wenn die **Wärmeproduktion** und die **Wärmeaufnahme** mit der **Wärmeabgabe** ins Gleichgewicht gebracht werden: Thermoregulation (→ S. 194).

Die **Wärmeproduktion** hängt vom *Energieumsatz* (→ S. 196 ff.) ab. *In Ruhe* sind an der Wärmebildung zu mehr als der Hälfte die inneren Organe beteiligt und zu fast 1/5 Muskulatur und Haut (→ **A 2** oben). *Bei körperlicher Arbeit* nimmt die Wärmebildung um ein Mehrfaches zu, wobei der Anteil der Muskulatur nicht nur absolut größer wird, sondern auch relativ auf ca. 90 % der Wärmebildung anwächst (→ **A 2** unten).

Zur *Warmhaltung des Körpers* kann es notwendig werden, durch Körperbewegungen, durch Muskelzittern und (beim Säugling) „zitterfrei" zusätzlich Wärme zu bilden (→ S. 194). Voraussetzung für diese „Kälteabwehr" ist, daß *Schilddrüsenhormone* (→ S. 250) in ausreichender Menge zur Verfügung stehen.

Die **Wärmeaufnahme** (durch Strahlung und Leitung, s. u.) wird bedeutsam, wenn die Umgebungstemperatur über die Hauttemperatur ansteigt.

Die im Körperinnern gebildete Wärme wird vom Blutstrom aufgenommen und zur Körperoberfläche transportiert. Dieser **innere Wärmestrom** ist nur möglich, wenn die Temperatur der Haut geringer als die des Körperkerns ist. Entscheidend für den Wärmetransport zur Haut ist vor allem die **Hautdurchblutung** (→ S. 194).

An der **Wärmeabgabe (äußerer Wärmestrom)** sind beteiligt (→ **B**):

1. **Wärmestrahlung** (→ **B 1** u. **C**). Die durch Strahlung abgegebene Wärmemenge ist u. a. von (der vierten Potenz) der Temperatur des Strahlers abhängig. Das gilt einerseits für die Hautoberfläche, andererseits aber auch für Menschen oder Gegenstände der Umgebung. Ist ein Gegenstand der Umgebung heißer als die Haut, nimmt der Körper von dort Strahlungswärme auf, ist er kälter (oder ist kein strahlender Körper da, z. B. Nachthimmel), kann die Haut in diese Richtung Strahlungswärme abgeben. Strahlung benötigt kein Vehikel zur Wärmeübertragung und wird außerdem durch die Temperatur der Luft (Luft selbst ist ein schlechter Strahler!) kaum beeinflußt: So kann z. B. trotz dazwischen befindlicher, warmer Luft an eine kalte Zimmerwand Wärme abgeben und andererseits von der Sonne (trotz luftleerem Weltraum) oder von einem Infrarotstrahler (trotz kalter Luft) ausgesandte Strahlung aufgenommen werden.

2. **Wärmeleitung** von der Haut an die umgebende **Luft**. Dazu muß die Luft kühler als die Haut sein, d. h., es muß ein Temperaturgefälle bestehen. Stark gefördert wird diese Art der Wärmeabgabe, wenn die jeweils erwärmte Luftschicht von der Haut (z. B. durch Wind) wegbewegt wird (**Konvektion**; → **B 2** u. **C**).

3. Die ersten beiden Mechanismen sind bei hohen Außentemperaturen und bei starker körperlicher Arbeit nicht mehr wirksam genug; unter diesen Umständen muß Wärme durch **Verdunstung** von Wasser abgegeben werden (→ **B 3** u. **C**).

Bei Umgebungstemperaturen über ca. 36 °C (→ **C**) erfolgt die Wärmeabgabe *nur* noch durch Verdunstung. Bei noch höheren Außentemperaturen wird Wärme durch Strahlung und Leitung (+ Konvektion) *aufgenommen*. Zum Ausgleich muß die Wärmeabgabe durch Verdunstung dann noch mehr erhöht werden. Voraussetzung für eine Wärmeabgabe durch Verdunstung ist, daß die Umgebungsluft relativ trocken ist (Wüste, Sauna). Bei sehr hoher Luftfeuchtigkeit (z. B. tropischer Urwald) können selbst in körperlicher Ruhe nur Außentemperaturen bis ca. 33 °C toleriert werden.

Das zur Verdunstung nötige Wasser gelangt auf die Hautoberfläche einerseits durch *Diffusion* (*Perspiratio insensibilis*), andererseits durch die neuronal aktivierbaren **Schweißdrüsen** (→ **B 3**, S. 53 u. S. 195, D). Dem Körper werden pro Liter *verdunsteter* Flüssigkeit 2428 kJ (580 kcal) an Wärme entzogen.

Wärmehaushalt und Temperaturregulation

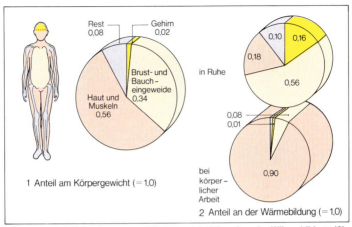

A. Relativer Anteil der Organe am Körpergewicht (1) und an der Wärmebildung (2)

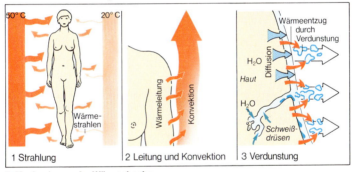

B. Mechanismen der Wärmeabgabe

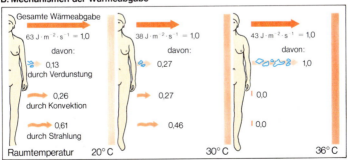

C. Wärmeabgabe (nackt, Ruhe) bei verschiedenen Umgebungstemperaturen

Temperaturregulation

Aufgabe der Temperaturregelung (Thermoregulation) ist es, die Kerntemperatur trotz der Schwankungen von Wärmeaufnahme, -bildung und -abgabe (→ S. 192) auf einem **Sollwert** konstant zu halten. Er beträgt im Mittel rund 37 °C. Er unterliegt *Tagesschwankungen* von etwa ± 0,5 °C (Minimum ca. 3 Uhr, Maximum ca. 18 Uhr; → S. 331, A). Diese Sollwertverstellung wird durch eine „innere Uhr" (→ S. 292) gesteuert. Eine längerfristige **Sollwertverstellung** wird beim *Menstruationszyklus* (→ S. 263) und, krankhafterweise, beim *Fieber* (s. u.) beobachtet.

Der **Hypothalamus** (→ S. 290) ist das Steuerzentrum der Thermoregulation. Hier finden sich temperaturempfindliche Fühler (**Thermorezeptoren**), die die Kerntemperatur (→ A) registrieren. Zusätzliche Informationen erhält der Hypothalamus von den *Thermorezeptoren der Haut* (→ S. 276) und *des Rückenmarks*. In den thermoregulatorischen Zentren des Hypothalamus wird die tatsächliche Körpertemperatur (**Istwert**) mit dem Sollwert verglichen. Bei Abweichungen wird gegenreguliert (→ D):

Steigt die Kerntemperatur über den Sollwert (z. B. bei körperlicher Arbeit), so wird zum einen die **Hautdurchblutung** und damit der Wärmetransport vom Kern zur Haut erhöht; dabei transportiert mehr Volumen/Zeit nicht nur mehr Wärme/Zeit, sondern vermindert auch den Gegenstromaustausch von Wärme zwischen Arterien und begleitenden Venen (→ B u. S. 134f.). Außerdem wird der venöse Rückstrom von den tiefen Begleitvenen zu den oberflächlichen Venen umgeleitet. Zum anderen wird die **Schweißsekretion** vermehrt, was die Hautoberfläche kühlt und somit den nötigen Temperaturgradienten zur Wärmeabgabe schafft. Das Signal dazu kommt von den *zentralen* Wärmerezeptoren. Die der Haut melden in diesem Fall keine Erwärmung, da ihre Umgebung ja sogar gekühlt wird.

Eine **Akklimatisation** an dauernd erhöhte Umgebungstemperaturen (Tropen) dauert oft Jahre. Charakteristisch dabei sind: 1. Schweißsekretionsrate steigt, 2. Salzgehalt im Schweiß fällt, 3. Durst und damit H$_2$O-Zufuhr sind erhöht.

Sinkt die Körpertemperatur unter den Sollwert, wird nicht nur die Wärmeabgabe gedrosselt, sondern auch die **Wärmeproduktion** (bis zum Vierfachen des Grundumsatzes) erhöht; *willkürliche Muskelbewegungen* und *Muskelzittern* sind dabei die Hauptmechanismen (→ D). Das Neugeborene kühlt durch sein hohes Verhältnis von Oberfläche zu Volumen sehr leicht aus. Sog. *zitterfreie Wärmebildung* (im braunen Fettgewebe) ist hier eine zusätzliche Regulationsmöglichkeit. Diese Gegenregulationen kommen bei kühler Umgebung über die *Kaltrezeptoren der Haut* (→ S. 276) in Gang, *bevor* die Kerntemperatur abfällt.

Eine Umgebungstemperatur wird als „behaglich" empfunden, wenn die Hautdurchblutung auf einem mittleren Niveau ist und weder Schweißdrüsenaktivierung noch Zittern zur Regelung der Kerntemperatur eingesetzt werden müssen. Diese **Behaglichkeitstemperatur** hängt nicht nur von der Umgebungstemperatur, sondern auch von Kleidung, körperlicher Aktivität, Wind, Luftfeuchtigkeit und Strahlung ab. In einem Raum (Wand- = Lufttemperatur) mit 50 % rel. Luftfeuchtigkeit, beträgt sie im Sitzen bei leichter Kleidung in Ruhe 25 °C und nackt 28 °C. Bei Büroarbeit sinkt sie auf 22 °C, im Wasser (in Ruhe) steigt sie je nach Dicke der subkutanen Fettschicht (Wärmeisolator) auf 31 °C (dick) bis 36 °C (dünn). Außerhalb der Behaglichkeitstemperatur werden nicht nur die vegetativen Regelmechanismen herangezogen (s. o.), sondern auch das **Verhalten**: Kleidung, Aufsuchen von Schatten, Heizen von Räumen usw. Bei extremen Temperaturen werden sie das ausschlaggebende Instrument.

Fieber wird durch exogene oder endogene (s. u.) *Pyrogene* hervorgerufen, die das Thermoregulationszentrum im Hypothalamus beeinflussen. Dabei findet eine Thermoregulation auf erhöhtem Temperaturniveau statt, d. h., *der Sollwert ist bei Fieber nach oben verstellt*. Relativ dazu ist der Körper dabei anfangs zu kalt (es kommt u. a. zu Muskelzittern: **Schüttelfrost**); beim Fieberabfall zum normalen Sollwert ist der Körper relativ zu warm; es kommt zur Gefäßerweiterung und zum Schweißausbruch.

Bei Infektionen, Entzündungen und Nekrosen werden u. a. die *Makrophagen* aktiv (→ S. 66 ff.). Sie geben *Interleukin 1* und *6* (→ S. 70) ab, das in Leber, Gehirn u. a. Organen die Synthese bestimmter Proteine fördert, die *als endogene Pyrogene* (z. T. durch Vermittlung des Prostaglandinstoffwechsels) auf das Thermoregulationszentrum im Hypothalamus einwirken und so Fieber auslösen.

Die **Messung der Kerntemperatur** erfolgt ausreichend genau im Mastdarm (*rektal*) oder in der Mundhöhle (*oral*). Messungen in der geschlossenen Achselhöhle (*axillar*) sind ungenau und benötigen sehr lange Meßzeiten (bis zu 1/2 Stunde).

Wärmehaushalt und Temperaturregulation

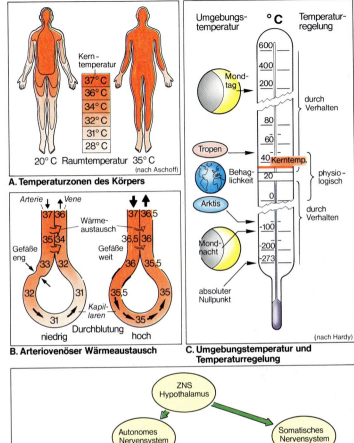

A. Temperaturzonen des Körpers (nach Aschoff)

B. Arteriovenöser Wärmeaustausch

C. Umgebungstemperatur und Temperaturregulation (nach Hardy)

D. Nervale Beeinflussung des Wärmehaushalts

Ernährung und Verdauung

Ernährung

Eine **ausreichende Nahrung** muß dem Körper genügend Energie, eine Mindestmenge an Eiweiß (mit allen essentiellen Aminosäuren) und an Kohlenhydraten, Mineralstoffe (inkl. Spurenelemente), essentielle Fettsäuren und Vitamine zuführen. Ferner muß ausreichend Wasser zur Verfügung stehen. Zur Sicherstellung normaler Passagezeiten, v. a. im Kolon, muß die Nahrung auch sog. *Ballaststoffe*, d. h. nichtverdauliche Pflanzenbestandteile (Zellulose, Lignin etc.) enthalten.

Der **tägliche Energiebedarf**, gleichbedeutend mit Energieumsatz und Leistung (1 J/s = 1 W = 86,4 kJ/d), hängt von vielen Bedingungen ab und ist selbst bei körperlicher Ruhe (Ruheumsatz) sehr unterschiedlich. Man hat daher einen **Grundumsatz** definiert, der 1. morgens, 2. nüchtern, 3. in Ruhe liegend, 4. bei normaler Körpertemperatur und 5. bei Behaglichkeitstemperatur (→ S. 194) gemessen wird. Sein Wert wechselt je nach Geschlecht, Alter, Körpergewicht und -größe und beträgt grob gemittelt beim Erwachsenen etwas mehr als 7 MJ/d (= rund 80 W). Körperliche Arbeit erhöht den Energiebedarf (**Arbeitsumsatz**), und zwar bei Büroarbeit auf ca. 11 MJ/d (127 W) und bei beruflicher Schwerstarbeit bei Frauen auf ca. 15 MJ/d (= 175 W) und bei Männern auf ca. 20 MJ/d (230 W) pro 70 kg Körpergewicht. Diese Arbeitsumsätze werden über Jahre geleistet. An Einzeltagen leisten Schwerstarbeiter bis max. 50 MJ/d (600 W). Leistungssportler bringen es über zwei Stunden (Marathonlauf) auf ca. 1600 W, doch ist ihr Tagesumsatz natürlich wesentlich geringer.

Gedeckt wird der Energiebedarf durch die drei **Grundnahrungsstoffe Eiweiß**, **Fett** und **Kohlenhydrate** (Chemie → **B** und Lehrbücher der Biochemie). Der *Mindestbedarf* an *Eiweiß* zum lebensnotwendigen Ausgleich der Stickstoffbilanz etwa 0,5 g/kg Körpergewicht und Tag (*Bilanzminimum*), zu normaler Leistungsfähigkeit jedoch das Doppelte (*funktionelles Eiweißminimum*), wobei etwa die Hälfte als *tierisches Eiweiß* (Fleisch, Fisch, Milch, Eier) zugeführt werden muß, um die Zufuhr der **essentiellen Aminosäuren** in ausreichendem Maße sicherzustellen (Histidin, Isoleuzin, Leuzin, Lysin, Methionin, Phenylalanin, Threonin, Tryptophan, Valin; beim Kind außerdem Arginin). Sie sind in den meisten Pflanzenproteinen unzureichend enthalten, was deren *„biologische Wertigkeit"* auf ca. die Hälfte herabsetzt.

Der restliche, überwiegende Energiebedarf wird von **Kohlenhydraten** (Stärke, Zucker, Glykogen) und **Fetten** (tierische und pflanzliche Fette und Öle) gedeckt, die sich als Nahrungsstoffe weitgehend gegenseitig vertreten können: Der Kohlenhydratanteil an der durch die Nahrung zugeführten Energie kann auf Werte von 10 % (normal ca. 60 %) gesenkt werden, bevor Stoffwechselstörungen auftreten. Fett andererseits ist entbehrlich, wenn für die Zufuhr der *fettlöslichen Vitamine* (Vitamine A, D, E, K) und der *essentiellen Fettsäuren* (Linolsäure u.a.) gesorgt ist.

Im Durchschnitt werden mit Fett ca. 25–30 % (1/3 als essentielle Fettsäuren) der Energie zugeführt (→ **A**), ein Anteil, der bei erhöhtem Energiebedarf steigt (Schwerarbeiter ca. 40 %). Relativ zu den leichten Arbeitsbedingungen wird in der westlichen Welt meist eine zu energiereiche Kost aufgenommen (Fett statt Kohlenhydrate). Dazu kommt der Alkoholkonsum (ca. 30 kg/J). *Übergewicht* ist die Folge dieser zu hohen Energiezufuhr.

Die Zufuhr einer ganzen Reihe von anorganischen **Mineralstoffen** ist für den Körper notwendig: Besonders bei **Kalzium** (0,8 g/Tag), **Eisen** (10 mg/Tag, bei Frauen 15 mg/Tag) und **Jod** (0,15 mg/Tag) muß auf eine ausreichende Zufuhr geachtet werden. Eine Reihe weiterer *„Spurenelemente"* (As, F, Cu, Si, V, Sn, Ni, Se, Mn, Mo, Cr, Co) sind ebenfalls lebensnotwendig, werden jedoch bei einer normalen Ernährung in genügender Menge aufgenommen. Zu hohe Zufuhr kann hier andererseits toxisch sein.

Die **Vitamine** (A, B_1, B_2, B_6, B_{12}, C, D_2, D_3, E, H, K_1, K_2, Folsäure, Niacinamid, Pantothensäure) sind organische Verbindungen, die der Körper im Stoffwechsel (meist als Koenzyme) braucht und *selbst nicht oder nur ungenügend synthetisieren kann*. Trotz der meist sehr geringen benötigten Menge kommt es bei einer Unterschreitung zu spezifischen Mangelerscheinungen (*Avitaminosen*): z. B. Nachtblindheit (Vitamin A), Skorbut (Vitamin C), Rachitis (Vitamin D), perniziöse Anämie (Vitamin B_{12}), Beriberi (Vitamin B_1), Gerinnungsstörungen (Vitamin K). Andererseits führt eine zu hohe Zufuhr bestimmter Vitamine (A, D) zu toxischen Erscheinungen.

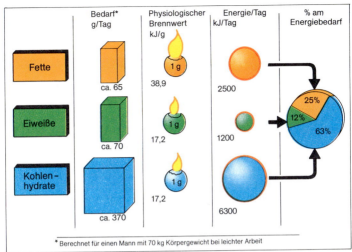

A. Energiegehalt der Nahrungsstoffe und Energiebedarf

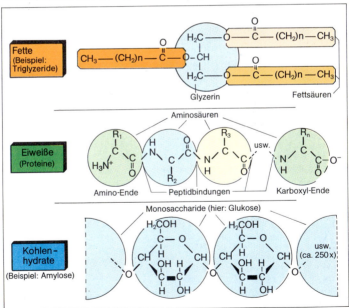

B. Chemischer Aufbau von Fetten, Eiweißen und Kohlenhydraten

Stoffwechsel und Kalorimetrie

Der Stoffwechsel setzt die chemische Energie der Nahrungsstoffe in Wärme und in mechanische Arbeit (Muskeln) um (→ S. 18ff.), doch wird ein Teil auch für die Synthese körpereigener Stoffe verwendet. Werden die Nahrungsstoffe vollständig „verbrannt", d.h. mit O_2 zu CO_2 und H_2O abgebaut, entspricht ihr nutzbarer Energiegehalt ihrem **physikalischen Brennwert** (BW_{pk}).

Der BW_{pk} wird mit dem *Verbrennungskalorimeter* bestimmt (→ **A**). In einem isolierten Wasserbehälter befindet sich eine Brennkammer, in die eine bestimmte Menge des jeweiligen Nahrungsstoffes eingebracht und (mit O_2) verbrannt wird. Die dabei erzeugte Wärme wird von dem umgebenden Wasser aufgenommen, dessen Erwärmung somit ein Maß für den gesuchten BW_{pk} ist.

Fette und **Kohlenhydrate** werden zusammen mit O_2 auch im Organismus restlos zu $CO_2 + H_2O$ abgebaut. Ihr **physiologischer Brennwert** (BW_{pl}) ist daher identisch mit dem BW_{pk}. *Im Mittel* beträgt er für Fette 38,9 kJ/g und für verdaubare Kohlenhydrate 17,2 kJ/g (→ S. 197, A). **Eiweiß** hingegen wird im Organismus nicht vollständig, sondern nur bis zur Stufe des Harnstoffs (u. a.) abgebaut, der bei vollständiger Verbrennung nochmals Energie liefern würde. Der BW_{pk} der Eiweiße ist daher mit ca. 23 kJ/g größer als ihr BW_{pl}, der im Mittel nur ca. 17,2 kJ/g beträgt (→ S. 197, A).

In Ruhe wird die dem Körper in Form von Nahrung zugeführte Energie zum größten Teil in **Wärmeenergie** umgewandelt, da kaum mechanische äußere Arbeit geleistet wird. Dabei entspricht die Wärmeabgabe (bei konstanter Körpertemperatur) dem Energieumsatz innerhalb des Organismus (z. B. Arbeit von Herz- und Atemmuskulatur; aktiver Stofftransport usw.).

Die Wärmemenge, die der Körper abgibt, kann direkt gemessen werden: sog. *direkte Kalorimetrie* (→ **B**). Dabei wird das Versuchstier in einen Behälter gesetzt; ein nach außen isolierter Flüssigkeits- oder Eismantel nimmt die zu messende Wärme auf, deren Menge aus dem Temperaturanstieg in der Flüssigkeit bzw. aus der Menge des Schmelzwassers berechnet werden kann.

Der Energieumsatz beim Menschen kann einfacher mit der *indirekten Kalorimetrie* bestimmt werden. Hier dient die O_2-*Aufnahme* ($\dot{V}_{O_2}$) (→ S. 92) als ein Maß für den Energieumsatz. Dazu muß das sog. **kalorische Äquivalent** (**KÄ**) des gerade „verbrannten" Nahrungsstoffes bekannt sein; es errechnet sich aus dem BW_{pl} und der zur Verbrennung notwendigen O_2-Menge:

Zur Verbrennung von 1 mol Glukose werden 6 mol O_2 (6 · 22,4 l) benötigt (→ **C**). Der BW_{pl} von Glukose beträgt 15,7 kJ/g. 180 g Glukose ergeben damit eine Wärmemenge von 2827 kJ bei einem O_2-Verbrauch von 134,4 l, also 21 kJ/l O_2. Dieser Wert ist das KÄ für Glukose unter Standardbedingungen (→ **C**).

Für die verschiedenen *Kohlenhydrate* in der Nahrung beträgt KÄ im Durchschnitt 21,15 (18,8) kJ/l O_2, für die *Fette* 19,6 (17,6) kJ/l O_2 und für die *Eiweiße* 19,65 (16,8) kJ/l O_2, wobei der jeweils erste Wert für Standardbedingungen (0°C), der Wert in Klammern für 37°C gilt.

Zur Berechnung des Energieumsatzes aus KÄ muß demnach außerdem bekannt sein, *welche* Nahrungsstoffe gerade „verbrannt" werden. Ein ungefähres Maß dafür ist der **respiratorische Quotient** (**RQ** $= \dot{V}_{CO_2}/\dot{V}_{O_2}$, → S. 92). Er beträgt bei reiner Kohlenhydraternährung 1, wie aus folgender Reaktion für Glukose ersichtlich ist:

$C_6H_{12}O_6 + 6\ O_2 \rightleftarrows 6\ CO_2 + 6\ H_2O.$

Für das Fett Tripalmitin z.B. lautet die Reaktion:

$2\ C_{51}H_{98}O_6 + 145\ O_2 \rightleftarrows 102\ CO_2 + 98\ H_2O.$ Der RQ ist für dieses Fett also $102/145 = 0{,}7$. Da der Eiweißanteil an der Nahrung ziemlich konstant ist, kann jedem RQ zwischen 1 und 0,7 ein KÄ zugeordnet werden (→ **D**). Der **Energieumsatz** (EU) errechnet sich schließlich aus: $EU = K\ddot{A} \cdot \dot{V}_{O_2}$.

Eiweißnahrung erhöht den Energieumsatz um ca. 15–20% (sog. *spezifisch-dynamische Wirkung*). Der erhöhte Umsatz kommt dadurch zustande, daß für die Erzeugung von 1 mol ATP aus Proteinen (Aminosäuren) 89 kJ, aus Glukose aber nur 74 kJ benötigt werden. Die Ausnützung der freien Energie der Aminosäuren ist also geringer als die der Glukose.

Ernährung und Verdauung

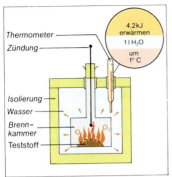

A. Verbrennungskalorimeter

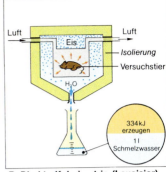

B. Direkte Kalorimetrie (Lavoisier)

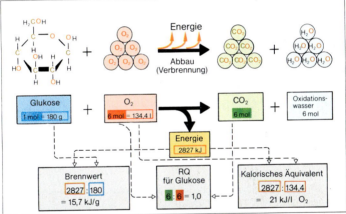

C. Glucoseverbrennung: Respiratorischer Quotient, Brennwert und kalorisches Äquivalent

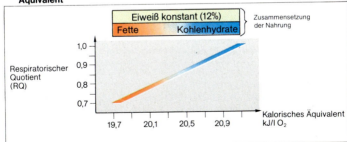

D. Respiratorischer Quotient und kalorisches Äquivalent in Abhängigkeit von den Nahrungsstoffen

Verdauungsorgane: Übersicht und Passagezeiten

Um den Stoff- und Energiebedarf des Organismus (→ S. 196 ff.) zu decken, muß die Nahrung geschluckt, im Magen-Darm-Trakt aufgespalten (**Verdauung**) und anschließend aus dem Darm aufgenommen werden (**Absorption**). Feste Nahrungsmittel werden zuvor mit den Zähnen zerkaut, wobei der Bissen auch mit Speichel aus den Speicheldrüsen (→ S. 202) gemischt wird. Beim Schlucken (→ S. 204) gelangt der Speisebrei durch die Speiseröhre (**Ösophagus**) in den **Magen**, wo der Magensaft (→ S. 208) zugemischt und die Nahrung auch mechanisch bearbeitet wird. Im anschließenden Zwölffingerdarm (**Duodenum**) gelangen zusätzlich Galle und Pankreassaft dazu (→ S. 212 ff.). Die Passage durch den Hauptanteil des Dünndarms (**Jejunum und Ileum**) und den **Dickdarm** (Zäkum, aufsteigendes, queres, absteigendes, S-förmiges Kolon [Sigmoid]) dient der weiteren Aufschließung der Nahrungsstoffe, der Absorption ihrer Spaltprodukte, der Vitamine und der Mineralstoffe und außerdem der Eindickung des Speisebreis durch Wasserentzug (→ S. 228). **Sigmoid** und besonders das **Rektum** (Mastdarm) speichern die Fäzes (Stuhl) bis zur nächsten willkürlichen Darmentleerung (**Defäkation**, → S. 230).

Die dreischichtige **Muskulatur** des Magen-Darm-Traktes dient der Durchmischung und dem Weitertransport des Darminhaltes (→ S. 204 ff., 210 ff., 230 ff.). Die **Passagezeiten** der Speiseröhre, des Magens und der einzelnen Darmabschnitte sind individuell verschieden und hängen außerdem stark von der Nahrungszusammensetzung ab (mittlere Werte → **A**; s.a. S. 206).

Die von der **Leber** produzierte Galle ermöglicht die Fettverdauung (→ S. 218 ff.) und die *Ausscheidung* von Bilirubin, Toxinen u.a. (→ S. 214 ff.). Die Leber spielt außerdem eine zentrale Rolle im Kohlenhydrat-, Lipid-, Eiweiß- und Hormonstoffwechsel.

Das **Pankreas** (Bauchspeicheldrüse) stellt Bikarbonat (HCO_3^-) und Verdauungsenzyme zur Verfügung (→ S. 212 f.), hat aber zusätzlich noch wichtige endokrine Funktionen (→ S. 246 ff.).

Durchblutung des Verdauungstraktes

Für die Blutversorgung von Magen, Darm, Leber, Pankreas und Milz sind drei Hauptäste der Bauchaorta verantwortlich (→ Lehrbücher der Anatomie). Die Darmdurchblutung wird während des Verdauungsvorgangs durch die Pumpwirkung der Darmbewegungen auf die Darmgefäße, durch den N. vagus, durch Hormone (VIP u.a.) und durch lokale Reflexe erhöht. Von Schwankungen des Gesamtblutdrucks ist die Darmdurchblutung unabhängig (*Autoregulation*).

Eine Darmlähmung (sog. *paralytischer Ileus*) oder ein Darmverschluß behindern zunehmend die Durchblutung, da u.a. die vermehrt entstehenden *Darmgase* (CO_2, Methan, H_2S u.a.) zu einer Aufblähung des Darmrohres unter wachsendem Druck führen. Dieser übersteigt schließlich den Druck in den Darmgefäßen, wodurch die Durchblutung des Darmes völlig unterbunden wird.

Das *venöse Blut* mit den aus dem Darm resorbierten Substanzen gelangt über die **Pfortader** in die *Leber*. Ein Teil der resorbierten Fettbestandteile (→ S. 218 ff.) wird in die *Darmlymphe* aufgenommen und erreicht so unter Umgehung der Leber den großen Kreislauf.

Abwehrsysteme des Verdauungstraktes

Da über die Mundöffnung auch Bakterien, Viren und körperfremde Makromoleküle in den Körper gelangen, besitzt der Verdauungstrakt hochwirksame **Abwehrsysteme** (→ auch S. 66 ff.):

Bereits im *Mund* hemmen die Speichelbestandteile das Eindringen von Erregern (Muzine, IgA, Lysozym, → S. 202). Im *Magen* wirken Salzsäure und Pepsine bakterizid, und mit den *Peyerschen Plaques* besitzt der Darmtrakt ein eigenes immunkompetentes Lymphgewebe. Spezialisierte M-Zellen („membranöse Zellen") der Mukosa verschaffen luminalen Antigenen (→ S. 66 ff.) Zugang zu den Peyerschen Plaques; dort kann als Antwort die IgA-Ausschüttung aktiviert werden (orale Immunisierung, u.U. auch orale Allergisierung; → S. 72). IgA im Darmlumen ist dabei durch eine sog. *sekretorische Komponente*, die in den Epithelzellen an IgA angehängt wird, gegen Verdauungsenzyme geschützt. Schließlich sitzen in den Pfortaderästen der *Leber* besonders viele *Makrophagen* (*Kupffersche Sternzellen*), die eine weitere Barriere gegen Erreger aus dem Magen-Darm-Trakt bilden. Beim Neugeborenen wird die Schleimhaut des Verdauungstraktes v.a. durch IgA aus der Muttermilch geschützt.

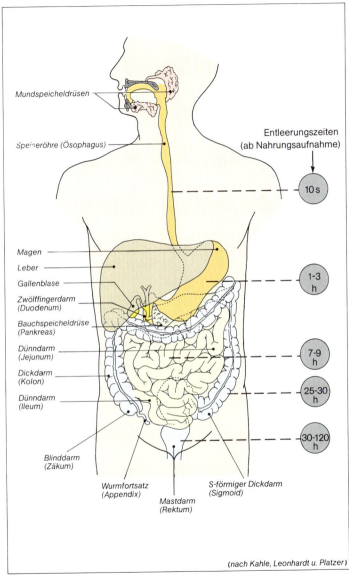

A. Verdauungsorgane und Entleerungszeiten des Magen-Darm-Kanals

Speichel

Die **Aufgaben des Speichels** spiegeln sich in seiner Zusammensetzung wider: *Schleimstoffe* (*Muzine*) machen den Bissen schlüpfrig und damit schluckfähig; auch erleichtern sie Kau- und Sprechbewegungen. Nahrungsbestandteile werden im Speichel z. T. gelöst, eine Voraussetzung für die Mundverdauung und das Wirksamwerden von Geschmacksreizen (→ S. 296). Der Speichel dient außerdem der Spülung des Mundes und, beim Säugling, der Abdichtung der Lippen beim Stillen. Mit der α-*Amylase* des Speichels (*Ptyalin*) kann die Verdauung von Kohlenhydraten (Stärke) bereits beim Kauen beginnen. *Immunglobulin A* und *Lysozym* (→ S. 65 ff.) dienen der Abwehr von Krankheitserregern, und *der hohe HCO_3^--Gehalt* alkalisiert und puffert den Speichel auf pH 7 bis 8. Ein saurer pH-Wert würde die α-Amylase hemmen und dem Zahnschmelz schaden.

Pro Tag werden **0,5–1,5 l Speichel** produziert. Je nach Stimulation variiert die **Sekretionsrate** zwischen 0,1 und 4 ml/min (→ **B**). Bei 0,5 ml/min stammen 95% des Speichels aus den paarigen Unterkiefer- und Ohrspeicheldrüsen, *Gl. submandibularis* (muzinreicher Speichel) und *Gl. parotis* (relativ wäßriger, seröser Speichel), der Rest aus den *Gl. sublinguales* sowie den Drüsen der Mundschleimhaut. **Ort der Speichelbildung** sind die **Azini**. Der dort gebildete **Primärspeichel** (→ **A, C**) hat eine ähnliche Elektrolytzusammensetzung wie das Plasma. Primäres Ereignis dabei ist der transzelluläre **Transport von Cl^-**.

Motor der **Bildung des Primärspeichels** ist der transzelluläre Transport von Cl^-: Es wird auf der Blutseite sekundär-aktiv durch einen Na^+-K^+-2 Cl^--Cotransport-Carrier in die Zelle aufgenommen („seitenverkehrt" wie auf S. 149, B 2, gezeigt) und luminal über einen Cl^--Kanal abgegeben. Das dadurch entstehende lumen-negative Potential treibt parazellulär auch Na^+ ins Lumen, und Wasser folgt schließlich aus osmotischen Gründen nach. Stimulatoren der Speichelsekretion erhöhen die intrazelluläre Ca^{2+}-Konzentration (→ **C**), was u. a. die Leitfähigkeit der luminalen Cl^--Kanäle und damit die Sekretionsrate erhöht. Ca^{2+} stimuliert auch die **Exozytose von Proteinen** (→ S. 12) in den Primärspeichel (Immunglobulin A, Enzyme etc.).

Während seiner Passage durch die **Ausführungsgänge** wird der Primärspeichel sekundär **modifiziert** (→ **A**): Na^+ und Cl^- werden hier resorbiert, K^+ und HCO_3^- sezerniert. Für jedes sezernierte HCO_3^- wird ein H^+-Ion ins Blut abgegeben (Na^+/H^+-Austausch); **Carboanhydrase** ist dazu notwendig (→ S. 145, A). Da die NaCl-Resorption überwiegt, wird der Speichel stark **hypoosmolal** (in Ruhe bis herab auf 50 mosm/kg H_2O). Die niedrige Na^+-Konzentration (→ **B**) erhöht die Proteinlöslichkeit und erniedrigt die Schwelle der Geschmacksrezeptoren für NaCl (→ S. 296).

Die **Auslösung der Speichelproduktion** geschieht *reflektorisch* (→ **D**). Reize sind u. a. Geruch und Geschmack der Speisen, Berührung der Mundschleimhaut und Kauen. Evtl. spielen auch sog. *bedingte Reflexe* eine Rolle. (Sie müssen erlernt werden. Ein ursprünglich nebensächlicher Begleitumstand, z. B. Tellerklappern vor dem Essen, würde später alleine als Reiz genügen.)

Cholinerge, α-*adrenerge* und *peptiderge* (Substanz P) *Aktivierung* stimulieren die Bildung eines wäßrigen Speichels. Auslösend hierbei ist ein vermehrter Ca^+-Einstrom in die Zelle (→ **C** u. S. 17), wobei Inositoltrisphosphat wahrscheinlich als second messenger zwischengeschaltet ist (→ S. 244 f.). Bei cholinerger Stimulierung (→ S. 54) werden in den Speicheldrüsen auch Enzyme (Kallikreine) freigesetzt, die aus Plasmakininogenen das stark gefäßerweiternde *Bradykinin* freisetzen. **VIP** (**V**asoactive **i**ntestinal **p**eptide) spielt hier wahrscheinlich die Rolle eines Co-Transmitters. Eine solche Vasodilatation ist nötig, da der maximale Speichelfluß die Ruhedurchblutung übersteigt. β-*adrenerge Aktivierung* der Speicheldrüsen führt (via *cAMP*, → **C**, S. 56 ff. u. S. 242) zu einem an Muzin reichen, hochviskösen Speichel.

Da die Speichelproduktion stark vom Wassergehalt des Körpers abhängig ist, werden Mund und Rachen bei Wassermangel trocken; das spart nicht nur Wasser ein, sondern trägt auch zum Gefühl des **Durstes** bei, der für die Flüssigkeitsbilanzierung im Körper wichtig ist (→ S. 138 u. S. 152).

Ernährung und Verdauung

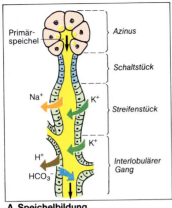

A. Speichelbildung

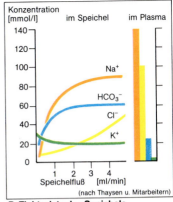

B. Elektrolyte des Speichels

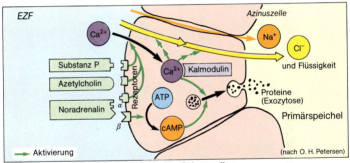

C. Steuerung der Speichelbildung in den Azinuszellen

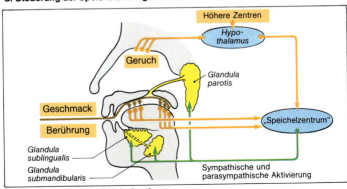

D. Auslösung der Speichelsekretion

Schlucken, Erbrechen

Ist die Nahrung zerkaut und mit Speichel vermischt (→ S. 202), formt die Zunge einen schluckfähigen Bissen (*Bolus*). Das **Schlucken** (→ **A1–A10**) wird willkürlich dadurch eingeleitet, daß der Bissen mit der Zunge nach hinten oben und gegen den weichen Gaumen gedrückt wird (→ **A1**).

Der weitere Schluckakt ist reflektorisch gesteuert: Der Kiefer schließt sich, der weiche Gaumen wird angehoben (→ **A2**) und dichtet damit den Nasen-Rachen-Raum ab (→ **A3**), während der Bissen den Kehldeckel zurückbiegt (→ **A4**). Durch den Druck der Zunge gelangt der Bissen weiter in den Rachen. Jetzt wird die Atmung angehalten, die Stimmritze geschlossen und Zungenbein und Kehlkopf soweit gehoben, daß der Kehldeckel die Luftröhre völlig verschließt (→ **A5**). Die Schließmuskeln des unteren Rachens erschlaffen (→ **A6**), so daß die Zunge den Bissen in die *Speiseröhre* (*Ösophagus*) drängen kann, und pressen anschließend den Bissen nach unten (→ **A7, A8**). Während der Kehlkopf sich wieder senkt und die Atmung weitergeht (→ **A9**), befördert eine (*primäre*) peristaltische Welle *der Ösophagusmuskulatur* (→ **A10**) den Bissen an den Mageneingang. Bleibt der Bissen auf halbem Weg stecken, löst die Ösophagusdehnung an dieser Stelle eine *sekundäre peristaltische Welle* aus.

Der **Ösophagus** hat oben einen willkürlich zu öffnenden *Sphinkter* und ist etwa 25–30 cm lang. Die Muskulatur ist im oberen Drittel des Ösophagus quergestreift, im unteren Teil glatt. Die Wanderung der peristaltischen Welle der quergestreiften Muskulatur wird von der *Medulla oblongata* gesteuert; afferente und efferente Signale laufen im *N. vagus*. Die Peristaltik der glatten Muskulatur wird von ihren eigenen *Ganglien* gesteuert.

Am Mageneingang (**Kardia**) wird der Ösophagus normalerweise durch einen Sphinktermechanismus verschlossen. Eine Verwindung der Ösophagusmuskulatur (Wringmechanismus), der Druck im Bauchraum und ein Venenpolster spielen dabei eine Rolle (Öffnungsreflex, → S. 206).

Zum **Erbrechen** kommt es meist reflektorisch (→ **B**). **Auslösende Reize** dafür sind starke Dehnung (Überfüllung) und Schädigungen (z. B. Alkohol) des Magens. Auch widerliche Gerüche, Anblicke und Vorstellungen, Berührung der Rachenschleimhaut und Reizung des Gleichgewichtsorgans (s. u.) aktivieren das „**Brechzentrum**" in der Medulla oblongata (→ **B**). Es liegt dort zwischen der Olive (→ **B1**) und dem Tractus solitarius (→ **B2**), also im Bereich der Formatio reticularis (→ **B3**).

Zum Erbrechen führen außer den schon genannten Reizen oft auch *Schwangerschaft* (morgendliches Erbrechen [Vomitus matutinus] und Hyperemesis gravidarum), starke Schmerzen, Giftstoffe (Toxine), Medikamente (absichtliches Auslösen durch den Arzt; z. B. mit Apomorphin), Strahlenbelastung (z. B. bei Tumorbestrahlung), ein erhöhter Hirndruck (z. B. beim Hirnödem [→ S. 142] oder durch Blutungen oder Tumoren im Bereich des Gehirns) und bestimmte psychische Vorgänge. Zum Teil spielen dabei Chemorezeptoren in der Nähe des Brechzentrums (Area postrema; → **B4**) eine Rolle.

Die **Vorboten des Erbrechens** (→ **B**) sind Übelkeit, erhöhter Speichelfluß, Blässe, Schweißausbruch und Erweiterung der Pupillen. Beim eigentlichen **Erbrechen** wird das Zwerchfell in Inspirationsstellung fixiert, und die Bauchmuskeln kontrahieren sich rasch (Bauchpresse). Da sich gleichzeitig das Duodenum kontrahiert und die Kardia erschlafft, wird durch den hohen Druck auf den Magen dessen Inhalt in den Ösophagus gepreßt. Der obere Ösophagussphinkter wird geöffnet und der weiche Gaumen angehoben, so daß der Speisebrei aus dem Mund ins Freie gelangen kann.

Das Erbrechen ist in erster Linie ein **Schutzreflex**: Speisen, die z. B. übel riechen und die dem Magen oder dem Gesamtorganismus schaden können (Toxine), werden aus dem Magen (und u. U. aus dem Dünndarm) entfernt. *Länger andauerndes Erbrechen* führt allerdings zu einem spürbaren Verlust von Flüssigkeit und vor allem von H^+-Ionen (Magensalzsäure): Es kommt zu einer „*metabolischen*" *Alkalose* (→ S. 114 ff. u. 208).

Übelkeit und Erbrechen sind auch Symptome der **Kinetosen** (*Bewegungskrankheiten*). Für das Gleichgewichtsorgan (vgl. S. 298) ungewohnte Reize (z. B. im Flugzeug oder auf See) verursachen diese Störungen besonders dann, wenn der Kopf zusätzlich bewegt wird und Diskrepanzen zum optischen Eindruck bestehen.

Ernährung und Verdauung

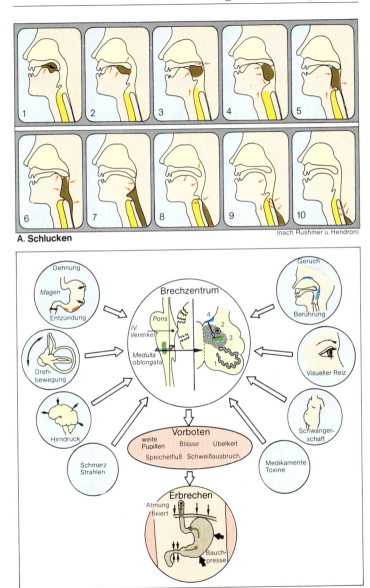

A. Schlucken (nach Rushmer u. Hendron)

B. Erbrechen

Magen: Bau und Motilität

Die Speiseröhre mündet an der *Kardia* in den *Fundus*, an den sich *Korpus* und *Antrum* anschließen. Der Magenausgang (*Pylorus*) geht in das *Duodenum* über (→ **A**). Funktionell läßt sich ein „**proximaler**" von einem „**distalen**" Magen abgrenzen (→ **A**). Die Größe des Magens ist von der Füllung abhängig, wobei sich (ohne wesentliche Drucksteigerung) vor allem der „proximale" Magen vergrößert (→ **A** u. **B**). Die Magenwand ist prinzipiell wie die des Dünndarms aufgebaut (→ S. 211). Die Mukosa von Fundus und Korpus enthält sog. *Hauptzellen* (**HZ**) und *Belegzellen* (**BZ**) (→ **A**), die die Bestandteile des Magensaftes produzieren (→ S. 208). Die Magenschleimhaut enthält zudem endokrine Zellen (Bildung von Gastrin u. a.) und schleimabsondernde Nebenzellen (**NZ**). Die beiden *autonomen Plexus* (→ S. 208) der Magenwand steuern die Magenmotilität. Über diese Plexus gewinnt auch das *vegetative Nervensystem* (→ S. 50 ff.) Einfluß auf sie (→ **D**).

Beim Schlucken eines Bissens öffnet sich reflektorisch die Kardia, und hemmende Vagusfasern lassen den „proximalen" Magen kurzzeitig erschlaffen (**rezeptive Relaxation**) (→ **D 2, oben**). Auch Eintritt von Nahrung läßt den „proximalen" Magen reflektorisch erschlaffen (**Akkomodationsreflex**), um den Innendruck trotz erhöhter Füllung nicht ansteigen zu lassen. Anschließend führt die lokale Reizung der Magenwand (z. T. direkt reflektorisch, z. T. über Gastrin) zu einer Aktivierung des „distalen" Magens (→ **D1**). Durch eine anhaltende (tonische) Kontraktion des „**proximalen" Magens**, der vor allem als *Speicher* dient, wird dessen Inhalt zur Verarbeitung langsam in den „**distalen" Magen** geschoben; an dessen Obergrenze (mittleres Korpusdrittel) liegt eine *Schrittmacherzone* (s. u.), von der aus peristaltische Wellen starten, die bis zum Pylorus laufen. Die Kontraktionen sind im Antrum besonders stark. Durch die Peristaltik wird der Speisebrei in Richtung Pylorus geschoben (→ **C5**, **C6**, **C1**), zusammengepreßt (→ **C2** u. **C3**) und, nach Schließung des Pylorus, wieder zurückgeworfen (→ **C3** u. **C4**). Dabei wird die Nahrung *zermahlen*, mit dem Magensaft *gemischt* und *angedaut*; außerdem werden die Fette *emulgiert*.

Im **Schrittmacher des „distalen" Magens** (s. o.) kommt es etwa alle 20 s zu Potentialschwankungen, die mit zunehmender Geschwindigkeit (0,5 bis 4 cm/s) und Amplitude (0,5 bis 4 mV) zum Pylorus hinablaufen. Dabei wird die potentielle Schrittmacheraktivität distalerer Magenanteile (ähnlich wie im Herz) wegen ihrer jeweils geringeren Frequenz vom höher gelegenen Schrittmacher überspielt. Ob und wie oft dieser Erregungswelle Kontraktionen folgen, hängt von der Summe der neuronalen und humoralen Einflüsse ab. **Gastrin** und Cholecystokinin (**CCK**) erhöhen Antworthäufigkeit und Schrittmacherfrequenz. Andere Peptidhormone wie z. B. **GIP** (gastric inhibitory peptide) hemmen diese Motilität direkt, während *Somatostatin* (**SIH**; → S. 246) indirekt wirkt (→ **D1**).

Verweildauer der Nahrung: Feste Nahrung bleibt so lange im Magen, bis sie in Teilchen von etwa 0,3 mm Durchmesser suspendiert ist; erst dann kann auch sie als sog. **Chymus** ins Duodenum abfließen. Die Zeit, nach der 50% der aufgenommenen Menge den Magen wieder verlassen haben, wird für *Wasser* vor allem vom Tonus des „proximalen" Magens bestimmt und beträgt 10–20 min; dieser Wert erhöht sich für *feste Nahrung* je nach deren Zermahlbarkeit und je nach Intensität der Peristaltik auf 1–4 h (Verweildauer von Kohlenhydraten < die von Proteinen < die von Fetten). Die Entleerungsrate wird kleiner, wenn im abgegebenen Chymus der pH sinkt sowie die Osmolalität und der Gehalt an freien Fett- und Aminosäuren steigt. Rezeptoren im Duodenum, enterogastrische Reflexe und Peptidhormone (s. u.) vermitteln diese Regelung (→ **D2**). *Unverdauliches* (Knochen, Fasern, Fremdkörper) verläßt den Magen während der Verdauungsphase (digestive Phase) überhaupt nicht. Erst in der anschließenden **interdigestiven Phase** laufen im 2stündigen Rhythmus einer „inneren Uhr" spezielle Kontraktionswellen über Magen und Darm, wobei aus dem Magen neben Unverdaulichem auch Verdauungssekrete entleert werden. Diese Phase wird wahrscheinlich durch **Motilin** gesteuert.

Digestiv ist die **Entleerung des Magens** vor allem vom **Tonus** des **proximalen Magens** und des **Pylorus** abhängig, der sowohl reflektorisch als auch hormonal gesteuert wird (→ **D2**). Cholinerge Fasern des **N. vagus** erhöhen den Tonus des prox. Magens, während andere Vagusefferenzen (ATP und VIP als Ko-Transmitter) ihn ebenso hemmen wie adrenerge **Sympathikus**-Fasern. Das Hormon **Motilin** fördert die Magenentleerung (Tonus des prox. Magens steigt, Pylorus dilatiert), während **P–Ch**, **Gastrin** u. a. sie durch die gegenteiligen Effekte hemmen. Dabei ist der Pylorus aber meist etwas geöffnet (freier Abfluß von „fertigem" Chymus). Er kontrahiert sich nur 1. am Ende der Antrum-„Systole" (s. o.), um feste Nahrung zurückzuhalten, und 2. bei Duodenumkontraktionen, um einen Reflux (Gallensalze!) von dort zu verhindern. Geschieht dies doch, lösen refluierte freie Aminosäuren, die sonst im Magenlumen nicht vorkommen, reflektorisch die Schließung des Pylorus aus.

Ernährung und Verdauung

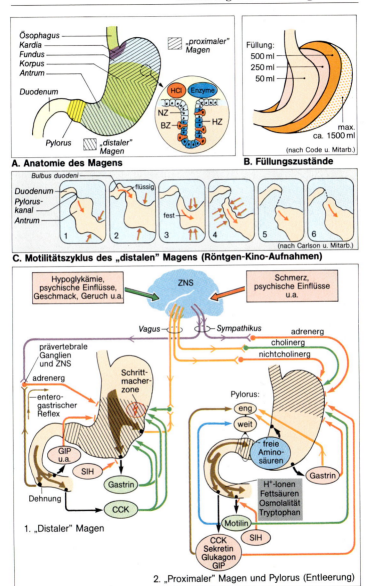

A. Anatomie des Magens

B. Füllungszustände

C. Motilitätszyklus des „distalen" Magens (Röntgen-Kino-Aufnahmen)

D. Einflüsse auf die Magenmotilität

Ernährung und Verdauung

Magensaft

Im Magen werden pro Tag bis zu 3 l **Magensaft** sezerniert. Seine funktionell wesentlichen Bestandteile sind eiweißspaltende Enzyme (**Pepsinogene** bzw. **Pepsine**), **Schleim** (Muzine), **Salzsäure** (HCl), *Intrinsic factor* (→ S. 226) und *„Gastroferrin"* (→ S. 62).

Sekretionsort des Magensaftes sind die *tubulären Drüsen* der Magenschleimhaut. Dort werden die Bestandteile des Magensaftes von unterschiedlichen Zellen produziert (→ S. 207, A). Bildungsort der Pepsinogene sind die sog. **Hauptzellen** (→ S. 207, A) des Magenfundus, während spezielle, muköse Zellen (**Nebenzellen**) den Schleim bilden, dessen wesentliche Aufgabe der *Schutz der Magenoberfläche* vor dem Magensaft ist. Die Bildungsstätte der Salzsäure sind die sog. **Belegzellen** in den Drüsen des Magenfundus und -korpus.

Die **Pepsine** entstehen im Lumen durch Abspaltung eines Molekülteils aus ihren Vorstufen, den *Pepsinogenen*, bei einem pH-Wert unter 6. Eine maximale HCl-Sekretion ergibt einen *pH-Wert des Magensaftes* von etwa 1,0, der durch den Speisebrei auf Werte von etwa 1,8–4 abgepuffert wird, ein Bereich, in dem auch die pH-Optima der meisten Pepsine liegen. Der niedrige pH-Wert trägt außerdem zur *Denaturierung* der zu verdauenden Proteine bei und wirkt *bakterizid*.

HCl-Sekretion. Von den Belegzellen werden unter der Mitwirkung von *Karboanhydratase* (**CA** → S. 144f.) und einer **ATP**-getriebenen „Pumpe" (→ **B**) H^+-Ionen (im Austausch gegen K^+) ca. 10^7fach im Magenlumen angereichert (*aktiver Transport*). K^+ gelangt über einen passiven Mechanismus (Kanal?) zurück ins Lumen (Rezirkulation von K^+). Für jedes sezernierte H^+-Ion verläßt ein HCO_3^--Ion (aus $CO_2 + OH^-$, → **B**) die Zelle auf der Blutseite (Austausch gegen Cl^-). Dadurch sammelt sich Cl^- in der Zelle an, das die Zelle Richtung Lumen passiv (Kanal?) verläßt. Damit gelangt pro sezerniertem H^+-Ion auch ein Cl^--Ion in das Lumen. Außerdem findet sich in der Belegzelle (wie in jeder Zelle) eine aktive Na^+-K^+-„Pumpe" (Na^+-K^+-ATPase).

Bei der Nahrungsaufnahme kommt es zur **Aktivierung der Belegzellen** (s. u.). Dabei öffnen sich gegen das Drüsenlumen hin tief ins Zellinnere reichende Kanälchen, deren Wände einen dichten Bürstensaum besitzen. Diese enorme Vergrößerung der lumenseitigen Zellmembranoberfläche ermöglicht eine max. Steigerung der H^+-Sekretion des Magens von in Ruhe ca. 2 mmol/h auf weit über 20 mmol/h.

Zum Selbstschutz vor den H^+-Ionen des Magensaftes wird von der Mukosa aktiv HCO_3^- **sezerniert**; es puffert die Säure, die vom Lumen her in die Schleimschicht über der Mukosaoberfläche eindringt, ohne den pH-Wert des Mageninhaltes wesentlich zu beeinflussen. Hemmer der HCO_3^--Sekretion (z. B. antientzündliche Medikamente) begünstigen, Aktivatoren (Prostaglandine) schützen vor Magengeschwüren (Ulzera).

Bei der physiologischen **Auslösung** der **Magensaftsekretion** lassen sich drei verschiedene Einflüsse (*„Phasen"*) unterscheiden (→ **A**).

1. **Psychisch-nervale Einflüsse:** Die Nahrungsaufnahme in den Mund führt **reflektorisch** zur Magensaftsekretion, wobei Geschmacks-, Geruchs- und Sehnerven die afferenten Schenkel dieser z. T. „bedingten" *Reflexe* sind (→ S. 202). Auch ein *Glukosemangel* im Gehirn kann diesen Reflex auslösen. Andererseits können Aggressionen sekretionssteigernd wirken, Angst hingegen hemmend. Efferenter Nerv ist in jedem Falle der **N. vagus**, dessen Durchschneidung (*Vagotomie*) all diese Einflüsse unterbindet (z. T. als Ulkustherapie). Das aus Fasern des N. vagus freigesetzte **Azetylcholin** aktiviert (über einen Ca^{2+}-Einstrom) nicht nur die Belegzellen, sondern auch diesen benachbarte **H**(istamin)-Zellen und die **G**(astrin)-Zellen des Antrums; damit löst der N. vagus indirekt auch parakrine (**Histamin**) und endokrine (**Gastrin**) Einflüsse auf die Magensäuresekretion aus (→ **C**).

2. **Lokale Einflüsse:** Werden tiefere Magenteile (Antrum) durch den Speisebrei berührt, wird dort **Gastrin** freigesetzt, wobei *mechanische* (Dehnung) und *chemische Faktoren* (Peptide, Aminosäuren, Ca^{2+}, Röststoffe, Alkohol u. a.) beteiligt sind. Gastrin gelangt auf dem *Blutweg* (endokrine Aktivierung; s. o.) zu höheren Magenteilen und *fördert* dort die Magensaftsekretion. Ein sehr niedriger pH-Wert des Magensaftes *hemmt* die Gastrinabgabe (negative Rückkoppelung).

3. **Intestinale Einflüsse:** Gelangen erste Chymusportionen ins Duodenum, beeinflussen sie von dort aus rückwirkend die Magensaftsekretion. Dehnung der Darmwand wirkt auf endokrinem Weg (Enterooxyntin? Gastrin?) *fördernd*. Bereits absorbierte Aminosäuren wirken ähnlich. Ein niedriger pH-Wert und Fett im duodenalen Speisebrei *hemmen* die Magensäuresekretion über die Freisetzung verschiedener Peptidhormone (Sekretin, GIP, SIH). Damit paßt das Duodenum nicht nur die Menge, sondern auch die Zusammensetzung des vom Magen kommenden Speisebreis an die Bedürfnisse des Dünndarms an. SIH hat ganz allgemein einen retardierend-regulierenden Effekt auf die Nahrungsabsorption, wobei evtl. die Sekretion von SIH und Insulin im Pankreas aufeinander abgestimmt werden (s. a. S. 246).

Ernährung und Verdauung

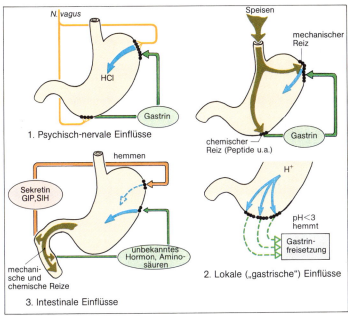

A. Magensaftsekretion

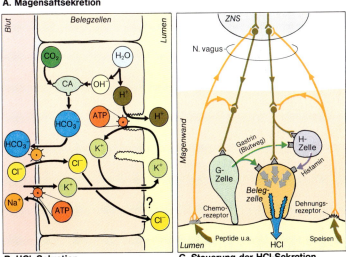

B. HCl-Sekretion   **C. Steuerung der HCl-Sekretion**

Dünndarm: Bau und Motilität

Der Dünndarm ist ein beim Lebenden ca. 2 m langes, schlauchförmiges Organ, das als **Duodenum** am Magenausgang beginnt, sich als **Jejunum** fortsetzt und als **Ileum** in den Dickdarm einmündet (→ S. 200). **Hauptfunktion des Dünndarms** ist es, die Nahrung zu Ende zu verdauen und die Spaltprodukte zusammen mit H_2O und Elektrolyten zu resorbieren.

Der Dünndarm ist außen mit Bauchfell überzogen (Peritoneum, Serosa; → **A 1**), es folgt eine *Längsmuskelschicht* (→ **A 2**), eine *Ringmuskelschicht* (→ **A 3**) und schließlich die *Schleimhaut* (*Mukosa*; → **A 4**), die eine weitere Muskelschicht (→ **A 5**) und, als Grenze zum Darmlumen, eine Schicht aus verschiedenen *Epithelzellen* (→ **A 6 – A 8**) enthält.

Die Grenzfläche Epithel – Lumen ist gegenüber einem glatten, zylindrischen Rohr auf das ca. 300–1600fache (mehr als 100 m²) vergrößert: etwa 3fach durch 1 cm hohe, ringförmige Falten von Mukosa und Submukosa (*Kerckring-Falten*; → **A**), 7–14fach durch Fältelung des Epithels (*Zotten [Villi]*, rund 1 mm lang und 0,1 mm dick; → **A 9**) und 15–40fach durch Fältelung (Bürstensaum; → **A 10**) der luminalen Membran der *resorbierenden Epithelzellen* (→ **A 7**). Zwischen den resorbierenden Zellen der **Zotten** sind *schleimbildende Zellen* (→ **A 6**) eingestreut. Am Zottengrund bildet das Epithel Vertiefungen, die *Glandulae intestinales* oder **Lieberkühnschen Krypten** (→ **A 8**); deren Wand ist mit verschiedenen Zellen ausgekleidet: a) Zellen die **Schleim** abgeben, der im Darmlumen einen Schutz- und Gleitschicht bildet, b) *undifferenzierte* und *mitotische Zellen*, aus denen die Zottenzellen hervorgehen (s. u.), c) *endokrine Zellen*, die zum Lumen hin wahrscheinlich Rezeptoren haben und auf der Blutseite ihr jeweiliges **Peptidhormon** (Sekretin, CCh, Motilin, SIH, GIP u. a.) abgeben, d) *Paneth-Zellen*, die Proteine ins Lumen abgeben (Enzyme, Immunglobuline) und e) *membranöse Zellen* (→ S. 200). Die *Brunnerschen Drüsen* des Duodenums liegen noch tiefer (Tela submucosa) in der Darmwand und geben ein HCO_3^-- und glykoproteinreiches Sekret ins Lumen ab.

Die Zottenspitzen werden laufend abgestoßen, während neue Zellen aus den Krypten nachwachsen. Dadurch wird das gesamte Dünndarmepithel innerhalb von rund 2 Tagen ersetzt (*Mauserungszeit*). *Die abgestoßenen Epithelzellen zerfallen im Darmlumen* und setzen dort Verdauungsenzyme frei. Weitere Zellbestandteile erscheinen z. T. später im Stuhl (→ S. 230).

Über das Mesenterium (→ **A 11**) wird der Dünndarm mit Blut- und Lymphgefäßen (→ **A 12 – A 14**) und mit sympathischen und parasympathischen Nerven versorgt (→ **A 15** u. S. 50 ff.).

Vier **Darmbewegungstypen**, die prinzipiell von der äußeren Innervation unabhängig sind (Autonomie), können unterschieden werden. Die *Eigenbeweglichkeit der Zotten* mittels der Schleimhautmuskulatur dient dem innigen Kontakt Epithel – Speisebrei. *Pendelbewegungen* (Längsmuskulatur; → **C 1**) und *rhythmische Segmentierung* (Ringmuskulatur; → **C 2**) sind **Mischbewegungen**, während *peristaltische Wellen* (30–120 cm/min) der **Fortbewegung des Darminhaltes** (ca. 1 cm/min, → **C 3**) in Richtung Dickdarm dienen.

Im Dünndarm nimmt die Frequenz der langsamen Potentialschwankungen der glatten Muskulatur analwärts ab. Dadurch bekommen die oralwärts gelegenen Anteile **Schrittmacherfunktion** (→ S. 44), was die Ursache dafür ist, daß die peristaltischen Wellen (= die wiederholte Abfolge des *peristaltischen Reflexes*) nur von oral nach anal laufen.

Beim **peristaltischen Reflex** löst der Darminhalt (*Bolus*, → **B**) über Dehnungsrezeptoren reflektorisch gleichzeitig hinter sich eine Verengerung und stromabwärts eine Erweiterung des Darmlumens aus. Über serotoninerge Zwischenneuronen erregte cholinerge Motoneuronen mit sehr lang anhaltender Erregung (sog. Typ 2) aktivieren dabei gleichzeitig die Ringmuskulatur hinter und die Längsmuskulatur vor dem Bolus. Parallel dazu wird die Ringmuskulatur stromaufwärts enthemmt und stromabwärts gehemmt (→ **B**).

Sympathisch-efferente Nervenfasern wirken konstriktorisch auf die Blutgefäße und lassen die Darmmuskulatur indirekt dadurch erschlaffen, daß die motorischen Neurone des Plexus myentericus (→ **A 16**) gehemmt werden. **Parasympathisch-efferente Nerven** werden im *Plexus myentericus* von prä- auf postganglionär umgeschaltet. Sie wirken auf alle drei Muskelschichten und auf exokrine und endokrine Drüsen des Darms erregend. Der *Plexus submucosus* (→ **A 17**) enthält vor allem die sensorischen Neuronen der Chemo- und Mechanorezeptoren der Mukosa. Deren Meldungen und die der Dehnungsrezeptoren der Muskulatur sind Reize, die periphere oder, über **viszeral-afferente Fasern**, zentrale Reflexe auslösen.

Ernährung und Verdauung 211

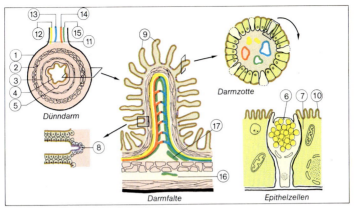

A. Bau des Dünndarms (schematisch)

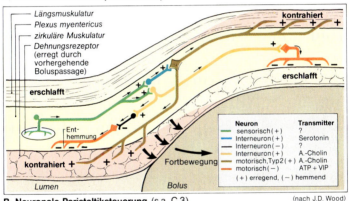

B. Neuronale Peristaltiksteuerung (s.a. C 3) (nach J.D. Wood)

C. Dünndarmmotilität

Ernährung und Verdauung

Pankreassaft und Galle

Die **Bauchspeicheldrüse (Pankreas)** produziert täglich ca. 2 l Pankreassaft, der in das Duodenum abfließt. Dieser Saft enthält reichlich Bikarbonationen (HCO_3^-) und **Verdauungsenzyme** (-fermente), die zur Spaltung von Eiweiß (Proteine), Fetten und Kohlenhydraten im Chymus benötigt werden.

Die Sekretion des Pankreassaftes wird über den **N.vagus** und hauptsächlich durch zwei Hormone (aus der Duodenalschleimhaut) gesteuert: **Sekretin** und **Cholezystokinin** (**CCK**, identisch mit Pankreozymin; → **A**). Die azinäre Sekretion gleicht der der Mundspeicheldrüsen (→ S. 202).

Der auslösende Reiz für die Abgabe von Sekretin sind Fette und ein niedriger pH-Wert im duodenalen Speisebrei. Sekretin gelangt auf dem Blutweg zum Pankreas und fördert dort die Sekretion des Pankreassaftes und dessen Anreicherung mit HCO_3^-. Je höher dabei die Konzentration des HCO_3^- steigt, desto tiefer fällt die des Cl^- (→ **B**). Das HCO_3^- findet zur Neutralisierung des sauren Speisebreis Verwendung (Magen-*Säure!*).

Der Reiz für die Abgabe von CCK ist ebenfalls ein fettreicher Speisebrei. CCK führt zu einem vermehrten *Enzymgehalt* des Pankreassaftes:

Pankreasenzyme zur Proteinspaltung (Proteasen): Die zwei wichtigsten Proteasen werden in ihrer inaktiven Form (Proenzyme) sezerniert: *Trypsinogen und Chymotrypsinogen*. Ihre Aktivierung erfolgt erst im **Darm**, wo eine *Enteropeptidase* („Enterokinase") Trypsinogen in **Trypsin** überführt, das wiederum Chymotrypsinogen in **Chymotrypsin** umwandelt (→ **A**). Geschieht diese Aktivierung krankhafterweise schon innerhalb des Pankreas, kommt es zur Selbstandauung des Organs, sog. *akute Pankreasnekrose*.

Trypsin und Chymotrypsin spalten bestimmte Peptidbindungen innerhalb der Proteinmoleküle (*Endopeptidasen*), während ein weiteres Pankreasenzym, eine **Karboxypeptidase**, einzelne Aminosäuren vom Karboxylende der Proteine abspaltet (→ S. 197, B u. S. 224). Karboxypeptidase wird (ebenfalls durch Trypsin) aus einer Vorstufe (Prokarboxypeptidase) freigesetzt.

Pankreasenzyme zur Kohlenhydratspaltung: Eine **α-Amylase** spaltet Stärke (→ S. 197, B) und Glykogen zu Oligosacchariden (Maltose, Maltotriose und α-Grenzdextrin). Ihren weiteren Abbau besorgen die Enzyme des Dünndarmepithels (→ S. 224).

Das wichtigste **Enzym zur Fettverdauung** stammt ebenfalls aus der Bauchspeicheldrüse: Die **Lipase** des Pankreas spaltet Triglyzeride (→ S. 197, B) zu Monoglyzeriden und freien Fettsäuren. Zu ihrer Wirkung ist ein weiteres Enzym, die *Ko-Lipase*, notwendig, die (ebenfalls durch Trypsineinwirkung) aus der Pro-Ko-Lipase des Pankreassaftes entsteht (→ S. 218 ff.).

Zur normalen Fettverdauung ist außerdem **Galle** nötig. Sie wird kontinuierlich in der **Leber** produziert (ca. 0,7 l/Tag), aber nicht immer gleich auch in den Darm abgegeben. Ist nämlich (zwischen den Mahlzeiten) der Schließmuskel (*Sphincter Oddii*) an der Mündung des Gallenganges in das Duodenum geschlossen, gelangt die Galle in die **Gallenblase**, wo sie *eingedickt* und *gespeichert* wird (→ S. 214 f.).

Wird die Galle zur Verdauung benötigt, *kontrahiert sich die Gallenblase*, und ihr Inhalt mischt sich portionsweise dem duodenalen Speisebrei zu.

Die *Gallenblasenkontraktion* wird z.T. reflektorisch, z.T. hormonell durch *P-Ch* (s.o. und → **A**) ausgelöst. Außer Fetten im Speisebrei sind Eigelb und $MgSO_4$ besonders wirksame Reize für die P-Ch-Ausschüttung (sog. *Cholagoga*). Sekretin und Gallensalze im Blut hingegen fördern die *Produktion der Galle in der Leber* (sog. *Choleretika*; → S. 214).

Mit der Galle werden außer körpereigenen auch zahlreiche *körperfremde Stoffe* ausgeschieden (→ S. 214 ff.), z. B. jodhaltige Substanzen, mit denen die Gallenwege im Röntgenbild sichtbar gemacht werden können (*Cholangio- und Cholezystographie*).

Ernährung und Verdauung 213

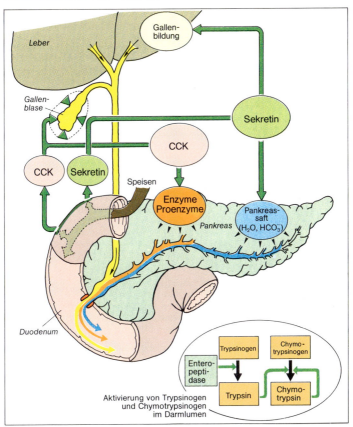

A. Gallen- und Pankreassaft

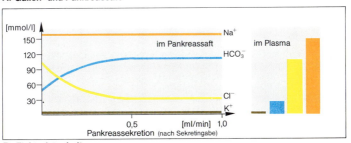

B. Elektrolytgehalte

Ausscheidungsfunktion der Leber, Gallenbildung

Die **Leber** hat neben ihren wichtigen Aufgaben im *Stoffwechsel* (→ S. 200 u. Lehrbücher der Biochemie) auch *exkretorische* (ausscheidende) *Funktionen* (→ **A**): Die **Galle** wird aus den Leberzellen direkt in die zwischen jeweils zwei Leberzellen gelegenen *Gallekanälchen* sezerniert (→ **A**). Die **Bestandteile der Galle** sind (neben Wasser und Elektrolyten) *Bilirubin, Steroidhormone, Gallensäuren (-salze), Cholesterin(-ol), Lezithin (Phosphatidylcholin)* u. a. m. Auch *Medikamente* können mit der Galle zur Ausscheidung gelangen. Ein Teil dieser Stoffe ist schlecht wasserlöslich und im Blut an Albumine gebunden (z. B. Bilirubin). Die Leberzelle nimmt diese Stoffe (nach Trennung vom Albumin) auf und befördert sie mit einem Transportprotein zum glatten endoplasmatischen Retikulum, wo eine **Konjugierung** (Koppelung) z. B. an Glukuronsäure (→ S. 216f.) stattfindet.

Die Gallensekretion wird gefördert durch a) erhöhte Leberdurchblutung, b) Vagusreizung, c) erhöhte Gallensalzkonzentration im Blut, d) Sekretin u.a.m. Die laufend produzierte **Lebergalle** wird in der Gallenblase gespeichert und eingedickt.

Aus *Cholesterin(-ol)* entstehen in der Leber *Cholsäure* und *Chenodesoxycholsäure*, die sog. *primären* **Gallensäuren** (→ **A**). *Sekundäre Gallensäuren* (z. B. Desoxycholsäure, Litocholsäure) werden erst durch Bakterieneinwirkung im Darm gebildet, von wo sie (wie die primären Gallensäuren) resorbiert werden und wieder in die Leber gelangen. Hier werden die Gallensäuren mit *Taurin, Glyzin, Ornithin* u. a. Substanzen konjugiert (→ **A**) und in dieser Form in die Galle abgegeben. Ein durch den *enterohepatischen Kreislauf* erhöhter Gallensäurespiegel in der Pfortader bremst die Gallensäureproduktion in der Leber (negative Rückkoppelung) und führt gleichzeitig zu einer vermehrten Gallensäuresekretion, was wiederum zu einem erhöhten Gallefluß führt. Diese sog. **gallensalzabhängige Cholerese** (→ auch S. 212) erklärt sich wahrscheinlich dadurch, daß bei erhöhter Plasmakonzentration der Gallensäuren diese vermehrt in der Leberzelle (aktiv) akkumuliert werden und so die treibende Kraft für den *Transport der Gallensäuren* in die Gallenkanälchen erhöht wird. Wasser folgt dann aus osmotischen Gründen nach (→ **B**). Zusätzlich existiert eine **gallensalzunabhängige Cholerese**, die Folge des aktiven NaCl-Transportes an der Leberzellmembran ist.

Bilirubin wird ebenfalls aktiv (→ S. 216) in die Galle sezerniert. Dieses Transportsystem wird auch von anderen körpereigenen Stoffen (z. B. Porphyrine) und von exogenen Stoffen wie p-Aminohipursäure (*PAH*), *Phenolrot, Sulfobromphthalein, Penizillin, Glykoside* u. v. a. benützt, wobei es zur *kompetitiven Hemmung* kommen kann (→ S.11). Ähnlich wie im Fall des Bilirubins (→ S. 216), des *Thyroxins* und vieler *Steroidhormone* werden auch körperfremde Stoffe vorher konjugiert: Chloramphenicol z. B. mit *Glukuronsäure*, Naphthalin und Phenanthren mit *Glutathion*, wobei besonders bei den letzteren Stoffen die **„Entgiftungs"-Funktion der Konjugation** im Vordergrund steht (→ S. 130).

In den weiter stromabwärts gelegenen Gallengängen kommt es zu *Modifikationen der Gallenzusammensetzung* (→ **B**). Die choleretische Wirkung des N.vagus und des Sekretins hat hier ihren Ansatzpunkt (→ **B** u. S. 212). Ähnlich wie im Pankreas spielt dabei eine HCO_3^--Sekretion (unter Mitwirkung von *Karboanhydratase*, → S. 130) eine Rolle.

Ebenso wie im Darmlumen ist **Cholesterin(-ol)** in der Galle in Form von *Mizellen* (→ S. 218) „gelöst", die es mit *Lezithin* und den *Gallensäuren* bildet. Änderungen des Mischungsverhältnisses dieser drei Stoffe können zur Ausfällung von *Cholesterinkristallen* führen, was eine der Ursachen für eine *Gallensteinbildung* ist (→ **C**).

Die in der **Gallenblase** gesammelte Galle (→ S. 212) wird durch **Wasserentzug** auf 1/5 bis 1/10 eingedickt. Treibende Kraft dabei ist ein *aktiver Auswärtstransport von Na^+ und Cl^-*, dem Wasser und andere Ionen passiv folgen (→ **D**). Dabei entsteht ein Konzentrat (**Blasengalle**), das bei kleinem Volumen große Mengen der spezifischen Gallenbestandteile für die Verdauung zur Verfügung hält (→ S. 218 f.), andererseits jedoch die Gallensteinbildung begünstigt.

Ernährung und Verdauung 215

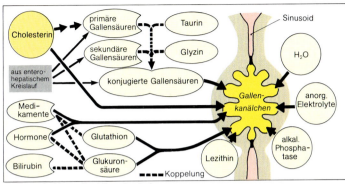

A. Ausscheidungsfunktion der Leber

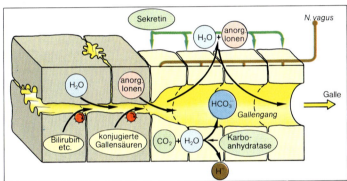

B. Transportvorgänge bei der Gallenbildung

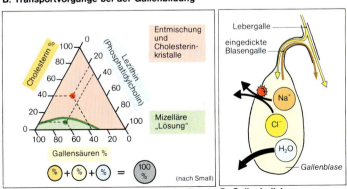

C. Mizelläre „Lösung" von Cholesterin in der Galle

D. Galleeindickung

Bilirubinausscheidung, Gelbsucht

Ein wesentlicher Gallenbestandteil ist das **Bilirubin**, das zu etwa 85 % aus den *Erythrozyten* (S. 60 ff.) stammt (→ **A** u. **B**). Beim Abbau des Hämoglobins (hauptsächlich in den Makrophagen; → S. 66 ff.) werden die Globinkomponente und das Eisen abgespalten, und es entstehen über Zwischenstufen *Biliverdin* und schließlich das gelbe *Bilirubin* (35 mg Bilirubin pro 1 g Hämoglobin). Das schlecht wasserlösliche freie Bilirubin ist wegen seiner Lipidlöslichkeit toxisch und wird daher *im Blut an Albumin gebunden* (2 mol Bilirubin/1 mol Albumin), jedoch ohne dieses in die Leberzelle aufgenommen (→ **A**). Unter Verwendung von Glukose, ATP und UTP wird dort mittels der *Glukuronyltransferase* UDP-Glukuronsäure gebildet und mit Bilirubin konjugiert (Entgiftung). Das so entstandene wasserlösliche **Bilirubinglukuronid** wird *aktiv* in die Gallenkanälchen *sezerniert* (→ **A** u. S. 214). Ein Teil gelangt in den großen Kreislauf („direktes Bilirubin") und wird über die Niere ausgeschieden.

Die *tägliche Bilirubinausscheidung mit der Galle* beträgt ca. 200–250 mg, wovon aus dem Darm ca. 15 % (nur in der unkonjugierten Form) wieder resorbiert werden (*enterohepatischer Kreislauf*). Ein Teil des Bilirubins wird in Leber und Galle zu *Urobilinogen* bzw. im Darm (von Bakterien) zu *Sterkobilinogen* abgebaut (beide farblos). Diese Abbauprodukte des Bilirubins werden, nach teilweiser Oxidation zu den gefärbten Verbindungen *Urobilin* und *Sterkobilin*, mit den Fäzes ausgeschieden (braune Farbe des Stuhls). Urobilinogen wird zum großen Teil im Dünndarm resorbiert und gelangt in die Leber, wo es weiter abgebaut wird. Sterkobilinogen wird teilweise im Rektum resorbiert (Umgehung der Leber; → S. 230) und daher z. T. (2 mg/Tag) von der Niere zusammen mit Urobilinogenspuren ausgeschieden. Bei einer Leberzellschädigung erhöht sich diese renale Ausscheidung der beiden Stoffe, ein diagnostisch wichtiger Befund.

Der **normale Bilirubingehalt des Plasmas** beträgt 3–10 mg/l. Steigt dieser Gehalt auf Werte über ca. 18 mg/l an, färben sich die Augenbindehaut (Skleren) und später auch die Haut gelb: Es kommt zur **Gelbsucht** (**Ikterus**).

Die **Ursachen** dafür können in drei Gruppen eingeteilt werden:

1. **Prähepatischer Ikterus**: Die Bilirubinbildung ist z. B. durch verstärkte Hämolyse oder durch fehlerhafte Erythrozytenbildung (*perniziöse Anämie*) so erhöht, daß die Leber mit der Ausscheidung nur bei erhöhten Bilirubinplasmaspiegeln Schritt hält. Bei diesen Patienten ist besonders das *nichtkonjugierte* („*indirekte*") *Bilirubin* erhöht.

2. **Intrahepatischer Ikterus**: Er entsteht durch a) Schädigung der Leberzellen z. B. durch Gifte (Knollenblätterpilz) oder Entzündungen (*Hepatitis*), wobei Transport und Konjugation des Bilirubins beeinträchtigt sind; b) totales Fehlen (Crigler-Najjar-Syndrom) bzw. Mangel an Glukuronyltransferase beim Erwachsenen (Gilbertsches Syndrom) oder Unreife des Glukuronylierungssystems beim Neugeborenenikterus, der außerdem durch Hämolyse verursacht ist; c) Hemmung dieses Enzyms, z. B. durch Steroide; d) ein angeborener Defekt oder eine Hemmung (z. B. durch Medikamente oder Steroidhormone) der Bilirubinsekretion in die Gallenkanälchen.

3. **Posthepatischer Ikterus**: Dabei kommt es durch Verlegung der Gallenwege, z. B. durch *Gallensteine* oder Tumoren, zu einem Gallenstau. Bei dieser Form sind im Blut vor allem das *konjugierte* („*direkte*") *Bilirubin* und (die diagnostisch wichtige) alkalische Phosphatase erhöht, die normalerweise ebenfalls ein Gallebestandteil ist. Diese Gallekomponenten erreichen das Blut z. T. durch *Gegenstromaustausch* (→ S. 134) an den portalen Triaden, wo in enger Nachbarschaft Galle in die eine und portales und arterielles Blut in die Gegenrichtung fließt.

Bei den Typen 2a und d sowie 3 erscheint das wasserlösliche (konjugierte) Bilirubin auch vermehrt im Urin (Braunfärbung). Besonders bei Typ 3 ist zusätzlich der Stuhl entfärbt, da kein Bilirubin mehr in den Darm gelangt und somit auch kein Sterkobilin usw. entstehen kann.

Unkonjugiertes Bilirubin, das nicht an Albumin gebunden ist, tritt ins Gehirn über und wirkt dort toxisch (*Kernikterus*). Der niedrige Albuminspiegel beim Neugeborenen und Medikamente, die um die Albuminbindung konkurrieren (organische Anionen, wie z. B. Sulfonamide), begünstigen diesen Vorgang.

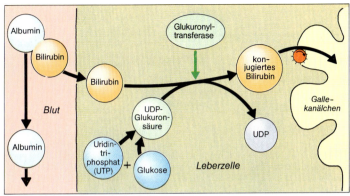

A. Bilirubinkonjugierung in der Leber

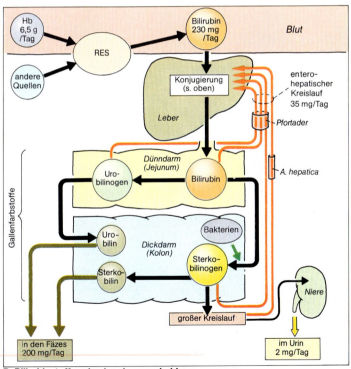

B. Bilirubinstoffwechsel und -ausscheidung

Fettverdauung

Die tägliche Fettaufnahme (Butter, Öl, Margarine, Milch, Fleisch, Wurst, Eier etc.) ist individuell sehr verschieden (10–250 g/d) und beträgt im Mittel 60–100 g/d. Hauptanteil (90 %) sind Neutralfette oder *Triglyzeride*; dazu kommen *Phospholipide, Cholesterinester* und die *fettlöslichen Vitamine* A, D, E, K. Diese Fettstoffe (Lipide) werden normalerweise zu mehr als 95 % im Dünndarm absorbiert.

Lipide sind *schlecht wasserlöslich*. Ihre Verdauung und Absorption im wäßrigen Milieu des Magen-Darm-Traktes und ihr Transport im Plasma (→ S. 220 ff.) bringen daher besondere Probleme mit sich.

Obwohl Triglyzeride in geringen Mengen auch ungespalten absorbiert werden können, ist die enzymatische Aufschließung der Nahrungsfette Voraussetzung für eine normale Absorption. Die fettspaltenden **Enzyme** (**Lipasen**) stammen aus den *Zungengrunddrüsen* und aus dem *Pankreassaft* (→ **A**). Rund 10–30 % der Fette werden bereits im Magen gespalten (saures pH-Optimum der Zungengrund-Lipasen), 70–90 % im Duodenum und oberen Jejunum.

Lipasen entfalten ihre Aktivität vor allem an der Grenze zwischen *Ölphase* und *wäßriger Umgebung* (→ **B**). Voraussetzung dafür ist eine mechanische **Emulgierung** der Fette (v. a. durch die Motorik des „distalen" Magens, → S. 206), da die relativ kleinen Fetttröpfchen einer Emulsion (1–2 μm; → **B 1**) den Lipasen eine große Angriffsfläche bieten. Die **Pankreas-Lipase** entfaltet ihre lipolytische Aktivität (max. 140 g Fett/min!) in Anwesenheit von Ca^{2+} und einer **Ko-Lipase**, die ihrerseits durch Trypsineinwirkung aus der *Pro-Ko-Lipase* des Pankreassaftes entsteht. Die Spaltung der **Triglyzeride** an der 1. und 3. Esterbindung (→ S. 197, B) führt unter H_2O-Zufuhr zu **freien Fettsäuren** und **Monoglyzeriden**. Um das Enzym bildet sich dabei eine sog. *viskös-isotrope Phase*, in der gleichzeitig wäßrige und hydrophobe Bereiche vorhanden sind (→ **B 2**).

Bei Ca^{2+}-Überschuß oder zu geringen Monoglyzeridkonzentrationen reagiert ein Teil der Fettsäuren zu *Ca^{2+}-Seifen*, die der Absorption entgehen und ausgeschieden werden.

Unter Mitwirkung der **Gallensalze** (→ S. 214) bilden sich aus den Monoglyzeriden und den langkettigen freien Fettsäuren spontan **Mizellen** (→ **B 3**). Mit ihrer Größe von nur 3–6 nm (etwa 300 mal kleiner als die oben genannten Emulsionströpfchen!) erlauben sie einen innigen Kontakt der lipophilen Fettspaltprodukte mit der Darmwand und sind daher notwendige Voraussetzung für eine normale Lipidabsorption (→ S. 220). Polare Anteile der an der Mizellenbildung beteiligten Moleküle sind dabei der wäßrigen Umgebung, apolare Teile dem Inneren der Mizelle zugekehrt. Gänzlich apolare Lipide (z. B. fettlösliche Vitamine, aber auch lipophile Gifte) sind bei all diesen Vorgängen lückenlos in ein lipophiles Milieu (sog. *Kohlenwasserstoff-Kontinuum*) eingebettet und erreichen so schließlich auch das absorbierende Dünndarmepithel. Kurzkettige Fettsäuren hingegen sind relativ polar und benötigen keine Gallensalze zu ihrer Absorption.

Phospholipase A_2 (aus Pro-Phospholipase A_2 des Pankreassaftes durch Trypsin aktiviert) spaltet im Beisein von Gallensalzen und Ca^{2+} die **Phospholipide** (vor allem *Phosphatidylcholin = Lezithin*) der Nahrung und der Galle, während die *Cholesterinesterase* (aus Pankreassaft) nicht nur **Cholesterinester** (z. B. aus Eigelb und Milch), sondern auch die 2. Esterbindung der Triglyzeride, die Ester der Vitamine A, D und E und eine Vielzahl anderer Lipidester (auch Fremdstoffe!) angreift; dieses Enzym wird daher auch **nichtspezifische Lipase** genannt.

Interessant ist, daß diese Lipase auch in der **Frauenmilch** (nicht in der Kuhmilch) vorkommt, was dem gestillten Säugling zum Milchfett gleich das Enzym zur Verdauung mitliefert. Das Enzym ist hitzelabil; Pasteurisierung von Humanmilch reduziert die Milchfettverdauung bei Frühgeborenen daher erheblich.

Ernährung und Verdauung

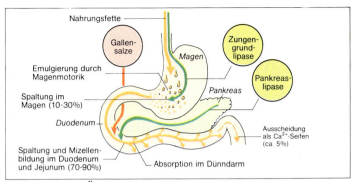

A. Fettverdauung: Übersicht

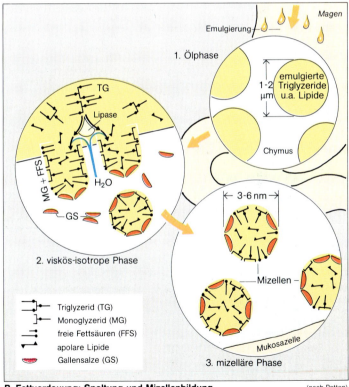

B. Fettverdauung: Spaltung und Mizellenbildung (nach Patton)

Fettabsorption und Triglyzerid-Stoffwechsel

Die **Triglyzeride** der Nahrung werden im Magen-Darm-Trakt zu **freien Fettsäuren** und **2-Monoglyzeriden** gespalten (→ S. 218). Eingebettet in **Mizellen** erreichen sie den Bürstensaum des Dünndarms, wo sie (durch einen passiven Prozeß) in die Mukosazelle aufgenommen werden (→ **A**). Die Fettabsorption ist am Ende des Jejunums abgeschlossen, wohingegen die freiwerdenden **Gallensalze** der Mizellen erst im Ileum absorbiert werden (sekundär-aktiver Na^+-Ko-Transport).

Der gesamte Gallensalzbestand des Körpers beträgt rund 6 g; diese Menge durchläuft etwa 4mal pro Tag einen *enterohepatischen Kreislauf* (Galle – Dünndarm – Pfortader – Leber – Galle; → S. 223; B), da für die Fettabsorption ca. 24 g/d benötigt werden.

Während die kurzkettigen Fettsäuren relativ gut wasserlöslich sind und deshalb in freier Form über die Pfortader zur Leber gelangen können, werden die hydrophoben Produkte der Fettverdauung, also langkettige Fettsäuren und Monoglyzeride, im glatten endoplasmatischen Retikulum der **Darmmukosa** wieder *zu Triglyzeriden synthetisiert*; da diese wasserunlöslich sind, werden sie anschließend im Golgi-Apparat in den „Kern" von großen *Lipoproteinen*, den **Chylomikronen**, eingebaut (→ **A** u. S. 222f.). Gleiches geschieht mit den apolaren *Estern des Cholesterins* (→ S. 222f.) und *der fettlöslichen Vitamine*. Die hydrophile „Schale" dieser Chylomikronen bilden polarere Lipide (*Cholesterin, Phospholipide*) und Proteine. Letztere werden als **Apoproteine** (Typ AI, AII und B) im rauhen endoplasmatischen Retikulum der Mukosazellen synthetisiert. Das Lipid-Protein-Gemisch wird am Golgi-Apparat zu sekretorischen Vesikeln aufbereitet und schließlich als Chylomikronen in den Extrazellulärraum und von dort in die **Darmlymphe** abgegeben, mit der sie schließlich das Blutplasma erreichen. Wegen seines Chylomikronengehaltes trübt sich das Plasma nach fetthaltigem Essen für ca. 20–30 Minuten.

Auch die **Leber** synthetisiert Triglyzeride, wobei sie die dazu notwendigen Fettsäuren aus dem Plasma entnimmt oder aus Glukose bildet (→ **B**). Die Lebertriglyzeride werden mit B-, C- und E-Apoproteinen in eine weitere Form der Lipoproteine, die **VLDL** (very low density lipoproteins, → S. 222f.), eingebaut und als solche ins Plasma abgegeben.

Triglyzeride bzw. deren Spaltprodukte, die freien Fettsäuren, sind hochenergetische Substrate für den *Energiestoffwechsel* (→ S. 198 ff.). Aus den Triglyzeriden sowohl der Chylomikronen als auch der VLDL werden von den **Lipoproteinlipasen** des Kapillarendothels vieler Organe Fettsäuren abgespalten (→ **B**).

Diesem Schritt geht ein reger Austausch der Proteinanteile zwischen den verschiedenen Lipoproteinen voraus. Eines dieser Proteine, Apoprotein CII, gelangt so auch auf die Chylomikronen, wo es als wichtiger Kofaktor an der Triglyzeridspaltung teilnimmt. **Insulin**, das nach einer Mahlzeit ausgeschüttet wird, aktiviert die Lipoproteinlipase, was den raschen Abbau der resorbierten Nahrungstriglyzeride fördert. Die Lipoproteinlipasen werden z. T. auch durch **Heparin** (z. B. aus dem Endothel oder aus basophilen Granulozyten) aktiviert, was zur „Klärung" des durch Chylomikronen getrübten Plasmas (s. o.) beiträgt („*Klärfaktor*").

Die **freien Fettsäuren** werden im Plasma *an Albumin gebunden* und erreichen so folgende **Bestimmungsorte** (→ **B**):

1. die **Muskulatur** u. v. a. Organe, wo sie als *Energiequelle* in den Mitochondrien zu CO_2 und H_2O „verbrannt" werden (sog. *β-Oxidation*);
2. die **Fettzellen**, wo aus den freien Fettsäuren wieder Triglyzeride aufgebaut und gespeichert werden. Bei erhöhtem Energiebedarf oder verminderter Nahrungszufuhr werden in der Fettzelle aus Triglyzeriden die Fettsäuren dann erneut abgespalten und auf dem Blutweg zum Ort des Bedarfs transportiert (→ **B**). **Adrenalin** fördert, **Insulin** hemmt diese Fettsäurenfreisetzung (→ S. 246 ff.);
3. die **Leber**, wo die Fettsäuren verbrannt oder aber wieder zu Triglyzeriden aufgebaut werden können. Deren Export in VLDL ist begrenzt, so daß es bei einem Überangebot an Fettsäuren (auch indirekt über Glukose, → **B**) zu einer Ablagerung von Triglyzeriden in der Leber kommen kann (*Fettleber*).

Ernährung und Verdauung

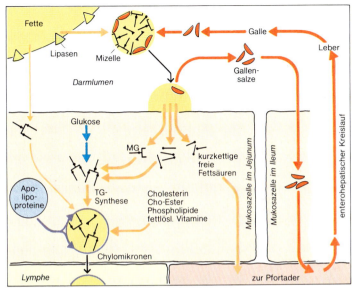

A. Fettabsorption

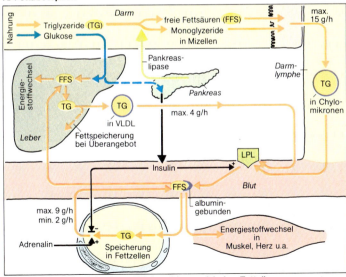

B. Quellen und Schicksal von Triglyzeriden und freien Fettsäuren

Lipoproteine, Cholesterin

Triglyzeride und **Cholesterinester** gehören zu den *apolaren Lipiden*. Im wäßrigen Milieu des Körpers ist ihr Transport nur durch Vermittlung anderer Stoffe (Proteine, polare Lipide) und ihre Verwertung im Stoffwechsel nur nach Umwandlung in polarere Moleküle (Fettsäuren, Cholesterin) möglich. Triglyzeride dienen dem Organismus daher vor allem als *Speicher*, aus dem jederzeit *freie Fettsäuren* abgerufen werden können (→ S. 220). Ganz ähnlich sind Cholesterinester die Vorrats- und z. T. die Transportform für Cholesterin. In Darmlymphe und Plasma werden die Triglyzeride im „Kern" der großen Lipoproteine transportiert (→ S. 220). So bestehen *Chylomikronen* zu ca. 86% und **VLDL** (very low density lipoproteins) zu ca. 55% aus Triglyzeriden (→ **A**). Cholesterinester (**Cho-E**) finden sich im „Kern" aller Lipoproteine (→ **A**).

Zu den *polaren Lipiden* gehören neben den freien langkettigen *Fettsäuren* die „Schalen"-Lipide der Lipoproteine, also **Phosphatidylcholin** (**Lezithin**) und **Cholesterin** (**Cholesterol**). Beide sind nicht nur wesentliche Bausteine der *Zellmembranen*, sondern Cholesterin ist auch die Ausgangssubstanz für so wichtige Stoffe wie die *Gallensalze* (→ **B** u. S. 214) und die *Steroidhormone* (→ S. 258 ff.).

Cholesterin wird mit der *Nahrung* z. T. in freier, z. T. in veresterter Form aufgenommen. Die Cholesterinester werden vor der Resorption durch die **unspezifische Pankreaslipase** (→ S. 218) in Cholesterin umgewandelt, zu dem sich im Duodenum auch solches aus der *Galle* gesellt (→ **B**). Cholesterin ist Bestandteil der Mizellen (→ S. 218) und wird aus diesen im oberen Dünndarm absorbiert.

Die **Mukosazelle** enthält mindestens ein Enzym, das einen Teil des Cholesterins erneut verestert (**ACAT** [Azyl-CoA-Cholesterolazyl-transferase]), so daß in den Chylomikronen sowohl Cholesterin als auch Cholesterinester eingebaut werden (→ **A**); ersteres stammt dabei nur z.T. aus dem Darmlumen, da die Mukosa selbst synthetisiert. Cholesterin und Cholesterinester der Chylomikronen gelangen, nach deren Umwandlung zu *Chylomikronenresten* (*-remnants*) in die **Leber**, wo *saure Lipasen* Cholesterinester wieder zu Cholesterin spalten, das nun zusammen mit dem der Chylomikronenschale und dem aus anderen Quellen (aus Neusynthese oder aus **HDL** [high density lipoproteins]) folgende Wege gehen kann (→ **B**):

1. Ausscheidung von Cholesterin in die Galle (s. o. und S. 214).
2. Umwandlung von Cholesterin in *Gallensalze*, einem wesentlichen Bestandteil der Galle (→ S. 214).
3. Einbau von Cholesterin in VLDL. Unter Einwirkung von *Lipoproteinlipase* (**LPL**, → S. 220) entstehen aus VLDL erst VLDL-Reste und schließlich **LDL** (low density lipoproteins), die die Cholesterinester an Zellen mit LDL-Rezeptoren abliefern (s. u.).
4. Einbau von Cholesterin in scheibchenförmige „Prä"-HDL, auf die im Plasma das Enzym **LCAT** (Lezithin-Cholesterolazyl-transferase) einwirkt. Cholesterin wird dabei zu Cholesterinestern umgewandelt, die den „Kern" der „Prä"-HDL auffüllen und diese so in kugelförmige **HDL** umwandeln. Für diese Veresterung wird das Cholesterin auch von Chylomikronenresten, VLDL-Resten und von abgestorbenen Zellen übernommen. Lezithin wird dabei gleichzeitig zu *Lysolezithin* gespalten, das (an Albumin gebunden) im Plasma abtransportiert wird und anderweitig zur erneuten Lezithinsynthese verwendet werden kann. Die Cholesterinester der HDL werden in der Folge (via VLDL-Reste) großteils auf LDL übertragen (→ **B**).

Das **HDL-LCAT-System** ist damit eine vielseitige Sammel- und Verarbeitungsstelle für Cholesterin und, wenn man von der kurzzeitigen Phase der Absorption aus dem Darm absieht, gleichzeitig die wichtigste Cholesterinesterquelle für die Zellen des Körpers.

LDL sind die Hauptvehikel für die Anlieferung von Cholesterinestern an extrahepatische Zellen; diese besitzen **LDL-Rezeptoren**, deren Dichte auf der Zelloberfläche je nach Cholesterinesterbedarf geregelt wird. LDL wird in die Zellen endozytotisch aufgenommen, und lysosomale Enzyme spalten die Apoproteine zu Aminosäuren und Cholesterinester zu Cholesterin. Letzteres steht der Zelle damit zum Einbau in Membranen oder für die Steroidsynthese (→ S. 258) zur Verfügung. Bei Cholesterinüberfluß wird ACAT aktiviert, das das Cholesterin verestert und speichert (→ **B**).

Der *tägliche Verlust* von Cholesterin mit dem Stuhl (in Form von *Koprostanol*) und mit der abgeschilferten Haut beträgt ca. 0,6 g, der von Gallensalzen rund 0,5 g. Diese Verluste (abzüglich des Cholesterins in der Nahrung) müssen durch Neusynthese (Darm, Leber) laufend ersetzt werden (→ **B**).

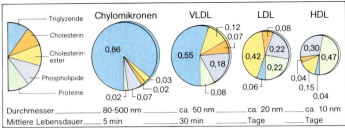

A. Lipid- und Proteinanteil (g/g) in den Lipoproteinen des Plasmas

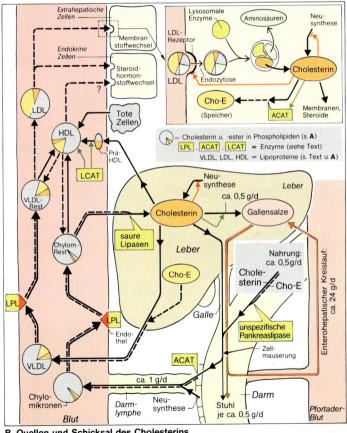

B. Quellen und Schicksal des Cholesterins

Verdauung und Absorption von Kohlenhydraten und Eiweiß

Die **Kohlenhydratverdauung** beginnt bereits im **Mund** (→ **A** u. S. 202). Im Speichel ist *Ptyalin* (eine α-*Amylase*) enthalten, das in der Lage ist, bei neutralem pH-Wert die **Stärke**, die den größten Teil der mit der Nahrung aufgenommenen Kohlenhydrate (Polysaccharide) ausmacht, zu Oligo- und Disacchariden (*Maltose, Maltotriose, α-Grenzdextrin*) zu spalten. Im „proximalen" Magen (→ S. 206) geht dieser Verdauungsvorgang weiter, wird aber im „distalen" Magen wegen der Durchmischung mit saurem Magensaft unterbrochen. Im Duodenum stellt sich wieder ein etwa neutraler pH-Wert ein, und mit dem Pankreassaft (→ S. 212) gelangt neuerdings eine α-Amylase in den Chymus. Damit kann die Polysaccharidverdauung bis zur Stufe der obengenannten Endprodukte zum Abschluß gebracht werden. Die eigentliche **Absorption** der Kohlenhydrate geschieht in Form der Monosaccharide. Maltose, Maltotriose und α-Grenzdextrin müssen daher weiter gespalten werden. Im Pankreassaft und besonders in der Mukosa des Ileums stehen dazu *Maltase* und *1,6-Glucosidase* zur Verfügung. Das Endprodukt **Glukose** wird „bergauf" in die Mukosazelle aufgenommen (*sekundär-aktiver Ko-Transport mit Na$^+$*; → S. 229, D2) und anschließend „bergab" durch Carrier (erleichterte „Diffusion"; → S. 10 f.) ins Pfortaderblut abgegeben. Für die Spaltung anderer Disaccharide, wie **Laktose** und **Saccharose** (= Sukrose), stehen ebenfalls Enzyme der Dünndarm-Mukosa zur Verfügung (*Laktasen, Saccharasen*). Die dabei entstehende **Galaktose** wird ähnlich wie Glukose resorbiert, während für *Fruktose* nur passive Transportmechanismen nachgewiesen sind.

Fehlt z. B. die Laktase, kann Laktose nicht gespalten und daher auch nicht resorbiert werden. Es kommt bei diesem Enzymmangel zu Durchfällen, da 1. die Laktose aus osmotischen Gründen Wasser im Darmlumen zurückhält und 2. die Darmbakterien Laktose zu toxischen Stoffen umbauen.

Die **Eiweiß(Protein)verdauung** beginnt im **Magen** (→ **B**). Die dort ausgeschüttete **Salzsäure** aktiviert die drei aus den Hauptzellen der Magenschleimhaut stammenden **Pepsinogene** zu etwa 8 verschiedenen **Pepsinen**. Diese spalten bei einem pH-Wert von 2–5 (Salzsäure!) die Proteine an den Stellen, wo Tyrosin oder Phenylalanin in die Eiweißketten eingebaut sind (→ S. 197, B). Im fast neutralen Dünndarmmilieu (pH ca. 6,5, durch HCO$_3^-$ aus dem Pankreas) werden die Pepsine wieder inaktiviert. Dafür gelangen aus dem Pankreas *Trypsinogen* und *Chymotrypsinogen* ins Duodenum, wo eine dort produzierte **Enteropeptidase** („Enterokinase") Trypsinogen zu **Trypsin** und dieses wiederum Chymotrypsinogen zu **Chymotrypsin** aktiviert (→ S. 212). Beides sind Enzyme, die die Eiweißmoleküle bis herab zu Tri- und Dipeptiden spalten können. *Karboxypeptidasen* (aus dem Pankreas) sowie *Dipeptidasen* und *Aminopeptidasen* (aus der Darmschleimhaut) greifen die Proteine zusätzlich vom Molekülende her an (→ S. 197, B), so daß die Peptide schließlich großteils in die einzelnen Aminosäuren zerlegt werden (Di- und Tripeptide s. u.).

Die verschiedenen **Aminosäuren** werden durch mehrere spezifische Na$^+$-Ko-Transportsysteme (→ **B** u. S. 229, D3) sekundäraktiv aus dem Darmlumen in die Mukosazelle und von dort passiv (Carrier-vermittelt) in die Blutbahn transportiert.

„Basische" Aminosäuren (Arginin, Lysin, Ornithin) haben ein eigenes Transportsystem, ebenso die „sauren" Aminosäuren (Glutaminsäure und Asparaginsäure), die großteils schon in der Mukosazelle abgebaut werden. Wieviele Transportsysteme es für „neutrale" Aminosäuren gibt, ist noch nicht endgültig geklärt; für β- und γ-Aminosäuren sowie für Prolin u. ä. wird je ein eigener Absorptionsmechanismus diskutiert (→ **B**).

Es gibt eine Reihe angeborener *Resorptionsstörungen spezifischer Aminosäuregruppen*, die oft mit ähnlichen Defekten am Nierentubulus (*renale Aminoazidurien*) kombiniert sind (z. B. bei der Zystinurie).

Der Dünndarm ist darüber hinaus in der Lage, auch bestimmte Di- und Tripeptide als intakte Moleküle zu absorbieren. Ähnlich wie in der Niere (→ S. 128) existieren dazu Carrier in der luminalen Zellmembran. Soweit dieser Peptidtransport aktiv ist, wird er von einem H$^+$-Gradienten getrieben.

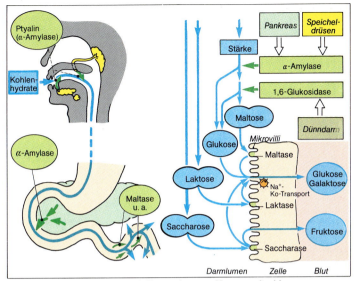

A. Kohlenhydratverdauung und Absorption von Monosacchariden

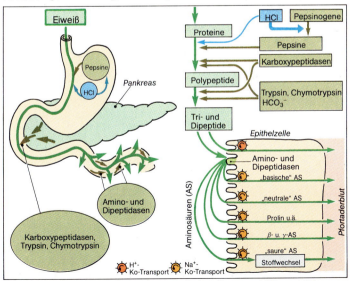

B. Eiweißverdauung und Absorption von Aminosäuren und Oligopeptiden

Ernährung und Verdauung

Vitaminabsorption

Kobalamine (B_{12}-Vitamine) werden durch Mikroorganismen synthetisiert und müssen von höheren Tieren mit der Nahrung aufgenommen werden. Tierische Produkte (Leber, Niere, Fleisch, Fisch, Eier, Milch) sind daher für den Menschen die wichtigsten Kobalaminquellen.

Da die Kobalamine (CN-, OH-, Methyl-, Adenosylkobalamin) relativ große und schlecht lipidlösliche Moleküle sind, bedarf es zur intestinalen Absorption eigener *Transportmechanismen* (→ **A**). Während der Darmpassage und im Plasma sind die Kobalamine an drei Arten von Proteinen gebunden: 1. **Intrinsic factor (IF)** (aus Belegzellen des Magens) im Darmlumen, 2. **Transkobalamin II (TCII)** im Plasma, 3. **R-Proteine** in Plasma (**TCI**), Granulozyten (**TCIII**), Speichel, Galle, Milch u.a.

Kobalamine werden von der *Magensäure* aus den Proteinen der Nahrung freigesetzt und v.a. an R-Protein des Speichels und (bei hohem pH-Wert) auch an IF gebunden. Im Duodenum wird R-Protein durch *Trypsin* verdaut; das Kobalamin wird dabei frei und vom (trypsinresistenten) IF aufgenommen. Die Mukosa des **Ileums** besitzt hochspezifische *Rezeptoren* für den Kobalamin-IF-Komplex, bindet diesen und nimmt ihn in ihre Zellen auf. Ca^{2+}-Ionen und ein pH > 5,6 sind dazu notwendig (→ **A**). Die Rezeptorendichte und damit die Absorption steigen während der Schwangerschaft.

Im Plasma wird Kobalamin an TCI, II und III gebunden. TCII dient der Verteilung vor allem an alle *teilungsaktive Zellen* des Körpers (TCII-Rezeptoren, Endozytose). TCIII (aus Granulozyten) bringt überschüssige Kobalamine und unerwünschte Kobalaminderivate zur Leber (TC-III-Rezeptoren), wo diese *gespeichert* bzw. *ausgeschieden* werden. TCI (t/2 ca. 10 Tage) dient als Kurzzeitspeicher für Kobalamine im Plasma (→ **A**).

Ausschließlich pflanzliche Kost oder Störungen der Kobalaminabsorption (s.u.) führen zu schweren *Mangelerscheinungen*, wie perniziöse Anämie, Schäden im Rückenmark (funikuläre Myelose) u.a. Sie treten erst nach Jahren auf, weil im Körper das etwa 1000fache der täglich benötigten Menge von 1 μg gespeichert ist (→ S. 62f.).

Folsäure oder **Pteroylglutaminsäure** (**Pte-Glu₁**) wird in einer stoffwechselaktiven Form (*Tetrahydrofolsäure*) für die DNS-Synthese benötigt (*Tagesbedarf* 0,1 – 0,2 mg). In der Nahrung kommt Folsäure überwiegend in Formen vor, die statt *einer* Pteroylglutaminsäure (Pte-Glu₁) bis zu sieben Glutamylreste (γ-verknüpfte Peptidkette) enthalten (**Pte-Glu₇**). Da nur Pte-Glu₁ aus dem Darmlumen (proximales **Jejunum**) absorbierbar ist (→ **B**), muß die Polyglutamylkette vor der Absorption durch spezifische Enzyme (*Pteroylpolyglutamathydrolasen*) gekürzt werden. Sie sind wahrscheinlich an der luminalen Membran der Dünndarmmukosa lokalisiert. Die Absorption von Pte-Glu₁ wird von einem spezifischen, aktiven **Transportmechanismus** besorgt.

In der Mukosazelle entstehen in der Folge aus Pte-Glu₁ z.T. *5-Methyltetrahydrofolsäure* (5-Me-H₄-Pte-Glu₁) u.a. Metaboliten (→ **B**). Wenn diese bereits in der Nahrung vorliegen, werden auch sie durch den erwähnten Mechanismus aus dem Darmlumen absorbiert. Gleiches gilt für das zytostatisch wirksame Medikament *Methotrexat*.

Bei Ausfall des spezifischen Transportsystems muß die orale Folsäurezufuhr 100fach erhöht werden, um eine ausreichende Resorption (durch passive Diffusion) zu erreichen. Zur Umwandlung von 5-Me-H₄-Pte-Glu₁ in die stoffwechselaktive Tetrahydrofolsäure ist Kobalamin nötig. Die Folsäurespeicher des Körpers (ca. 7 mg) reichen für den Bedarf einiger Monate (→ S. 62f.). *Mangelerscheinungen* sind eine makrozytäre Anämie, Leuko- und Thrombopenie, Durchfälle, Haut- und Haarwuchsstörungen u.a.

Die anderen **wasserlöslichen Vitamine** (B₁[Thiamin], B₂[Riboflavin], C[Askorbinsäure], H[Biotin, Niacin]) werden sekundär-aktiv zusammen mit Na^+ (*Ko-Transport*), also ganz ähnlich wie Glukose oder Aminosäuren, absorbiert (→ **C**). Resorptionsort ist das Jejunum, für Vitamin C das Ileum. Die B₆-Vitamine (Pyridoxal, Pyridoxin, Pyridoxamin) werden wahrscheinlich nur passiv resorbiert.

Die Resorption **fettlöslicher Vitamine** (A[Retinol], D₂[Cholekalziferol], E[Tocopherol], K₁[Phyllochinon], K₂[Farnochinon]) bedarf wie die von Fetten (→ S. 218) der **Mizellenbildung**. Die Absorptionsmechanismen sind nicht geklärt (z.T. sättigbar und energieabhängig). Der Transport im Plasma erfolgt nach Einbau in Chylomikronen und VLDL (→ S. 220ff.).

Ernährung und Verdauung

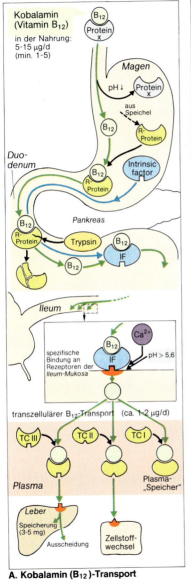

A. Kobalamin (B_{12})-Transport

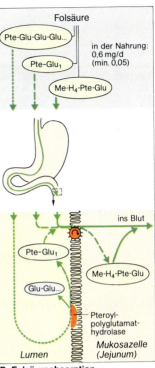

B. Folsäureabsorption

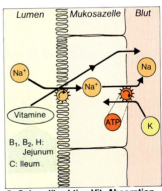

C. Sekundär-aktive Vit.-Absorption

Absorption von Wasser und Mineralstoffen

Pro Tag werden durchschnittlich ca. **1,5 l Wasser** (Getränke, Nahrung) aufgenommen. Daneben werden in den Magen-Darm-Kanal zusätzlich an *Speichel, Magensaft, Galle, Pankreassaft* und *Darmsaft* etwa **6 l/Tag** abgegeben. Da mit dem Stuhl nur etwa 0,1 l/Tag ausgeschieden werden, müssen im Verdauungskanal mindestens **7,4 l/Tag netto-re-** bzw. **absorbiert** werden. Diese *Wasserresorption* findet hauptsächlich im *Jejunum* und *Ileum*, zum kleineren Teil auch im *Kolon* statt (→ **A**).

Bewegungen von **Wasser** durch die Darmwand sind *osmotisch* bedingt. Werden osmotisch wirksame Teilchen (z. B. Na^+, Cl^-) absorbiert, folgt Wasser nach; werden umgekehrt Substanzen ins Lumen sezerniert oder werden nicht absorbierbare Stoffe mit der Nahrung aufgenommen, so fließt Wasser zur Lumenseite. Schwer absorbierbare Sulfate wirken so als Abführmittel. Die Wasserresorption des ganzen Darmes ist normalerweise sehr viel größer als die Sekretion (Differenz ca. 7,4 l, s. o.).

Die Wasseraufnahme aus dem Darm wird vor allem von der **Absorption von** Na^+ (und Cl^-) angetrieben (→ **B**). Na^+ wird dabei durch mehrere Mechanismen absorbiert, wobei in allen Fällen die Na^+-K^+-„Pumpe" (-ATPase) an der basolateralen Zellseite die primär treibende Kraft ist; sie hält die Na^+-Konzentration in der Zelle niedrig und das Zellpotential hoch.

1. **Na^+-Ko-Transport mit Cl^-:** An der luminalen Zellmembran fließt Na^+ „bergab" (chemischer und elektrischer Gradient!) und Cl^- mit dem gemeinsamen Carrier (→ **D2**) „bergauf" in die Zelle. Cl^- verläßt die Zelle wieder „bergab". Dieser Transport bestreitet den größten Anteil der Absorption von Na^+, Cl^- und H_2O aus dem Darm und wird durch Hormone und Transmitter über cAMP (→ S. 242) beeinflußt.

2. **Na^+-Ko-Transport mit organischen Substanzen:** Hier wird der Na^+-Einstrom in die Zelle dazu benützt, Glukose, Aminosäuren, Vitamine, Gallensäuren u.v.a. „bergauf" in die Zelle zu transportieren (→ **D3**).

3. In geringem Ausmaß wird Na^+ auch **alleine** durch Kanäle der luminalen Membran absorbiert (Ileum, Rektum; → **D1**). Dieser Na^+-Transport wird von *Aldosteron* beeinflußt (→ S. 150). Die Mitnahme der positiven Ladung führt zu einem transzellulären, lumennegativen Potential („elektrogener" Transport; → S. 15), entlang dessen nun entweder Cl^- resorbiert (oberer Dünndarm) oder K^+ sezerniert wird (Ileum, → **C**). Wegen der relativ hohen Durchlässigkeit der Dünndarmmukosa für H_2O und kleine Moleküle an den Zellgrenzen („tight" junctions) findet dieser Cl^--, K^+- und H_2O-Fluß vor allem *zwischen* den Zellen (**parazellulär**) statt (→ **D**, links: Cl^-).

4. Vom resorptiven H_2O-Fluß, der von den Mechanismen 1.–3. getrieben wird, werden Na^+ und andere kleinmolekulare Stoffe „mitgerissen" (**solvent drag**), ein ebenfalls parazellulärer Vorgang.

In den Epithelzellen der *Lieberkühnschen Krypten* (→ S. 211, A 8) existiert auch eine Cl^-**-Sekretion**. Dabei sitzt der Na^+-Cl^--Ko-Transport diesmal *an der Blutseite* der Zelle. Der Cl^--Ausstrom ins Lumen wird per cAMP beschleunigt und ist neuro- und hormonal (VIP [vasoactive intestinal peptide], Prostaglandine) gesteuert. *Cholera-Toxin* hemmt die GTPase des nukleotidregulatorischen Proteins (G_S-Protein; → S. 242). Dadurch bleibt die Adenylzyklase dauernd aktiviert, was den cAMP-Spiegel maximal erhöht. Durch die so verstärkte Cl^--Sekretion werden nach andere Ionen und große Mengen von Wasser ins Lumen abgegeben, was zu Durchfällen mit max. 1 l/h führt. Physiologische Aufgaben dieser H_2O-„Sekretion" könnten sein: a) die Verflüssigung von zu viskösem Chymus, b) die Ausschwemmung von Produkten der Panethzellen (→ S. 210) und c) die H_2O-Rezirkulation (Krypten → Lumen → Villi → Krypten) zur Resorptionsförderung von schlecht gelösten Stoffen.

Das HCO_3^- des Pankreassaftes puffert den Chymus ab (saurer Magensaft!); ein HCO_3^--Überschuß wird im Jejunum resorbiert (→ **A**).

HCO_3^- wird außerdem im Dünn- und Dickdarm sezerniert (Säureschutz; pH-Konstanz). Bei *Durchfällen* kommt es zu einem HCO_3^--Verlust („metabolische" *Azidose*; → S. 114).

Während der Stuhl Na^+-arm und Cl^--arm ist, wird mit ihm mindestens 1/3 des aufgenommenen Ca^{2+} ausgeschieden. K^+ wird in Ileum und Kolon (→ **A** u. **C**) sezerniert und erscheint hochkonzentriert (ca. 90 mmol/l) im Stuhl (K^+-Verluste bei Durchfall!). *Vitamin-D-Mangel* (Rachitis) oder Substanzen, die mit dem Ca^{2+} wasserunlösliche Verbindungen eingehen (Phytin, Oxalat, Fettsäuren), setzen die Ca^{2+}-Resorption aus dem Darm herab. Mg^{2+} wird im Darm ganz ähnlich wie Ca^{2+} resorbiert, während das **Eisen** (Fe) einem gesonderten Resorptionsmodus unterliegt (→ S. 62).

Ernährung und Verdauung

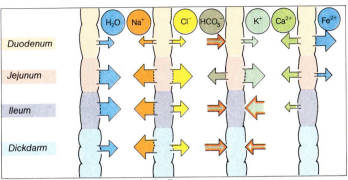

A. Wasser- und Elektrolytresorption im Darm

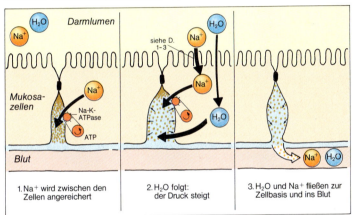

1. Na^+ wird zwischen den Zellen angereichert
2. H_2O folgt: der Druck steigt
3. H_2O und Na^+ fließen zur Zellbasis und ins Blut

B. Na^+- und H_2O-Resorption im Darm (Modell)

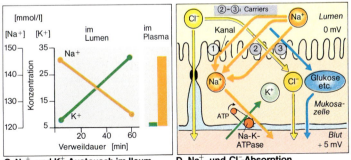

C. Na^+- und K^+-Austausch im Ileum
(nach Code u. Mitarb.)

D. Na^+- und Cl^--Absorption

Dickdarm, Darmentleerung, Fäzes

Der letzte Teil des Magen-Darm-Kanals wird von **Dickdarm** (*Zäkum* und *Kolon*, ca. 1,3 m lang) und **Mastdarm** (*Rektum*) gebildet (→ S. 200). Die **Schleimhaut** des Dickdarms ist durch tiefe Einsenkungen (*Krypten*) gekennzeichnet, die überwiegend von schleimbildenden Zellen, sog. *Becherzellen*, ausgekleidet sind. Ein Teil der oberflächlichen Zellen (mit einem *Bürstensaum*; → auch S. 210) dient der Resorption.

Der Dickdarm dient als *Speicher* für den Darminhalt (1. Speicher: Zäkum u. Colon ascendens; 2. Speicher: Rektum). Dabei werden aus dem Darminhalt (Chymus) weiterhin *Wasser* und *Elektrolyte resorbiert* (→ S. 228) und die ca. 500–1500 ml Chymus, die pro Tag in den Dickdarm eintreten, auf ca. 100–200 ml eingedickt.

Künstlich in das Rektum eingefülltes Wasser (*Einlauf*) kann resorbiert werden. Auch eingeführte Medikamente (*Zäpfchen*) diffundieren durch die Darmwand ins Blut. Die so zugeführten Stoffe sind damit dem Einfluß der Magensäure und der Verdauungsenzyme entzogen und umgehen außerdem die Leber. Der Dickdarm ist nicht lebensnotwendig. Große Teile davon können z. B. bei Tumoren entfernt werden.

Am Dickdarm lassen sich lokale **Mischbewegungen** mit starken Einschnürungen (*Haustrierung*) sowie antero- und retrograde **peristaltische Wellen** nachweisen (Schrittmacher im Colon transversum). Außerdem kommt es 2–3 mal/Tag zu sog. **Massenbewegungen**.

Ein typischer Bewegungsablauf kann im *Röntgenbild* mit bariumhaltigem Speisebrei (*Kontrastbrei*) beobachtet werden (→ **A1–A8**): Kontrastbreigabe um 7 Uhr (→ **A1**); 12 Uhr: Der Kontrastbrei ist bereits in den letzten Ileumschlingen und im Zäkum. Der Beginn des Mittagessens beschleunigt die Entleerung des Ileums (→ **A2**). Etwa 5 min später bildet sich an der Spitze des Kontrastbreis eine Abschnürung (→ **A3**), kurz danach wird das Querkolon mit dem Kontrastbrei gefüllt (→ **A4**), der sogleich durch *Quereinschnürungen* wieder zerteilt und damit durchmischt wird (→ **A5**). Wenige Minuten später (noch während der Mahlzeit) verengt sich der Darm plötzlich um den vordersten Teil des Darminhaltes und befördert diesen in ganz kurzer Zeit (→ **A6–A8**) bis hinab in das Sigmoid: sog. *Massenbewegung*. Sie wird fast immer bei den Mahlzeiten ausgelöst; ein sog. *gastrokolischer Reflex* und Magen-Darm-Hormone werden dafür verantwortlich gemacht.

Darmbakterien. Der bei der Geburt sterile Darmtrakt wird in den ersten Lebenswochen von oral her mit Bakterien besiedelt. Beim Erwachsenen enthält der Darminhalt pro ml Darminhalt $10^{10}-10^{12}$ Bakterien (fast ausschließlich Anaerobier). Die Darmbakterien erhöhen die Aktivität der intestinalen Immunabwehr („*physiologische Entzündung*"), und ihr Stoffwechsel ist für den „Wirt" bedeutsam. Gallensalze und Sexualhormone z. B. werden dekonjugiert (erhöht deren enterohepatischen Kreislauf; → S. 214) und oralwärts nicht absorbierte Disaccharide zu kurzkettigen, absorbierbaren Fettsäuren umgewandelt.

Im Ileum ist (vor allem wegen des viel rascheren Chymustransportes) die Besiedelungsdichte um rund vier Größenordnungen geringer. Der niedrige pH-Wert im Magen ist eine wichtige Barriere für Bakterien, so daß sich dort und im oberen Dünndarm fast keine Bakterien finden ($0-10^4$/ml).

Der **Darmausgang** (*Anus*) ist durch mehrere Mechanismen normalerweise verschlossen (→ **B**). Dazu tragen bei: die sog. *Kohlrauschsche Falte* (→ **B1**), die zwischen zwei gegenüberliegende Falten eingreift; weiterhin die *Mm. puborectales* (→ **B2**), der *innere*, unwillkürliche (→ **B3**) und der *äußere*, willkürliche (→ **B4**) *Analsphinkter* und schließlich ein *venöser Schwellkörper* (→ **B5**).

Wird das obere Rektum (*Ampulla recti*; **B6**) zunehmend mit Darminhalt gefüllt, werden dort *Druckrezeptoren* (→ **B7**) erregt, was den **Stuhldrang** (→ **B**) auslöst. Wird ihm nachgegeben, kommt es zur **Stuhlentleerung** (**Defäkation**; → **B**):

Dabei kontrahiert sich die Längsmuskulatur des Rektums (→ **B8**), die Falten (→ **B1**) verstreichen, die beiden Analsphinkter (→ **B3**, **B4**) und die Mm. puborectales (→ **B2**) erschlaffen, der Darm verkürzt sich, und die Ringmuskulatur (→ **B9**) treibt, unterstützt von der Bauchpresse (→ **B10**), den Stuhl ins Freie.

Die *Defäkationsfrequenz* (3mal täglich bis 3mal pro Woche) ist unterschiedlich und hängt v. a. von der aufgenommenen Menge unverdaulicher bzw. **Ballaststoffe** (z. B. Zellulose) ab. Zu häufige Entleerung eines dünnflüssigen Stuhles (*Durchfall*) kann ebenso zu Störungen führen (→ S. 114 ff. u. S. 142) wie zu seltene Defäkation (Verstopfung [*Obstipation*]).

Stuhl (*Fäzes*; → **C**): Durchschnittlich werden 60–180 g/d Stuhl ausgeschieden (> 200 g: Durchfall). Er besteht zu ca. 1/4 aus Trockensubstanz, wovon wiederum 1/3 von *Bakterien* herrührt, die physiologische Dickdarmbewohner sind.

Ernährung und Verdauung

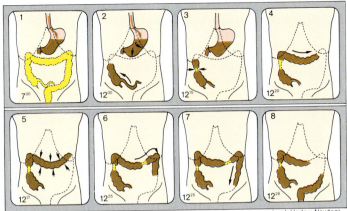

A. Dickdarmmotilität (nach Hertz u. Newton)

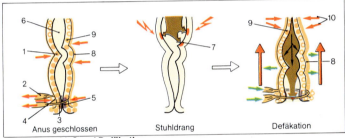

B. Analverschluß und Defäkation

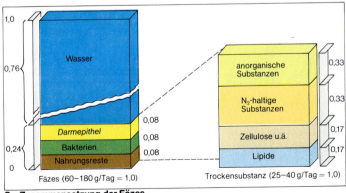

C. Zusammensetzung der Fäzes

Endokrines System und Hormone

Integrationsmechanismus des Körpers

Bei einzelligen Organismen, z. B. bei Bakterien oder Protozoen, antwortet die ganze Zelle auf einen Reiz aus der Umgebung. Eventuelle Signale innerhalb dieser Zelle können wegen der Kürze des Weges durch Diffusion chemischer Stoffe weitergegeben werden. Im Gegensatz dazu müssen beim vielzelligen Organismus die vielen spezialisierten *Zellgruppen* bzw. *Organe* sinnvoll *integriert* und *koordiniert* werden.

Im Säugetierorganismus dienen dazu das **Nervensystem** und das **endokrine System**. Mit beiden Systemen werden, auf *elektrisch-nervalem* bzw. auf *humoral-hormonalem* Wege, **Signale** übermittelt (→ A). Sie dienen der Steuerung des *Stoffwechsels*, der Regelung des „*inneren Milieus*" (Kreislauf, pH-Wert, Wasser- und Elektrolythaushalt, Temperatur etc.) und steuern darüber hinaus das *Wachstum* und die *Reifung* des Organismus, die zur *Fortpflanzung* notwendigen Organfunktionen und schließlich die *Äußerungen des Organismus gegenüber seiner Umwelt*. In diese Steuerung greifen **Reize aus der Umwelt, psychisch-emotionale Faktoren** und schließlich **Rückkoppelungsmechanismen** innerhalb des Organismus ein.

Die **Nerven** sind spezialisiert auf die *rasche Weiterleitung* von meist *fein abgestuften Signalen*. In der Peripherie unterscheidet man

1. ein **somatisches Nervensystem** (→ S. 272 f.), das in erster Linie die Skelettmuskulatur steuert und die Signale der Sinneszellen zentralwärts leitet, und

2. ein **autonomes** oder **vegetatives Nervensystem** (→ S. 50 ff.), das hauptsächlich den Kreislauf, die inneren Organe, die Sexualfunktionen u. a. m. steuert.

Das **endokrine System** ist auf eine *langsame, chronische Signalübertragung* spezialisiert und benützt das *Kreislaufsystem* zur Überwindung größerer Distanzen innerhalb des Körpers.

Die **Botenstoffe** („messengers") des endokrinen Systems sind die **Hormone**; sie stammen aus hormonproduzierenden Zellen und haben entweder eine untergeordnete Hormondrüse oder nichtendokrines Gewebe als **Erfolgs-** oder **Zielorgan**. Ihre **Zielzellen** besitzen spezifische Bindungsstellen (**Rezeptoren**) für das jeweilige Hormon und binden es mit hoher Affinität (10^{-8}–10^{-12} mol/l; → S. 11). Damit sucht sich die Zielzelle sozusagen das für sie bestimmte Signal aus den vielen Hormonen heraus, die im Blut gleichzeitig anwesend sind.

In enger Zusammenarbeit mit den vegetativen Zentren im Gehirn und dem vegetativen Nervensystem regelt das endokrine System die **Ernährung**, den **Stoffwechsel**, das **Wachstum**, die körperliche und psychische **Entwicklung** und **Reifung**, die **Fortpflanzungsmechanismen**, die **Leistungsanpassung** und das „innere Milieu" (**Homöostase**) des Körpers (→ **A**).

Die meisten dieser überwiegend vegetativen Funktionen unterstehen der zentralen Kontrolle des **Hypothalamus**, der wiederum von *höheren Zentren des Gehirns* beeinflußt wird (→ S. 290).

Im Hypothalamus können *nervale Reize in hormonelle Signale umgesetzt* werden. Spezielle Nervenzellen des Hypothalamus (**neuroendokrine Zellen**) bilden Hormone, die bei Erregung des Neurons ins Blut abgegeben werden.

Bei den an den sonstigen Nervenendigungen freigesetzten Stoffen (Azetylcholin, Noradrenalin u. a.) spricht man hingegen von *Überträgerstoffen* oder *Neurotransmittern*, da diese das Signal nur über eine kurze Strecke, den synaptischen Spalt, an die nächste Zelle (meist Nerven- oder Muskelzelle) weitergeben (→ S. 30 ff.).

Das **Nebennierenmark** (→ S. 58) nimmt eine Zwischenstellung ein: Hier gelangen Adrenalin und Nordrenalin ins Blut, obwohl sie ihrer chemischen Struktur nach zu den Transmitterstoffen zählen und als solche im Organismus auch Verwendung finden.

Endokrines System und Hormone 233

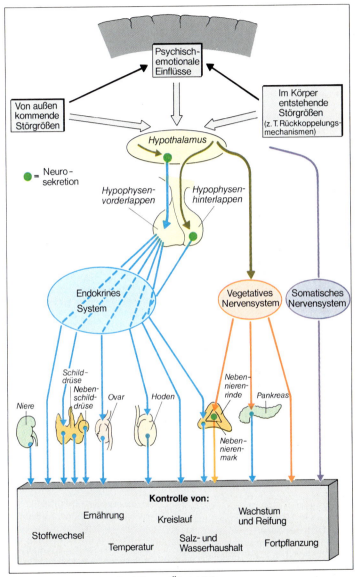

A. Steuerung vegetativer Funktionen (Übersicht)

Endokrines System und Hormone

Die Hormone

Hormone sind chemische Botenstoffe des Körpers, die der **Informationsübertragung** bei der Regelung von Organfunktionen und Stoffwechselvorgängen dienen. Hormone werden in **endokrinen Drüsen** gebildet (mit Ausnahme der sog. Gewebshormone) und gewöhnlich auf dem *Blutweg* zu den Zellen des Erfolgsorgans (Zielzellen) gebracht. Der chemischen Struktur nach lassen sich drei Gruppen von Hormonen unterscheiden: 1. **Peptidhormone** (→ A, dunkelblaue Felder) und **Glykoproteinhormone** (→ A, hellblaue Felder), 2. **Steroidhormone** (→ A, gelbe Felder) und chemisch verwandte Hormone (D-Hormon) sowie 3. Hormone, die sich von der Aminosäure *Tyrosin* ableiten (→ A, orange Felder). Die schlecht wasserlöslichen Steroidhormone werden im Blut an Proteine gebunden; solche z. T. spezifischen Transportproteine sind z. B. *Transkortin* (für Kortisol, Progesteron) oder das *Sexualhormonbindungsglobulin* (für Testosteron, Östrogene).

Häufig erreichen „klassische" Hormone ihre Zielzellen nicht nur auf dem Blutweg (**endokrine** Wirkung), sondern auch durch Diffusion über das Interstitium (**parakrine** Wirkung an benachbarten Zellen; s. z. B. S. 246).

Die **Rezeptoren** für die Glykoprotein- und Peptidhormone sowie für Katecholamine sitzen *außen* an der *Zellmembran* (→ S. 242). Soweit bisher bekannt, sind diese Rezeptoren Peptidketten (ca. 50000 Dalton), die zick-zack-förmig mehrmals die Zellmembran durchdringen. Wird das Hormon an den Rezeptor gebunden, löst sich an der Membraninnenseite ein intrazellulärer Übertragerstoff (**„second messenger"**), der das Hormonsignal in der Zelle weitergibt. Solche „zweite (und z. T. dritte) Boten" sind z. B. cAMP, cGMP, Inositoltrisphosphat, Diazylglyzerol oder Ca^{2+} (→ S. 242 ff.). Steroidhormone hingegen gelangen *selbst* ins Zellinnere (→ S. 244), um sich dort an spezifische *Rezeptorproteine* zu binden. Auch die Schilddrüsenhormone gelangen in die Zelle. Sie binden sich wahrscheinlich an Rezeptoren des Zellkerns.

Eine Zielzelle kann verschiedene Rezeptoren sowohl für unterschiedliche Hormone (z. B. für Insulin und Glukagon) als auch für dasselbe Hormon (z. B. für Adrenalin, das an α_1-, α_2-, β_1- und β_2-Rezeptoren gebunden wird) haben.

Hierarchie der Hormone (→ A). In vielen Fällen wird eine Hormonausschüttung durch einen *nervalen Reiz im ZNS* ausgelöst. Nerval-hormonale Schaltstelle ist in erster Linie der **Hypothalamus** (→ S. 240 u. S. 290). Er setzt das nervale Signal in eine Hormonabgabe aus dem Hypothalamus und (sekundär) aus dem **Hypophysenvorderlappen** (HVL) oder (primär) aus dem **Hypophysenhinterlappen** (HHL) um. Ein Großteil der HVL-Hormone (sog. *glandotrope Hormone*) steuert **periphere endokrine Drüsen** (→ A, olivgrüne Felder), aus denen dann erst das **Endhormon** freigesetzt wird (→ A). An diesen Umschaltstationen kann das ursprüngliche Signal nicht nur *verstärkt*, sondern auch mehrfach *moduliert* werden (z. B. zur rückgekoppelten Regelung; → S. 238).

Die **Hormonfreisetzung aus dem HVL** wird durch übergeordnete Hormone aus dem Hypothalamus gesteuert (→ A u. S. 240). Dabei sind Hormone, die die Freisetzung fördern (**Releasing-Hormone, RH**), von solchen, die die Freisetzung hemmen (Release-**Inhibiting-Hormone, IH**), zu unterscheiden (→ A u. Tabelle auf S. 235).

Die **Hormone des HHL** (ADH, Ocytozin) werden im Hypothalamus gebildet, axoplasmatisch zum HHL transportiert und dort durch nervale Signale freigesetzt (→ A). Die beiden HHL-Hormone wirken (wie Prolaktin, LPH und z. T. STH aus dem HVL) *direkt* auf die Zielzelle.

Die **Hormone des Nebennierenmarks** (→ A u. S. 58) werden über vegetative Nervenfasern freigesetzt, was z. T. auch für die **Pankreashormone** gilt. In erster Linie werden letztere jedoch durch *humorale Signale* (→ S. 246) aus dem Stoffwechsel gesteuert. Das gilt auch für die Freisetzung von **Parathormon** (→ S. 254 ff.), **Kalzitonin** (→ S. 256), **Aldosteron** (→ S. 152) und **Erythropoetin** (→ S. 60).

Die **Magen-Darm-Hormone** (→ S. 200 ff.) und die sog. **Gewebshormone** werden außer-

Endokrines System und Hormone

halb des klassischen endokrinen Systems gebildet. Die Gewebshormone wirken häufig lokal (**parakrine** Wirkung, s.o.). Angiotensin (→ S. 152), Bradykinin (→ S. 176 u. S. 202), Histamin (→ S. 72 und S. 208), Serotonin (→ S. 74) und die Prostaglandine zählen zu dieser Gruppe.

Prostaglandine (PG) und PG-ähnliche Substanzen werden beim Menschen aus der Fettsäure **Arachidonsäure (AA)** gebildet. (PG, die sich von der AA herleiten, haben den Index 2). AA entstammt der Nahrung (Fleisch) oder wird aus der essentiellen Fettsäure Linolensäure synthetisiert. Im Körper wird AA, die in der Phospholipidschicht der Zellmembranen als Ester vorliegt, durch *Phospholipase* A_2 freigesetzt. Die **PG-Synthese** aus AA läuft über drei Hauptwege:

a) *Lipoxygenase-Weg:* Hauptprodukt ist 12-OH-AA (HETE), das chemotaktisch wirkt und bei der Entzündung zur Leukozyteneinwanderung führt.

b) Bildung der *Leukotriene A, B und C*. Letzteres ist identisch mit SRS-A (→ S. 72).

c) *Fettsäure-Zyklooxygenase-Weg*. Er wird durch nichtsteroidale antientzündliche Pharmaka (z.B. Azetylsalizylsäure) gehemmt und bildet über Zwischenprodukte (PGG_2, PGH_2) die biologisch aktiven Verbindungen PGE_2, PGD_2, $PGF_{2\alpha}$, Thromboxane (TXA_2, TXB_2) und Prostazyklin (PGI_2).

Einige typische **Effekte der PG** sind: *Bronchialmuskeln*: $PGF_{2\alpha}$ kontrahiert, PGE_2 dilatiert; *Magen-Darm-Sekretion*: PGE_2 hemmt häufig; *Uterus*: PGE_2 und $PGF_{2\alpha}$ kontrahieren; *Niere*: PGE_2 und PGI_2 wirken natriuretisch u.a.; *Schmerz*: PGE_2 und PGI_2 sensibilisieren noziceptive Nervenendigungen (Entzündung); *Thrombozyten*: TXA_2 bewirkt Aggregation, PGI_2 hemmt.

Hormonnamen und -abkürzungen. Die Kurznamen der hypothalamischen Releasing-(Freisetzungs-) Hormone (RH) oder Releasing-Faktoren (RF) tragen die Endung **-liberin**, die der hypothalamischen Inhibitor-(Hemm-)Hormone (IH) die Endung **-statin** und die HVL-Hormone die Endung **-tropin**.

Kurznamen*	andere Namen	Abkürzungen
Hypothalamus		
Kortikoliberin	Kortikotropin-RH	CRF, CRH
Gonadoliberin**	RH des FSH und des LH (ICSH)	Gn-RH, FSH/LH-RH
Melanoliberin	Melanotropin-RH	MRF, MRH
Melanostatin	Melanotropin-IH	MIF, MIH
Prolaktostatin	Prolaktin-IH	PIF, PIH
Somatoliberin	RH d. somatotropen Hormons	SRF, SRH, GH-RH
Somatostatin***	IH d. somatotropen Hormons	SIH, GH-IH
Thyroliberin	RH d. thyreotropen Hormons	TRF, TRH
Hypophysenvorderlappen		
Kortikotropin	Adrenokortikotropes Hormon	ACTH
Follitropin	Follikelstimulierendes Hormon	FSH
Lutropin	Luteinisierendes (interstitialzellenstimulierendes) Hormon	LH, ICSH
Melanotropin	Melanozytenstimulierendes Hormon	MSH
Somatotropin	Wachstumshormon	STH, GH
Thyrotropin	Schilddrüsenstimulierendes Hormon	TSH
Prolaktin	Mammotropes (laktotropes) Hormon	PRL, LTH, PROL
Hypophysenhinterlappen		
Ocytozin	Oxytozin	
Adiuretin	Vasopressin, antidiuretisches Hormon	ADH, AVP

* Großteils empfohlen durch JUPAC-JUB-Kommission für Biochemische Nomenklatur (1974).
** Die früher getrennt benannten RH Folliberin (FSH-RH) und Lutiliberin (LH-RH) sind identisch.
*** Wird auch im Pankreas u.a. Organen des Magen-Darm-Traktes gebildet.

Endokrines System und Hormone

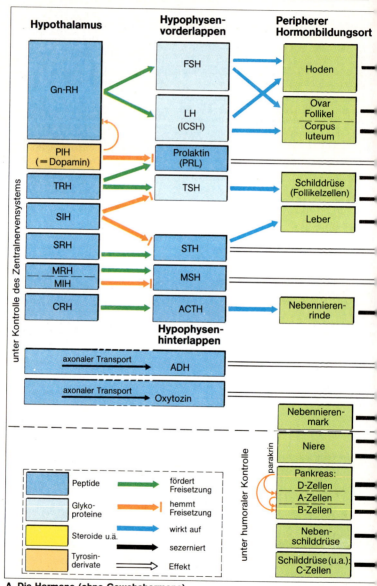

A. Die Hormone (ohne Gewebshormone)

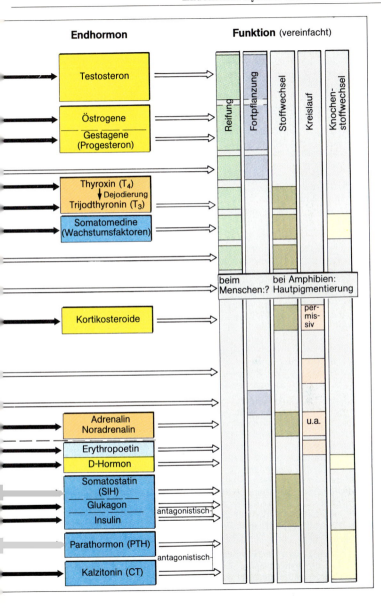

Endokrines System und Hormone

Regelung durch Rückkopplung – Prinzipielle Hormonwirkungen

Rückkoppelung („feedback") ist ein Vorgang, bei dem die Antwort auf ein Signal (z. B. Zellantwort auf einen hormonellen Reiz) den Signalgeber (im Beispiel: die Hormondrüse) rückläufig beeinflußt. Bei der (seltenen) **positiven Rückkoppelung** *verstärkt* die Antwort das ursprüngliche Signal, das wiederum zu einer verstärkten Antwort führt usw. (→ z. B. S. 264). Bei der häufigen **negativen Rückkoppelung** wird das ursprüngliche, auslösende Signal durch die Antwort des Signalempfängers wieder *verringert*. Wie die meisten Regelungsvorgänge im Organismus unterliegen auch die Hormonwirkungen einer solchen negativen Rückkoppelung.

Die *Releasing-Hormone des Hypothalamus* (z. B. CRH) führen zur Ausschüttung des jeweiligen *glandotropen Hormons* aus dem HVL (im Beispiel: ACTH), das seinerseits die periphere Hormondrüse (im Beispiel: Nebennierenrinde) beeinflußt (→ **A 1**). Das ausgeschüttete *Endhormon* (im Beispiel: Kortisol) wirkt nicht nur an der Zielzelle, sondern *hemmt rückläufig die Freisetzung des Releasing-Hormons* aus dem Hypothalamus (→ **A 3** und **A 4**), was nun zur Abnahme der Endhormonausschüttung führt (→ **A 5** bis **A 7**). Die Hemmung der Releasing-Hormon-Freisetzung wird dadurch wieder geringer (→ **A 7**) usw.

Die Rückkoppelung kann z. B. auch dadurch erfolgen, daß das HVL-Hormon den Hypothalamus oder das Endhormon den HVL (z. B. bei TSH und ACTH) oder die Endhormon-produzierende Zelle selbst (**Autoinhibition** über **Autorezeptoren**) rückläufig hemmt (→ **A**, rechts unten). Eine weitere Möglichkeit besteht darin, daß die vom Hormon gesteuerte *Stoffwechselgröße* (z. B. Ca^{2+}-Konzentration im Plasma) die Hormonfreisetzung regelt (im Beispiel: Parathormon; → S. 254 ff.).

Die Rückkoppelung kann auch Nervensignale mit einschließen (**neuroendokrine Regelkreise**), z. B. bei der endokrinen Verhaltenssteuerung (Glukosespiegel → Hunger; Osmo- und H_2O-Homöostase → Durst etc.).

Durch die übergeordneten Hormone werden nicht nur die *Bildung* und die *Ausschüttung des Endhormons* gesteuert, sondern auch das **Wachstum der peripheren Hormondrüse** beeinflußt. Ist z. B. die Endhormonkonzentration im Blut trotz maximaler Synthese und Ausschüttung in den vorhandenen Drüsenzellen immer noch zu niedrig, vermehren sich diese Zellen so lange, bis der Rückkoppelungseffekt des von ihnen sezernierten Endhormons ausreicht, die übergeordnete Hormondrüse zu drosseln (→ z. B. Kropfentstehung, S. 252). Eine solche **kompensatorische Hypertrophie** (ausgleichendes Wachstum) einer peripheren Hormondrüse ist z. B. auch zu beobachten, wenn ein Teil einer Hormondrüse operativ entfernt wurde.

Werden *Hormone* (z. B. Kortison) *künstlich zugeführt*, wirken diese genau so hemmend auf die glandotrope Hormonausschüttung (im Beispiel: ACTH) wie die normalerweise aus der peripheren Drüse (im Beispiel: Nebennierenrinde) abgegebenen Hormone. Die chronische Verabreichung eines Endhormons führt daher zur Hemmung und Rückbildung des normalen Produktionsortes dieses Hormons: **Kompensatorische Atrophie.**

Von einem sog. **Rebound-**(„Rückschlag"-)**Phänomen** spricht man in diesem Zusammenhang dann, wenn nach dem Absetzen der Endhormonabgabe die Ausschüttung des übergeordneten Hormons (im vorigen Beispiel: ACTH) vorübergehend übernormal ist.

Die **prinzipiellen Wirkungen der Hormone** auf ihre Zielzellen bestehen darin, den Stoffwechsel dieser Zellen auf drei Wegen regulierend zu beeinflussen: 1. Konfigurationsänderungen an Enzymen (sog. **allosterische Mechanismen**), die direkte Änderungen der Enzymaktivität zur Folge haben; 2. Hemmung oder Förderung (**Induktion**) der Enzymsynthese; 3. Änderung der **Substratbereitstellung** für die enzymatischen Reaktionen, etwa durch Änderung der Durchlässigkeit (**Carrierdichte** oder **-affinität**) der Zellmembran. Insulin z. B. wirkt so auf die intrazelluläre Bereitstellung von Glukose (→ S. 246 f.).

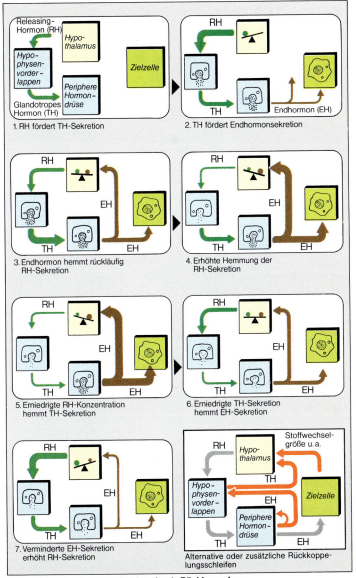

A. Regelung der Hormonsekretion durch Rückkoppelung

Endokrines System und Hormone

Hypothalamus-Hypophysen-System

Bestimmte Neurone des Hypothalamus sind in der Lage, Hormone zu sezernieren: **Neurosekretion**. Die in der Nervenzelle gebildeten Hormone werden nicht wie die Überträgerstoffe in einen synaptischen Spalt (→ z. B. S. 54 ff.), sondern *direkt ins Blut* abgegeben.

In den neurosekretorischen Neuronen des medialen Hypothalamus werden die Hormone im endoplasmatischen Retikulum des Somas (→ S. 23) synthetisiert und am Golgi-Apparat abgegeben, wo die Hormone in membranumschlossene **Granula** eingebaut werden. Diese Granula *wandern in den Axonen* zum Nervenende (**axoplasmatischer Transport**; → S. 22). Ocytozin und Adiuretin gelangen so bis in den Hypophysenhinterlappen (HHL), die Releasinghormone (s. u.) zur *Eminentia mediana* des Hypothalamus.

Die **Freisetzung der Hormongranula** aus den Nervenenden ins Blut erfolgt durch *Aktionspotentiale* (→ S. 26 ff.), wobei, ähnlich wie bei der Freisetzung von Neurotransmittern (→ S. 56), Ca^{2+} in das Nervenende einströmt. Die Aktionspotentiale in neurosekretorischen Nerven dauern bis zu 10mal länger als in anderen Nerven, um eine ausreichende Hormonfreisetzung sicherzustellen.

Aus den neurosekretorischen Nervenfasern direkt in den *Körperkreislauf* gelangen die **Hormone des Hypophysenhinterlappens**, also Adiuretin (Vasopressin) und Okytozin (Oxytozin) und die des **Nebennierenmarks**, d. h. Adrenalin und Noradrenalin (→ S. 58).

Die **Releasing-(Freisetzungs-)Hormone (RH)** für den Hypophysenvorderlappen (HVL, Adenohypophyse) werden aus den neurosekretorischen Neuronen des **Hypothalamus** erst in eine Art **Pfortadersystem** ausgeschüttet, gelangen so auf einem kurzen Blutweg zum Gefäßnetz des HVL, wo sie (über Second messenger, → S. 242) die Freisetzung der HVL-Hormone in den Körperkreislauf bewirken (→ **A**).

Die *Regelung der RH-Ausschüttung* erfolgt über Rückkoppelung durch die Plasmakonzentration des jeweiligen HVL-Hormons oder des Endhormons (→ S. 238).

Für einige HVL-Hormone existieren auch sog. **Inhibiting-(Hemm-)Hormone (IH)**, die ebenfalls vom Hypothalamus über das hypophysäre Pfortadersystem zum HVL gelangen. Verminderte Ausschüttung des IH hat eine vermehrte Freisetzung des zugehörigen HVL-Hormons (→ S. 236 f.) zur Folge.

Zur normalen Ausschüttung einiger HVL-Hormone sind oft zusätzliche Hormone im Blut notwendig. So wirken an der STH-Freisetzung neben SRH und SIH auch Glukokortikoide und Schilddrüsenhormone mit.

Der Hypothalamus ist über diverse, meist katecholaminerge Neuronen eng mit dem **Limbischen System**, der *Formatio reticularis* und (über den Thalamus) mit der **Hirnrinde** verbunden (→ S. 290). Er steuert deshalb nicht nur rein vegetative Regulationen (*Energie-* und *Wasserhaushalt, Kreislauf-* und *Atemfunktion*), sondern zeigt auch Abhängigkeiten vom *Schlaf-Wach-Rhythmus* und von **psychisch-emotionalen Faktoren**. Streßsituationen z. B. führen (via CRH und ACTH) zur Ausschüttung von Kortisol und können bei Frauen zum Aussetzen der hormongesteuerten Menstruationsblutung (→ S. 262 ff.) führen.

Aus dem **HVL** werden folgende Hormone freigesetzt (→ S. 236 ff.): **ACTH** (wirkt auf die Nebennierenrinde; → S. 246 ff. u. S. 260), **TSH** (wirkt auf die Schilddrüse; → S. 250 ff.), **FSH** und **LH** (wirken auf Eierstöcke bzw. Hoden; → S. 262 ff.), **STH** (s. u.) und **Prolaktin** (wirkt v. a. auf die Brustdrüsen; → S. 264). ACTH, TSH, FSH und LH wirken auf untergeordnete Hormondrüsen; sie werden daher **glandotrop** genannt. STH und Prolaktin sind nichtglandotrop.

Das **Wachstumshormon STH** steuert das Skelettwachstum und andere Stoffwechselprozesse (→ S. 246 ff.), wobei **Somatomedine** (**Wachstumsfaktoren**; aus der Leber) meist als Vermittler auftreten, so z. B. beim Sulfateinbau im Knorpel und bei der Proteinsynthese. Somatomedin C (= **i**nsulin-like **g**rowth **f**actor = IGF) hemmt auch die STH-Freisetzung im HVL (negative Rückkoppelung). Ohne Zwischenschaltung von Somatomedinen wirkt STH lipo- und glykogenolytisch.

Der HVL gibt außerdem **β-Endorphin** und ein lipotropes Hormon (**β-LPH**) ab, deren physiologische Bedeutung allerdings noch unklar ist. Beide Hormone entstehen, ebenso wie ACTH und MSH, durch Abspaltung aus der Peptidkette des *Pro-Opiomelanokortin* (**POMC**).

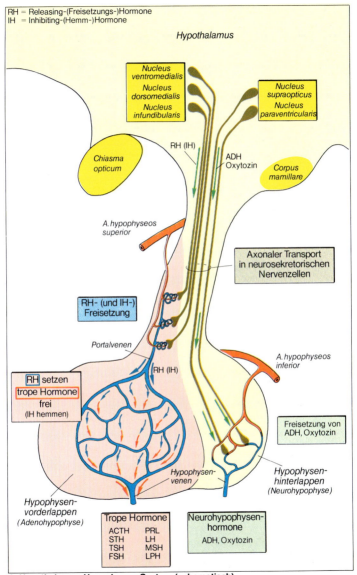

A. Hypothalamus-Hypophysen-System (schematisch)

Zelluläre Weitergabe des Hormonsignals

Die **Hormone** erreichen als humorale Signal- oder **Botenstoffe** (First messenger) auf extrazellulärem Weg die jeweilige Zielzelle. Außer für die lipophilen Hormone, also für Steroidhormone (→ S. 244 ff.), Schilddrüsenhormone (→ S. 250 ff.) und Kalzitriol (→ S. 151 u. 254 ff.), besitzt die Außenseite der Zielzellmembran **Hormonrezeptoren**, die für das jeweilige Hormon **spezifisch** sind und dieses mit hoher Affinität binden. Durch diese **Hormon-Rezeptor-Bindung** kommt es (mit einigen Ausnahmen, z. B. beim Insulin; (→ S. 248), über bestimmte Reaktionsschritte zwischen Proteinen (z. T. auch Phospholipiden) der Zellmembran zur enzymatischen Freisetzung von zweiten Botenstoffen (**Second messengers**) im Zellinneren. Zyklisches Adenosin- und Guanosinmonophosphat (**cAMP, cGMP**), Inositol-1,4,5-Trisphosphat (**IP₃**) und 1,2-Diazylglyzerin(ol) (**DAG**) gehören dazu. Da die **Spezifität** der Hormonwirkung durch die Rezeptorausstattung der Zielzelle gewahrt wird, können viele Hormone den gleichen Second messenger benützen. Außerdem kann dessen Konzentration in der Zelle durch das eine Hormon erhöht, durch das andere erniedrigt werden. Für dasselbe Hormon existieren zudem häufig mehrere Rezeptortypen.

cAMP als Second messenger

Für eine cAMP-vermittelte Zellantwort muß die Membran der Zielzelle neben dem Rezeptor stimulierende und/oder inhibitorische **G**uanylnukleotid-regulatorische Proteine, G_s und G_i, enthalten (→ **A**). Sie bestehen aus den 3 Untereinheiten α_s (bzw. α_i), β und γ. An α ist in Ruhe **G**uanosindiphosphat (**GDP**) gebunden. Reagiert nun das Hormon mit dem **R**ezeptor, so bindet sich der H-R-Komplex an G_s-GDP (bzw. G_i-GDP). GDP wird nun durch zytosolisches GTP ersetzt, und gleichzeitig wird β-γ und H-R abgespalten. Dazu ist Mg^{2+} notwendig. Übrig bleibt α_s-GTP bzw. α_i-GTP, von denen ersteres die **Adenyl(at)zyklase** an der Membraninnenseite *aktiviert*, d. h. [cAMP] steigt, während α_i-GTP (mit unbekannten Kofaktoren, evtl. β-γ) sie *hemmt* ([cAMP] fällt).

Hormone, die über G_s und einen **cAMP-Anstieg** wirken, sind: Glukagon, VIP, Ocytozin, Adenosin (A_2-Rezeptor), Serotonin (S_2-Rez.), Sekretin, PGE_2, PGI_2, Histamin (H_2-Rez.), Dopamin (D_1-Rez.), Adiuretin (VP_2-Rez.), LH, FSH, TSH, ACTH, Adrenalin (β_1- und β_2-Rezeptor), Kortikoliberin und Somatoliberin.

Andere Hormone oder dieselben Hormone an einem anderen Rezeptor wirken über G_i und **senken cAMP**: Azetylcholin (M_2-Rez.), Somatostatin, Opioide, Angiotensin II, Adrenalin (α_2-Rez.), Adenosin (A_1-Rez.), Dopamin (D_2-Rez.), Serotonin (S_{1a}-Rez.) u. a. m.

Choleratoxin blockiert die GTPase. Damit entfällt deren „Abschalt"-Wirkung auf die Adenylzyklase, und die cAMP-Konzentration steigt in der Zelle auf extrem hohe Werte an (bezüglich der Folgen für die Darmzelle → S. 228). **Pertussis** (Keuchhusten)-**Toxin** hemmt das G_i-Protein, *enthemmt* damit dessen Wirkung auf die Adenylzyklase und führt daher ebenfalls zu einem Anstieg des cAMP in der Zelle.

cAMP aktiviert **Proteinkinasen** (Typ A), mit deren Hilfe **Proteine** (meist Enzyme oder Membranproteine, darunter auch der Rezeptor selbst) **phosphoryliert** werden (→ **A**). Die spezifische Zellantwort hängt von der Art des phosphorylierten Proteins ab, das wiederum durch die jeweilige in der Zielzelle vorhandene Proteinkinase bestimmt wird.

Eine weitere Spezifizierung ist dadurch gegeben, daß z. B. manche Enzyme durch die Phosphorylierung aktiviert, andere inaktiviert werden. So wirkt cAMP in doppelter Hinsicht glykolytisch: Das Enzym Glykogensynthetase, das den Glykogenaufbau katalysiert, wird durch die Phosphorylierung inaktiviert, während das den Glykogenabbau fördernde Enzym Phosphorylase durch die cAMP-vermittelte Phosphorylierung aktiviert wird.

Zum **Abschalten der Signalkette** wird durch die hormonaktivierte GTPase α-GTP in α-GDP zurückverwandelt, das schließlich mit β-γ wieder zu G-GDP zusammentritt. Außerdem wird cAMP durch eine Phosphodiesterase zu 5'-AMP inaktiviert, und auch die zuvor phosphorylierten Proteine können durch Phosphatasen wieder dephosphoryliert werden. Eine Hemmung der Reaktion cAMP → 5'-AMP, z. B. durch Theophyllin oder Koffein, verlängert die cAMP-Lebensdauer und damit dem Hormoneffekt.

Endokrines System und Hormone

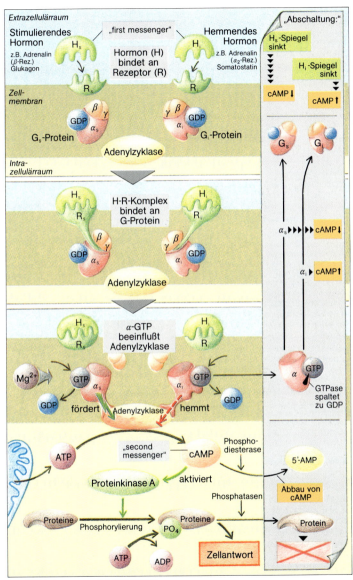

A. cAMP als „second messenger"

Endokrines System und Hormone

Über G_s, G_i und andere G-Proteine (G_o; G_k) können auch *ohne* Zwischenschaltung der Adenylzyklase **Ionenkanäle** und **Ionenpumpen** (K^+, Ca^{2+}) reguliert werden.

IP₃ und DAG als Second messenger

An die extrazelluläre Hormon-Rezeptor-Bindung schließt sich, wieder unter Mitwirkung von G-Proteinen (→ S. 242), hier G_p u. a., die Aktivierung der **Phospholipase C** an der Innenseite der Zellmembran an. Sie spaltet das **Phosphatidylinositol-4,5-Bisphosphat (PIP₂)** der Zellmembran in **IP₃** und **DAG** (→ S. 242), die als parallele Second messenger unterschiedliche Wirkungen haben (→ **B**). Dabei hält die Wirkung von DAG wesentlich länger an als die von IP₃, da das durch IP₃ freigesetzte Ca^{2+} (s. u.) gleich wieder abgepumpt wird.

Das lipophile DAG bleibt in der Zellmembran und aktiviert dort **Proteinkinase C**, die unter anderem das Carrierprotein für den Na^+/H^+-Austausch phosphoryliert und damit aktiviert. Dadurch steigt u. a. der **Zell-pH**, ein weiteres wichtiges Signal für viele Zellprozesse (z. B. DNA-Synthese). Die u. U. durch (evtl. auch aus) DAG freigesetzte *Arachidonsäure* hat über ihre Metaboliten, den Prostaglandinen und -zyklinen (→ S. 234 f.), zahlreiche weitere Wirkungen auf den Zellstoffwechsel.

Das **IP₃** erreicht via Zytoplasma v. a. die Ca^{2+}-Speicher der Zelle (ER). IP₃ entleert diese Speicher, so daß Ca^{2+} jetzt sozusagen als *dritter Botenstoff* eine Vielzahl von Zellfunktionen steuern kann. Dabei kann die Bindung von Ca^{2+} an **Kalmodulin** zwischengeschaltet sein (→ S. 17 u. S. 44).

Über IP₃ und DAG wirken z. B. die **Hormone** Adrenalin (α_1-Rez.), Azetylcholin (M_1-Rez.), Serotonin (S_1-Rez.), Thyroliberin, CCK, gastrin, Adiuretin (VP_1-Rez.), Histamin (H_1-Rez.) und Thromboxane.

Hormone mit intrazellulären Rezeptoren

Die Steroidhormone (→ S. 237, gelbe Felder), Kalzitriol (1,25-$(OH)_2$-Cholekalziferol) und die Schilddrüsenhormone haben mit den anderen Hormonen die **spezifische Zellantwort** gemeinsam, doch ist die Art der Signalkette in der Zelle dabei sehr unterschiedlich. Im Gegensatz zu den hydrophilen Hormonen (→ S. 242) permeieren die oben genannten Hormone infolge ihrer guten *Lipoidlöslichkeit* relativ leicht die Zellmembran. Die **Steroidhormone** und Kalzitriol finden in ihrer jeweiligen Zielzelle das zu ihnen passende, spezifische **zytoplasmatische Bindungsprotein** („Rezeptor" Protein; → C), mit dem sie sich verbinden: **Transformation**. Die Hormon-Rezeptor-Bindung ist die Voraussetzung für die Hormonwirkung; getrennt hat keiner der beiden Partner einen Effekt.

Für manche Hormone (z. B. Östradiol) findet sich in einer Zielzelle mehr als ein Rezeptorprotein; andere Zellen haben u. U. Rezeptoren für mehrere Hormone (z. B. für Östradiol und Progesteron). Die Konzentration des Rezeptorproteins ist variabel: Östradiol z. B. kann die Progesteronrezeptoren in Progesteron-Zielzellen vermehren.

Der **Hormon-Rezeptorprotein-Komplex** wandert nach seiner Bildung in den **Zellkern** (*Translokation*) und regt dort, nach Bindung an **Kernrezeptoren**, eine vermehrte Bildung von mRNA an, d. h., die DNA-mRNA-**Transkription** wird durch den Hormon-Rezeptor-Komplex beeinflußt (**Induktion**).

Die mRNA-bildenden sog. *Struktur-Gene* eines Chromosoms werden durch ein sog. *Operator-Gen* quasi aus- und eingeschaltet. Ein vom sog. *Regulator-Gen* gebildeter **Repressor** („Unterdrücker") schaltet das Operator-Gen auf „Aus". Wahrscheinlich besteht die **Wirkung des Hormons** darin, daß es diesen Repressor inaktiviert; dadurch wird das Operator-Gen „eingeschaltet", d. h. mRNA wird vermehrt produziert. Die **mRNA** (→ S. 3) verläßt den Zellkern und wandert zu den **Ribosomen**, dem Ort der Proteinsynthese (→ S. 4). Hier ermöglicht die erhöhte Matrizenanzahl (mRNA) eine vermehrte Kopierung (**Translation**) von Proteinen. Die durch Induktion vermehrten Proteine (→ z. B. AIP, S. 151) führen dann zur eigentlichen Zellantwort (→ **C**).

Die **Glukokortikoide** z. B. induzieren u. a. eine Reihe von Enzymen, die zur Erhöhung der Glukosekonzentration im Blut führen (→ S. 260). Dazu trägt eine Induzierung von glukoneogenetischen Enzymen (z. B. Glukose-6-Phosphatase, Pyruvatkarboxylase) und von Enzymen bei, die die Umwandlung von Aminosäuren in Glukose fördern (Tryptophanpyrrolase, Tyrosin-α-Ketoglutarat-Transaminase u. a.).

Das durch **1,25$(OH)_2$-Cholekalziferol** induzierte Protein beeinflußt den Ca^{2+}-Transport (→ S. 254 ff.).

Das **Schilddrüsenhormon** Trijodthyronin (T_3; → S. 250 ff.), bindet sich intrazellulär an *Kernrezeptoren* und entfaltet seine Stoffwechselwirkungen so ebenfalls über Induktion von Enzymen.

Endokrines System und Hormone

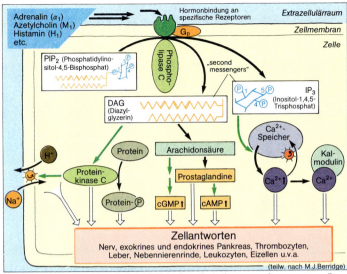

B. Diazylglyzerin und Inositol-1,4,5-Trisphosphat als „second messengers"

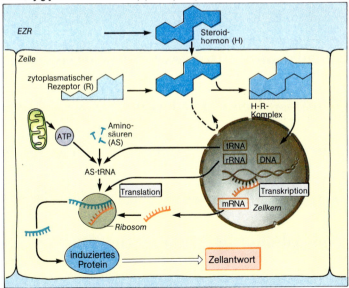

C. Wirkungsmechanismus von Steroidhormonen

Kohlenhydratstoffwechsel, Pankreashormone

Glukose ist der *zentrale Energieträger* des menschlichen Stoffwechsels, wobei Gehirn und Erythrozyten absolut glukoseabhängig sind. Die **Blut-Glukose-Konzentration** („*Blutzuckerspiegel*") steht deshalb im Mittelpunkt des Energiestoffwechsels. Der Blutzuckerspiegel wird einerseits durch den *Verbrauch*, andererseits durch die *Bildung von Glukose* bestimmt.

Folgende Begriffe sind für das Verständnis des Kohlenhydratstoffwechsels (→ A) wichtig:
1. **Glykolyse:** Im engeren Sinn wird darunter der anaerobe Abbau der Glukose zu Laktat (→ S. 46), im weiteren Sinn auch die aerobe Glukoseverbrennung verstanden. Anaerobe Glykolyse findet in den Erythrozyten, im Nierenmark und z. T. (→ S. 46) im Skelettmuskel statt. Aerob wird Glukose v. a. im ZNS, im Skelettmuskel und in den meisten anderen Organen abgebaut.
2. **Glykogenese:** Glykogenbildung aus Glukose (in der Leber und im Muskel). Die Glykogenese dient der Speicherung von Glukose und der Konstanthaltung des Blutzuckerspiegels. Im Muskel kann Glykogen nur für den Eigenbedarf des Muskels gespeichert werden.
3. Als **Glykogenolyse** bezeichnet man den Glykogenabbau zu Glukose, also die Umkehrung von 2.
4. Mit **Glukoneogenese** (in Leber und Nierenrinde) wird die Neubildung von Glukose aus Nicht-Zuckern, nämlich Aminosäuren (z. B. aus Muskelprotein), Laktat (aus der anaeroben Glykolyse von Muskel und Erythrozyt) und Glyzerol (= Glyzerin) (aus dem Fettabbau) bezeichnet.
5. **Lipolyse** ist der Abbau von Fetten, wobei Glyzerol und freie Fettsäuren entstehen, während
6. mit **Lipogenese** der Aufbau von Fetten (zur Speicherung in den Fettdepots) bezeichnet wird.

Die hormonproduzierenden Zellen der *Langerhansschen Inseln* im **Pankreas** spielen eine entscheidende Rolle im Kohlenhydratstoffwechsel. Drei **Zelltypen, A, B** und **C**, werden unterschieden, die funktionell durch *gap junctions* miteinander gekoppelt sind (→ S. 7). 25% der Inselzellen sind A-(oder α-)Zellen, die **Glukagon** produzieren, 60% sind B-(oder β-)Zellen, die **Insulin** bilden, und 10% sind D-(oder δ-)Zellen, die **Somatostatin** (SIH) ausschütten. Die Inselzellen des Pankreaskopfes bilden zusätzlich **Pankreatisches Polypeptid**. Wahrscheinlich beeinflussen diese Hormone hier gegenseitig ihre Bildung schon rein lokal (*parakrine* Wirkung).

Die **Hauptfunktionen der Pankreashormone** sind: 1. für die Speicherung der aufgenommenen Nahrung in Form von Glykogen und Fett zu sorgen (Insulin), 2. die Energiereserven während der Hungerphase oder bei Arbeit, Streßsituationen etc. wieder zu mobilisieren (Glukagon; s. a. **Adrenalin**-Wirkung auf S. 58), 3. dabei den Blutzuckerspiegel möglichst konstant zu halten (→ **A**) und 4. das Wachstum zu fördern.

Insulin

Bildung: Insulin ist ein *Peptid* mit 51 Aminosäuren, das durch Heraustrennung der sog. C-Kette aus *Proinsulin* (84 Aminosäuren) entsteht und seinerseits von Pre-Pro-Insulin abgespalten wird, Insulin enthält zwei Peptidketten (A und B), die durch zwei Disulfidbrücken miteinander verbunden sind. Proinsulin und schließlich insulinhaltige *Granula* werden in den B-Zellen gebildet. **Abbau:** Die Halbwertszeit des Insulins beträgt ca. 10–30 min; es wird hauptsächlich in Leber und Niere abgebaut.

Der Hauptreiz für die **Insulinausschüttung** ist ein **erhöhter Blutzuckerspiegel** (→ **B**), wobei folgende Schritte ablaufen: Plasma-Glukose ↑ → Zell-Glukose ↑ → Zell-ATP ↑ → K^+-Kanäle schließen → Depolarisation → Ca^{2+}-Kanäle öffnen sich → Ca^{2+} in der Zelle ↑; das führt (a) zur **Exozytose** von Insulin und (b) zur Wiederöffnung der K^+-Kanäle (Abschaltung durch Rückkoppelung). Auch *Glukagon* (lokal im Pankreas, s.o.) und cholinerge Vagusfasern und bestimmte *Verdauungstrakt-Hormone* fördern die Insulinfreisetzung. Dazu gehört v. a. das in den K-Zellen der Dünndarmwand freigesetzte GIP (**g**astric **i**nhibitory **p**eptide), das daher auch **g**lucose-dependent **i**nsulin-**r**eleasing **p**eptide (IRP) genannt wird. Außerdem führen manche *Aminosäuren* (Lysin, Arginin, Leuzin), freie *Fettsäuren* und eine Reihe von hypophysären Hormonen sowie einige Steroidhormone zu einer erhöhten Insulinausschüttung. *Adrenalin* und *Noradrenalin* (α-Rezeptoren), sowie SIH (→ S. 248) und das Neuropeptid (Co-Transmitter) *Galanin* bremsen die Insulinausschüttung (→ **A, B**). Ein z. B. stark erniedrigter Blutzuckerspiegel wird im ZNS registriert (Chemorezeptoren für Glukose), worauf sich reflektorisch die Ausschüttung von Adrenalin (→ S. 58) erhöht.

Der **Insulinrezeptor** besteht aus zwei α-Untereinheiten, der Hormonbindung dienen, und aus zwei transmembranalen β-Untereinheiten, die ins Zellinnere gerichtete, tyrosinspezifische *Proteinkinasen* darstellen und die bereits 1 min nach der Hormonbindung aktiviert sind. Daraufhin wird der Hormon-Rezeptor-Komplex *internalisiert*. Die anschließenden (oder parallelen?) Schritte, die zur Änderung von Enzymaktivitäten führen (s. u.) und Wachstum auslösen, sind nicht ganz geklärt.

Endokrines System und Hormone 247

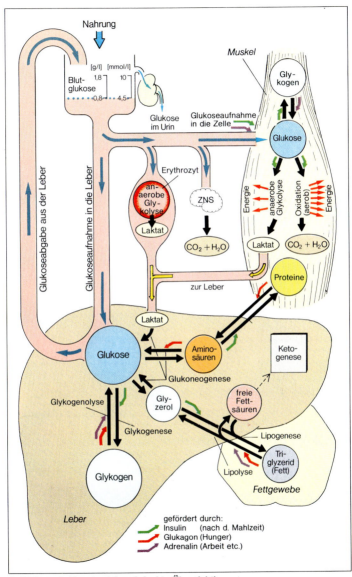

A. **Glukosestoffwechsel (vereinfachte Übersicht)**

Insulinwirkung (→ A, B, C): Insulin fördert die **Speicherung von Glukose** v.a. in der Leber. Dort führt es intrazellulär zum Anstieg von Glykolyse und Glykogenese. Dadurch wird die nach der Nahrungsaufnahme erhöhte Plasmakonzentration von Glukose rasch wieder *gesenkt*. Etwa 2/3 der postprandial im Darm absorbierten Glukose werden so zwischengespeichert, um in der interdigestiven Phase wieder schrittweise mobilisiert zu werden. Damit steht v.a. dem stark glukoseabhängigen ZNS ein weitgehend konstantes und von der Nahrungsaufnahme relativ wenig abhängiges Glukoseangebot zur Verfügung. Insulin sorgt auch für die Speicherung von **Aminosäuren** in Form von Protein, v.a. im Skelettmuskel (*Anabolismus*), fördert das **Wachstum** und beeinflußt die K^+-**Verteilung** im Körper (→ S. 148).

Ein **Übermaß an Insulin** führt zu **Hypoglykämie**, was bei Werten < ca. 2 mmol/l (< 0,35 g/l) Stoffwechselstörungen des Gehirns (u.U. *Koma*) zur Folge hat: *Hypoglykämischer Schock*.

Übermäßige Kohlenhydratzufuhr (*Mast*) überfordert die Glykogenspeicherkapazität, so daß die Leber jetzt Glukose auch zu Fettsäuren umwandelt, die ins Fettgewebe exportiert, in Form von **Triglyzeriden** gespeichert werden. Die Entspeicherung und der Abbau von Fett zu freien Fettsäuren (*Lipolyse*) wird durch Insulin gehemmt (→ S. 220 ff.).

Diabetes mellitus (Zuckerkrankheit) entsteht bei
1. Insulinmangel (**Typ I**),
2. Verringerung der Zahl intakter Insulinrezeptoren (**Typ II**, z.B. bei Fettsucht und Urämie),
3. Erniedrigung der Affinität des Insulinrezeptors (z.B. bei Azidose oder einem Überangebot an Glukokortikoiden),
4. Dominanz von blutzuckersteigernden Hormonen (Glukagon, STH; s.u.)
und ist durch eine erhöhte Glukose-Konzentration im Blut (**Hyperglykämie**) gekennzeichnet, die zur **Glukosurie** führen kann (→ S. 128, 142). Außerdem entfällt bei (1)–(3) die Hemmung der Lipolyse (s.o.), so daß jetzt große Mengen an **Fettsäuren** freiwerden. Diese können zwar z.T. via Azetyl-CoA zur Energiegewinnung genutzt werden, doch entsteht aus Azetyl-CoA Azetessigsäure und in der Folge β-Oxybuttersäure (*Metabolische Azidose!* → S. 114) und Azeton (*Ketose*). Da die Fettsynthese in der Leber unabhängig von Insulin ist und große Mengen freier Fettsäuren zur Verfügung stehen, lagert sie außerdem Triglyzeride ein (*Fettleber*).

Glukagon

Glukagon ist ein Peptidhormon mit 29 Aminosäuren, das in den A-Zellen des Pankreas aus Proglukagon gebildet wird. Ähnlich wie Insulin (s.o.) wird es in *Granula* gespeichert und durch *Exozytose* ausgeschüttet. Wesentliche **Reize für die Glukagonausschüttung** sind Hunger (Hypoglykämie, → B) oder ein Überangebot an Aminosäuren, doch führen auch eine Sympathikuserregung (via β-Rezeptoren; → A) sowie eine Erniedrigung der Plasmakonzentration von freien Fettsäuren zur Glukagonausschüttung. Eine Hyperglykämie hemmt die Freisetzung von Glukagon.

Die wesentliche **Wirkung von Glukagon** (→ A, B, C) ist größtenteils antagonistisch zum Insulin und besteht darin, den Blutzuckerspiegel zu erhöhen und damit die Glukoseversorgung sicherzustellen. Dies wird erreicht durch a) eine vermehrte Glykogenolyse (Leber, nicht Muskel) und b) eine vermehrte Glukoneogenese aus Laktat, Aminosäuren (Proteinabbau = Katabolismus) und Glyzerol (aus der Lipolyse).

Eine erhöhte Aminosäurenkonzentration im Plasma stimuliert die Insulinausschüttung, was ohne gleichzeitige Glukosezufuhr zu einer *Hypoglykämie* führen würde. Dies wird jedoch dadurch verhindert, daß Aminosäuren gleichzeitig auch die Freisetzung des blutzuckersteigernden Glukagons fördern. Glukagon führt dabei allerdings auch zu einer erhöhten Glukoneogenese aus Aminosäuren, d.h. diese werden z.T. dem *Energiestoffwechsel* zugeführt. Will man daher z.B. bei einem Patienten Aminosäuren mit der Absicht infundieren, den Proteinaufbau zu fördern, muß *gleichzeitig Glukose* gegeben werden, um die Verbrennung dieser Aminosäuren zu verhindern.

Somatostatin (SIH) hemmt (parakrin) die Freisetzung von Insulin und Glukagon und vermindert damit die Nutzung der aus dem Darmtrakt aufgenommenen Nahrungsstoffe. Die SIH-Freisetzung steigt bei Erhöhung der Plasmakonzentrationen von Glukose, Amino- und Fettsäuren, sie erniedrigt sich u.a. durch Katecholamine. SIH hemmt außerdem endokrin Motilität und Sekretion im Magen-Darm-Trakt. SIH ist daher wahrscheinlich Teil einer Rückkoppelungsschleife, die eine Überladung des Organismus mit Nahrungsstoffen verhindert, und spielt evtl. sogar die Rolle eines „Anti-Fettsucht-Hormons".

Somatotropin (STH) hat akut einen insulinähnlichen Effekt, der durch Somatomedine vermittelt wird. Langfristig läßt STH den Blutzucker jedoch ansteigen, was wachstumsfördernd wirkt.

Über den Einfluß der **Glukokortikoide** auf den Kohlenhydratstoffwechsel (→ C) s.a. S. 260.

Endokrines System und Hormone 249

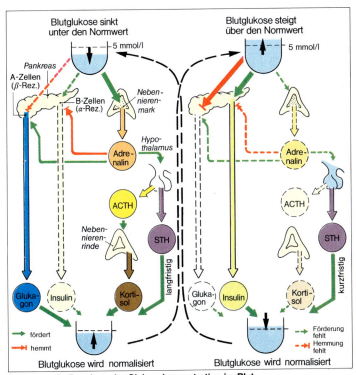

B. Hormonale Regelung der Glukosekonzentration im Blut

Hormon	Insulin	Glukagon	Adrenalin	Kortisol
Funktion	satt ←—	Puffer —→ hungrig	Alarm, Arbeit	Bereitstellung
Glukose				
Aufnahme in die Zelle	+ M,F		+ M	− M,F
Glykolyse	+	−	+	−
Glukoneogenese (L)	−	+	+	+
Glykogen Bildung ⇌ Abbau	L,M ←	L →	L,M ←	L ←
Fett Bildung ⇌ Abbau	L,F ←	F →	F →	F →

L = Leber M = Muskel F = Fettgewebe

C. Hormoneffekte auf den Kohlenhydrat- und Fettstoffwechsel

Schilddrüsenhormone

Die Schilddrüse enthält kugelige **Follikel** (Durchmesser 50–500 µm), deren Zellen die beiden Schilddrüsen(Thyroid-)Hormone **Thyroxin** (T_4; Prohormon) und **Trijodthyronin** (T_3; aktives Hormon) bilden. In den sog. parafollikulären oder C-Zellen der Schilddrüse wird außerdem **Kalzitonin** synthetisiert (→ S. 256). T_3 beeinflußt Körperwachstum und -differenzierung sowie in vielfältiger Weise den Stoffwechsel.

T_3 und T_4 werden im **Kolloid** der Follikel *gespeichert* (→ **B**), wobei sie an ein Glykoprotein, das **Thyr(e)oglobulin (ThG)** gebunden sind.

Biochemie: Thyreoglobulin (660 000 Dalton) wird in den *Ribosomen* der Schilddrüsenzellen aus Aminosäuren synthetisiert und zu den *Golgi-Apparaten* weiterbefördert, wo eine Kohlenhydratkomponente angehängt wird. Ähnlich wie andere für den „Export" bestimmten Proteine wird das Thyreoglobulin dabei in Vesikel „verpackt" und dann durch **Exozytose** (→ **A** u. S. 11f.) ins Kolloid abgegeben. Dabei erfolgt an (der Außenseite?) der Zellmembran eine **Jodierung** der **Tyrosylgruppen** des Thyreoglobulins.

Die Schilddrüsenzelle nimmt das dazu notwendige Jod als Jodidion (J^-) *aktiv* aus dem Blut auf (wahrscheinlich durch Na^+-Ko-Transport) und reichert es etwa 25fach an (→ **B**). Das **Thyrotropin (TSH)** aus der Adenohypophyse, das Steuerungshormon der Schilddrüse, *fördert* (via cAMP) diese J^--Aufnahme durch Erhöhung der Transportkapazität (J^--Anreicherung bis 250fach), während andere Anionen (z.B., in der Reihenfolge ihrer Wirksamkeit, ClO_4^-, SCN^-, NO_3^-) die J^--Aufnahme kompetitiv *hemmen* (→ S.11). Aus dem intrazellulären J^--Bestand (J^--*Pool*) wird laufend J^- entnommen und mit Hilfe einer **Peroxidase** zu elementarem J^0 oder zu J_3^- oxidiert, das, an eine **Jodtransferase** gebunden, in den Follikelraum exozytiert wird und dort sofort mit etwa 10% der 110 Tyrosylreste des Thyreoglobulins reagiert (→ **D**). Dabei wird der Phenolring des Tyrosylrests in 3- und/oder 5-Position jodiert, so daß die Proteinkette nun **Dijodtyrosyl-(DJT-)** bzw. **Monojodtyrosyl- (MJT-) Reste** enthält. Diese Syntheseschritte werden durch **TSH** gefördert, durch Thiourazil, Thiozyanat, Glutathion u.a. reduzierende Stoffe gehemmt.

Die Tertiärstruktur des Thyreoglobulins erlaubt es nun, daß die jodierten Tyrosylreste (weiterhin im Kolloid) miteinander reagieren; dabei wird der Phenolring eines DJT (oder MJT) über eine Ätherbindung an ein anderes DJT **gekoppelt**, so daß die Thyreoglobulinkette jetzt **Tetrajodthyronyl-** und (in geringerem Maße) **Trijodthyronylreste** aufweist (→ **D**). Sie stellen den **Speicherform** der Schilddrüsenhormone T_4 bzw. T_3 dar.

Auch die **Ausschüttung** von T_3 und T_4 wird vom **TSH** stimuliert. Dabei wird das Thyreoglobulin des Kolloids durch **Endozytose** wieder in die Zelle aufgenommen (→ **C** u. S.11f.). Diese Vesikel fusionieren mit primären Lysosomen zu *Phagolysomen*, in denen das Thyreoglobulin durch *Proteasen* hydrolysiert wird. Dabei werden T_3 und T_4 freigesetzt (ca. 0,2 bzw. 1–3 mol pro mol Thyreoglobulin). Sie werden ins Blut abgegeben (→ **C**), während vom gleichfalls freiwerdenden MJT und DJT das J^- durch eine Deiodinase abgespalten wird und so wieder zur Neusynthese zur Verfügung steht.

T_3 und T_4 im Organismus: T_3 ist wesentlich wirksamer als T_4 und wirkt außerdem schneller (T_3 hat nach Stunden, T_4 nach Tagen seine Maximalwirkung). Das im Blut zirkulierende T_3 stammt nur zu 20% aus der Schilddrüse, 80% entstehen in den Zielzellen durch Jodabspaltung von T_4.

Aus all diesen Gründen wird T_3 für das eigentlich wirksame Hormon gehalten, während dem T_4 die Funktion eines *Prohormons* (Vorrat!) zukommt. Die **Umwandlung von T_4 zu T_3** (v.a. in Leber und Niere) wird durch eine mikrosomale **5'-Dejodinase** katalysiert, die das Jod in 5'-Stellung (äußerer Ring) abspaltet (→ **D**).

Wird das Jod (durch eine 5-Dejodinase) dagegen am inneren Ring entfernt, entsteht aus T_4 das inaktive *reverse T_3* (rT_3). Normalerweise werden in der Peripherie etwa gleichviel T_3 und rT_3 produziert (ca. 25 µg/d). Beim *Fasten* hingegen ist die Bildung von T_3 verringert (Energieeinsparung, s.u.) und die von rT_3 erhöht, weil die 5'-Dejodinase gehemmt wird. Von dieser Hemmung ist die 5'-Dejodinase der Hypophyse (s.u.) ausgenommen, so daß eine (in diesem Fall unerwünschte) TSH-Freisetzung durch negative Rückkoppelung unterbleibt.

T_3 und T_4 liegen im Plasma im Verhältnis 1:100 vor und sind dort an drei verschiedene Proteine gebunden (bevorzugt T_4): 1. Thyroxinbindendes Globulin (**TBG**), transportiert 2/3 des T_4; 2. thyroxinbindendes Präalbumin (**TBPA**), transportiert zusammen mit 3. Serumalbumin den Rest des T_4. Freies T_3 und T_4 zirkulieren im Blut nur in Spuren.

Regulation der Hormonsekretion: Im Gegensatz zu den meisten anderen Hormonen ist die Konzentration von T_3/T_4 im Plasma ziemlich konstant. Steuerndes Hormon ist

Endokrines System und Hormone

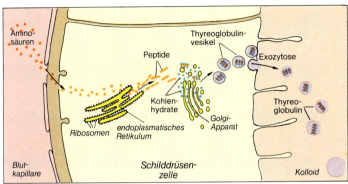

A. Thyreoglobulinsynthese

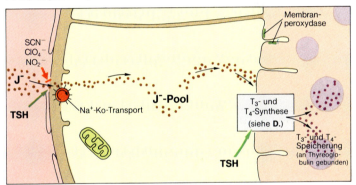

B. Jodaufnahme, Hormonsynthese und -speicherung

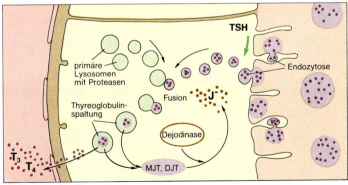

C. Hormonsekretion

Endokrines System und Hormone

TSH, dessen Synthese und Freisetzung wiederum durch zwei Hypothalamushormone beeinflußt wird: **Thyroliberin (TRH)** wirkt stimulierend, während **Somatostatin** hemmt. Der TRH-Effekt wird durch T_3 modifiziert. Wie in anderen Zielzellen auch, muß dazu T_4 zu T_3 5'-dejodiert werden. T_3 bewirkt eine Verringerung der TRH-Rezeptoren in der Hypophyse, was die TSH- und, in der Folge, die T_3/T_4-Ausschüttung reduziert (negat. Rückkoppelung). Auch die Sekretion von TRH wird durch T_3 gehemmt (negat. Rückk.). Beim Neugeborenen scheint Kälte die TRH-Freisetzung über nervale Bahnen zu stimulieren. (Thermoregulation, → S. 194). Dabei wird T_3 nicht direkt und akut thermoregulatorisch eingesetzt (zu träge Reaktion!), sondern ,,verstellt" offenbar die Ansprechbarkeit von Fettgewebe und Herz auf Adrenalin (s. u.).

Ein **Kropf (Struma)** ist eine diffuse oder knotige *Vergrößerung der Schilddrüse*. Ursache einer diffusen Struma kann z. B. ein *Jodmangel* im Trinkwasser sein. Die Folge ist ein Mangel an T_3/T_4, der u. a. eine Erhöhung der TSH-Ausschüttung bewirkt (s. o.). Chronisch vermehrtes TSH führt dann zum Kropf, da sich unter TSH die Follikelzellen vermehren (*Hyperplastischer Kropf*). Es steigt nun die T_3/T_4-Synthese, was zur Normalisierung der Blutkonzentration dieser Hormone führen kann: *Euthyreote Struma*. Ein solcher Kropf bleibt oft auch dann bestehen, wenn die ursprüngliche ,,Kropfnoxe" (z. B. Jodmangel) wegfällt.

Zu einem Mangel an T_3/T_4 **(Hypothyreose)** kommt es, wenn auch die vergrößerte Schilddrüse nicht mehr genug T_3/T_4 liefern kann: *Hypothyreoter Kropf*. Ein solcher entsteht auch bei angeborenen Störungen der T_3/T_4-Synthese (s. u.), bei entzündlicher Schilddrüsenzerstörung u. a. m.

Bei einer **Hyperthyreose** produziert ein Schilddrüsentumor (,,heißer Knoten") oder eine diffuse Struma (bei *Basedowscher Krankheit*) TSH-unabhängig zu viel T_3/T_4. Im letzteren Fall wird ein **thyroideastimulierendes Immunglobulin** an TSH-Rezeptoren gebunden und stimuliert so die T_3/T_4-Produktion.

Die **Wirkungen der Schilddrüsenhormone** sind vielfältig, doch lassen sich spezifische Zielorgane nur schwer ausmachen.

T_3 und T_4 werden wie die Steroidhormone in die Zielzelle aufgenommen, benötigen dort jedoch *kein* spezifisches Rezeptorprotein. Der intrazelluläre Angriffspunkt von T_3 (das Prohormon T_4 ist 10mal weniger wirksam) ist die **DNA** des **Zellkerns** (*Beeinflussung der Transkription*; → S. 3). Die Einflüsse auf die **Mitochondrien** sind wohl sekundär. Unter T_3-Einwirkung vermehren sich sowohl die Anzahl als auch die Cristae (→ S. 4) der Mitochondrien, was die Grundlage der stoffwechselsteigernden Wirkung von T_3 ist.

In einer gewissen Ähnlichkeit zur Wirkung der Katecholamine **erhöht** T_3 allgemein den O_2-**Verbrauch** bei **verstärktem Energieumsatz** und vermehrt damit die Wärmeproduktion. T_3 beeinflußt außerdem die *Wirksamkeit anderer Hormone*. Bei der Hypothyreose verlieren Insulin, Glukagon, STH und Adrenalin z. B. ihren energieumsatzsteigernden Effekt, während bei der Schilddrüsenüberfunktion die Adrenalinempfindlichkeit ansteigt (gesteigerte Herzfrequenz u. a.). Wahrscheinlich erhöht T_3 die β-Rezeptoren-Dichte.

T_3 **fördert** außerdem das **Wachstum** und die **Reifung**, vor allem von Gehirn und Knochen. Ein Schilddrüsenhormonmangel beim *Neugeborenen* führt daher zu Wachstums- und Reifungsrückstand (*Zwergwuchs, verzögerte Sexualentwicklung* u. a.) und zu Störungen im ZNS (*Intelligenzdefekte, Krampfanfälle* u. a.): **Kretinismus**. Eine Behandlung mit Schilddrüsenhormonen innerhalb der ersten 6 Lebensmonate kann einen Teil der Störungen verhindern.

Jodstoffwechsel (→ E): Jod zirkuliert im Blut in drei Formen: 1. anorganisches J^- (2–10 µg/l), 2. organisches, nichthormonales Jod (Spuren) in Form von jodiertem Thyreoglobulin, MJT und DJT und 3. Jod, das in T_3 und T_4 enthalten ist, die ihrerseits an Plasmaproteine gebunden sind: ,,protein bound iodine" (**PBJ**) (35 bis 80 µg Jod/l). 90 % davon sind T_4, ein Anteil, der auch ,,butanolextrahierbares Jod" (**BEJ**) genannt wird. Täglich werden etwa 150 µg (bei Fieber und Schilddrüsenüberfunktion 250 bis 500 µg) T_3 bzw. T_4 ,,verbraucht". Ausgeschiedenes Jod (→ E) muß mit der Nahrung ersetzt werden. Jodreich sind z. B. Meersalz (und daher auch Meerestiere) und Pflanzen (Getreide), die auf jodreichem Boden gewachsen sind. Ungenügender Jodgehalt der Nahrungsmittel wird oft durch *Jodzusatz* zum Kochsalz ausgeglichen. Da Jod auch in der *Muttermilch* erscheint, haben stillende Frauen einen erhöhten Jodbedarf (ca. 200 µg/Tag).

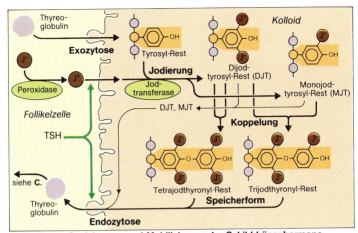

D. Synthese, Speicherung und Mobilisierung der Schilddrüsenhormone

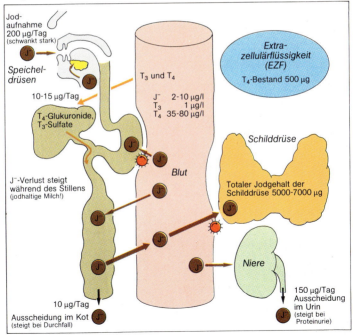

E. Jodhaushalt

Kalzium- und Phosphathaushalt

Kalzium (Ca^{2+}) spielt eine zentrale Rolle bei der Regulation von Zellfunktionen (→ S. 15f., 36, 44 u. 242f.).

Ca^{2+} ist mit 2% am Körpergewicht beteiligt; 99% davon liegen in den Knochen, 1% ist in den Körperflüssigkeiten gelöst. Die **Gesamt-Ca^{2+}-Konzentration im Serum** beträgt normalerweise **2,3 bis 2,7 mmol/l** (4,6–5,4 mval/l = 9,2 bis 10,8 mg/dl).

Rund 60% des Serum-Ca^{2+} sind frei durch die Kapillarwand filtrierbar, wovon wiederum 4/5 als freies, **ionisiertes Ca^{2+}**, 1/5 in komplex gebundener Form vorliegen (Kalziumphosphat, Kalziumzitrat u.a.). Die restlichen 40% des Serum-Ca^{2+} sind **proteingebunden** und damit nicht frei filtrierbar (→ S. 10). Diese Proteinbindung ist vom **pH-Wert** des Blutes (→ S. 110ff.) abhängig. Sie steigt bei einer Alkalose und sinkt bei einer Azidose (um ca. 0,21 mmol/l Ca^{2+} pro pH-Einheit). Deswegen kann eine Alkalose, z.B. durch Hyperventilation, wie eine Hypokalzämie zu einer *Tetanie* führen (s.u.).

Eng mit dem Ca^{2+}-Haushalt ist der **Phosphathaushalt** verbunden. Er selbst ist weniger strikt als der Ca^{2+}-Haushalt geregelt. Täglich werden etwa 1,4 g Phosphat aufgenommen, 0,9 g davon werden absorbiert und im Durchschnitt auch wieder renal ausgeschieden. Die *Serumphosphatkonzentration* beträgt normalerweise 0,8–1,4 mmol/l (2,5 bis 4,3 mg/dl). Kalziumphosphatsalze sind nur *schlecht löslich*. Überschreitet das *Produkt von Ca^{2+}-Konzentration* mal *Phosphatkonzentration* einen bestimmten Wert (Löslichkeitsprodukt), kommt es zur Kalziumphosphat-*Ausfällung* aus der Lösung, bzw. im lebenden Organismus zur Ablagerung von Kalziumphosphatsalzen und zwar vorwiegend im *Knochen*, in extremen Fällen aber auch an anderen Teilen des Körpers. Infundiert man einem Patienten z.B. eine Phosphatlösung, senkt man dadurch die Ca^{2+}-Konzentration im Serum, da Kalziumphosphat wegen Überschreitens des Löslichkeitsproduktes im Knochen (und evtl. auch in anderen Organen) abgelagert wird. Umgekehrt führt ein Abfall der Serumphosphatkonzentration zu einer Hyperkalzämie, da dadurch Ca^{2+} aus dem Knochen freigesetzt wird.

Für einen ausgeglichenen **Ca^{2+}-Haushalt** (→ **A**) müssen sich Ca^{2+}-Aufnahme und Ca^{2+}-Abgabe die Waage halten. Die tägliche **Ca^{2+}-Aufnahme** beträgt ca. 12–35 mmol/Tag (1 mmol = 2 mval = 40 mg). Milch, Käse, Eier und „hartes" Wasser sind besonders Ca^{2+}-reich. Normalerweise werden rund 9/10 davon wieder mit dem **Stuhl**, der Rest mit dem **Urin** ausgeschieden, doch können bei niedriger Ca^{2+}-Zufuhr bis zu 90% resorbiert werden. (→ **A**).

Während der *Schwangerschaft* und beim *Stillen* besteht ein erhöhter Bedarf an Ca^{2+}, das über die Plazenta (ca. 625 mmol) bzw. über die Muttermilch (bis zu 2000 mmol) vom Kind aufgenommen und in sein Skelett eingebaut wird. Ein **Ca^{2+}-Mangel** tritt daher oft während und nach einer Schwangerschaft auf.

Den Ca^{2+}-Haushalt steuern **drei Hormone**: Parathyrin, Kalzitonin und D-Hormon (Kalzitriol). Sie entfalten ihre Wirkung v.a. an **drei Organen**: am *Darm*, an der *Niere* und am *Knochen* (→ **B** u. **D**).

Parathyrin (PTH, Parathormon): PTH ist ein Peptidhormon mit 84 Aminosäuren. Es wird in den **Nebenschilddrüsen (Epithelkörperchen)** gebildet. Die Hormonsynthese und -abgabe werden durch die Konzentration des *ionisierten Ca^{2+}* im Plasma geregelt. Sinkt sie unter den Normwert (Hypokalzämie), wird vermehrt PTH ins Blut abgegeben, steigt sie darüber, vermindert sich die PTH-Ausschüttung (→ **D**).

Die **PTH-Wirkungen** zielen alle auf eine Hebung des (vorher abgesunkenen) Ca^{2+}-Spiegels ab (→ **D**):

a) Im **Knochen** werden die Osteoklasten (s.u.) aktiviert, d.h., es kommt zum *Knochenabbau*, wobei Ca^{2+} (und Phosphat) frei wird.
b) Am **Darm** wird die Ca^{2+}-Aufnahme indirekt dadurch gesteigert, daß PTH die D-Hormon-Bildung in der Niere fördert.
c) An der **Niere** wird die Ca^{2+}-Resorption erhöht, was besonders wegen des erhöhten Ca^{2+}-Anfalls durch die Wirkungen a) und b) wichtig ist. Außerdem hemmt PTH die Phosphatresorption (→ S. 151). Die dadurch entstehende Hypophosphatämie fördert die Ca^{2+}-Freisetzung aus dem Knochen bzw. verhindert, daß Ca^{2+}-Phosphat im Gewebe ausfällt (Löslichkeitsprodukt; s.o.).

Mangel an oder Unwirksamkeit von PTH (*Hypo-* bzw. *Pseudohypoparathyreoidismus*) führt zur **Hypokalzämie** (destabilisiert Ruhepotential → Krämpfe: *Tetanie*) und zu sekundärem D-Hormon-Mangel, während ein Übermaß an PTH (*Hyperparathyreoidismus*) ebenso wie eine maligne Osteolyse, die die Ca^{2+}-Regulation überfordert, eine **Hyperkalzämie** zur Folge hat, die längerfristig zu Verkalkungen (Niere u.a.) und, bei $[Ca^{2+}]$ > 3,5 mmol/l, Koma und Herzrhythmusstörungen (→ S. 168) führen.

(Thyro-)Kalzitonin (CT): CT ist ebenfalls ein Peptidhormon (32 Aminosäuren) und wird in den sog. parafollikulären oder **C-Zellen der Schilddrüse** gebildet. Durch eine Hyperkalzämie wird die CT-Plasmakonzentration um ein Vielfaches erhöht,

Endokrines System und Hormone

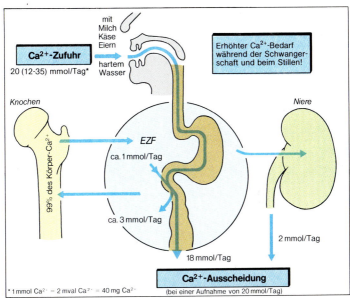

A. Ca^{2+}-Haushalt

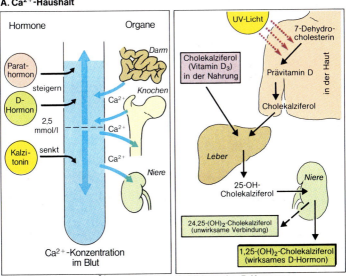

B. Einflüsse auf die Ca^{2+}-Konzentration im Blut

C. Bildung des D-Hormons

Endokrines System und Hormone

bei [Ca^{2+}] < 2 mmol/l ist kein CT mehr nachweisbar. CT erniedrigt den (erhöhten) Ca^{2+}-Gehalt des Serums vor allem durch seine Wirkung auf den **Knochen**. Es hemmt dort die durch PTH geförderte *Osteoklastentätigkeit*, führt also (zumindest vorübergehend) zu einem vermehrten Einbau von Ca^{2+} in den Knochen (→ **D**). Die physiologische Bedeutung der CT-Rezeptoren in der Niere ist unklar.

Einige **Magen-Darm-Hormone** erhöhen die CT-Ausschüttung, wodurch der Einbau des postprandial absorbierten Ca^{2+} in den Knochen gefördert wird. Dieser Effekt sowie evtl. ein retardierender Einfluß des CT auf die Verdauungstätigkeit verhindern eine postprandiale Hyperkalzämie, was ja eine (in diesem Fall unerwünschte) Hemmung der PTH-Ausschüttung und in der Folge eine vermehrte Nierenausscheidung der gerade erst absorbierten Ca^{2+} zur Folge hätte.

D-Hormon (= Kalzitriol = 1,25-$(OH)_2$-Cholekalziferol). An der Synthese dieses lipophilen, den Steroidhormonen eng verwandten Hormons (→ **C**) sind mehrere Organe beteiligt. Aus *7-Dehydrocholesterin* entsteht in der **Haut** durch **UV-Bestrahlung** (Sonne, Höhensonne) über eine Zwischenstufe (*Prävitamin D*) **Cholekalziferol** (= **Vitamin D_3** = **Kalziol**). Beide Produkte werden im Blut an das **Vitamin-D-Transportprotein** (α-Globulin) gebunden, wobei Kalziol die höhere Affinität hat und daher bevorzugt abtransportiert wird. Prävitamin D verbleibt somit auch noch einige Zeit nach der UV-Einwirkung in der Haut (Kurzzeitspeicher). An das Transportprotein, das in der Schwangerschaft östrogenabhängig vermehrt produziert wird, sind auch Kalzidiol und Kalzitriol (s. u.) gebunden.

Besonders bei unzureichender UV-Exposition genügt die endogene Synthese von Vitamin D nicht, so daß es **oral** als *Vitamin* zugeführt werden muß. Kinder benötigen etwa 400 Einheiten = 10 µg/d, Erwachsene die Hälfte. Statt des aus Tieren gewonnenen Vitamin D_3 kann auch das ebenso wirksame *Ergokalziferol* (= *Vitamin D_2*) pflanzlichen Ursprungs Verwendung finden. (Die folgenden Schritte gelten dafür sinngemäß.)

Cholekalziferol wird in der **Leber** zu **25-OH-Cholekalziferol** (= Kalzidiol) umgewandelt. Im Plasma stellt es mit 25 µg/l und einer Halbwertszeit von 15 d die wesentliche *Speicherform* dar. Erst in der **Niere** (und u. U. in der Plazenta) entsteht die eigentlich wirksame Substanz, das **1,25-$(OH)_2$-Cholekalziferol** (= D-Hormon; → **C**).

Die **Regelung** der D-Hormonbildung setzt an der renalen *1-α-Hydroxylase*, d. h. am letzten Syntheseschritt an. Das bei *Hypokalzämie* vermehrt ausgeschüttete **PTH** (→ **D**) und ein *Phosphatmangel* sowie *Prolaktin* (Laktation!) fördern die Synthese. Gebremst wird sie dadurch, daß das D-Hormon a) via Förderung der Darmabsorption (s. u.) die Plasmakonzentrationen von Ca^{2+} und Phosphat wieder anhebt und b) auch direkt die PTH-Ausschüttung hemmt (negative Rückkoppelung).

Wichtigstes **Zielorgan** des D-Hormons ist der **Darm**, doch wirkt es auch auf **Knochen**, Niere, Plazenta und Milchdrüsen (Bindung an intrazelluläres Rezeptorprotein, Änderung der Genexpression; → S. 244). In physiologischen Konzentrationen fördert es die Ca^{2+}-*Absorption* im Darm und die *Mineralisation* des Skeletts; bei Überdosierung *entkalkt* es hingegen den Knochen, ein Effekt, der durch PTH potenziert wird. An Niere (→ S. 151), Plazenta und Milchdrüsen scheint D-Hormon den Transport von Ca^{2+} und Phosphat zu steigern.

Bei vorübergehender **Hypokalzämie** dient der Knochen zwar als kurzzeitiger Ca^{2+}-Puffer (→ **D**), doch wird das Ca^{2+}-Defizit letztendlich durch eine via D-Hormon erhöhte Aufnahme aus dem Darm gedeckt. Steht hingegen nicht genügend D-Hormon zur Verfügung, z. B. bei **Vitamin-D-Mangel** durch verringerte Zufuhr oder Absorption (Störung der Fettverdauung), durch UV-Licht-Mangel oder bei verminderter D-Hormon-Synthese (Niereninsuffizienz), kommt es zur Demineralisation des Skeletts (*Osteomalazie*; bei Kindern: *Rachitis*). Grund dafür ist vor allem die wegen der chronischen Hypokalzämie anhaltend erhöhte PTH-Ausschüttung (Kompensatorischer *Hyperparathyreoidismus*).

Knochenstoffwechsel

Knochen besteht aus einer organischen **Matrix** und darin eingelagerten **Mineralien**, nämlich Ca^{2+}, **Phosphat** (als Hydroxylapatit, $Ca_{10}(PO_4)_6(OH)_2$), Mg^{2+} und Na^+. Die Matrix besteht hauptsächlich aus **Kollagen**, einem Eiweiß, das besonders hohe Mengen der Aminosäure *OH-Prolin* enthält (OH-Prolin erscheint bei einem Matrixabbau vermehrt in Plasma und Urin). Normalerweise ist der Knochen in einem Gleichgewicht zwischen Auf- und Abbau, doch kann vorübergehend auch ein Ungleichgewicht herrschen. Die *undifferenzierten Zellen* der Knochenoberfläche können (z. B. durch PTH) zu **Osteoklasten** aktiviert werden, die zum Knochenabbau führen. Wird ihre Aktivität unterdrückt (z. B. durch CT, Östrogene), werden sie zu **Osteoblasten** umgewandelt (*Modulation*), die den Knochenaufbau fördern. Die Osteoblastenwirkung beruht auf ihrem Gehalt an *alkalischer Phosphatase*, einem Enzym, das eine hohe, lokale Phosphatkonzentration erzeugt, was (wegen Überschreitens des Löslichkeitsproduktes) zum Ca^{2+}-Niederschlag führt. D-Hormon erhöht die Aktivität dieses Enzyms.

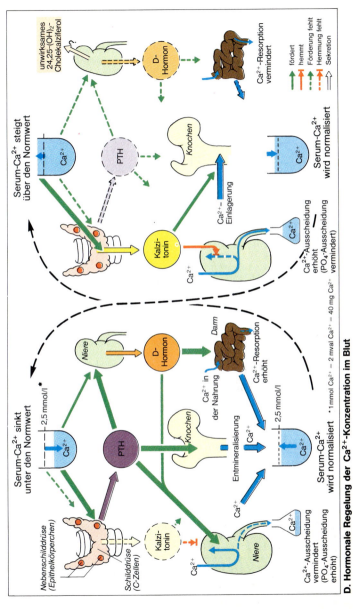

D. Hormonale Regelung der Ca²⁺-Konzentration im Blut

Endokrines System und Hormone

Biosynthese der Steroidhormone

Cholesterin(-ol) ist die Muttersubstanz der Steroidhormone (→ **A**). Es entsteht in der *Leber* und in den endokrinen Drüsen über mehrere Zwischenstufen (*Squalen, Lanosterin* u. a.) aus *„aktivierter Essigsäure"* (*Azetyl-CoA*). Die Plazenta, die auch Steroidhormone produziert (→ S. 268), kann kein Cholesterin bilden und muß es aus dem Blut aufnehmen (→ S. 222). Steroidhormone werden nur in geringer Menge an ihren jeweiligen Produktionsorten (Nebennierenrinde, Ovar, Hoden) gespeichert, d. h., bei Bedarf müssen sie erst aus dem zellulären Cholesterinvorrat synthetisiert werden.

Cholesterin enthält 27 C-Atome (Numerierung → **A**, links oben). Über mehrere Zwischenstufen entsteht die Ausgangssubstanz der Steroidhormone, **Pregnenolon** (21 C-Atome) (→ **A, a**). Aus Pregnenolon entsteht **Progesteron** (→ **A, b**), das nicht nur selbst ein wirksames (weibliches Sexual-) Hormon ist (→ S. 262 ff.), sondern aus dem auch alle anderen Steroidhormone gebildet werden können: 1. die Hormone der Nebennierenrinde (**NNR**) mit 21 C-Atomen (→ **A**, gelbe und orange Felder), 2. die männlichen Sexualhormone (Androgene) mit 19 C-Atomen im Hoden (→ S. 270), im Ovar und in der NNR (→ **A**, grüne und blaue Felder) und 3. die weiblichen Sexualhormone (Östrogene; → S. 262 ff.) mit 18 C-Atomen (→ **A**, rote Felder).

Die Ausgangssubstanzen der Steroidhormonsynthese sind in allen Steroidhormondrüsen vorhanden. Welches Hormon endgültig wo produziert wird, hängt daher davon ab, 1. welche *Rezeptoren* für die übergeordneten Steuerhormone (ACTH, FSH, LH etc.) vorhanden sind und 2. welche *Enzyme* zur Veränderung des Steroidmolekülgerüstes in der jeweiligen Hormondrüsenzelle dominieren. Die Nebennierenrinde enthält **17-, 21-** und **11-Hydroxylasen** (Enzyme, die eine OH-Gruppe an dem der Zahl entsprechenden C-Atom des Steroids einführen). Hydroxylierung am C-Atom 21 (→ **A, c**) macht das Steroid für die 17-Hydroxylase unangreifbar: Es können (wie in der *Zona glomerulosa* der **NNR**) dann nur noch die **Mineralkortikoide** (→ S. 150), also **Kortikosteron** und **Aldosteron** (→ **A, d** und **e**), gebildet werden. Wird zuerst am C-Atom 17 hydroxyliert (→ **A, f** oder **g**), führt der weitere Syntheseweg einerseits zu den **Glukokortikoiden** (v. a. *Zona fasciculata* der *NNR* [→ **A, h-j-k**]), andererseits zu den sog. **17-Ketosteroiden** mit einer Ketogruppe am C-Atom 17 (→ **A, l** und **m**. Beide Hormongruppen können also auch unter Umgehung des Progesterons aus **17α-OH-Pregnenolon** gebildet werden (Glukokortikoide: → **A, g-n-h** usw., 17-Ketosteroide: → **A, g-m** oder **g-n-l**).

Von den 17-Ketosteroiden führt ein direkter Weg zu den beiden Östrogenen (→ S. 266) **Östron** und **Östradiol** (→ **A, o-p**) oder ein indirekter über das androgene Hormon **Testosteron** (→ **A, q-r-p**). An manchen Zielzellen für Androgene (z. B. Prostata) ist **Dihydrotestosteron** oder **Östradiol** die eigentlich wirksame Substanz; beide entstehen aus Testosteron (→ **A, s** bzw. **r**).

17-Ketosteroide werden in den Gonaden (Hoden, Eierstöcke) und in der NNR gebildet. Sie erscheinen auch im Urin, was beim sog. *Metopiron-(Methopyrapon-)Test* zur Prüfung der ACTH-Reserve ausgenützt wird: Normalerweise steht die ACTH-Ausschüttung unter der (Rückkopplungs-) Kontrolle der Glukokortikoide (→ S. 260). Metopiron hemmt die 11-Hydroxylase (→ **A, d** und **j**), so daß unter dem nun enthemmten ACTH-Antrieb beim Gesunden vermehrt 17-Ketosteroide entstehen. Ist dies (bei gesunder NNR) nicht der Fall, muß auf eine krankhafte Veränderung der ACTH-Ausschüttung geschlossen werden.

Der **Abbau der Steroidhormone** findet hauptsächlich in der **Leber** statt. Sie werden dort meist mit ihren OH-Gruppen an Sulfat oder Glukuronsäure gekoppelt (→ S. 130 u. S. 214) und anschließend mit der Galle oder dem Harn ausgeschieden. Hauptausscheidungsform der Östrogene ist das *Östriol*, das der Gestagene (Progesteron, 17α-OH-Progesteron) *Pregnandiol*. Seine Messung im Urin kann dem *Schwangerschaftsnachweis im Harn* dienen (→ S. 268). Ein Anstieg des Östrogenspiegels beim *Mann* (Normalwerte → Tabelle auf S. 266), z. B. durch verminderten Östrogenabbau (Leberschaden), führt u. a. zur Entwicklung von Brüsten (*Gynäkomastie*).

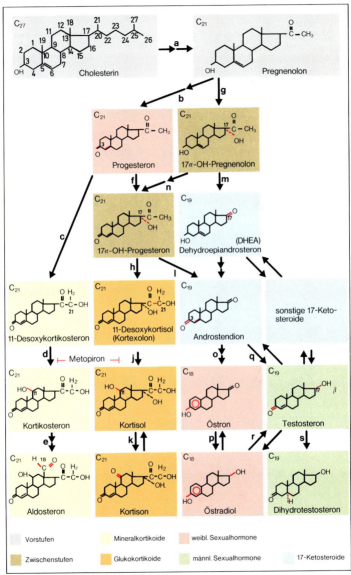

A. Biosynthese der Steroidhormone

Nebennierenrinde: Glukokortiko(stero)ide

Die *Zona glomerulosa* (→ **A**) der Nebennierenrinde (**NNR**) produziert die sog. **Mineralkortiko(stero)ide** (Aldosteron, Kortikosteron; → S. 150 u. S. 259), deren Funktion es in erster Linie ist, Na^+ im Körper zurückzuhalten (→ S. 140). Die *Zona fasciculata* (→ **A**) synthetisiert hauptsächlich das **Glukokortikosteroid Kortisol** (Hydrokortison) und (in geringem Ausmaß) *Kortison* (→ S. 259), während die *Zona reticularis* Hauptursprungsort der *anabol* (gewebeaufbauend) *wirksamen* **Androgene der NNR** ist (Dehydroepiandrosteron u.a.; → S. 268 ff.).

In der Schwerathletik werden manchmal synthetische, anabol wirksame Steroide (sog. *Anabolika*) mit der Absicht verabreicht, die Muskelbildung zu vermehren. Die physiologische Aufgabe der NNR-Androgene ist noch unklar. Bei (angeborenem) krankhaftem Mangel an 11- oder 21-Hydroxylase (→ S. 258) in der NNR kommt es dort zu einer vermehrten Bildung der Androgene und bei der Frau dadurch u.a. zur *Virilisierung* (Vermännlichung; → S. 270).

Für den **Transport der Glukokortikosteroide** im Blut werden diese an *Transkortin* (spezifisches Transportprotein mit hoher Bindungsfähigkeit) und an Albumin gebunden.

Für die **Regelung der Glukokortikosteroidfreisetzung** sind das **CRH** und das **ACTH** verantwortlich (→ S. 234 ff.). ACTH (im Hypophysenvorderlappen aus POMC abgespalten; → S. 240) fördert die Freisetzung der NNR-Hormone, in erster Linie die von Glukokortikosteroiden (→ **A**). ACTH sorgt außerdem für die Aufrechterhaltung der NNR-Struktur und für die Bereitstellung der Hormonausgangssubstanzen (Cholesterin u.a.; → S. 258). Die **ACTH-Ausschüttung** steht einerseits unter der (*negativen Rückkoppelungs-)Kontrolle von Kortisol* (z.T. über **CRH**, → **A** u. S. 238), andererseits wird sie durch die Katecholamine des Nebennierenmarks erhöht (→ **A**). Zudem existiert noch ein spontaner *Tag-Nacht-Rhythmus* der CRH-Ausschüttung und damit auch der ACTH- und Kortisolausschüttung (→ **B**, „Mittelwerte"). Messungen der Hormonkonzentration in kurzen Abständen zeigen, daß die ACTH- und damit die Kortisolausschüttung in 2- bis 3stündigen Episoden erfolgt (→ **B**, gestrichelte Kurve).

Rezeptorproteine (→ S. 244) **für Glukokortikosteroide** hat man u.a. in der Skelett-, Herz- und glatten Muskulatur, im Gehirn und im Magen, in Niere, Leber und Lunge sowie im Lymph- und Fettgewebe gefunden. Die **Wirkungen der** (lebensnotwendigen) **Glukokortikosteroide** sind daher vielfältig. Sie beeinflussen u.a. folgende Funktionen:

1. **Kohlenhydrat- und Aminosäurenstoffwechsel** (→ auch S. 247, A u. S. 249, C): Kortisol *erhöht die Glukosekonzentration im Blut („Steroiddiabetes"),* wozu vermehrt *Aminosäuren* gebraucht werden, die wiederum dem Proteinstoffwechsel entstammen: *Katabole* (gewebeabbauende) *Wirkung der Glukokortikosteroide.* Dadurch erhöht sich auch die *Ausscheidung von Harnstoff* (→ S. 146).

2. **Herz- und Kreislauf:** Hier führen die Glukokortikosteroide zu einer *Verstärkung der Herzkraft* und zu einer peripheren *Gefäßkonstriktion,* was in beiden Fällen durch eine *Verstärkung der Katecholamineffekte* (→ S. 176) geschieht. Außerdem führen Glukokortikosteroide zu einer vermehrten Bildung von Adrenalin und Angiotensinogen (→ S. 152).

3. **Am Magen** verstärken die Glukokortikosteroide die Magensaftproduktion. Bei hoher Glukokortikosteroiddosierung besteht dadurch die Gefahr von Magengeschwüren (→ S. 208).

4. **Niere:** Glukokortikosteroide verzögern die *Wasserausscheidung* und halten eine normale *GFR* aufrecht (→ S. 124). In hoher Dosierung zeigen sie die gleiche Wirkung wie Aldosteron (→ S. 150).

5. **Am Gehirn** kommt es bei erhöhtem Glukokortikosteroidspiegel neben der Wirkung auf den Hypothalamus (→ **A**) zu *EEG-* und *psychischen Veränderungen.*

6. Die Glukokortikosteroide wirken (in höherer Dosierung) **antientzündlich** und **antiallergisch,** z.T. wegen der Hemmung der Proteinsynthese und Lymphozytenbildung, z.T. wegen des Hemmeffekts auf die Histaminfreisetzung (→ S. 72) und wegen der Stabilisierung der an der Phagozytose beteiligten Lysosomen (→ S. 66).

Streß führt zu **Alarmreaktionen** (→ S. 290) des Körpers. Die dabei freigesetzten Katecholamine (→ S. 58) erhöhen die Ausschüttung von ACTH und damit die von Glukokortikosteroiden (→ **A**). Viele der oben angeführten Glukokortikosteroidwirkungen stehen daher auch im Dienste dieser Alarmreaktion (Mobilisierung des Energiestoffwechsels, Erhöhung der Herzleistung u.a.).

Endokrines System und Hormone

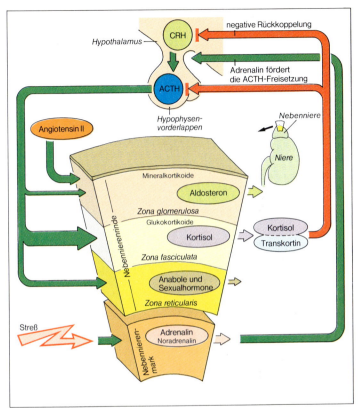

A. Nebenniere

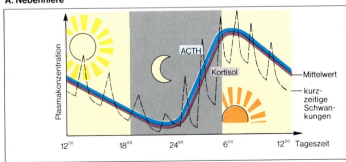

B. Tag-Nacht-Rhythmus der ACTH-Sekretion

Menstruationszyklus

Die Ausschüttung von **FSH, LH** und **Prolaktin** aus dem Hypophysenvorderlappen ist beim *Mann* relativ *konstant* (und niedrig), während es bei der *Frau* nach der Pubertät zu einer *zyklischen Hormonausschüttung* in eine Frequenz von ca. 1/Monat kommt.

Die weiblichen Sexualfunktionen unterliegen daher einer periodischen hormonalen Steuerung; charakteristisches Merkmal dieses **Menstruationszyklus** ist die etwa monatlich wiederkehrende, vaginale **Menstruationsblutung** der Frau.

Folgende **Hormone** spielen beim Menstruationszyklus eine Rolle (→ auch S. 234ff. u. S. 264): **Gn-RH** (Gonadoliberin) und **PIH** (= Dopamin) steuern die Freisetzung der Hypophysenvorderlappenhormone **FSH, LH** und **Prolaktin** (PRL). Während PRL vorwiegend den Hypothalamus und die *Brustdrüse* beeinflußt (→ S. 264), steuern FSH und LH bei der Frau die Ausschüttung der **Hormone des Ovars** (Eierstock), also in erster Linie die des *östrogenen Hormons* **Östradiol** (E_2; → S. 266) und die des *gestagenen Hormons* **Progesteron** (P; → S. 267).

Die **Zykluslänge** beträgt 21 bis 35 Tage. Dabei dauert die zweite, **sekretorische Phase** oder **Gelbkörperphase** (→ A) ziemlich regelmäßig ca. 14 Tage, während die erste, **proliferative Phase** oder **Follikelphase** (→ A) 7–21 Tage dauern kann. Die Dauer der Follikelphase wird von der Reifungszeit des Follikels bestimmt. Im Gegensatz zu vielen Tieren sitzt bei der Frau die „Uhr" des Zyklus also im Ovar. Während des Zyklus spielen sich (neben sonstigen körperlichen und psychischen Umstellungen) an Ovar, Uterus (Gebärmutter) und Zervix (Gebärmutterhals) folgende periodische Veränderungen ab (→ A):

1. Tag: Beginn der Menstruationsblutung (Dauer: ca. 2–6 Tage).

5.–14. Tag (variabel, s.o.): Die **Follikel-** oder **proliferative Phase** beginnt nach dem Ende der Blutung und dauert bis zur Ovulation (Eisprung). Diese Phase dient dem Aufbau der Uterusschleimhaut (Endometrium), die so für die Aufnahme einer befruchteten Eizelle, also für eine Schwangerschaft vorbereitet wird. Im Ovar reift in dieser Phase unter dem Einfluß von FSH ein **Follikel** heran (→ **A**). Er produziert zunehmende Mengen von *Östradiol* (E_2, → S. 266). Die **Zervixöffnung** (Muttermund) ist klein und durch einen hochviskösen Schleimpropf verschlossen.

14. Tag (variabel, s.o.): **Ovulation.** Die E_2-Produktion des Follikels steigt ab etwa dem 13. Tag stark an (→ **A** u. S. 264). Die dadurch verstärkte LH-Ausschüttung führt zur Ovulation. Kurz danach erhöht sich auch die *Basaltemperatur* (morgendliche, vor dem Aufstehen gemessene Körpertemperatur) um etwa 0,5 °C (→ **A**). Während der Ovulation ist der Zervixschleim weniger viskös (er kann in langen Fäden ausgezogen werden: *Spinnbarkeit*) und der Muttermund etwas geöffnet, was den Durchtritt von Spermien ermöglicht.

14.–28. Tag: Die **luteale (Gelbkörper-)** oder **sekretorische Phase** ist durch die Entwicklung des **Gelbkörpers** und durch Veränderungen an den Drüsen der Uterusschleimhaut charakterisiert (→ **A**). Sie werden, ebenso wie die dazugehörigen Blutgefäße, stark geschlängelt und produzieren ein Sekret. Am stärksten reagiert die Uterusschleimhaut etwa am 22. Tag auf Progesteron, also an dem Termin, an dem eine Eieinnistung (*Nidation*) erfolgen würde. Geschieht dies nicht, bewirken E_2 und P nun eine Hemmung der Gn-RH-Ausschüttung (→ S. 264), was zur Rückbildung des Gelbkörpers führt. Der dadurch verursachte rasche Abfall des E_2- und P-Spiegels führt zur Konstriktion der Endometriumgefäße und zur Ischämie: Es kommt zur Abstoßung der Uterusschleimhaut, also zur **Menstruationsblutung.**

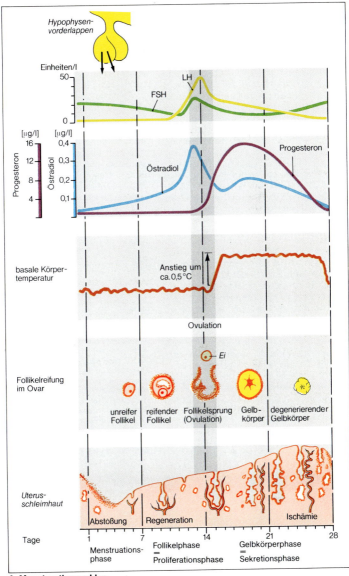

A. Menstruationszyklus

Regelung der Hormonsekretion während des Menstruationszyklus

Das gonadotrope Releasing-Hormon **Gonadoliberin** oder **Gn-RH** fördert die Freisetzung von **FSH** und **LH** aus dem Hypophysenvorderlappen (HVL). Gn-RH wird stoßweise ausgeschüttet (vor der Ovulation ca. alle 1.5 h, danach alle 3–4 h). Ein wesentlich schnellerer Rhythmus oder eine kontinuierliche Abgabe senkt die Ausschüttung von FSH und LH erheblich (Unfruchtbarkeit). Da sich während des Menstruationszyklus die Ausschüttung von LH und FSH *relativ zueinander* laufend *ändert*, muß es noch andere Einflüsse auf ihre Freisetzung geben. Neben zentralnervösen Wirkungen (psychische Einflüsse!) ist es besonders das **Östradiol** (E_2), das dabei eine Rolle spielt. Diese E_2-Wirkung wird wiederum durch **Progesteron** (P) modifiziert.

Während der **Follikelphase** des Menstruationszyklus ist die Sekretion von **LH** relativ niedrig (→ **A** u. S. 262). Am **12.–13. Tag** (→ **A**) führt die durch FSH geförderte E_2-Produktion zu einer Stimulierung der FSH- und LH-Freisetzung, was wiederum die Sekretion von E_2 (und später auch von P) fördert. Diese **positive Rückkoppelungsschleife** (→ S. 238) führt schnell zu sehr hohen LH-Spiegeln, wodurch um den 14. Tag die **Ovulation** ausgelöst wird (→ S. 262). Fehlt dieser plötzliche LH-Anstieg oder ist er zu niedrig, kommt es zu keiner Ovulation, d. h., es kann auch zu keiner Schwangerschaft kommen.

In der **Gelbkörperphase** des Menstruationszyklus (→ **A**, **20. Tag**) wirken E_2 und **P** *hemmend* auf die Sekretion von FSH und LH, wodurch u. a. die Reifung weiterer Follikel verhindert wird. Diese jetzt **negative Rückkoppelung** führt dazu, daß die E_2- und P-Sekretion gegen Ende des Zyklus, etwa am 26. Tag, besonders stark abfällt, was wahrscheinlich die Menstruationsblutung auslöst.

Führt man bereits in der ersten Hälfte des Zyklus Östrogene *zusammen* mit Gestagenen künstlich zu, kommt es zu keiner Ovulation. Auf diesem Prinzip beruhen die meisten **Ovulationshemmer** („Pille").

Prolaktin

Die Sekretion von Prolaktin (**PRL**) wird durch *Prolaktostatin* (**PIH**), identisch mit **Dopamin**, gehemmt und durch **Thyroliberin** (**TRH**) gefördert (→ S. 235 ff.). Die Existenz eines eigenen Prolaktoliberins (**PRH**) ist umstritten. E_2 und P hemmen die PIH-Freisetzung (→ **A**), so daß es besonders in der 2. Zyklushälfte und während der Schwangerschaft zu einer vermehrten PRL-Ausschüttung kommt. Bei der Frau fördert PRL (zusammen mit anderen Hormonen) während der Schwangerschaft das **Brustwachstum** und die **Laktogenese** (Milchbildung). Das Saugen an der mütterlichen Brustwarze (*Saugreiz*) ist der Auslöser für eine besonders starke PRL-Sekretion während des Stillens. (Zum Einschießen der Milch, also zur *Milchejektion*, ist *Oxytozin* notwendig; → S. 240 f.). Darüber hinaus erhöht PRL bei Mann und Frau im Hypothalamus die Ausschüttung von PIH (negative Rückkoppelung).

Auch *Streß* und *Medikamente*, z. B. Morphin, Reserpin, Phenothiazin und bestimmte Tranquilizer, hemmen die Ausschüttung von PIH und erhöhen damit die von PRL. Ein übernormal erhöhtes PRL im Blut (**Hyperprolaktinämie**) kann auch durch einen PRL-produzierenden Tumor sowie durch eine *Hypothyreose* (→ S. 252) verursacht sein, bei der der erhöhte TRH-Spiegel die PRL-Freisetzung stimuliert. Bei **Frauen** führt eine Hyperprolaktinämie nicht nur zu einer (schwangerschaftsunabhängigen) Milchbildung (*Galaktorrhö*), sondern auch zu Störungen des Zyklus mit Ausbleiben der Regelblutung (*Amenorrhö*) und fehlender Ovulation, d. h. *zur Unfruchtbarkeit*. Dieser Umstand wird von manchen Naturvölkern insofern zur Empfängnisverhütung genutzt, als die Mütter langjährig stillen (s. o.) und somit in dieser Zeit (meist) unfruchtbar sind.

Beim **Mann**, der normalerweise ähnliche PRL-Plasmaspiegel wie die nichtschwangere Frau hat, führt eine Hyperprolaktinämie zur Beeinträchtigung von Hodenfunktion und Potenz.

Endokrines System und Hormone

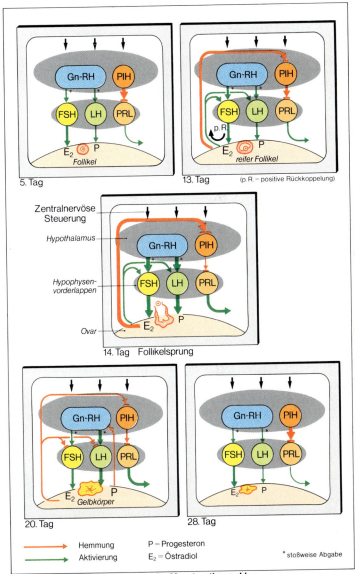

A. Zusammenwirken der Hormone im Menstruationszyklus

Östrogene

Östrogene Hormone sind für die Entwicklung der weiblichen Geschlechtsmerkmale von Bedeutung (allerdings bei weitem nicht in dem Umfang wie es die Androgene für die männliche Geschlechtsentwicklung sind; → S. 270). Östrogene fördern außerdem den Aufbau der Uterusschleimhaut (→ S. 262), den Befruchtungsvorgang u. a. m. Weiterhin ist zu einer optimalen Progesteronwirkung (→ S. 267) oft ein vorbereitender Einfluß der Östrogene notwendig (Uterus u. a.).

Östrogene sind Steroidhormone mit 18 C-Atomen und werden in erster Linie aus dem 17-Ketosteroid Androstendion gebildet (→ S. 259). **Bildungsorte** sind das *Ovar* (Granulosa- und Thekazellen), die *Plazenta* (→ S. 268), die *Nebennierenrinde* und die Leydigschen *Zwischenzellen des Hodens* (→ S. 270). In einigen Testosteronzielzellen wird Testosteron in Östradiol umgewandelt, um dort als solches wirksam zu werden.

Neben dem wichtigsten Östrogen **Östradiol** (E_2) haben auch *Östrion* (E_1) und *Östriol* (E_3) eine, wenn auch schwächere, östrogene Wirksamkeit (relative Wirkung $E_2 : E_1 : E_3 = 10 : 5 : 1$). Zum **Transport** im Blut wird E_2 an ein spezifisches Protein gebunden. Wesentliches *Abbauprodukt* von E_2 ist E_3. Oral aufgenommenes E_2 ist praktisch wirkungslos, da es schon bei der ersten Leberpassage weitgehend aus dem Blut entfernt wird. Oral wirksame Östrogene müssen daher einen etwas anderen chemischen Aufbau haben.

Durchschnittliche Sekretionsraten von Östradiol (mg/d):

Frau	
Menstruationsphase	0,1
Follikelphase	0,2–0,3
Ovulation	0,7
Gelbkörperphase	0,3
Schwangerschaft	8–15
Mann	0,1

Wirkungen der Östrogene

Ovar: E_2 fördert die Follikel- und Eireifung (→ S. 262 ff.).

Uterus: E_2 fördert die Proliferation (Aufbau) der Uterusschleimhaut und verstärkt die Kontraktionen der Uterusmuskulatur.

Vagina: E_2 führt zur Verdickung der Schleimhaut und zu einer vermehrten Abstoßung glykogenhaltiger Epithelzellen. Das Glykogen erlaubt eine vermehrte Milchsäureproduktion durch die Döderleinschen Bakterien, was den pH-Wert in der Scheide auf 3,5–5,5 erniedrigt und damit die Infektionsgefahr verringert.

Zervix: Eine wesentliche Barriere für das Eindringen der Spermien in den Uterus ist der Muttermund mit dem *zervikalen Schleimpfropf*. Östrogen verändert die Konsistenz dieses Schleims in einer Weise, die, besonders am Ovulationstermin, die Wanderung der Spermien fördert und ihre Überlebenszeit erhöht (→ S. 262).

Befruchtungsvorgang: E_2 regelt die Wanderungsgeschwindigkeit des Eies durch den Eileiter (Tube) und bereitet die Spermien (im weiblichen Organismus) auf das Eindringen in die Eihülle vor (*Kapazitation*).

E_2-Einfluß auf **andere Hormonzellen**: E_2 wirkt auf die übergeordneten hormonellen Organe (→ S. 265) und beeinflußt die Zielzellen des Progesterons (→ S. 267). **Blut:** Östrogene erhöhen die Gerinnungsfähigkeit des Blutes, was z. B. bei Gabe der „Pille" eine etwas erhöhte Thrombosegefahr mit sich bringt. **Salz- und Wasserhaushalt:** E_2 führt sowohl an der Niere als auch rein lokal zur H_2O- und Salzretention (-zurückhaltung). Letzteres führt zu einem lokalen Ödem (→ S. 158), was z. B. zur Hautstraffung mittels östrogenhaltiger Kosmetika benutzt wurde. Am **Knochen** wird das Längenwachstum gebremst, der Epiphysenschluß beschleunigt und die Osteoblastentätigkeit (→ S. 256) gefördert. **Fettstoffwechsel:** Atherosklerose ist bei Frauen vor der Menopause selten, was z. T. mit dem durch E_2 gesenkten Cholesterinspiegel erklärt werden könnte. **Haut:** E_2 macht die Haut dünner und weicher, vermindert die Talgdrüsen und vermehrt die Fettlagerung in der Unterhaut. **ZNS:** Östrogene beeinflussen das sexuelle und soziale Verhalten, die psychische Reaktionsweise u. a. m.

Gestagene

Das bei weitem wirksamste gestagene Hormon ist das **Progesteron (P)**. Es wird in erster Linie während der *sekretorischen Phase* (**Gelbkörperphase**) des Menstruationszyklus sezerniert. **Hauptaufgabe** des P ist es, den Genitaltrakt der Frau für die Aufnahme und Reifung des befruchteten Eies vorzubereiten und die Schwangerschaft zu erhalten.

P ist ein *Steroidhormon* mit 21 C-Atomen (→ S. 259). **Bildungsorte** sind der *Gelbkörper*, der *Follikel* (→ S. 264), die *Plazenta* (→ S. 268) und, auch beim Mann, die *Nebennierenrinde*.

Die **Biosynthese** verläuft vom Cholesterin über Pregnenolon zum Progesteron (→ S. 259). Ähnlich wie beim Östradiol (→ S. 266) wird P schon bei der ersten Leberpassage weitgehend abgebaut, so daß oral gegebenes P praktisch unwirksam ist.

Zum **Transport** im Plasma steht ein spezifisches *P-Bindungsprotein* zur Verfügung. Wesentliches *Abbauprodukt* von Progesteron ist Pregnandiol.

Wirkungen des Progesterons: Für fast alle P-Wirkungen ist ein vorhergehender oder gleichzeitiger *Einfluß von Östradiol* (E_2) notwendig. Dabei vermehrt E_2 in der Follikelphase des Menstruationszyklus die intrazellulären Rezeptorproteine (→ S. 244) für P. In der Gelbkörperphase verringert sich deren Menge wieder. Der **Uterus** ist das wichtigste Zielorgan des P. Nach vorhergehendem E_2-Einfluß fördert P das Wachstum der Uterusmuskulatur (*Myometrium*), bewirkt in der Uterusschleimhaut (*Endometrium*), die unter E_2-Einfluß aufgebaut worden ist, den drüsigen Umbau (→ S. 262) und verändert dort die Gefäßversorgung und den Glykogengehalt: Umwandlung von proliferativem zu sekretorischem Endometrium. Diese Veränderungen erreichen etwa am 22. Zyklustag ihr Maximum. Zu diesem Zeitpunkt wirkt P auch wesentlich bei der eventuellen Einnistung (*Nidation*) eines befruchteten Eies mit. Eine *überlange P-Einwirkung* führt zu einer Rückbildung des Endometriums, das dann nicht mehr für die Eieinnistung geeignet ist (→ S. 262).

P reduziert außerdem die Myometriumaktivität, was besonders während der Schwangerschaft wichtig ist. An der **Zervix** verändert P die *Konsistenz des Schleimpropfes* in einer Weise, die diesen für Spermien praktisch undurchdringbar macht. Auf diesem Effekt beruht z.T. die empfängnisverhütende (kontrazeptive) Wirkung von P in der ersten Zyklusphase (s.u.).

In der **Brust** fördert P (zusammen mit Prolaktin, STH u.a. Hormonen) die Entwicklung des Milchgangsystems.

P-Einfluß auf **andere Hormonzellen**: In der Gelbkörperphase hemmt P die LH-Freisetzung (→ S. 264). Werden progesteronähnliche Gestagene auch in der Follikelphase gegeben, beeinträchtigt dieser Hemmeffekt z.T. die Ovulation, was zusammen mit der Wirkung auf die Zervix (s.o.) und einem die Kapazitation der Spermien (→ S. 266) hemmenden Effekt *kontrazeptiv* wirkt („**Mini-Pille**").

ZNS: Hohe P-Dosen wirken (über das Abbauprodukt Pregnanolon) anästhetisch. P fördert die Bereitschaft für epileptische Anfälle, hat einen sog. *thermogenen Effekt*, der zur Erhöhung der Basaltemperatur führt (→ S. 263) und ist wahrscheinlich die Ursache für Verhaltensstörungen und Depressionen vor der Menstruationsblutung und gegen Ende der Schwangerschaft.

An der **Niere** hemmt Progesteron etwas die Aldosteronwirkung (→ S. 140 u. S. 150), was zu einer vermehrten NaCl-Ausscheidung führt.

	Progesteron	
	Sekretion (mg/d)	Plasmakonzentration (µg/l)
Frau		
Proliferationsphase	4	0,3
Gelbkörperphase	30	15
Frühe Schwangerschaft	90	40
Späte Schwangerschaft	320	130
1 Tag nach der Entbindung	–	20
Mann	0,7	0,3

Hormonale Regelung von Schwangerschaft und Geburt

Die **Plazenta** (Mutterkuchen) dient der Ernährung und O_2-Versorgung des Fetus (→ S. 190f.), sie sorgt für den Abtransport seiner Stoffwechselprodukte, und sie deckt den Großteil des Hormonbedarfs während der Schwangerschaft. Besonders am Beginn der Schwangerschaft sind zu deren Erhaltung auch die Hormone des mütterlichen Ovars nötig (→ **A**).

Die menschliche Plazenta produziert folgende **Hormone**: *Östradiol* (E_2), *Östriol* (E_3), *Progesteron* (**P**), **h**uman **c**horionic **g**onadotropin (**HCG**), ein **HCS** (**HPL**) genanntes Hormon (s. u.), POMC (→ S. 240) u. a.

Als endokrines Organ zeigt die Plazenta einige Besonderheiten: Ihre Hormonproduktion ist (wahrscheinlich) unabhängig von den normalen Rückkoppelungskontrollen (→ S. 238); sie produziert sowohl Steroid- als auch Proteohormone, wobei die **Proteohormonphase** (→ **A**) das 1. Schwangerschaftsdrittel, die **Steroidhormonphase** (→ **A**) die spätere Schwangerschaft beherrscht.

Die plazentaren Hormone gelangen sowohl in den mütterlichen als auch in den fetalen Organismus. Wegen der engen Verknüpfung der Hormonbildung in Mutter, Fetus und Plazenta (→ **A**) spricht man auch von **fetoplazentarer Einheit**.

Im Gegensatz zu anderen endokrinen Organen ist die Plazenta für die Produktion der **Steroidhormone P** und E_2 auf die Zulieferung der jeweiligen Steroidvorstufen (S. 259) aus der mütterlichen und fetalen *Nebennierenrinde* (NNR; → **A**) angewiesen. (Im Fetus ist dieses Organ zeitweise größer als die Niere!) Aus *Cholesterin(-ol)* entsteht so in der Plazenta **Progesteron**, aus diesem in der fetalen NNR u. a. *Dehydroepiandrosteron (DHEA)* und aus *DHEA* in der Plazenta E_2, das in der fetalen Leber vorwiegend zu *Östriol* (E_3) umgebaut wird. Im *Hoden* des männlichen Fetus wird *Progesteron* zu *Testosteron* umgebaut (→ S. 270).

Das Proteohormon **HCG** wird gleich am *Beginn der Schwangerschaft* in großer Menge ausgeschüttet (→ **A** u. **B**); seine wesentlichen *Aufgaben* sind es, a) in der fetalen Nebennierenrinde, insbesondere in deren sog. *fetaler Zone*, die Produktion von DHEA u. a. Steroiden zu stimulieren, b) im mütterlichen Ovar die Ausbildung von Follikeln zu unterdrücken und die *Gelbkörperfunktion*, also die *P*- und E_2-*Produktion*, dort aufrechtzuerhalten (→ **B**). Ab der 6. Schwangerschaftswoche ist dies nicht mehr nötig, da jetzt die Plazenta genug P und E_2 produziert.

Die meisten **Schwangerschaftstests** basieren auf dem biologischen oder immunologischen *Nachweis von HCG im Urin* (ab dem ca. 6.–8. Tag nach der Befruchtung). Da während der Schwangerschaft die E_2- und P-Sekretionsraten stark ansteigen (→ Tab. S. 266 f.), werden diese Hormone und ihre Abbauprodukte, Östriol bzw. Pregnandiol, im Harn von Schwangeren vermehrt ausgeschieden. Auch diese Tatsache kann zum Nachweis einer Schwangerschaft dienen.

Die Konzentration von **HCS** („**h**uman **c**horionic **s**omato(mammo)tropin"; identisch mit **HPL** [„**h**uman **p**lacental **l**actogen"]) steigt während der Schwangerschaft kontinuierlich an. Es wird u. a. vermutet, daß HCS die *Mammogenese* (Ausbildung der Brust) beeinflußt und die Steroidsynthese in Nebenniere und Plazenta steuert.

Die hormonale Regulation der Geburt ist noch nicht ganz geklärt. Es wird angenommen, daß die am Ende der Schwangerschaft steigende Ausschüttung von ACTH im Fetus dessen NNR zur Sekretion von *Kortisol* anregt (→ S. 260), das seinerseits die plazentare Produktion von Progesteron hemmt und die von Östrogenen fördert. Die Folge sind eine Depolarisation der Uterusmuskulatur, eine dort vermehrte Bildung von *Gap junctions* (→ S. 7) und eine Vermehrung der Rezeptoren für Ocytozin und Katecholamine (α-Rez.), also alles Reaktionen, die die Erregbarkeit des Uterus steigern. Dehnungsrezeptoren im Uterus sprechen auf Größenzunahme und Bewegungen des Fetus an, was, nerval zum Hypothalamus gemeldet, die Ausschüttung von **Ocytozin** vermehrt, das in der Folge wiederum zu gesteigerten Uteruskontraktionen führt (positive Rückkoppelung). Deshalb ist auch der Name „Ocytozin" (statt Oxytozin) vorzuziehen (von griech. ὠκυτόκος = schnell gebärend). Ocytozin erhöht außerdem die Produktion von **Prostaglandinen** im Endometrium, die, ins Myometrium gelangt, dieses zusätzlich aktivieren. Die *Gap junctions* sorgen dafür, daß sich die spontane Erregung einzelner Schrittmacherzellen im Fundus „konzertiert" auf das ganze Myometrium (ca. 2 cm/s) ausdehnen kann (→ S. 44).

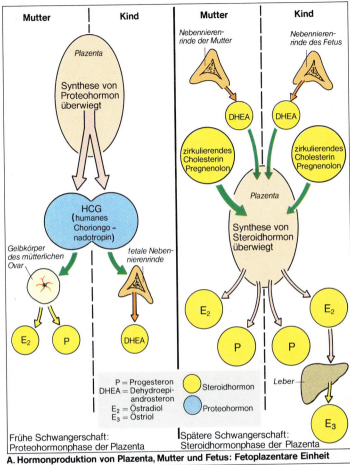

A. Hormonproduktion von Plazenta, Mutter und Fetus: Fetoplazentare Einheit

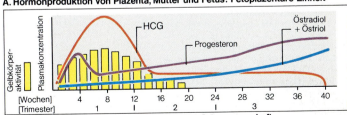

B. Hormonplasmakonzentrationen während der Schwangerschaft

Androgene, Hodenfunktion, Ejakulat

Hauptvertreter der Androgene (männliche Geschlechtshormone) ist das **Testosteron (T)**. Seine wichtigsten **Funktionen** sind es, die Geschlechtsdifferenzierung, die Samenbildung und den Geschlechtstrieb beim Mann zu fördern.

Androgene sind *Steroidhormone* mit 19 C-Atomen. Prinzipiell gehören dazu außer Testosteron und *5α-Dihydrotestosteron* (**DHT**) (→ S. 259) auch die *17-Ketosteroide* (DHEA u. a.), doch sind diese weniger androgen wirksam. Die *Sekretionsrate* von T beträgt beim Mann (Hoden) ca. 7 mg/d (Rate sinkt mit dem Alter), bei der Frau (*Ovar, Nebennierenrinde*) ca. 0,3 mg/d. Die Plasmakonzentrationen liegen bei 7 bzw. 0,5 µg/l. Ähnlich wie andere Steroide wird T im Blut an Proteine gebunden (TeBG; → **A**). Außer zu DHT kann Testosteron auch zu *Östradiol* (E_2) umgeformt werden (→ S. 259), so daß neben DHT auch E_2 als wirksame, intrazelluläre Hormonform eine Rolle spielt.

Die **Regelung der T-Ausschüttung** erfolgt durch die Hypophysenvorderlappenhormone **LH** und **FSH**. Das ihnen übergeordnete Hormon, Gn-RH, wird, wie bei der Frau, stoßweise (→ S. 264) ausgeschüttet (2- bis 4-stündiger Rhythmus). **LH** (beim Mann früher auch ICSH genannt) fördert die T-Ausschüttung aus den **Leydigschen Zwischenzellen** des Hodens (→ **A**), während **FSH** die Bildung eines Androgenbindungsproteins (→ **A**, BP) in den **Sertolischen Stützzellen** des Hodens stimuliert (→ **A**). Testosteron hemmt in negativer Rückkoppelung die LH-Ausschüttung. Für die Regelung der FSH-Freisetzung beim Mann ist ein „**Inhibin**" postuliert worden (→ **A**).

Neben den wichtigen Testosteronwirkungen auf die männliche Geschlechtsdifferenzierung, auf die Spermato- und die Spermiogenese sowie auf Wachstum und Funktion von Genitalien, Prostata und Samenbläschen (s. u.) steuert T die Ausbildung der *sekundären männlichen Geschlechtsmerkmale*, also Behaarungstyp, Körperbau, Kehlkopfgröße (Stimmbruch), Talgdrüsenaktivität (Akne) u.a.m. Eine ausreichende T-Sekretion ist außerdem Voraussetzung für eine normale *Libido* (**Geschlechtstrieb**), die *Potentia generandi* (**Zeugungsfähigkeit**) und die *Potentia coeundi* (**Begattungsfähigkeit**) des Mannes.

Testosteron hat einen fördernden Einfluß auf die *Blutbildung* (→ S. 60 ff.) und wirkt **anabol** (gewebeaufbauend; → u.a. S. 260), was u. a. in der stärker entwickelten Muskulatur des Mannes zum Ausdruck kommt. Im ZNS beeinflußt T neben den bereits genannten Vorgängen auch bestimmte *Verhaltensweisen* wie Aggressivität u.a.m.

Geschlechtsdifferenzierung. Nach der Festlegung des *genetischen (chromosomalen) Geschlechts* (→ **B**) bilden sich die geschlechtsspezifischen Gonaden (Keimdrüsen) aus, in die anschließend sog. *primäre Keimzellen* einwandern. Die weitere **somatische Geschlechtsentwicklung** und **-differenzierung** ist in Abwesenheit von T weiblich (→ **C**). Für eine männliche Geschlechtsentwicklung ist in beiden Schritten T notwendig (→ **C**), für manche Schritte (z. B. den Abstieg des Hodens in den Hodensack) noch ein weiterer, unbekannter Faktor. Eine Überproduktion von Androgenen oder eine künstliche Testosterongabe kann zur Vermännlichung (*Virilisierung*) des weiblichen Organismus führen (→ **C**).

Hodenfunktion: Neben Testosteron werden im Hoden in mehreren Entwicklungsstufen die männlichen Keimzellen (**Spermatozoen, Spermien**) gebildet (frühe Stufen: *Spermatogenese*; späte Stufen: *Spermiogenese*). Die Spermiogenese vollzieht sich in den *Hodenkanälchen*, die durch die sog. *Blut-Hoden-Schranke* von der Umgebung streng getrennt sind. Das zur Spermienreifung in Hoden und Nebenhoden nötige Testosteron kann nur durch diese Schranke gelangen, wenn es an das *BP* (→ **A**) gebunden ist. Zusätzlich ist u. a. Vitamin A zur Spermiogenese notwendig, während sie z. B. durch Alkohol gehemmt wird, was bei Alkoholikern zu Unfruchtbarkeit führen kann.

Das **Ejakulat** (fertige Samenflüssigkeit; 2–6 ml) enthält 35–200 Millionen Spermien/ml und das Samenplasma, das von der Prostata und den Samenbläschen gebildet wird und u. a. Fruktose zur Ernährung der Spermien und Prostaglandine für die Förderung der Uteruskontraktion enthält. Am Höhepunkt der sexuellen Erregung (**Orgasmus**) wird das Sperma reflektorisch in die hintere Urethra befördert (*Emission*), deren Dehnung zu reflektorischer Kontraktion v. a. des M. bulbocavernosus und damit zum Auswurf des Ejakulats führt (**Ejakulation**). In der Scheide erhöht das alkalische Samenplasma den pH-Wert, eine Voraussetzung für die Beweglichkeit der Spermien, die zur Befruchtung der Eizelle (wozu nur 1 Samenzelle gebraucht wird!) noch bis in den Eileiter aufsteigen müssen.

Endokrines System und Hormone 271

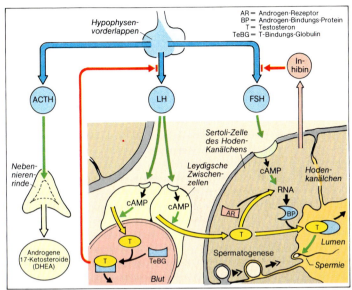

A. Regulation u. Transport androgener Hormone, Testosteronwirkung am Hoden

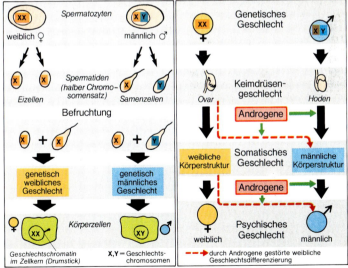

B. Genetische Geschlechtsbestimmung

C. Einfluß der Androgene auf die Geschlechtsdifferenzierung

Zentralnervensystem und Sinnesorgane

Bau des Zentralnervensystems

Das **Zentralnervensystem (ZNS)** besteht aus **Gehirn** und **Rückenmark**. Letzteres ist entsprechend den Wirbeln in *Segmente* eingeteilt, ist jedoch kürzer als die Wirbelsäule (→ **A**). Trotzdem verlassen die Spinalnerven den Wirbelkanal erst in Höhe des zugehörigen Wirbels. Der **Spinalnerv** (→ **B**) enthält die zum ZNS ziehenden (*afferenten*) *Fasern* der *Hinterwurzel* und die zur Peripherie ziehenden (*efferenten*) *Fasern* der *Vorderwurzel*. Ein **Nerv** ist also ein Bündel von Nervenfasern (→ S. 22) mit z. T. unterschiedlicher Funktion und Verlaufsrichtung.

Der **Rückenmarksquerschnitt** (→ **B**) enthält eine dunklere, schmetterlingsförmige Figur, die *graue Substanz*. Sie enthält hauptsächlich die Zellkörper der efferenten Bahnen (vorwiegend zur Muskulatur: *Motoneuronen*) im Vorderhorn und die Zellen der *Interneurone* (Schaltneurone innerhalb des ZNS) im Hinterhorn. Die Zellkörper der afferenten Fasern liegen z. T. außerhalb des Rückenmarks im *Spinalganglion*. Der Rest des Rückenmarksquerschnitts ist die sog. *weiße Substanz*, die vorwiegend Axone auf- und absteigender Bahnen enthält.

Das **Gehirn** besteht aus dem verlängerten Mark (*Medulla oblongata*; → **E 1**), der Brücke (*Pons*; → **E 2**), dem Mittelhirn (*Mesenzephalon*; → **E 3**), dem Kleinhirn (*Zerebellum*; → **C, E**), dem Zwischenhirn (*Dienzephalon*) und dem Endhirn (*Telenzephalon*; → **C, D, E**). Die erstgenannten drei Anteile werden zusammen **Hirnstamm** genannt; er ist prinzipiell wie das Rückenmark aufgebaut und enthält z. B. die Zellkörper der *Hirnnerven* (Kerne [*Nuclei*]) und die *Zentren für Atmung* (→ S. 104) und *Kreislauf* (→ S. 176 ff.). Das **Kleinhirn** ist besonders wichtig für die Motorik des Körpers (→ S. 286).

Das **Zwischenhirn** enthält im *Thalamus* (→ **D 4**) eine wichtige Umschaltstation fast aller Afferenzen (von Haut, Auge, Ohr usw., aber auch von anderen Hirnteilen). Zum Zwischenhirn gehört auch der *Hypothalamus* (→ **D 5**); er ist Sitz vegetativer Zentren (→ S. 290) und spielt über die anhängende *Hypophyse* (→ **E 6**) eine dominierende Rolle im endokrinen System (→ S. 240).

Das **Endhirn** hat **Kerne** und **Rindenbezirke**. Zu ersteren zählen u. a. die für die Motorik wichtigen **Basalglien**, *Nucleus caudatus* (→ **D 7**), *Putamen* (→ **D 8**) und *Globus pallidus* (→ **D 9**) und z. T. auch das *Corpus amygdaloideum* (→ **D 10**). Letzteres gehört zusammen mit anderen Hirnteilen (z. B. *Gyrus cinguli*; → **E 11**) zum **limbischen System** (→ S. 290). Die **Hirnrinde** (Kortex) wird in vier Lappen (*Lobus*) eingeteilt (→ **C, D, E**), die durch Furchen (*Sulci*) getrennt sind (z. B. Sulcus centralis) (→ **C 12, D 12, E 12**) und Sulcus lateralis (→ **C 13**). Die beiden Endhirnhälften sind über den *Balken* (→ **D 14** und **E 14**) miteinander eng verbunden. Der Kortex ist Ursprung aller bewußten und vieler unbewußten Handlungen, Sammelstation aller bewußten Sinneseindrücke, Sitz des Gedächtnisses usw.

Liquor

Das Gehirn ist von Flüssigkeit (**Liquor cerebrospinalis**) umgeben (äußere Liquorräume) und besitzt auch in seinem Inneren Flüssigkeitsräume (*Ventrikel*). Zwei Seitenventrikel (→ **D 15, F**) sind mit dem III. und IV. Ventrikel (→ **F**) und dem Zentralkanal des Rückenmarks (→ **B**) verbunden. Pro Tag werden in den *Plexus chorioidei* (→ **D 16, F**) ca. 650 ml Liquor produziert und in den Arachnoidalzotten (schematisch → **F**) wieder resorbiert. Der Stoffaustausch zwischen Blut und Liquor bzw. Gehirn ist außer für CO_2, O_2 und H_2O mehr oder weniger stark behindert (*Blut-Hirn-Schranke* bzw. *Blut-Liquor-Schranke*). Manche Stoffe (Glukose, Aminosäuren z. B.) werden dort durch spezielle Mechanismen transportiert, andere (Proteine z. B.) können die Schranke nicht passieren, was auch bei Gabe von Medikamenten beachtet werden muß („**Liquorgängigkeit**"). Abflußbehinderungen des Liquors führen zur Kompression des Gehirns und (bei Kindern) zum „Wasserkopf" (*Hydrozephalus*).

Zentralnervensystem und Sinnesorgane

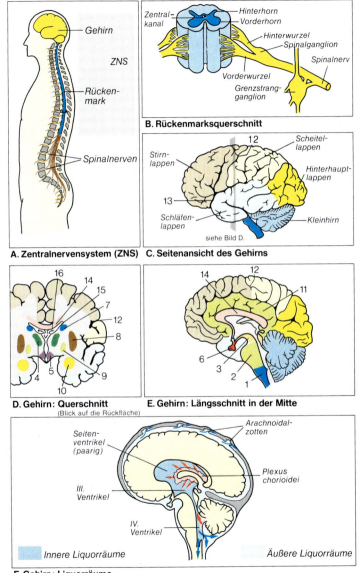

A. Zentralnervensystem (ZNS)

B. Rückenmarksquerschnitt

C. Seitenansicht des Gehirns

D. Gehirn: Querschnitt
(Blick auf die Rückfläche)

E. Gehirn: Längsschnitt in der Mitte

F. Gehirn: Liquorräume

Zentralnervensystem und Sinnesorgane

Aufnahme und Verarbeitung von Reizen

Mit den **Sinnesorganen** nehmen wir aus der Umwelt sehr viele **Informationen** (10^9 bit/s) auf, doch wird uns nur ein sehr kleiner Teil davon (10^1–10^2 bit/s) *bewußt*; der Rest wird unterbewußt verarbeitet oder gar nicht verwendet. Es werden also wichtige (interessante) Informationen für das Bewußtsein *ausgewählt*, was beim „Lauschen" und „Spähen" besonders stark zum Ausdruck kommt. Umgekehrt geben wir über die *Sprache* und die *Motorik* (*Mimik!*) Informationen von rund 10^7 bit/s an die Umwelt ab ($\rightarrow$ **A**).

Bit (engl: binary digit) ist ein Maß für den *Informationsinhalt*, bit/s also ein Maß für den *Informationsfluß*. (Ein Buchstabe hat ca. 4,5 bit, eine Buchseite ca. 1000 bit; liest man sie in 20 s, nimmt man 1000/20 = 50 bit/s auf. Ein Fernsehbild überträgt mehr als 10^6 bit/s.)

Reize treffen in *unterschiedlichen Energieformen* auf den Körper (elektromagnetische Energie bei Sehreizen, mechanische Energie beim Tasten usw.). Für sie gibt es **spezifische Rezeptoren (Sensoren)**, die entweder zu **Sinnesorganen** (Auge, Ohr) zusammengefaßt oder über die Körperoberfläche (Hautrezeptoren) oder im Körperinneren (Druckrezeptoren etc.) verstreut sind. Umgekehrt hat jede Sinneszelle ihren **adäquaten Reiz**, der jeweils spezifische sensorische Eindrücke (*Modalitäten*) hervorruft, innerhalb derer oft verschiedene *Qualitäten* des Reizes unterschieden werden können (z. B. Stärke und Frequenz des Schalls; $\rightarrow$ S. 316ff.).

Bei der **Reizaufnahme** ($\rightarrow$ **B**) „wählt" sozusagen der Rezeptor aus den Informationen der Umwelt jeweils die für ihn geeigneten „aus", die Druckrezeptoren der Haut z. B. ($\rightarrow$ S. 276) Informationen über das Ausmaß des Druckes. Im Rezeptor verändert der Reiz die Membraneigenschaften der Rezeptorzelle (**Transduktion**), was dort wiederum zur Entstehung eines **Rezeptor-** (*Generator-, Sensor-*)**Potentials** führt: *Je stärker der Reiz, desto höher das Rezeptorpotential* ($\rightarrow$ **C1**). Erreicht dieses einen bestimmten **Schwellenwert** ($\rightarrow$ **B1**), kommt es zur Auslösung eines in der Nervenfaser weitergeleiteten **Aktionspotentials** (**AP**; $\rightarrow$ S. 26ff.): **Transformation** des Reizes. Je *stärker* dabei der Reiz und je *höher* damit das Rezeptorpotential ist, desto *öfter* wird ein *AP* ausgelöst und weitergeleitet ($\rightarrow$ **C2**).

Die ursprüngliche Information ist also jetzt in Form der *Frequenz* (Impulse/s) der AP *verschlüsselt* (*kodiert*). An der nächsten *Synapse* ($\rightarrow$ S. 30) wird die übertragene Information (Nachricht) wieder *dekodiert*: Je höher die Frequenz, desto mehr Übertragerstoff (Transmitter $\rightarrow$ z. B. S. 54) wird dort freigesetzt und desto höher ist das *exzitatorische, postsynaptische Potential* ($\rightarrow$ S. 30). Erreicht auch dieses wieder eine *Schwelle* ($\rightarrow$ **B2**), werden erneut AP weitergeleitet, d. h., die Nachricht wird wieder verschlüsselt (*rekodiert*). Die **Kodierung in Frequenzform** hat den Vorteil, daß die *Nachricht sicherer übermittelt* wird, als wenn die Höhe des Potentials als Informationsträger diente: Über lange Leitungsstrecken (bis über 1 m im Menschen!) würde die Potential*höhe* viel leichter verändert werden (und damit die Nachricht verfälscht werden) als es bei der AP-*Frequenz* der Fall ist. Andererseits soll an der Synapse die Nachricht (durch andere Neuronen) verstärkt oder abgeschwächt werden. Dazu eignet sich besser die Potential*höhe*, so daß hier vorher dekodiert wird.

Hemmende und fördernde Verschaltungen an den Synapsen werden z. B. zur **Kontrastierung** einer Information während der Weiterleitung zum ZNS verwendet ($\rightarrow$ **D** u. S. 312). Dabei werden benachbart weitergeleitete Erregungen abgeschwächt: *laterale Hemmung* (*Inhibition*; $\rightarrow$ S. 280).

Objektiv kann die Verarbeitung von Sinnesreizen, z. B. an Hand von Zellpotentialmessungen, bis zu ihrer Integration im ZNS verfolgt werden. Der Sprung zum Bewußtwerden muß **subjektiv** beobachtet werden. Als erste Stufe können wir *Sinneseindrücke* und *Empfindungen* beschreiben, z. B. „braune Striche mit kleinen grünen Strichen". Erfahrung und Vernunft interpretieren das Gesehene dann, und es kommt zur *Wahrnehmung* „Tannenzweig". Vexierbilder zeigen, daß der gleiche Sinneseindruck sogar bei derselben Person zu unterschiedlicher Wahrnehmung führen kann.

Weitere **wichtige Begriffe der Sinnesphysiologie** sind: a) **Absolutschwelle** ($\rightarrow$ z. B. S. 296, 306 u. 316), b) **Unterschiedsschwelle** ($\rightarrow$ z. B. S. 296, 306 u. 322), c) **räumliche und zeitliche Summation** ($\rightarrow$ z. B. S. 306), d) **Adaptation** (Gewöhnung, Anpassung; $\rightarrow$ z. B. S. 306), e) **rezeptives Feld** ($\rightarrow$ z. B. S. 312), f) **P-, D-** bzw. **PD-Rezeptoren** ($\rightarrow$ S. 276). Diese Begriffe werden auf den angegebenen Seiten nur an Beispielen erklärt, gelten jedoch ganz allgemein für die Funktion von Rezeptoren.

Zentralnervensystem und Sinnesorgane

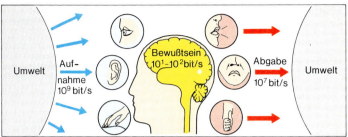

A. Aufnahme, Bewußtmachung und Abgabe von Information

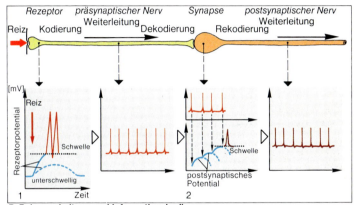

B. Reizverarbeitung und Informationskodierung

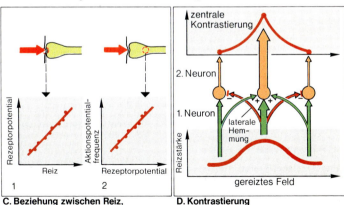

C. Beziehung zwischen Reiz, Rezeptor und Aktionspotential

D. Kontrastierung

Hautsinne, Schmerz

Die Haut des Körpers registriert Druck, Berührung, Vibration (zus.: Tastsinn), Temperatur und Schmerzen. Diese **Oberflächensensibilität** wird zusammen mit der **Tiefensensibilität** (Muskel-, Gelenk- und Sehnenrezeptoren; → S.278) und der *Schmerzsensibilität im Körperinneren* als **somatoviszerale Sensibilität** bezeichnet.

Den **Mechanorezeptoren** der Haut sind *drei Tastqualitäten* zugeordnet: *Druck*, *Berührung* und *Vibration*. Werden die *Merkel-Zellen* (→ **A2**) bzw. die *Tastscheiben* (→ **A5**) z.B. durch verschiedene Gewichtauflagen gereizt, findet man in den ableitenden Nervenfasern Aktionspotentiale mit einer Impulsfrequenz (Impulse/s), die dem **Druck** des Gewichtes *proportional* ist (→ **B1**). Damit wird die *Intensität* des Druckes gemessen (**Intensitätsdetektoren**). Auf **Berührung** reagieren die *Meissnerschen Körperchen* (→ **A1**) bzw. die *Haarwurzelrezeptoren* (→ **A4**); dabei spielt nicht die Intensität (z.B. Grad der Haarverbiegung), sondern vielmehr die *Geschwindigkeit* der Reizänderung eine Rolle (**Geschwindigkeitsdetektoren**): Die Anzahl der Impulse ist hierbei dieser Geschwindigkeit proportional (**B2**). Die *Pacinischen Körperchen* (→ **A3**) sind darauf spezialisiert, **Vibrationen** zu registrieren. Bei einer *einmaligen* Änderung der Reizstärke reagieren sie nur mit *einem* Impuls, ganz gleich wie hoch die Änderungsgeschwindigkeit war. Ändert sich jedoch (wie bei einer Vibration) diese Geschwindigkeit dauernd (d.h., ist die *Beschleunigung* der Hautverschiebung größer oder kleiner), ergibt sich eine zu dieser Beschleunigung proportionale Impulsfrequenz in der ableitenden Nervenfaser (**B3**). Solche **Beschleunigungsdetektoren** finden sich außer der Haut auch in Sehnen, Muskeln und Gelenkkapseln, d.h. sie spielen auch bei der *Tiefensensibilität* eine Rolle (→ S. 278).

Rezeptoren vom Typ der Intensitätsdetektoren werden oft auch **Proportional-** oder **P-Rezeptoren**, solche vom Typ der Geschwindigkeitsdetektoren **Differential-** oder **D-Rezeptoren** genannt. Eine Mischform sind die **PD**-Rezeptoren, die z.B. die *Gelenkstellung* messen (Teil der Tiefensensibilität): Die *Geschwindigkeit* der Stellungsänderung findet in der vorübergehend hohen Impulsfrequenz (→ **D**: Kurvengipfel), die endgültige Gelenk*stellung* in der sich anschließenden, konstanten Impulsfrequenz ihren Ausdruck (→ **D**). Es ist noch umstritten, ob diese PD-Rezeption im Gelenk selbst oder in den Spindeln (→ S. 278) der ansetzenden Muskeln erfolgt.

Thermorezeptoren gibt es für den Temperaturbereich unter 36 °C (*Kaltrezeptoren*) und für den über 36 °C (*Warmrezeptoren*). Je niedriger die Temperatur (Bereich: 36°–20 °C) ist, desto höher ist die Impulsfrequenz in den ableitenden Nervenfasern der Kaltrezeptoren; bei den Warmrezeptoren ist es umgekehrt (Bereich: 36°–43 °C) (→ **C**). Zwischen 20 °C und 40 °C kommt es bald zu einer *Adaptation der Thermorezeption* (= PD-Rezeption): Wasser von 25 °C wird nur anfangs als kalt empfunden. Extreme Temperaturen werden dagegen dauernd als kalt bzw. warm registriert, was u.a. wegen der möglichen Schäden der Haut sinnvoll ist. Für Temperaturen über 45 °C gibt es evtl. eigene *Hitzerezeptoren*, bei denen es sich wohl um thermospezifische Schmerzrezeptoren handelt.

Schmerz ist eine unangenehme Sinnesempfindung, verbunden mit einem unlustbetonten Gefühlserlebnis. Er ist die Reaktion auf die Meldung, daß den Körper im Inneren oder von außen ein *Schaden* droht oder bereits trifft (**Nozizeption**), wobei die Erkennung der Ursache weniger wichtig ist. *Viszeraler Schmerz* (aus den *Eingeweiden*; → S.282) wird vom *somatischen Schmerz* unterschieden, der aus der „*Tiefe*" (z.B. Kopfschmerz, Gelenkschmerz) oder von der *Haut* kommt (s.a. *übertragener Schmerz*, S.282). Beim zuletzt genannten Oberflächenschmerz unterscheidet man den schnell gemeldeten, *ersten Schmerz* („hell") und den (0,5–1 s später) nachfolgenden *zweiten Schmerz* („dumpf"), der länger anhält und weniger gut lokalisierbar ist. Der erste Schmerz führt vorwiegend zu *Fluchtreflexen* (→ S. 280), der zweite eher zu *Schonhaltungen*. Schmerzrezeptoren (freie Nervenendigungen) *adaptieren nicht* (tagelange Zahnschmerzen!), da eine andauernde Schädigung sonst in Vergessenheit geriete. Schädigungen entlang der Schmerzbahnen werden so empfunden, als ob sie aus der Peripherie kämen: *Projizierter Schmerz* (z.B. Rückenschmerzen bei Nervenquetschung durch Bandscheibenvorfall).

Zentralnervensystem und Sinnesorgane

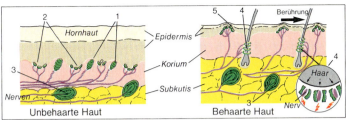

A. Hautrezeptoren

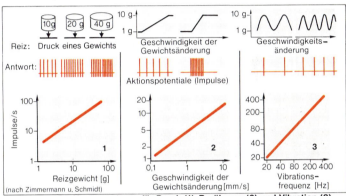

B. Reaktion der Hautrezeptoren für Druck (1), Berührung (2) und Vibration (3)

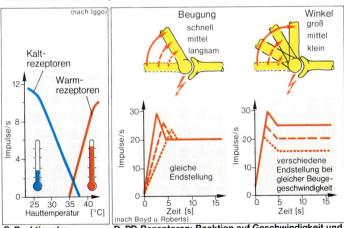

C. Reaktion der Thermorezeptoren

D. PD-Rezeptoren: Reaktion auf Geschwindigkeit und Winkel der Gelenkbeugung

Tiefensensibilität, Dehnungsreflex

Zur Messung von Gelenkstellung, Muskellänge usw. (Tiefensensibilität) besitzt der Körper sog. **Propriozeptoren**, zu denen neben den Gelenkrezeptoren u.a. die **Sehnenrezeptoren** (= Golgi-Organe; an der Muskel-Sehnen-Grenze) und die **Muskelspindeln** zählen → **A**).

Letztere enthalten sog. *intrafusale Muskelfasern* und liegen *parallel* zwischen der (*extrafusalen*) Arbeitsmuskulatur. Die Enden der intrafusalen Fasern werden von **γ-Motoneuronen** efferent innerviert. Die Mitte der intrafusalen Fasern (2 Typen: Kernsack- u. Kernkettenfasern) ist spiralförmig von Nervenendigungen umschlungen (sog. *anulospirale Endigung*), die den *Dehnungszustand* der intrafusalen Fasern zum Rückenmark melden (**Ia-Fasern** von den Kernsackfasern; → **A–C**; Gruppe-II-Fasern von den Kernkettenfasern).

Die Meldungen der Propriozeptoren gelangen u.a. zum Kleinhirn und zur Großhirnrinde (→ S. 286 u. 282), doch sind unbewußte Reaktionen (**Reflexe**) auf diese Meldungen auch schon auf *Rückenmarksebene* möglich:

Wird ein Skelettmuskel, z.B. durch einen Schlag auf seine Sehne, plötzlich gedehnt, sind davon auch die Muskelspindeln betroffen. Ihre Dehnung führt zu einer Erregung der Ia-Fasern (→ **B** und **C**) und Gruppe-II-Fasern, die beide über die Hinterwurzel zum Vorderhorn des Rückenmarks ziehen und dort *direkt* die (*A*)-α-Motoneuronen desselben Muskels erregen, was zu dessen Kontraktion führt. Es handelt sich dabei also um nur eine einzige Schaltstelle (Synapse) zwischen ankommendem (*afferentem*) und abgehendem (*efferentem*) Neuron. Die *Reflexzeit* eines solchen **monosynaptischen Dehnungsreflexes** ist daher besonders kurz (ca. 20 ms). Da Reiz und Antwort am selben Organ erfolgen, wird diese Reaktion auch **Eigenreflex** genannt.

Dehnungsreflexe können (z.B. mit Hautelektroden) auch durch elektrische Reizung des (gemischten) Muskelnerven und durch gleichzeitige Registrierung der Muskelerregung geprüft werden: **H**(offmann)-**Reflex**. Bei niedrigen Reizstärken (ca. 25 V) werden im Nerven nur die Ia-Fasern gereizt, was nach einer Latenz von ca. 30 ms zur Muskelaktivierung führt (*H-Welle*). Bei Reizerhöhung (ca. 60 V) werden die α-Motoneurone auch direkt aktiviert (*M-Welle* nach 5–10 ms). Bei noch höheren Reizen (95 V) wächst die M-Welle, während die H-Welle verschwindet. Hauptgrund dafür ist die antidrome α-Faser-Erregung, die an den α-Somata mit den dort eintreffenden Ia-Faser-Impulsen kollidiert und diese unwirksam macht. Weitere Ursachen sind die durch die antidrome α-Faser-Erregung ausgelöste Renshaw-Hemmung (→ S. 281, C) und die Reizung der Ib-Fasern (autogene Hemmung; s. u.).

Ergänzt wird der Dehnungsreflex durch einige zusätzliche, polysynaptische Schaltungen. Läuft der Dehnungsreflex z.B. am *Streckmuskel* ab (wie beim sog. *Patellarsehnenreflex*), muß, um eine wirksame Streckung zu ermöglichen, das α-Motoneuron des zugehörigen Beugers gehemmt werden, was über ein hemmendes Zwischenneuron geschieht (→ **B1**). Zur Beendigung der Reflexantwort muß außerdem die Kontraktion des Streckers gehemmt werden. Vier Mechanismen spielen dabei eine Rolle: a) Die *Muskelspindel* wird *entdehnt*, was zum Rückgang der Erregung in der Ia-Faser führt. b) Bei starker Anspannung der Sehnenrezeptoren *hemmen* deren Ib-Fasern über ein Zwischenneuron (→ **B2**) das α-Motoneuron (*autogene Hemmung*). c) Die Ib-Fasern erregen außerdem das α-Motoneuron des entgegenwirkenden Muskels (*reziproke Innervation*; → **B**, Beuger). d) Die α-Motoneuronen hemmen sich über Kollateralen und über sog. Renshaw-Zellen als Zwischenneuron rückläufig (*rekurrent*; → **B3** u. S. 281, C).

Die Reflexerregbarkeit der Motoneuronen, an denen viele hundert andere Neuronen synaptisch enden, steht u.a. unter der Kontrolle sog. *supraspinaler Zentren* im Gehirn. Störungen derselben können zu abnorm lebhaften Eigenreflexen führen (→ S. 284), während fehlende Eigenreflexe auf bestimmte Störungen im Rückenmark oder im peripheren Nerv schließen lassen.

Außer durch Dehnung des ganzen Muskels (→ **C, links**) kann die anulospirale Endigung dadurch erregt werden, daß sich ihre intrafusale Muskelfaser (→ **C, rechts**) durch eine Erregung des γ-**Motoneurons** kontrahiert, was via Ia-Fasern indirekt zur α-Motoneuronaktivierung führt. Diese sog. *γ-Spindelschleife* ermöglicht im Verein mit der direkten α-Faseraktivierung wahrscheinlich eine präzisere Muskelbewegung (*α-γ-Kopplung*).

Die **Muskelspindeln** dienen vorwiegend der **Regelung der Muskellänge**. Ungewollte Längenänderungen des Muskels werden so über Eigenreflexe wieder korrigiert. Änderungen der Soll-Länge des Muskels werden dabei durch wechselnde (zentral gesteuerte) Aktivität der γ-Fasern erreicht, die die *Vordehnung* der intrafusalen Fasern bestimmen (Prinzip der γ-Schleife; → **C, rechts**).

Die **Sehnenrezeptoren** liegen *in Serie* zur Arbeitsmuskulatur. Sie werden schon durch die Kontraktion weniger motorischer Einheiten (→ S. 32) erregt und dienen in erster Linie der **Regelung der Muskelspannung**.

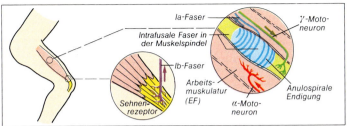

A. Muskelspindel und Sehnenrezeptor

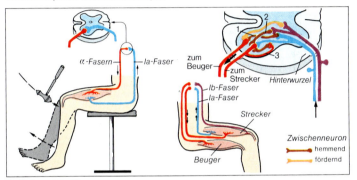

B. Dehnungsreflex

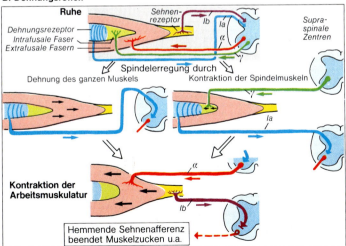

C. Funktion der Muskelspindeln

Polysynaptische Reflexe

Im Gegensatz zum Eigenreflex (→ S. 278) sind beim *Fremdreflex* die Rezeptoren von Erfolgsorgan *räumlich getrennt* angeordnet. Der Reflexbogen kann somatische (motorische, sensorische) oder vegetative Neuronen oder beide gemischt beinhalten und läuft über *mehrere Synapsen* (**polysynaptisch**). Die **Reflexzeit** ist daher *länger* als beim Eigenreflex und außerdem von der *Reizintensität abhängig* (wechselnde **zeitliche Summation** im ZNS). Beispiel: Jucken in der Nase → Niesen. Typisch für einige Fremdreflexe ist außerdem, daß sich, je nach Reizintensität, die Reflexantwort mehr oder weniger weit *ausbreiten* kann (z. B. Hüsteln → Würgehusten).

Zu den Fremdreflexen zählen die **Schutzreflexe**, z. B. *Fluchtreflexe* (s. u.), *Kornealreflex, Tränenfluß, Husten, Niesen*, außerdem Reflexe, die der Ernährung dienen (**Nutritionsreflexe**), z. B. *Schlucken, Saugen*, und solche, die der Fortbewegung dienen (**Lokomotionsreflexe**). Dazu kommen die vielen **vegetativen Reflexe** (Kreislauf, Atmung, Magen, Darm, Sexualfunktion, Blase etc.). Diagnostisch genutzte Fremdreflexe sind der *Fußsohlen-*, der *Kremaster-* und der *Bauchhautreflex*. Typische Fremdreflexe sind auch die **Beugereflexe (Fluchtreflexe**; → **A**): Ein Schmerzreiz an der rechten Fußsohle z. B. führt zu einer Beugung in allen Gelenken des rechten Beins.

Die afferenten Impulse werden im Rückenmark folgendermaßen weitergeleitet: a) über erregende Zwischenneuronen (→ **A1**) zu den Motoneuronen der gleichseitigen (ipsilateralen) Beuger; b) über hemmende Zwischenneuronen (→ **A2**) zu den Motoneuronen der ipsilateralen Strecker, die dadurch erschlaffen (→ **A3**); c) über erregende Zwischenneuronen (→ **A4**) zu den Motoneuronen der Strecker der Gegenseite (kontralateral) (→ **A5**). (Dieser sog. **gekreuzte Streckreflex** vergrößert zusätzlich die [Flucht-]Entfernung des Schmerzrezeptors von der Schmerzursache und dient der Abstützung des Körpers; d) über hemmende Zwischenneuronen zu den Motoneuronen der kontralateralen Beuger, die dadurch erschlaffen (→ **A6**); e) zu anderen Rückenmarkssegmenten (auf- u. absteigend; → **A7** und **A8**), da nicht alle Beuger und Strecker von einem Segment versorgt werden. Außerdem wird die Reizung der Nozizeptoren zum Gehirn gemeldet und als Schmerz *bewußt* gemacht (→ S. 276 u. 282).

Im Gegensatz zum Dehnungsreflex, wo bei der Reflexantwort nur die α-Motoneuronen aktiviert werden (γ-Neuronen gehemmt), läuft die Erregung beim Fremdreflex in *beiden* Motoneuronentypen parallel. Dadurch werden die Fasern der Muskelspindeln (→ S. 278) gleichzeitig mit der Arbeitsmuskulatur verkürzt und somit trotz deren Verkürzung die Dehnung und Ansprechbarkeit der Muskelspindelrezeptoren weitgehend konstant gehalten.

Hemm-Mechanismen bei der synaptischen Übertragung

Die Hemmung der synaptischen Übertragung (→ auch S. 30) kann *vor* dem synaptischen Spalt erfolgen (sog. *präsynaptische* Hemmung) oder durch Einflüsse auf die Membran *jenseits* des Spalts (sog. *postsynaptische Hemmung*) bewirkt werden. Bei der **präsynaptischen Hemmung** (→ **B**) erregt ein zusätzliches Neuron (→ **B, c**) das Ende des präsynaptischen Neurons (→ **B, a**). Durch diese Depolarisierung wird die *Amplitude* der in Neuron **a** (→ **B**) ankommenden Aktionspotentiale (→ S. 26) vermindert. Dadurch wird weniger erregender Transmitter am synaptischen Spalt (→ **B, d**) freigesetzt und so das postsynaptische Neuron (→ **B, b**) weniger depolarisiert, so daß dessen exzitatorisches postsynaptisches Potential (EPSP; → S. 30) u. U. nicht mehr ausreicht, ein Aktionspotential (*AP*) auszulösen.

Ganz anders läuft die **postsynaptische Hemmung** ab (→ **C**): Hier führt ein hemmendes Zwischenneuron zu einer Hyperpolarisation des postsynaptischen Neurons (inhibitorisches postsynaptisches Potential; IPSP → S. 30). Das hemmende Zwischenneuron kann dabei a) durch *rückläufige Axonkollateralen* (→ **C1**) der zu hemmenden Neuronen aktiviert werden (sog. *Rückwärts-[rekurrente] Hemmung* über Renshaw-Zellen; → **C2**) oder b) *direkt* von einem anderen Neuron „vorwärts" erregt werden (→ **C, rechts**). Die Hemmung der ipsilateralen Strecker (→ **A2** und **A3**) beim Beugereflex ist ein Beispiel dafür. Da der entgegenwirkende (antagonistische) Muskel dabei gehemmt wird, ist dies auch ein Beispiel für eine sog. **antagonistische Hemmung**.

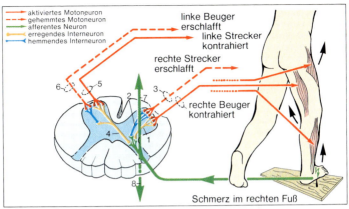

A. Beugereflex

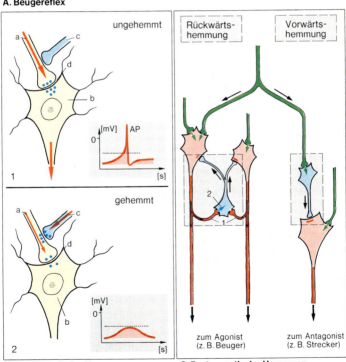

B. Präsynaptische Hemmung   C. Postsynaptische Hemmung

Zentrale Weiterleitung der Sinnesreize

Informationen aus der Umwelt erhält das Zentralnervensystem (ZNS) von den höheren *Sinnesorganen* und über die *Hautrezeptoren* (→ S. 276). Meldungen über *Körperstellung, Muskeltonus* usw. kommen von den *Muskel-, Sehnen-* und *Gelenksrezeptoren* des Bewegungsapparates (→ S. 278 ff.) und vom *Gleichgewichtsorgan* (→ S. 298). Ein Großteil dieser Meldungen erreicht die **somatosensorischen** oder senso(moto)rischen **Zentren** im *Gyrus postcentralis* der Großhirnrinde, wo, ähnlich wie bei der moto(senso)rischen Rinde, jeder Teil des Körpers sein entsprechendes Rindenfeld (*Projektionsfeld*) hat (*somatotopische Gliederung;* → **A** und **B**). Hier lassen sich nach peripherer Reizung umschriebene sog. *evozierte Potentiale* ableiten, die Ausdruck der Erregung zugehöriger Kortexareale sind.

Die Meldungen von der Haut (*Oberflächensensibilität*) und vom Bewegungsapparat (*Tiefensensibilität*) erreichen über die **Hinterwurzel** das Rückenmark und laufen in diesem in folgenden Bahnen zentralwärts: 1. **Hinterstrangbahnen** (→ **C 1**): Sie werden *nicht* auf Rückenmarksebene umgeschaltet, sondern erst in den *Hinterstrangkernen* der Medulla oblongata. Von dort ziehen die 2. Neuronen z.T. zum *Kleinhirn* (→ S. 286), z.T. kreuzen sie auf die andere Seite und erreichen den *Thalamus*. Die Hinterstrangbahnen führen die Informationen über *Druck, Berührung* und *Tiefensensibilität,* sind also Bahnen für den (bewußten) „Lagesinn". 2. Die sensorischen Nerven von den *Rezeptoren* für *Schmerz* und *Temperatur* und ein Teil der Druck- und Berührungsbahnen *kreuzen* im jeweiligen Rückenmarkssegment auf die Gegenseite und laufen im **Vorderseitenstrang** des Rückenmarks als *Tractus spinothalamicus* durch den Hirnstamm zum *Thalamus* (→ **C 2**). Da diese Bahn auch den Schmerz aus den Eingeweiden leitet, wird er häufig in den zum gleichen Rückenmarkssegment gehörenden Hautarealen (**Headsche Zonen**) verspürt: *übertragener Schmerz* (z. B. im linken Schulter-Arm-Bereich bei O_2-Mangel des Herzens: *Angina pectoris*). Diese Zonen sind dabei oft auch übermäßig berührungs- und schmerzempfindlich (*Hyperästhesie* bzw. *Hyperalgesie*). 3. Die sensorischen Fasern aus der *Kopfregion* (**N. trigeminus**) enden ebenfalls im Thalamus. 4. Zum *Kleinhirn* laufen noch zwei weitere Bahnen (vorwiegend *Tiefensensibilität*): *Tractus spinocerebellaris posterior* (→ **C 3**) und *Tractus spinocerebellaris anterior* (→ **C 4**).

Bei einer *halbseitigen Durchtrennung des Rückenmarks* (*Brown-Séquard-Syndrom*) kommt es *unterhalb* des verletzten Segmentes auf Grund der Bahnenanordnung zuerst zu einer schlaffen, später zu einer spastischen motorischen Lähmung der verletzten Seite, zu Störungen des Tastsinns auf der verletzten Seite und zur Aufhebung der Schmerz- und Temperaturempfindung auf der Gegenseite (*dissoziierte Empfindungslähmung*).

In den ventrobasalen Anteilen des **Thalamus** werden die afferenten Bahnen auf das 3. Neuron umgeschaltet, das den Gyrus postcentralis und andere Kortexbezirke erreicht. Ähnlich wie bei der *Sehbahn* und bei der *Hörbahn* handelt es sich hierbei um spezifische Thalamus-Kortex-Verbindungen (**Projektionsbahnen** → **D**), denen auch ganz bestimmte Thalamusanteile zugeordnet sind.

Im Gegensatz dazu gibt es Thalamusanteile, in denen „unspezifische" (sog. *retikuläre*) *Bahnen* zu fast allen Kortexgebieten (vorwiegend Stirnhirn) laufen (→ **E**). Die Impulse dieser Bahnen kommen aus der **Formatio reticularis**, die nicht nur bei der Motorik (→ S. 284) eine Rolle spielt, sondern die auch von allen Sinnesorganen und den aufsteigenden Rückenmarksbahnen (Auge, Ohr, Oberflächensensibilität usw.) sowie von den Basalganglien u.a.m. afferente Meldungen bekommt. Die retikulären Bahnen spielen u. a. eine wesentliche Rolle für den *Wachheitsgrad* und das *Bewußtsein* (ARAS, → S. 292), vermitteln *affektiv-emotionale Aspekte* (z.B. des Schmerzes) zum limbischen System und haben komplexe *vegetative Funktionen* (Kreislauf, Atmung, Hormone etc.). Neben den primären Projektionsfeldern besitzt die Großhirnrinde eine Reihe von sog. *Assoziationsfeldern*. Auch sie sind (doppelläufig) mit bestimmten Kernen des Thalamus verbunden (*Assoziationsbahnen*).

Die sensorischen Zuflüsse zum Kortex können an allen Umschaltstationen (Rückenmark, Medulla oblongata und Thalamus) durch **absteigende Bahnen** (aus dem Kortex) gehemmt werden. Sie dienen u.a. zur Änderung des rezeptiven Feldes, der Schwellenverstellung und (bei gemeinsamer Afferenz verschiedener Herkunft) dem „Heraussuchen" einer Sinnesmodalität.

Zentralnervensystem und Sinnesorgane

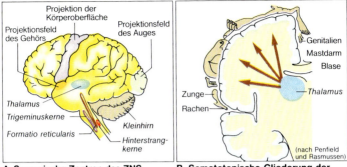

A. Sensorische Zentren des ZNS

B. Somatotopische Gliederung der somatosensorischen Großhirnrinde

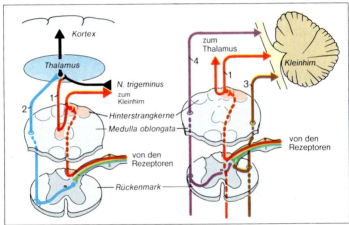

C. Aufsteigende Bahnen (Afferenzen) des Rückenmarks

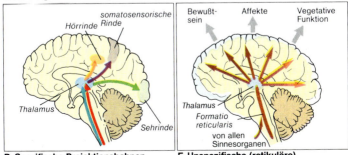

D. Spezifische Projektionsbahnen zur Großhirnrinde

E. Unspezifische (retikuläre) Bahnen zur Großhirnrinde

Stützmotorik

Von wenigen Ausnahmen abgesehen, äußert sich der Organismus gegenüber seiner Umwelt durch Muskelbewegungen (→ S. 275: A). Dieser **Zielmotorik** („*Motor-move*"-*System*; → S. 288) kann funktionell eine **Stützmotorik** („*Motor-hold*"-*System*) gegenübergestellt werden, deren Aufgabe es ist, das **Gleichgewicht des Körpers** und seine **Stellung im Raum** zu kontrollieren.

Die anatomisch begründete Teilung in *pyramidales* und *extrapyramidales motorisches System* läßt sich vom funktionellen Aspekt her *nicht* mehr aufrechterhalten.

Die den Skelettmuskel versorgenden Motoneuronen nehmen ihren Ausgang vom Vorderhorn des Rückenmarks (→ S. 273, B). Schon auf **Rückenmarksebene** sind neben den relativ einfachen Dehnungsreflexen (→ S. 278) auch kompliziertere motorische Abläufe wie Beugereflexe (→ S. 280) und einige Steh- und Laufreflexe möglich.

Bei einer Rückenmarksdurchtrennung (*Querschnittslähmung*) kommt es zwar vorübergehend zu einem Erlöschen der peripheren Reflexe (*Arreflexie; spinaler Schock*), doch sind später trotz fortbestehender Durchtrennung wieder Reflexe auslösbar.

Beim intakten Organismus stehen die spinalen Reflexprogramme im Dienste höherer (supraspinaler) Zentren. Die **Kontrolle der Stützmotorik** erfolgt in erster Linie durch die **motorischen Zentren des Hirnstammes**: *Nucleus ruber* (→ **A1**), *Vestibularkerne* (→ **A4**) (besonders der laterale *Deiterssche Kern*; → S. 286) und Teile der *Formatio reticularis* (→ **A2** und **A3**).

Ihre **Hauptzuflüsse** (Afferenzen) erhalten diese Zentren vom Gleichgewichtsorgan (→ **A** und S. 298), von den Propriozeptoren (→ S. 278) des Halses (→ **A**), vom Kleinhirn (→ S. 286) und von der motorischen Hirnrinde (direkt und via Basalganglien; → **A**). Kollateralen der Pyramidenbahn (→ **C** u. S. 288) und andere Bahnen besorgen diese Zuflüsse. Die vom Nucleus ruber und von den medullären Teilen der Formatio reticularis zum Rückenmark **absteigenden Bahnen** (*Tractus rubrospinalis* bzw. *reticulospinalis lateralis*; → **A**) haben im wesentlichen hemmenden Einfluß auf die α- und γ-Motoneuronen (→ S. 278) der Streckmuskulatur (Extensoren) und einen erregenden Einfluß auf die Beuger (Flexoren). Umgekehrt hemmen die vom Deitersschen Kern und von den pontinen Teilen der Formatio reticularis kommenden Bahnen (*Tractus vestibulospinalis* bzw. *reticulospinalis medialis*) die Flexoren und erregen die α- und γ-Fasern der Extensoren (→ **A**).

Wird der Hirnstamm unterhalb des Nucleus ruber durchtrennt, kommt es zur sog. *Enthirnungsstarre*, weil der Extensoreneinfluß des Deitersschen Kernes dann überwiegt.

Die motorischen Zentren des Hirnstammes sind die Schaltstation für die **Halte-** und **Stellreflexe**, deren Funktion es ist, die *Körperhaltung* und das *Gleichgewicht* (unwillkürlich) aufrechtzuerhalten.

Haltereflexe dienen der **Tonusverteilung** der Muskulatur (→ S. 40) und der Augeneinstellung (→ S. 299: C). Zuflüsse dafür kommen vom Gleichgewichtsorgan (**tonische Labyrinthreflexe**) und von den Propriozeptoren des Halses (**tonische Halsreflexe**). Die gleichen Afferenzen sind an den **Stellreflexen** beteiligt (Labyrinth- bzw. Halsstellreflexe), die dazu dienen, den Körper immer wieder in seine Normalstellung zu bringen. Zuerst wird dabei (als Antwort auf die Labyrinthafferenz; → S. 298) der Kopf und anschließend (als Antwort auf die Afferenzen von den Halspropriozeptoren) der Rumpf in seine Normalstellung gebracht. Zusätzlich beeinflussen Afferenzen von Auge, Ohr, Geruchsorgan und von den Hautrezeptoren diese Stellreflexe.

Für Körperhaltung und -stellung sind außerdem sog. **statokinetische Reflexe** wichtig, die z.B. an der Sprungbereitschaft und am Nystagmus (→ S. 314) beteiligt sind.

Zentralnervensystem und Sinnesorgane

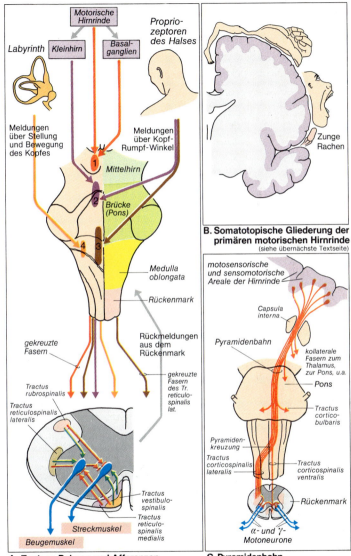

A. Zentren, Bahnen und Afferenzen der Stützmotorik

B. Somatotopische Gliederung der primären motorischen Hirnrinde
(siehe übernächste Textseite)

C. Pyramidenbahn
(siehe übernächste Textseite)

Funktion des Kleinhirns

Das Kleinhirn ist ein wesentliches Steuerzentrum der Motorik. Es koordiniert Bewegung und Haltung und ist an der Bewegungsprogrammierung beteiligt.

Die entwicklungsgeschichtlich älteren Teile des Kleinhirns, das *Archi-* und *Paläozerebellum*, liegen **median**. Sie bestehen aus *Nodulus* und *Flocculus* bzw. aus *Pyramide, Uvula, Paraflocculus* und Teilen des *Lobus anterior*. Auch die *Pars intermedia* kann noch zum medianen Kleinhirn gerechnet werden. Das jüngere, beim Menschen stark entwickelte *Neozerebellum* liegt **lateral**.

Medianes Kleinhirn (→ **A 1, 2**). Es ist in erster Linie an der Steuerung der Halte- und Stützmotorik (→ S. 284) und an der Blickmotorik (→ S. 298) beteiligt. Es erhält **Afferenzkopien** spinalen, vestibulären und visuellen Ursprungs sowie **Efferenzkopien** der motorischen Signale für die Skelettmotorik. Die **Ausgänge** des medianen Kleinhirns laufen über die *Nuclei fastigii, globosus et emboliformis* zu den motorischen Zentren von Rückenmark und Hirnstamm sowie zu den Vestibulariskernen (*Deitersscher Kern*).

Läsionen des medianen Zerebellums haben Gleichgewichts- und blickmotorische Störungen (Pendelnystagmus) sowie Rumpf- und Gangataxie zur Folge.

Laterales Kleinhirn (Hemisphären). Es ist v. a. an der motorischen Programmierung beteiligt (→ A3 u. S. 288). Seine funktionelle Plastizität ermöglicht außerdem die motorische Adaptation und das Erlernen motorischer Abläufe. Zum Kortex bestehen bidirektionale Verbindungen. **Afferent** ist es mit denjenigen Kortexarealen, die v. a. in die *„Vorbereitungsphase"* von Bewegungen (→ S. 288) involviert sind (parietaler, präfrontaler und prämotorischer *Assoziationskortex*, sensomotorischer und visueller Kortex), via *Ponskerne* und Moosfasern (s. u.) verbunden, während es via *untere Olive* und Kletterfasern (s. u.) Afferenzen aus kortikalen und subkortikalen motorischen Zentren erhält. Die **Efferenzen** des lateralen Kleinhirns ziehen v. a. via motorischer Thalamus zum Motokortex.

Bei **Läsionen** der Kleinhirnhemisphären ist die Initialisierung, die Koordination und die Beendigung der zielgerichteten Motorik sowie die rasche „Umprogrammierung" auf entgegengesetzte Bewegungen (Diadochokinese) gestört. Es kommt zum Zittern vor dem Bewegungsziel (*Intentionstremor*), zum „Danebengreifen" (*Dysmetrie*), zum Nachpendeln beim Bewegungsstop (*Rückschlagphänomen*) und zur *Adiadochokinese*. Außerdem ist die Sprache langsam, monoton und verwaschen (*Dysarthrie*).

Die efferenten Bahnen der Kleinhirnrinde bestehen aus Neuriten der ca. $15 \cdot 10^6$ **Purkinje-Zellen**. Sie wirken *hemmend* auf die nachgeschalteten Kleinhirnkerne. Die in der Olive umgeschalteten Afferenzen aus dem Rückenmark enden als **Kletterfasern** in den **modulären Funktionseinheiten** der Kleinhirnrinde (longitudinale Mikrostreifen). Über ihre (mehrfach) erregenden Synapsen führen sie zu einer *Vertiefung der hemmenden Wirkung der Purkinje-Zellen*. Alle übrigen Afferenzen zum Kleinhirn enden als **Moosfasern**. Sie können über die Erregung der zahlreichen **Körnerzellen** und deren **Parallelfasern** die Hemmwirkung der Purkinje-Zelle entweder vertiefen oder über hemmende Zwischenzellen (**Golgi-Zellen**) enthemmen (*Desinhibierung*). Eine direkte Desinhibierung kann durch die **Stern-** und **Korbzellen** erfolgen. Dabei kommt es gleichzeitig zur *Konvergenz* (ca. 10^5 Parallelfasern → 1 Purkinje-Zelle) und zur *Divergenz* der Signalkette (Kollateralen einer Kletterfaser → 10–15 Purkinjezellen).

Die **Integrations- und Koordinationsleistung des Kleinhirns** in Zusammenarbeit mit den anderen motorischen Zentren (S. 278 ff., 284 u. 288) und den *Sinnesorganen* kann am Beispiel einer Tennisspielerin gezeigt werden (→ **B**): Während der Tennispartner den Ball aufschlägt, wird der Körper in Richtung Ballziel bewegt (*Zielmotorik*), wobei eine adäquate Stützung (rechtes Bein) und Balance (linker Arm) erhalten bleiben müssen (*Stützmotorik*). Die **Blickmotorik** „behält" den Ball „im Auge", die Sehrinde analysiert Flugbahn und Geschwindigkeit des Balles. Die „assoziative" Hirnrinde entwirft die Bewegung „Zurückschlagen", wobei Ball, Netz, gegnerisches Feld und Spielpartnerstellung berücksichtigt und u. a. der Rückstoß beim Schlagen des Balles wieder mit Stützbewegungen ausgeglichen werden müssen. Mit Bewegungsprogrammen von Kleinhirn und Basalganglien führt schließlich der motosensorische Kortex die gezielte Schlagbewegung aus, wobei der Ball nicht nur getroffen und ins gegnerische Spielfeld geschlagen, sondern meist auch durch einen tangentialen Schlag („Schneiden") in Rotation versetzt wird (*erlernte, schnelle Zielmotorik*).

Zentralnervensystem und Sinnesorgane

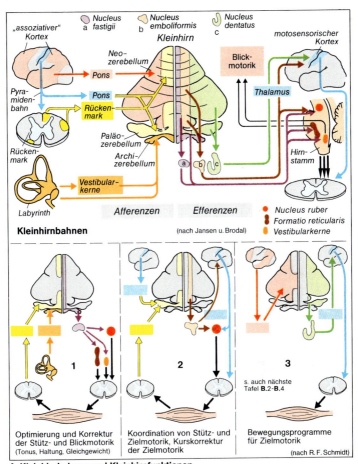

A. Kleinhirnbahnen und Kleinhirnfunktionen

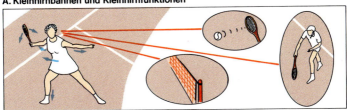

B. Ziel- und Stützmotorik (siehe Text)

Zielmotorik

Zielgerichtete Bewegungen werden vom **moto(senso)rischen Kortex** (in enger Zusammenarbeit mit der Stützmotorik; → S. 284 ff.) gesteuert. Er umfaßt das **primäre motorische Areal** im *Gyrus praecentralis* (Area 4), im weiteren Sinn auch das rostral davon gelegene **sekundäre motorische Areal** (Area 6). Beide sind, ebenso wie der motorische Thalamus und das Striatum, nach Körperregionen (*somatotopisch*) gegliedert (→ S. 285, B). Körperteile mit feiner Motorik (Finger, Gesicht) sind dabei relativ stark repräsentiert.

Während von Neuronen der Area 4 nur Kontraktionen kleiner Muskelgruppen (z. B. Fingerbeugung) ausgelöst werden können, führt eine (länger dauernde) Reizung in der (der Area 4 wahrscheinlich übergeordneten) Area 6 komplexere Bewegungen aus (z. B. Rumpfdrehung). Die lange *Latenz* von bis zu 100 ms zwischen dem Impulsbeginn in der Area 4 und der (willkürlichen) Bewegung wird offenbar für die zeitliche Summation am Motoneuron benötigt.

Die **Efferenzen** des primären motorischen Kortex erreichen die Motoneurone sowohl über die **Pyramidenbahn** (→ S. 285, C) als auch über die motorischen Zentren des Hirnstamms (→ S. 285, A). Von den zielomotorischen Signalen der Pyramidenbahn werden nur diejenigen für die *Feinmotorik* (Finger!) monosynaptisch auf die α-Motoneuronen übertragen, während der Großteil diese über spinale *Zwischenneuronen* erreicht; dabei werden auch segmental organisierte Bewegungsmuster (*Reflexschleifen*) mobilisiert.

Die Pyramidenbahnfasern aus dem somatosensorischen Kortex (*Gyrus postcentralis*; → S. 283, B) dienen wahrscheinlich der Modulation der sensorischen Signalübertragung (→ S. 282).

Kopien der motorischen Befehle werden zum motorischen Thalamus, zum Striatum, zu den Kernen der unteren Olive und des Pons (von hier weiter zum lateralen Kleinhirn; → S. 287, A 3) sowie zum Hirnstamm übermittelt (→ S. 285, A); diese Bahnen gehören zu *supraspinalen Rückkoppelungsschleifen*.

Die **Basalganglien** sind in mehrere kortiko-kortikale (skeleto- und okulomotorische sowie „komplexe") Signalschleifen eingebaut (→ **A**), die v. a. der Umsetzung des *Entwurfs* einer Bewegung in dessen *Ausführung* dienen (s. u.).

In der *skeletomotorischen Schleife* z. B. erreichen die Signale (v. a. aus Area 4 und 6) das aus *Putamen* und *Nucl. caudatus* bestehende **Striatum** (Glutamat als erregender Transmitter), von dem zwei parallele Bahnen (via inneres **Palladium** bzw. via **Substantia nigra**) zum motorischen *Thalamus* ziehen (→ **A**). Beide Bahnen bestehen jeweils aus zwei seriell geschalteten, *inhibitorischen* Neuronen (GABA als Transmitter), was im jeweils 2. Neuron zu einer *Desinhibition* führt. Thalamokortikale Bahnen zur Area 6 schließen die Schleife. Rückläufige Bahnen (z. B. die dopaminerge Bahn von der Substantia nigra zum Striatum) dienen v. a. der Modulation der Signale.

Die Vorgänge vom „Wollen" bis zur Ausführung einer Willkürbewegung scheint vereinfacht so auszusehen: In überwiegend subkortikalen Gehirnteilen kommt es auf unbekannte Weise zum **Bewegungsantrieb** (→ **B 1**). Dieses Signal erreicht den „assoziativen" Kortex (skeletomotorisch v. a. die Area 6), wo der **Bewegungsentwurf** entsteht (→ **B 2**). Von außen ist dabei dort (etwa 1 s vor der – auch nur gedachten – Bewegung) ein *Bereitschaftspotential* ableitbar. Über die Schleifen via *Kleinhirn* (→ S. 286) bzw. via *Basalganglien* werden v. a. **Bewegungsprogramme** abgerufen (→ **B 3**), die über den Thalamus Area 4 und 6 erreichen, die die **Bewegungsausführung** steuern (→ **B 4**).

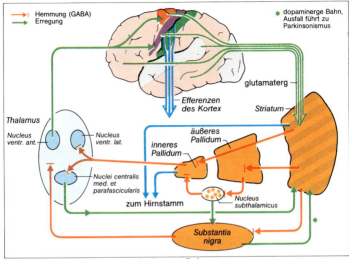

A. Basalganglien: Afferente und efferente Bahnen (z.T. nach Delong)

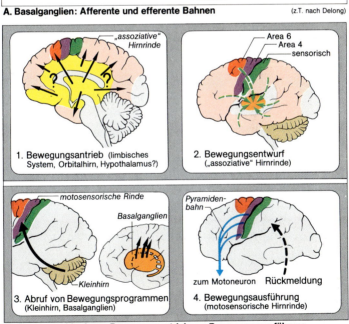

B. Erregungsablauf vom Bewegungsantrieb zur Bewegungsausführung

Hypothalamus, limbisches System, assoziativer Kortex

Der **Hypothalamus** ist das Steuerzentrum aller *vegetativen* (→ S. 50 ff.) und der meisten endokrinen (→ S. 232 ff.) Prozesse des Organismus und damit das wichtigste Integrationsorgan zur Regelung des **inneren Milieus** des Körpers.

Für die Regelung der *Körpertemperatur* (→ S. 194) besitzt der (mediale) Hypothalamus u. a. Temperaturfühler (*Thermorezeptoren*), für die Regelung der Osmolalität (→ S. 335 f.) *Osmorezeptoren* und zur Steuerung des *Hormonhaushaltes* (→ S. 240) Rezeptoren, an denen (zur Rückmeldung) der Hormonspiegel im Blut gemessen wird.

Der Hypothalamus kann die ihm untergeordneten hormonellen und vegetativ- sowie somatisch-nervalen Prozesse so steuern, daß der Organismus z. B. a) ein **Abwehrverhalten** (*Alarmreaktion*), b) ein Verhalten, das die Ernährung und Verdauung fördert (**nutritives Verhalten**), ein c) **thermoregulatorisches Verhalten** (→ S. 194) oder d) ein Verhalten, das der Fortpflanzung dient (**reproduktives Verhalten**), zeigt. Dabei wird im Hypothalamus eine Art *Programm* ausgewählt, zu dem dann jeweils die Hormone und das vegetative und somatische Nervensystem als *Werkzeuge* zur Aktivierung bzw. zur Hemmung der peripheren Organe und Strukturen eingesetzt werden (→ **A**).

Zum *Abwehrverhalten* gehören z. B. vermehrte Muskeldurchblutung, Blutdruckerhöhung und Atmungssteigerung bei gleichzeitiger Hemmung der Haut- und Magen-Darm-Durchblutung. Ein ähnliches Programm wird bei **körperlicher Arbeit** aktiviert. Zum *Nutritionsverhalten* gehört ebenfalls eine Blutdruckerhöhung, doch wird hierbei die Magen-Darm-Durchblutung und -Motilität erhöht und die Muskeldurchblutung gedrosselt. Zum *reproduktiven Verhalten* gehören die zentralnervöse Steuerung der Partnerwerbung, die neuronalen Mechanismen der Sexualerregung, die hormonale Regelung in der Schwangerschaft (→ S. 268) u. a. m.

Das **limbische System** steuert v. a. angeborenes und erworbenes **Verhalten** („Programmauswahl") und ist Ursprungsort von Trieben, Motivation und Emotion („*Innenwelt*"). Das limbische System hat **kortikale** (*Hippocampus*, *Gyrus parahippocampalis*, *Gyrus cinguli*, Teile des Riechhirns) und **subkortikale** Anteile (*Corpus amygdaloideum*, *Nn. septi*, *N. thalami ant.*). Reziproke **Verbindungen** bestehen zum (lateralen) Hypothalamus (v. a. *Abruf von Programmen*, s. o.) sowie zum temporalen und frontalen Kortex. Letztere dienen vor allem der für das Verhalten wichtigen Einbindung von Wahrnehmung und Bewertung der Meldungen aus der „*Außenwelt*" sowie von *Gedächtnisinhalten*. Vom limbischen System wird auch der **Ausdruck von Emotionen** (Angst, Wut, Zorn, Unlust, Freude, Glück usw.) gesteuert, was für die soziale Umgebung eine wichtige *Signalwirkung* besitzt. Umgekehrt sind *Gerüche* als Signale aus der Umgebung mit dem Verhalten verknüpft, was in Redewendungen wie „heimische Atmosphäre" (kein Alarmverhalten nötig) oder „jemanden nicht riechen können" (Alarm!) zum Ausdruck kommt.

Für die Gesamtregulation des Verhaltens sind die **monoaminergen Bahnsysteme** (noradrenerge, dopaminerge und serotoninerge Neuronen) besonders wichtig, die vom Hirnstamm aus zu fast allen Hirnteilen ziehen.

Experimentelle Selbstreizung v. a. noradrenerger Teile führt zu positiver Verstärkung (Auslösung von Lust und Belohnung), während die serotoninergen Neuronen evtl. Teile eines „Unlustsystems" sind. Die monoaminergen Systeme sind auch Angriffspunkt der *Psychopharmaka*.

Der **unspezifische** oder **assoziative Kortex** besteht aus (1) präfrontalen und (2) limbischen Teilen des **Frontal(Stirn)-hirns** sowie aus (3) temporalen, parietalen und okzipitalen Anteilen. Er ist für bestimmte **integrative Leistungen** der Hirnrinde verantwortlich. So obliegen dem Teil 3 höhere sensorische Aufgaben, während es Funktion der Teile 2 u. 3 ist, das angeborene Verhalten der *erlernten Kontrolle*, d. h. den *Absichten* und *Plänen*, unterzuordnen sowie innere und äußere Motivationen aufeinander abzustimmen.

Bei *Verletzungen* des Stirnhirns kommt es zu eingreifenden Persönlichkeitsveränderungen, z. B. zu *Perseverationen* (Beharren auf einer einmal begonnenen Tätigkeit), zu erhöhter Ablenkbarkeit, zu Änderungen des „Zeitgefühls", zu Antriebslosigkeit und betonter Reizbarkeit, zu euphorischen Zuständen u. a. m.

Zentralnervensystem und Sinnesorgane

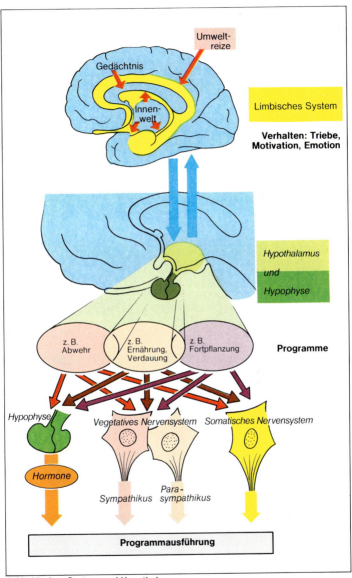

A. Limbisches System und Hypothalamus

Elektroenzephalogramm, Wach-Schlaf-Verhalten

Ähnlich wie beim EKG (→ S. 168) ist es möglich, die *Potentialschwankungen der Hirnrinde* im Bereich der Schädeldecke von der Kopfhaut abzuleiten: Elektroenzephalogramm (**EEG**; → **A**).

Die Potentialschwankungen (EEG-„Kurven") werden normalerweise hauptsächlich durch den *Wachheitsgrad* bestimmt und variieren sowohl in der Amplitude (a) als auch in der Frequenz (f) der Kurven (→ **B**): *α-Wellen* herrschen beim wachen Erwachsenen (entspannt, bei *geschlossenen Augen*) vor (f ≈ 10 Hz; a ≈ 50 µV); man spricht von einem *synchronisierten EEG*. Werden die Augen geöffnet, andere Sinnesorgane gereizt oder wird z. B. eine schwierige Rechnung durchgeführt, verschwinden die α-Wellen (*α-Blockade*) und es lassen sich statt dessen *β-Wellen* (f ≈ 20 Hz, kleineres a als bei α-Wellen) nachweisen (*desynchronisiertes EEG*). Solche EEG-Phasen sind Ausdruck gesteigerter Aufmerksamkeit und einer (z. B. durch Adrenalin) erhöhten Aktivität („*arousal activity*") des sog. **a**szendierenden **r**etikulären **A**ktivierungs**s**ystems (ARAS; → auch S. 282).

In der Klinik spielt das EEG eine wichtige diagnostische Rolle, so z. B. bei der Epilepsie (lokalisierte oder generalisierte *Krampfwellen*; → **B**), bei der Beurteilung des Reifungsgrades des Gehirns, bei der Narkoseüberwachung und bei der Feststellung des Hirntodes (*Null-Linien-EEG*).

Beim **Einschlafen** (Schlafstadien A/B/C [→ **C**]) treten niederfrequente *ϑ-Wellen* auf (→ **A**), die bis zum *Tiefschlaf* (Stadien D/E) in langsamere Wellen (*δ-Wellen*) übergehen.

Diese **Schlafstadien** werden pro Nacht 4- bis 5mal durchlaufen (→ **C**), wobei das zwischendurch immer wieder erreichte Stadium „REM" eine besondere Rolle spielt: In dieser Phase ist zwar der Großteil der Skelettmuskulatur atonisch, doch treten plötzlich Gesichts- und Fingerzuckungen, eine Peniserregung sowie v. a. schnelle Augenbewegungen (engl.: **r**apid **e**ye **m**ovements) auf (**REM-Schlaf**). Alle anderen Schlafstadien werden als Nicht-**REM**- oder **NREM**-Schlaf zusammengefaßt. Werden Schlafende aus diesen beiden Schlaftypen geweckt (was beim REM-Schlaf genau so schwierig ist wie beim Tiefschlaf), so berichten die aus dem REM-Schlaf Geweckten viel häufiger von (vor allem „sensorischen") **Träumen** als die NREM-Schläfer, deren Träume „gedanklicher" sind. Der Anteil des REM-Schlafes am Gesamtschlaf nimmt im Alter ab. Entzug des REM-Schlafes (durch Wecken während dieser Phase) läßt die REM-Schlafdauer in den darauffolgenden Nächten ansteigen. Der REM-Schlaf wird damit offenbar „nachgeholt".

Der normale **Schlaf-Wach-Rhythmus** wird von einer (in ihren Ursachen unbekannten) „**inneren Uhr**" (*zirkadiane Uhr*) gesteuert. Die zirkadiane Wach-Schlaf-Periode beträgt dabei meist rund 25 Stunden. Ein Wach-Schlaf-Rhythmus mit dieser Frequenz läuft aber nur bei völliger Isolierung von der Umwelt (Keller ohne Fenster, Höhle etc.) ungestört ab (→ **D**). Durch *Zeitgeber der Umwelt* (u. a. hell [Tag] und dunkel [Nacht]) wird dieser Rhythmus normalerweise auf die gewohnte 24-Stunden-Periodik **synchronisiert**. Eine Nachsynchronisation bei einer Zeitverschiebung (weite Reisen in Ost-West-Richtung) braucht dabei mehrere Tage. Offenbar gibt es mehr als eine „innere Uhr", da sich bei fehlender Synchronisierung z. B. die Periodik der Körpertemperatur (→ S. 331, A) vom Schlaf-Wach-Rhythmus abkoppeln kann.

Schlaf ist, wie das EEG zeigt, nicht einfach ein Ruhen des Gehirns, sondern eine vom Wachsein *unterschiedliche Organisationsform der Gehirnfunktion*.

Die eigentlichen Ursachen des Wach- bzw. des Schlafzustandes sind weitgehend unbekannt. Von den vielen Schlaftheorien hat diejenige, die die Existenz von **endogenen Schlaffaktoren** postuliert, wieder an Attraktivität gewonnen. Danach wird entweder eine Substanz während des Wachseins akkumuliert, um bei hoher Konzentration Müdigkeit und Schlaf auszulösen, oder es wird ab Schlafbeginn ein schlaffördernder Stoff ausgeschüttet. Für beides gibt es experimentelle Hinweise, wobei ganz bestimmte akkumulierte bzw. ausgeschüttete Oligopeptide die unterschiedlichen Schlafformen und -stadien auszulösen scheinen.

Zentralnervensystem und Sinnesorgane 293

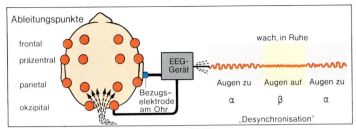

A. Ableitung des Elektroenzephalogramms (EEG)

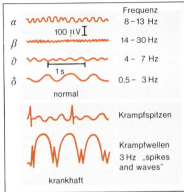

B. EEG-Kurven

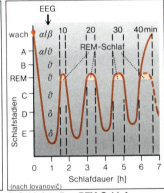

C. Schlafstadien, REM-Schlaf

(nach Ivanović)

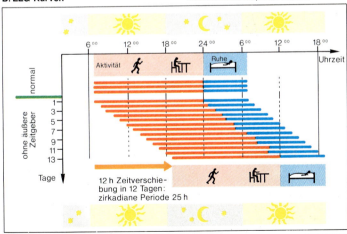

D. Zirkadiane Periodik

(nach Aschoff)

Bewußtsein, Sprache, Gedächtnis

Bewußtsein beinhaltet a) gerichtete *Aufmerksamkeit*, b) *Abstrahierungsfähigkeit*, c) die Fähigkeit, Vorgänge zu *verbalisieren* (in Worte zu kleiden), d) das Vermögen, aus Erfahrungswerten *Pläne* zu erstellen und neue Zusammenhänge herzustellen, e) *Selbsterkenntnis*, f) *Wertvorstellungen* u. a. m.

Bewußtsein ist an das Vorhandensein eines hochentwickelten Nervensystems gebunden und befähigt u. a. dazu, mit Situationen in der Umwelt fertig zu werden (*Anpassung*), die z. B. mit Reflexen nicht zu bewältigen sind. Über die für das Bewußtsein nötige Nervenaktivität sind nur einige Anhaltspunkte bekannt. So wird z. B. vermutet, daß dafür u. a. ein *Zusammenwirken der Hirnrinde mit der Formatio reticularis* (→ S. 282 u. 292) nötig ist.

Die **Sprache** ist eine wichtige Leistung des Gehirns und ein wesentlicher Teil des menschlichen Bewußtseins. Sie dient einerseits als zwischenmenschliches *Kommunikationsmittel:* Nachrichtenaufnahme durch Auge, Ohr und u. U., z. B. beim Blinden, durch den Tastsinn; *Nachrichtenabgabe* durch Schreiben und Sprechen. Andererseits ist Sprache auch notwendig, um Sinneseindrücke bewußt zu verarbeiten, d. h. *Begriffe* zu bilden, *Konzepte* zu erarbeiten, die wiederum *verbalisiert* werden. Erst mit dieser Begriffsbildung und ihrer Verbalisierung ist eine ökonomische Speicherung im Gedächtnis möglich (s. u.).

Die Begriffs- und Sprachbildung und ihre Verarbeitung sind *ungleich* auf die beiden Hirnhälften verteilt. Aus dem Verhalten von Patienten, denen die Verbindungen zwischen den beiden Hirnhälften durchtrennt werden mußten (engl.: split brain), kann man schließen, daß fast immer die *linke* Großhirnhälfte (Hemisphäre) Sitz des Sprachvermögens ist (*dominante Hemisphäre*). Betastet ein solcher Split-Brain-Patient z. B. mit der rechten Hand (Meldung in die linke Hemisphäre) einen Gegenstand, kann er ihn benennen. Beim Betasten mit der linken Hand (rechte Hemisphäre) ist dies nicht möglich. Trotzdem besitzt auch die rechte Gehirnhälfte hochentwickelte Fähigkeiten (z. B. Gedächtnisleistungen). Das Musikverständnis und die Formerkennung sind evtl. sogar besser in der rechten Hemisphäre entwickelt. Deren Bewußtwerdung geschieht jedoch nur (bei intakter Querverbindung) mittels der linken Hemisphäre.

Sprachversagen (**Aphasie**) kann auf Störungen der Sprachmotorik (*motorische Aphasie*) oder auf solchen des Sprachverständnisses (*sensorische Aphasie*) beruhen (→ S. 324). Bei einer dritten Form stehen Wortfindungsstörungen im Vordergrund (*amnestische Aphasie*).

Ein Teil des Bewußtseins ist das **Gedächtnis** (→ A). Man unterscheidet ein *sensorisches Gedächtnis*, das nur *sehr kurz* (<1 s) den Sinneseindruck (automatisch) festhält. Ein geringer Bruchteil (→ A) dieser Informationen gelangt weiter in das *primäre Gedächtnis*, das rund 7 bit (→ S. 274) für einige Sekunden speichern kann. Dazu wird die Information jedoch meist schon *verbalisiert*.

Die **Langzeitspeicherung** im *sekundären Gedächtnis* gelingt durch häufiges Üben: *Konsolidierung* (→ A). Ein Abrufen des gespeicherten Materials geht von hier aus jedoch relativ langsam. Im sog. *tertiären Gedächtnis* (→ A) werden besonders häufig geübte Dinge gespeichert (Schreiben, Lesen, eigener Name), die ein Leben lang nicht vergessen werden und trotzdem sehr rasch abrufbar bleiben.

Korrelat des primären (*Kurzzeit-*)*Gedächtnisses* sind wahrscheinlich in den Neuronenverbänden *kreisende Erregungen*, während für das Langzeitgedächtnis wohl vorwiegend *biochemische Mechanismen* (Proteinsynthese) in Frage kommen.

Gedächtnisstörungen (Amnesien): Klinisch werden unter *retrograder* (zurückreichender) *Amnesie* ein Verlust des primären Gedächtnisses und (vorübergehende) Schwierigkeiten beim Abrufen aus dem sekundären Gedächtnis verstanden (Ursachen: Gehirnerschütterung, Elektroschock u. a.). *Anterograde Amnesie* heißt die Unfähigkeit, neue Informationen vom primären ins sekundäre Gedächtnis zu übertragen (sog. *Korsakoff-Syndrom*).

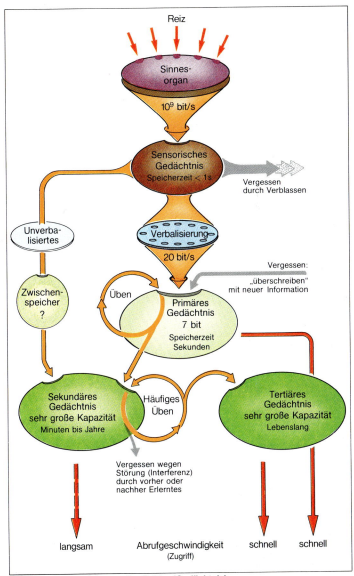

A. Informationsspeicherung im Gehirn (Gedächtnis)

Geruchssinn

Die 10^7 geruchsempfindlichen **primären Sinneszellen** liegen im Neuroepithel der *Regio olfactoria* (→ A). Sie sind bipolar; ihr Dendrit trägt an seinem Ende 5–20 **Zilien**, die von einer Schleimschicht bedeckt sind, während die Axone zentralwärts ziehen (→ B).

Die Duftstoffe gelangen mit der Luft (durch Schnüffeln verstärkt) zur Regio olfactoria und müssen in deren **Schleimschicht** gelöst werden, bevor sie an die Rezeptorproteine der **Zilienmembran** gelangen. Entsprechend den zahlreichen **Geruchsqualitäten** wird die Anzahl der Rezeptortypen auf mehrere Dutzend bis mehrere Tausend geschätzt. Eine Sinneszelle ist für viele (nicht alle) Duftstoffe empfindlich, wobei jede ihr eigenes *Spektrum* besitzt, das sich mit dem der anderen nur teilweise überlapt. Ein Duftstoff reizt daher eine ganz bestimmte Rezeptorpopulation, deren gemeinsame Erregung den Geruch im ZNS „abbildet".

Ganz analog wie bei Hormonen (→ S. 242) wird der Duftstoff an das für ihn spezifische **Rezeptorprotein** der Zilienmembran gebunden, worauf (bei vielen, aber nicht allen Duftstoffen) über ein G_s-Protein die Adenylzyklase aktiviert wird. Das dadurch gebildete cAMP scheint Kationenkanäle in der Membran (direkt oder durch Phosphorylierung?) zu öffnen, was über einen Einstrom von Na^+ (und Ca^{2+}?) schließlich zur **Depolarisation** der Sinneszelle führt (→ C). Eine alternative Hypothese ist, daß der Duftstoff den Kationenkanal direkt öffnet, während das cAMP ihn durch Phosphorylierung wieder schließt. Für andere Duftstoffe werden cGMP und IP_3 als Transduktoren diskutiert.

Auf manche Reize (z. B. Säuren) reagieren auch *freie Nervenendigungen* (N. trigeminus) in der Nasenschleimhaut.

Schwellen. Nur $4 \cdot 10^{-15}$ g Methylmerkaptan (im Knoblauch) pro l Luft genügen für die Empfindung „Es riecht nach etwas" (= Wahrnehmungs- oder Absolutschwelle). Bei $2 \cdot 10^{-13}$ g/l wird dieser Duftstoff erkannt (*Erkennungsschwelle*). Diese Schwellen sind abhängig von Luftfeuchtigkeit und -temperatur und liegen für andere Stoffe bis zu 10^{10}fach höher. Die relative *Intensitätsunterschiedsschwelle* $\Delta I/I$ (→ S. 306) beträgt 0,25 relativ hoch. Der raschen **Adaptation** (→ D) liegt wohl eine chemische Rezeptor-Desensitierung zugrunde; nach ca. 1 min kommt es auch zur neuronalen Adaptation.

Riechbahn. Die Sinneszellaxone ziehen in Bündeln als *Fila olfactoria* nach oben zum **Bulbus olfactorius**, wo im Bereich der „Glomeruli" 100–1000 davon auf eine *Mitralzelle* **konvergieren** (Transmitter: Karnosin?). *Periglomeruläre* und *Körnerzellen*, die ihrerseits einer *efferenten* Hemmung unterliegen, verbinden die Mitralzellen untereinander und hemmen sie. Die Mitralzellen wirken an denselben (reziproken) Synapsen in umgekehrter Richtung erregend. Diese Schaltungen ermöglichen **Selbst-** und **Umfeldhemmung** sowie **Desinhibierung** durch höhere Zentren. Die Axone der Mitralzellen ziehen zentralwärts, wodurch u. a. der *Kortex*, der *Hypothalamus*, das *limbische System* und die *Formatio reticularis* erreicht werden.

Die **Aufgaben des Geruchssinnes** sind u. a.:
1. die Auslösung der *Speichel-* und *Magensaftsekretion* durch angenehme bzw. die *Warnung* vor verdorbenen Speisen durch unangenehme Gerüche (→ S. 202 ff.), 2. die *Hygieneüberwachung* (Schweiß, Exkremente), 3. die *soziale Information* „Familie", „Feind" etc. (heimische „Atmosphäre" bzw. „Jemanden nicht riechen können"), 4. Einflüsse auf das *Sexualverhalten* und 5. Einflüsse auf die allgemeine *Affektlage* (Lust- und Unlustgefühle u. ä.).

Geschmackssinn

Die (**sekundären**) **Geschmackssinneszellen** der Zunge sind zu *Geschmacksknospen* (→ E) gebündelt. Die nervale Weiterleitung des Geschmacksreizes erfolgt von Nervenendigungen des VII., IX. und X. Hirnnervs zum Nucleus tractus solitarii.

Vier **Geschmacksqualitäten**, *süß, salzig, sauer* und *bitter*, werden unterschieden. Die Rezeptoren dafür sind auf der Zunge unterschiedlich verteilt (→ G). Weitergehende Unterscheidungen des „Geschmackes" (z. B. Apfel/Birne) geschehen durch den *Geruchseindruck*.

Die *Erkennungsschwellen* liegen für Chinin (bitter) bei 4 mg/l H_2O, für NaCl bei 1 g/l, also viel höher als beim Geruchssinn. Die relative *Intensitätsunterschiedsschwelle* (→ S. 306) beträgt optimal ca. 0,20. Die Konzentration des Geschmacksstoffes bestimmt, ob ein Geschmack als angenehm oder unangenehm empfunden wird (→ F).

Zu den **Aufgaben des Geschmackssinnes** gehören u. a. die *Nahrungskontrolle* (schlechter Geschmack: Würgereflex; bitterer Geschmack [niedrige Schwelle!]: Warnung, da meist giftig) und die *Auslösung der Speichel-* und *Magensaftsekretion* (→ S. 202 u. S. 208).

Zentralnervensystem und Sinnesorgane

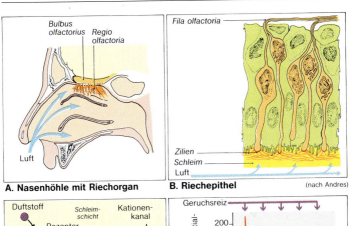

A. Nasenhöhle mit Riechorgan

B. Riechepithel (nach Andres)

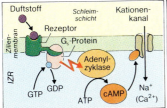

C. Transduktion des Geruchsreizes

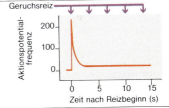

D. Adaptation des Geruchssinnes

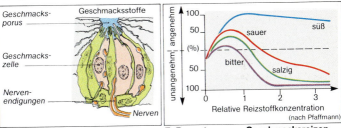

E. Geschmacksknospe (nach Andres)

F. Bewertung von Geschmacksreizen (nach Pfaffmann)

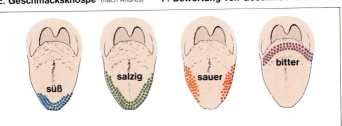

G. Orte der Geschmacksempfindung auf der Zunge

Gleichgewichtssinn

Das Gleichgewichts- oder Vestibularorgan liegt nahe der Kochlea (→ S. 319) beidseits im Felsenbein. Die drei zueinander senkrecht stehenden **Bogengänge** (→ **A1**) enthalten in ihrer *Ampulle* je eine Leiste (*Krista*; → **A2**) mit (sekundären) Sinneszellen, deren *Zilien* (→ **A3**) in die schwenkbare *Kupula* (→ **A4**) eingebettet sind (eine lange Kinozilie am Zellrand und ca. 80 kurze Stereozilien). Dreht sich der Kopf, so bewegt sich der Bogengang zwangsläufig mit. Die darin enthaltene **Endolymphe** (die die gleiche Dichte wie die Kupula hat) kann infolge ihrer Trägheit dieser Bewegung nicht gleich folgen, d. h., es kommt kurzzeitig zu einer *Strömung* im Bogengang, die die Kupula und damit alle Zilien z. B. in Richtung Kinozilie verbiegt, was wiederum zu einer Erregung der ableitenden Nervenfasern führt. *Drei* Bogengänge sind nötig, um Drehbewegungen um alle möglichen Raumachsen (Nicken, Wenden und Seitwärtsneigen des Kopfes) zu registrieren. **Aufgabe der Bogengangsorgane** ist es, *Winkel-(Dreh-)Beschleunigungen* zu messen.

Dreht sich der Körper längere Zeit mit konstanter Geschwindigkeit, kommt die Relativbewegung Bogengang/Endolymphe zur Ruhe. Beim *Abbremsen* der Drehbewegung kreist die Endolymphe noch etwas weiter: Es entsteht wieder eine Relativströmung, jetzt aber in der anderen Richtung als beim Start. Erhöhte beim Start der Drehbewegung die Kupulaverbiegung die Frequenz der fortgeleiteten Aktionspotentiale, kommt es beim Bremsen zu deren Hemmung und umgekehrt.

Das Vestibularorgan enthält noch zwei weitere Sinnesepithelien, die **Macula sacculi** (→ **A5**) und die **Macula utriculi** (→ **A6**). Auch sie enthalten Sinneszellen mit Kino- und Stereozilien, die in eine gallertartige Membran (→ **A7**) eintauchen, welche mit relativ schweren (Dichte ≈ 3,0) Kalzitkristallen (*Statolithen*; → **A8**) angereichert ist. Diese „Steinchen" verschieben die Statolithenmembran mit den Zilien (→ **A3**), und zwar bei wechselnden Kopfbewegungen infolge ihrer *Trägheit* und bei wechselnden Ruhestellungen des Kopfes im Raum infolge der Richtungsänderung der *Erdanziehung*. Die uneinheitliche Ausrichtung der Sinneszellen (d. h. der Kinozilie) in Makulaepithel ermöglicht die Erkennung verschiedener Richtungen. Die **Aufgaben der Maculae** sind es also, geradlinige (**Translations-**)**Bewegungen** und *Abweichungen* des Kopfes *von der Senkrechten* zu melden.

Die bipolaren Neuronen des *Ganglion vestibulare* (→ **A9**) leiten die Erregung zu den *Vestibularkernen* weiter. Wichtige Bahnen ziehen von dort zu den *Augenmuskelkernen*, zum *Kleinhirn* (→ S. 286), zu den Motoneuronen der *Skelettmuskulatur* und zum *Gyrus postcentralis* (bewußte Raumorientierung). Die **Reflexe**, die vom Vestibularorgan ausgehen, dienen v. a. zwei Mechanismen: a) der Gleichgewichtserhaltung des Körpers (**Stützmotorik**; → S. 284) und b) dem „Im-Auge-Behalten" der Umwelt trotz Kopf- und Körperbewegungen (**Blickmotorik**).

Wird z. B. (→ **B**) unter einer Versuchsperson die Unterlage gekippt, kommt es über eine Reizung des Vestibularorgans zu starker Streckung von Arm und Oberschenkel auf der Talseite (Stützung) und zur Beugung des Arms auf der Bergseite (→ **B2**). Ein Patient mit gestörtem Gleichgewichtsorgan kann nicht so reagieren und kippt um (→ **B3**).

Die enge Verbindung des Vestibularorganes mit den *Augenmuskelkernen* (→ **C**) ist daraus zu ersehen, daß jede Abweichung der Kopfstellung sofort durch eine *gegenläufige Augenbewegung* korrigiert wird; die **Raumorientierung** wird dadurch sehr erleichtert.

Da das Vestibularorgan selbst nicht unterscheiden kann, ob sich nur der Kopf bewegt hat oder aber der ganze Körper (was für die Stützmotorik natürlich wichtig ist), bestehen auch zwischen den *Muskelspindeln* und den *Gelenkrezeptoren am Hals* einerseits und den *Vestibulariskern* und dem *Kleinhirn* andererseits sehr enge nervale Verschaltungen (→ S. 284ff.).

Über die Einflüsse auf die Blickmotorik kann die Funktion des Vestibularapparates klinisch geprüft werden. Nach Abbremsung des zuvor längere Zeit um seine vertikale Achse rotierenden Körpers (Drehstuhl) kommt es wegen der Reizung der horizontalen Bogengänge zu einem **postrotatorischen Nystagmus**, wobei sich die Augen horizontal *langsam in Drehrichtung* bewegen, um dann *rasch zurückzuschnellen*, wobei eine Rechtsrotation zu einem Linksnystagmus führt u. umgekehrt (→ S. 314).

Kinetosen (*Bewegungskrankheiten*) (→ S. 204).

Zentralnervensystem und Sinnesorgane

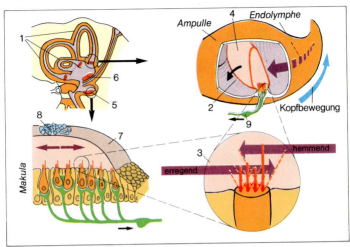

A. Gleichgewichts-(Vestibular-)organ

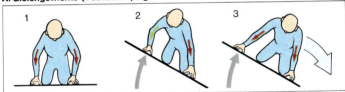

B. Vestibularorgan: Wirkung auf die Stützmotorik (nach Kornhuber)

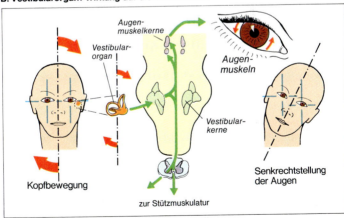

C. Vestibularorgan: Wirkung auf die Blickmotorik

Aufbau des Auges, Tränenflüssigkeit, Kammerwasser

Das ins Auge einfallende Licht durchdringt die *Hornhaut* (*Kornea*), das *Kammerwasser*, die *Linse* und den *Glaskörper*, also den **optischen Apparat** des Auges (→ **A**), bevor es die *Netzhaut* (*Retina*) mit den lichtempfindlichen Rezeptoren erreicht. Dieser Apparat entwirft ein (*umgekehrtes*) *verkleinertes Bild* der Umwelt auf der Netzhaut. Durchsichtigkeit, Formkonstanz und glatte Oberflächen der einzelnen Teile dieses optischen Systems sind Voraussetzungen für eine einwandfreie Bildwiedergabe. Bei der **Kornea** sorgt dafür vor allem die **Tränenflüssigkeit**. Sie wird von den *Tränendrüsen* (außen in der Augenhöhle gelegen) ausgeschüttet (Bildung ähnlich wie beim Primärspeichel; → S. 202), durch den reflektorischen *Lidschlag* über das Auge verteilt und durch die beiden *Tränengänge* (Mündung am Ober- und Unterlid; → **B**) über den *Tränensack* in die Nasenhöhle abgeleitet. Die Tränenflüssigkeit verbessert die optischen Eigenschaften der Kornea durch Ausgleich von Unebenheiten, schwemmt Staub, ätzende Dämpfe u. a. weg, schützt die Kornea vor dem Austrocknen (Trübwerden), enthält u. a. Immunglobulin A (→ S. 64 f.) zur Erregerabwehr und dient als Schmierfilm für die *Lider*. Darüber hinaus dienen Tränen bekanntlich als emotionales Ausdrucksmittel.

Der Lichteintritt ins Auge wird durch die **Iris** (→ **A**) geregelt (→ S. 306). Sie enthält dazu ringförmige und radiäre glatte Muskelfasern. Als *M. sphincter* bzw. *dilatator pupillae* verengen (*Miosis*; cholinerg) bzw. erweitern (*Mydriasis*; adrenerg) sie die Pupille.

Die *Formerhaltung* des Augapfels (*Bulbus*) wird einerseits durch seine Hülle (*Lederhaut* [*Sklera*]; → **A** und **C1**), andererseits durch einen gegenüber der Umgebung erhöhten **Augeninnendruck** gewährleistet (normalerweise ca. 2–3 kPa oder 15–22 mmHg). Für die Konstanz dieses Druckes spielt das Gleichgewicht zwischen Produktion und Abfluß des **Kammerwassers** eine wesentliche Rolle. Das Kammerwasser wird im *Processus ciliaris* (→ **C2**) in der *hinteren Augenkammer* (→ **C3**) produziert (aktive Ionentransportvorgänge und Karboanhydratase spielen dabei eine Rolle) und fließt über die *vordere Augenkammer* (→ **C4**) und den *Schlemmschen Kanal* (→ **C5**) ins Venensystem ab. Das gesamte Kammerwasser wird so in etwa 1 h ersetzt.

Der Abfluß kann unter bestimmten Voraussetzungen z. B. dadurch akut beeinträchtigt sein, daß der stark kontrahierte M. dilatator pupillae den Kanal komprimiert. Dadurch kommt es zu einem **erhöhten Augeninnendruck** (*Glaukom: grüner Star*), was zu Schmerzen und einer Schädigung der Retina führt. Drosselung der Kammerwasserproduktion und Pupillenverengung durch Medikamente sind zwei der Therapiemaßnahmen beim akuten Glaukom.

Die **Linse** des Auges ist an den *Zonulafasern* (→ **C6**) aufgehängt. Diese sind beim Sehen in die Ferne (**Fernakkommodation**) gespannt, wodurch die Linse (besonders die Vorderfläche) abgeflacht wird. Beim Sehen in die Nähe (**Nahakkommodation**) werden die Zonulafasern durch die *An*spannung des **Ziliarmuskels** (→ **C7**) *ent*spannt, und die Linse nimmt infolge ihrer Elastizität wieder ihre ursprüngliche, weniger flache Form an (→ **D** und S. 302).

Die Innenseite der Bulbuswand wird bis weit nach vorne von der **Retina** ausgekleidet. Ausgespart davon bleibt die Stelle, wo der Sehnerv (N. opticus; → **A**) den Bulbus verläßt (*Papilla n. optici*; → **A**). Gegenüber der Pupillenöffnung ist die Retina leicht vertieft (*Fovea centralis*; → **A**). Die Retina enthält die **Stäbchen** und **Zapfen**, beides Rezeptoren für Licht. Ihnen nachgeschaltet sind die sog. *bipolaren Zellen*, deren Fortsätze mit den *Ganglienzellen* der Retina Kontakt haben. Deren zentrale Fortsätze (ca. 10^6) verlassen als **N. opticus** den Bulbus. Die *Horizontalzellen*, die *amakrinen Zellen* und die *interplexiformen* (amakrinen) *Zellen* (IZ) erlauben eine Reihe zusätzlicher Verschaltungsmöglichkeiten innerhalb der Retina (→ **E** und S. 312).

Die lichtempfindlichen Sehfarbstoffe (→ S. 304) sind in die Membranscheibchen der Stäbchen- und Zapfenaußenglieder eingelagert (→ **F**).

Zentralnervensystem und Sinnesorgane

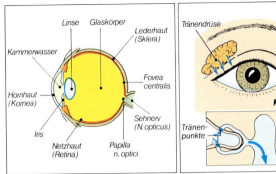

A. Rechtes Auge (Horizontalschnitt)

B. Rechtes Auge, Tränenzu- und -abfluß

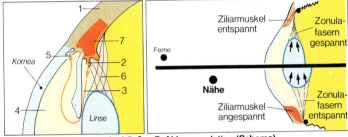

C. Kammerwasserzu- und -abfluß

D. Akkommodation (Schema)

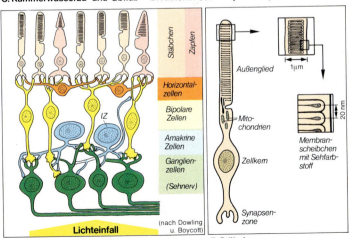

E. Netzhaut (Retina): schematischer Aufbau (nach Dowling u. Boycott)

F. Stäbchen

Zentralnervensystem und Sinnesorgane

Der optische Apparat des Auges

Lichtstrahlen, die aus der Luft in ein anderes Medium übertreten, werden gebrochen. Bei einer kugelförmigen Grenzfläche zwischen beiden Medien entsteht dadurch eine *Abbildung*, d. h., alle von einem Gegenstandspunkt ausgehenden Strahlen treffen sich wieder in einem Punkt jenseits der Grenzfläche. Ein solches **einfaches optisches System** (→ A) hat einen **vorderen Brennpunkt** (in Luft) (F_v), einen **hinteren Brennpunkt** (F_h), einen **Hauptpunkt** (H) und einen **Knotenpunkt** (K) (→ Lehrbücher der Physik). Strahlen von einem sehr *entfernten Punkt* (∞) können als *parallel* betrachtet werden. Sie treffen sich in F_h, wenn sie außerdem parallel zur *optischen Achse* eintreffen (→ A1, roter Punkt). Treffen sie *schräg* dazu ein, werden sie *neben* F_h, aber in derselben (*Brenn*-)*Ebene* abgebildet (→ A1, violetter Punkt). Strahlen von einem nahen Punkt sind *nicht parallel* und werden deshalb nicht in der Brennebene, sondern *dahinter* abgebildet (→ A2, grüne und braune Punkte).

Der **optische Apparat des Auges** besteht aus mehreren Grenzflächen und Medien (→ S. 300) (**zusammengesetztes optisches System**). Vereinfachend läßt sich aber auch das Auge ähnlich wie ein einfaches optisches System behandeln („*reduziertes Auge*").

Bei der **Fernakkommodation** (Ferneinstellung) des Auges werden die (zueinander parallelen) Strahlen, die von einem fernen Punkt herrühren, bei F_h als Punkt („scharf") abgebildet (→ B1, roter Punkt). Genau bei F_h liegt bei Fernakkommodation auch die *Retina*, so daß deren Rezeptoren ein scharfes Bild erhalten. Das gleiche, auf die Ferne eingestellte Auge sieht Punkte in der Nähe jedoch unscharf, da sie erst *hinter* der Retina abgebildet werden (→ B1, grüne Punkte). Erhöht sich bei der **Nahakkommodation** die *Krümmung* der Linse (→ S. 301: D) und damit ihre *Brechkraft* (s. u.), wandert die Abbildung eines nahen Punktes in die Retinaebene, er wird „scharf" (→ B2, grüne Punkte).

Allerdings wird bei Nahakkommodation nun ein ferner Punkt nicht mehr scharf abgebildet, da F_h jetzt nicht mehr in der Retinaebene liegt (→ B2: F'_h).

Unter **Brechkraft** (Maßeinheit: Dioptrie [dpt]) eines Auges versteht man den *Kehrwert* seiner *vorderen Brennweite* (in Meter) (Strecke F_v–H = 0,017 m bei Fernakkommodation: → B1). Das maximal *fernakkommodierte* Auge hat also eine Brechkraft von $1 : 0,017 = 58,8$ dpt.

Bei maximaler Nahakkommodation wächst sie um ca. 10 dpt. Diese Brechkraftvergrößerung wird **Akkommodationsbreite** genannt. Sie errechnet sich aus $1/\text{Nahpunkt} - 1/\text{Fernpunkt}$. Der **Nahpunkt** [m] ist die Entfernung, in der gerade noch scharf gesehen wird (normalerweise ca. 0,1 m). Der **Fernpunkt**, d. h. der Punkt, der bei Fernakkommodation scharf gesehen wird, liegt beim Normalsichtigen im Unendlichen (∞). Seine Akkommodationsbreite = 1/Nahpunkt, da $1/\infty = 0$. Die Akkommodationsbreite nimmt im Alter wegen der starrer werdenden Linse ab; es kommt zur **Alterssichtigkeit** (*Presbyopie*) (→ C1–C3), bei der zwar das Sehen in die Ferne ungestört ist (→ C1), zum Nahsehen (Lesen) jedoch eine Brille mit einer *Sammellinse* verwendet werden muß (→ C3).

Beim **grauen Star** (**Katarakt**) trübt sich die Linse. Wird sie operativ entfernt, muß sie durch eine Sammellinse von mindestens +15 dpt (Starbrille, Kontaktlinse oder künstliche Linse im Auge) ersetzt werden.

Bei der **Kurzsichtigkeit** (*Myopie*) schneiden sich parallele Strahlen schon *vor* der Retina (meist, weil der Bulbus zu lang ist; → C4). Der „Fernpunkt" ist bei der Myopie in der Nähe (→ C5). Eine *Zerstreuungslinse* ($-dpt$), die parallele Strahlen so zerstreut, als ob sie aus diesem Fernpunkt kämen, korrigiert die Myopie (→ C6 und C7) (Beispiel: Fernpunkt 0,5 m, Linse von -2 dpt nehmen).

Bei der **Weit-** oder **Übersichtigkeit** (*Hyperopie*) ist der Bulbus zu kurz. Schon beim Sehen in die Ferne muß nahakkommodiert werden (→ C8), womit schon ein Teil der Akkommodationsbreite verbraucht wird, d. h., für das Nahsehen reicht die Brechkraft nicht mehr aus (→ C9). Eine *Sammellinse* ($+dpt$) korrigiert diese Fehlsichtigkeit (→ C10 und C11).

Die Oberfläche der Kornea ist oft in einer (meist in senkrechter) Richtung stärker gekrümmt als in der anderen. Die Folge ist ein Brechkraftunterschied in den beiden Ebenen, so daß ein Punkt als Strich (eine Ebene unscharf!) erscheint: Stabsichtigkeit oder (regulärer) **Astigmatismus**. Er kann durch *zylinderförmige Linsen* korrigiert werden. Ein *irregulärer Astigmatismus* mit unregelmäßigen Zerrbildern entsteht z. B. durch Korneavernarbung; er kann durch sphärische Kontaktlinsen korrigiert werden, unter denen Tränenflüssigkeit die Abweichungen von der Kugelform auffüllt.

Der optische Apparat des Auges hat am Rand eine größere Brechkraft als in der optischen Achse. Diese **sphärische Aberration** macht die Abbildung um so unschärfer, je weiter die Pupille ist.

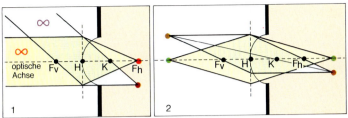

A. Abbildung entfernter (1) und naher (2) Punkte

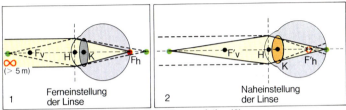

B. Auge: Fernakkommodation (1), Nahakkommodation (2)

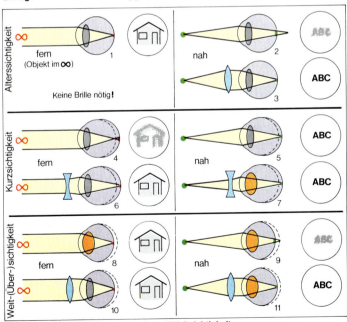

C. Alterssichtigkeit, Kurzsichtigkeit und Weitsichtigkeit

Sehschärfe, Lichtrezeptoren der Netzhaut

Die **Sehschärfe** (**Visus**) ist eine wesentliche Größe zur Beurteilung des Sehvermögens. Unter *guten Lichtverhältnissen* kann ein normales Auge zwei Punkte gerade noch auseinanderhalten, wenn die davon ausgehenden Strahlen zueinander einen Winkel (α) von 1 Minute ($1' = 1/60$ Grad) bilden ($\rightarrow$ **A**). Aus $1/\alpha$ (Winkelminute^{-1}) berechnet sich die Sehschärfe, im Normalfall ist sie daher 1/1.

Praktisch verwendet man zur **Sehschärfeprüfung** Sehtafeln mit verschieden großen Buchstaben, deren Einzelheiten aus der jeweils angegebenen Entfernung (z.B. 5 m; $\rightarrow$ **A**) unter dem Winkel 1' erscheinen. Statt Buchstaben werden u.a. auch Ringe (Landolt-Ringe) benützt, deren Öffnung unter 1' gesehen wird ($\rightarrow$ **A**). Die Sehschärfe läßt sich dann aus Ist-Entfernung/Soll-Entfernung, aus denen der Buchstabe (bzw. die Öffnung des Ringes) erkannt wird, errechnen. Beispiel: Aus 3,3 m Entfernung soll normalerweise erkannt werden, wo sich die Öffnung des rechten Ringes ($\rightarrow$ **A**) befindet. Ist das der Fall, beträgt der Visus $3,3/3,3 = 1,0$ (normal). Kann aus 3,3 m Entfernung nur die Öffnung im linken Ring erkannt werden, ist der Visus $3,3/8,5 = 0,39$, da die Öffnung im linken Ring schon aus 8,5 m Entfernung gesehen werden soll.

Stäbchen und **Zapfen** sind die lichtempfindlichen Rezeptoren der Netzhaut (Retina; $\rightarrow$ S. 301: E).

Sie sind dort unterschiedlich verteilt: In der Fovea centralis finden sich ausschließlich Zapfen, deren Dichte peripher schnell abnimmt ($\rightarrow$ **B, links**), während die Stäbchen am häufigsten ringsum die Fovea centralis anzutreffen sind ($\rightarrow$ **B, links**). An der Papilla n. optici finden sich keine Rezeptoren (,,*Blinder Fleck*").

Will man einen Gegenstand genau betrachten, ,,fixiert" man ihn mit den Augen, wobei er auf der Retina in der Fovea centralis abgebildet wird, d.h., die üblicherweise gemessene Sehschärfe (s.o.) bezieht sich auf diesen „Ort des schärfsten Sehens". Sie nimmt in der Retinaperipherie schnell ab ($\rightarrow$ **B, rechts**) und entspricht damit der Verteilung der Zapfen ($\rightarrow$ **B, links**). Prüft man hingegen die Empfindlichkeit der an die Dunkelheit gewöhnten (adaptierten) Retina ($\rightarrow$ S. 306), ergibt sich ein Bild ($\rightarrow$ **B, rechts**), das ganz der Stäbchenverteilung entspricht ($\rightarrow$ **B, links**).

Die **Zapfen** werden für das (farbige) Sehen von Einzelheiten bei heller Beleuchtung (**photopisches Sehen**) verwendet, während

die **Stäbchen** das (schwarz-weiße) Sehen bei schlechter Beleuchtung (**skotopisches Sehen, Dämmerungssehen**) ermöglichen, wobei beim Dämmerungssehen ein gewisser Sehschärfeverlust in Kauf genommen wird.

In den Zapfen und Stäbchen sind die sog. **Sehfarbstoffe** enthalten. Sie sind die Mittler bei der **Transduktion** des Lichtreizes in eine elektrische Erregung der Rezeptoren.

In der Scheibchenmembran der **Stäbchen** ($\rightarrow$ S. 301, F) findet sich das **Rhodopsin**. Es besteht aus einem Proteinanteil (**Opsin**) und einem Aldehyd, dem **11-cis-Retinal**. Der Lichtreiz führt zu einer Umlagerung am C-Atom 11 des Aldehyds, es entsteht zuerst *Bathorhodopsin* und anschließend über *Lumirhodopsin* (Opsin + 11-*trans*-Retinal) und *Metarhodopsin I* schließlich *Metarhodopsin II* (gesamte Reaktionszeit ca 1 ms!; $\rightarrow$ **C**). Ähnlich wie Hormon-Rezeptor-Komplexe $\rightarrow$ S. 243) reagiert letzteres mit einem G_s-Protein („Transduzin"), wobei sich (nach Ersatz von GDP durch GTP) die Untereinheit α_s-GTP abtrennt ($\rightarrow$ **C**). Diese aktiviert nun (anders als auf S. 243) eine *Phosphodiesterase*, die ihrerseits die Konzentration von **cGMP** in der Zelle *senkt*. Die Aktivierung eines Rhodopsinmoleküls kann zur Hydrolyse von bis zu 10^6 cGMP/s führen (Verstärkerfunktion der Enzymkaskade!). In der Folge dissoziiert cGMP von zuvor offenen Kationenkanälen in der Zellmembran ab, wie diese schließt: Es kommt zur Hyperpolarisation (sekundäres Rezeptorpotential; $\rightarrow$ S. 312). Während dieser Vorgänge sinkt auch die Ca^{2+}-Konzentration in der Zelle (Kationenkanal zu!), was möglicherweise Teil der Abschaltung und/oder der Adaptation des Transduktionsprozesses ist.

Metarhodopsin II zerfällt schließlich in Opsin und den Aldehydanteil. (Der rote Sehfarbstoff wird bei diesen Reaktionen entfärbt: *Bleichung*.) Unter *Energieaufwand* wird Rhodopsin dann wieder *regeneriert* ($\rightarrow$ auch S. 306).

Voraussetzung für die Bleichung des Rhodopsins ist, daß das Licht **absorbiert** wird. Da dies beim Rhodopsin über den ganzen (sichtbaren) Wellenlängenbereich der Fall ist ($\rightarrow$ S. 309, D), sind mit den Stäbchen verschiedene Farben (Wellenlängen) nicht zu unterscheiden. Die 3 Sehfarbstoffe der 3 Zapfentypen hingegen (11-*cis*-Retinal mit wechselndem Opsinanteil) absorbieren jeweils nur Licht eines engen Wellenlängenbereiches ($\rightarrow$ S. 309, E), eine Voraussetzung für das Farbensehen ($\rightarrow$ S. 308).

Retinal ist der Aldehyd des Alkohols *Retinol*, des **Vitamins A_1**. Chronischer Mangel an diesem Vitamin bzw. seinen Vorstufen (Karotinoide) führt wegen unzureichender Rhodopsinbildung zur *Nachtblindheit* ($\rightarrow$ S. 306).

Zentralnervensystem und Sinnesorgane

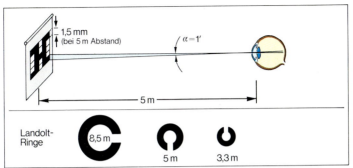

A. Sehschärfe (Visus)

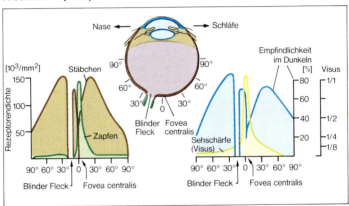

B. Retina: Verteilung von Stäbchen und Zapfen, Dunkelempfindlichkeit und Visus

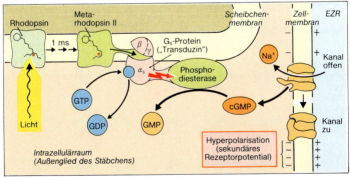

C. Transduktionsprozeß in den Stäbchen

Anpassung des Auges an unterschiedlich starkes Licht

Das Auge ist in der Lage, so schwache Lichtreize wie z. B. kleine Sterne zu erkennen, andererseits so hohe Leuchtdichten, wie sie z. B. bei Sonnenlicht auf Gletschern herrschen, zu verarbeiten. Die Auswertung solcher Extremreize (1 : 1 Billion) ist nur mit einer Anpassung (**Adaptation**) des Auges an die jeweilige Leuchtdichte möglich. Ist man z. B. an normales Tageslicht adaptiert, erscheint einem ein schwach erleuchtetes Zimmer anfangs schwarz: die Leuchtdichte liegt tiefer als die momentane Schwelle des Auges. Nach einigen Minuten erkennt man dann die Zimmereinrichtung, d. h., die Reizschwelle hat sich gesenkt. Zur Beobachtung von Sternen z. B. muß noch länger adaptiert werden. Nach ca. 30 min ist das Maximum der Adaptation erreicht (→ **A**), d. h., die dabei gerade noch erkennbare Leuchtdichte ist die **Absolutschwelle des Sehens**. (Sie ist in **A** und **B** gleich 1 gesetzt). Der *zeitliche Verlauf* der normalen Retinaadaptation zeigt beim etwa 2000fachen Wert der Absolutschwelle einen Knick (→ **A**, violette Kurve). Hier wird die *Schwelle der Zapfen* erreicht („**Schwelle des Tagessehens**"), und der weitere Kurvenverlauf nach unten wird durch die etwas nachhinkende *Stäbchenadaptation* bestimmt (→ **A**, braune Kurve). Letztere kann beim total Farbblinden *(„Stäbchenmonochromat")* isoliert bestimmt werden, während die isolierte Zapfenadaptation (→ **A**, rote Kurve) bei *Nachtblindheit (Hemeralopie*, → S. 304) zu beobachten ist.

Für das Sehen ist auch die Unterscheidungsfähigkeit des Auges für zwei ähnlich starke Lichtreize wichtig. Sind zwei Lichtintensitäten I und I' gerade noch unterscheidbar, errechnet sich die **absolute** Unterschiedsschwelle ΔI aus I–I'. Die **relative Unterschiedsschwelle** ist $\Delta I/I$. Letztere ist mit 0,01 besonders klein (d. h., das Unterscheidungsvermögen ist besonders gut), wenn eine optimale Beleuchtung herrscht (ca. 10^9facher Wert der Absolutschwelle; → **B**). Die relative Unterschiedsschwelle wird bei Dunkeladaptation sehr viel größer, steigt aber auch bei zu hellem Licht. Das Tragen einer Sonnenbrille verkleinert im letzteren Fall also u. a. die Unterschiedsschwelle.

Folgende **Mechanismen der Adaptation** des Auges stehen zur Verfügung (→ C1–C4):

1. Die **Pupille** kann die Menge des ins Auge einfallenden Lichtes reflektorisch um den Faktor 16 verändern (→ **C1**). Bei Dunkelheit ist die Pupille weiter als bei Helligkeit. Hauptaufgabe der Pupille ist jedoch die schnelle Anpassung des Auges an einen *plötzlichen* Helligkeitswechsel (Pupillenreflex; → S. 310).

2. Die **Konzentration des Sehfarbstoffes** in den Rezeptoren paßt sich sozusagen an die Empfindlichkeitserfordernisse an. Viel *Licht* bringt viele Sehfarbstoffmoleküle zum Zerfall (→ S. 304); dadurch *sinkt* deren Konzentration (bis zu einem neuen Gleichgewicht Zerfall ⇄ Wiederaufbau), wodurch die Wahrscheinlichkeit, daß ein Molekül durch weiteres Licht (Photonen) getroffen wird, ebenfalls sinkt (→ **C2**). Bei *geringer* Beleuchtungsstärke ist die Sehfarbstoffkonzentration hingegen *groß*, was eine größere Trefferwahrscheinlichkeit und damit eine höhere Empfindlichkeit zur Folge hat.

3. Eine umfangreiche Empfindlichkeitsanpassung des Auges ist auch dadurch möglich, daß sich diejenige Retinafläche (Rezeptorenzahl), aus der *eine* Sehnervfaser ihre Erregungen bekommt, verändern kann (→ **C3**). Diese **räumliche Summation** nimmt bei Dunkelheit zu, bei Helligkeit ab (→ S. 312).

4. Kurze, unterschwellige Reize können durch Reizverlängerung („längeres Hinschauen") überschwellig werden und ein Aktionspotential (AP) auslösen (**zeitliche Summation**; → **C4**). Intensität mal Reizdauer ist dabei ein konstanter Wert.

5. Evtl. hat auch die Absenkung der intrazellulären Ca^{2+}-Konzentration während des Transduktionsprozesses (→ S. 304) etwas mit der Adaptation zu tun.

Eine „lokale" Adaptation kann beim sog. **Sukzessivkontrast** beobachtet werden. Blickt man ca. 20 s auf das Zentrum eines Schwarz-Weiß-Musters (→ **D**) und dann schnell daneben auf den weißen Kreis, erscheinen einem die vorher dunklen Partien heller als die Umgebung, da die entsprechenden Netzhautareale empfindlicher geworden sind.

Zentralnervensystem und Sinnesorgane

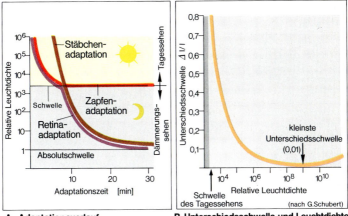

A. Adaptationsverlauf

B. Unterschiedsschwelle und Leuchtdichte

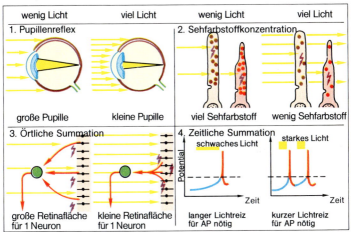

C. Mechanismen zur Adaptation

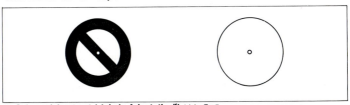

D. Sukzessivkontrast („lokale Adaptation") (siehe Text)

Farbensehen

Wird weißes Sonnenlicht durch ein Prisma zerlegt, entsteht ein farbiges *Spektrum von Rot bis Violett* (Regenbogenfarben). *Rot* entspricht dabei etwa der Wellenlänge (λ) von *650–700 nm* und *Violett* etwa der von *400 nm* (→ **A**). Für Strahlen dieses Wellenlängenbereiches ist das Auge empfindlich; solche mit kürzerer (*Ultraviolett*) und längerer (*Infrarot*) Wellenlänge sind für das Auge nicht sichtbar. Für die *Entstehung weißen Lichtes* sind nicht alle Farben des sichtbaren Spektrums nötig. Es genügt schon, wenn zwei bestimmte (**Komplementär-**) **Farben additiv** miteinander **gemischt** werden. Oranges Licht (612 nm) und blaues Licht (490 nm) z. B. sind ein solches komplementäres Paar.

In einem **Farbendreieck** (→ **B**) kann dies anschaulich gemacht werden: Auf den oberen beiden Dreiecksschenkeln ist das sichtbare Spektrum aufgetragen, im Inneren des Dreiecks liegt ein mit „Weiß" bezeichneter Punkt. Alle Geraden, die durch diesen Punkt gehen, schneiden die Dreiecksseiten in Höhe der komplementären Farbenpaare (z. B. 612 und 490 nm, → **B**). Die additive Farbmischung von etwa gleichen Teilen an Rot und Grün ergibt einen gelben Farbeindruck (→ **C**). Ist der Rotanteil höher, entsteht Orange, ist der Grünanteil höher, entsteht Gelbgrün, also die Farben, die beim Farbendreieck auf dem Schenkel zwischen Rot und Grün liegen. Ähnliches gilt für Mischungen zwischen Grün und Violett (→ **B** und **C**). Kombiniert man Rot und Violett, entsteht Purpur, das nicht im Spektrum enthalten ist (→ **B**).

Das heißt, mit unterschiedlichen Anteilen der *drei Grundfarben Rot, Grün und Violett lassen sich alle anderen Farben herstellen*, einschließlich Weiß, da aus den Grundfarben auch alle möglichen Paare von Komplementärfarben gemischt werden können.

Ein der additiven Farbmischung (→ **C**) gegenteiliges Prinzip liegt der **subtraktiven Farbmischung** zugrunde, die z. B. bei Malerfarben oder bei Farbfiltern in der Fotografie verwendet wird. Ein gelber Lack bzw. ein Gelbfilter absorbiert vom weißen Licht den Blauanteil, so daß die Komplementärfarbe Gelb übrigbleibt. Mischt man der gelben Lackfarbe nun rote zu, wird jetzt auch Grün absorbiert, d. h., es entsteht Orange.

Voraussetzung für die **Lichtempfindlichkeit der Rezeptoren** der Netzhaut ist, daß die darin enthaltenen Sehfarbstoffe *Licht absorbieren*. Vom Rhodopsin der **Stäbchen** (→ S. 304), die für das unbunte Dämmerungssehen verantwortlich sind, wird Licht des *ganzen* sichtbaren Spektrums absorbiert. (Das Absorptionsmaximum des Rhodopsins liegt bei 500 nm, weshalb nachts grünblaues Licht am hellsten, rot am dunkelsten erscheinen; → **D**). Bei den **farbempfindlichen Zapfen** können **drei Typen** unterschieden werden (→ **E**): solche, die blauviolettes Licht, solche, die grünes Licht und solche, die gelbes Licht stark (wie auch rotes Licht noch ausreichend) absorbieren. Mit diesen drei Zapfentypen, die jeweils eine der drei Grundfarben absorbieren und dadurch erregt werden, ist die Netzhaut in der Lage, die verschiedenen Farben zu erkennen (**trichromatische Theorie des Farbsehens** von Young und Helmholtz; → auch S. 312). In einem weiten Bereich des sichtbaren Spektrums können dabei Wellenlängenunterschiede von 1–2 nm noch auseinandergehalten werden (absolute **Farbunterschiedsschwelle**; → **F**, „normal").

Die **Wahrnehmung** der Farben ist allerdings ein noch komplexerer Vorgang, weil z. B. ein weißes Stück Papier „weiß" aussieht, ganz gleich, ob weißes (Sonne), gelbliches (Glühbirne) oder gar rotes Licht benützt wird. Wir nehmen auch die ganz unterschiedlichen Farben der Partien eines Hauses wahr, die z. T. in der Sonne, z. T. im Schatten liegen. Diese **Farbkonstanz** ist das Ergebnis der komplexen retinalen und zentralen Verarbeitung des Retinasignals. Ganz Ähnliches gilt für die **Größen-** und **Formkonstanz**: Ein Mensch in 200 m Entfernung ist auf der Netzhaut viel winziger als in 2 m Entfernung; trotzdem nehmen wir ihn als normalgroßen Menschen wahr. Einen (von oben gesehenen) rechteckigen Tisch nehmen wir auch dann noch als rechteckig wahr, wenn er bei Betrachtung von der Seite als Raute auf der Netzhaut abgebildet wird.

Bei **Farbenblindheit** können bestimmte Farben schlecht oder überhaupt nicht unterschieden werden (**hohe Farbunterschiedsschwelle**; → **F**). Etwa 9 % der Männer und 0,5 % der Frauen leiden unter dieser, meist erblichen, Störung. Rotblinde (*Protanope*) werden dabei von Grünblinden (*Deuteranope*) und Blauviolettblinden (*Tritanope*) unterschieden. Wenn nur eine Farb-„Schwäche" besteht, spricht man von *Prot-*(*Deuter-*, *Trit-*) *anomalie*. Die Farbtüchtigkeit wird mit *Farbtafeln* oder mit dem sog. *Anomaloskop* geprüft. An diesem muß der Proband aus Rot und Grün ein bestimmtes Gelb mischen. Ein Rotschwacher z. B. braucht dazu zu hohe Rotintensitäten, ein Grünschwacher zu viel Grün. Ein Rotblinder hingegen bezeichnet alle Farben mit größeren Wellenlängen als ca. 520 nm als gelb.

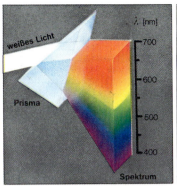
A. Zusammensetzung des Sonnenlichts

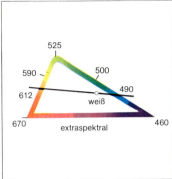
B. Farbendreieck (nach Kries)

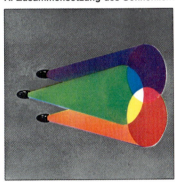
C. Additive Farbmischung

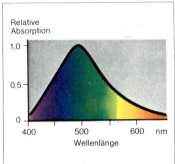
D. Lichtabsorption des Rhodopsins

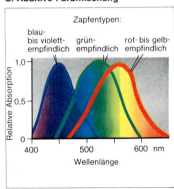
E. Lichtabsorption der drei Zapfentypen

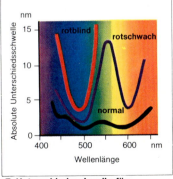
F. Unterschiedsschwelle für Wellenlängen

Gesichtsfeld, Sehbahn

Als **Gesichtsfeld** bezeichnet man den Ausschnitt der Umwelt, den ein *unbewegtes* Auge bei fixiertem Kopf sieht (→ A1).

Die **Prüfung des Gesichtsfeldes** erfolgt mit dem **Perimeter**, im Prinzip eine hohle Halbkugel, in deren Zentrum sich das Auge des Probanden befindet. Er gibt jedesmal an, wenn von der Seite (von oben, von unten usw.) hereingeführte Lichtpunkte o. ä. in seinem Gesichtsfeld erscheinen oder innerhalb des Gesichtsfeldes verschwinden. Partielle Ausfälle des Gesichtsfeldes werden **Skotome** genannt. Ursachen dafür können Störungen im optischen Apparat (z. B. Katarakt; → S. 302), in der Retina (z. B. Entzündungen) oder entlang der Sehbahn sein (s. u.). Eine Aussparung im normalen Gesichtsfeld ist der *blinde Fleck* (→ A1), der der Retinaunterbrechung an der *Papilla n. optici* entspricht (→ S. 300). Im binokularen (beidäugigen) Gesichtsfeld (→ S. 315, A) wird der blinde Fleck vom jeweils anderen Auge kompensiert.

Das *Gesichtsfeld für farbige Lichtreize ist kleiner* als das für Hell-Dunkel-Reize. (Führt man z. B. einen bewegten roten Gegenstand langsam von der Seite in das Gesichtsfeld, wird die Bewegung viel früher als die Farbe erkannt.)

Dinge, die sich in den nasenwärts (nasal) gelegenen Gesichtsfeldhälften der beiden Augen (→ A2, blau und grün) befinden, werden in den schläfenwärts (temporal) gelegenen Netzhauthälften abgebildet und umgekehrt. Folgt man der **Sehbahn**, bleiben die Fasern des *N. opticus*, die von der temporalen Retina kommen, auf der gleichen Seite (→ A2, blau und grün), die Fasern von der nasalen Netzhauthälfte kreuzen im *Chiasma opticum* die Seite (→ A2, orange und rot).

Eine Schädigung z. B. des linken N. opticus (→ A2, a und A3, a) führt daher zum Ausfall (*Skotom*) des ganzen linken Gesichtsfeldes, während eine Läsion des linken *Tractus opticus* (→ A2, b und A3, b) die beiden rechten Gesichtsfeldhälften ausfallen läßt. Eine Schädigung in der Mitte des Chiasma opticum (→ A2, c und A3, c) führt beidseitig zu einem temporalen Skotom („Scheuklappenblindheit").

Die Retina besitzt rund 130 Millionen Rezeptoren, während im N. opticus nur etwa 1 Million Axone verlaufen. Diese **Konvergenz** von vielen Rezeptoren auf wenige Neuronen ist für Rezeptoren in der Retinaperipherie sehr stark ausgeprägt (mehr als 1000 : 1), während in der Fovea centralis schon wenige Zapfen ihre „eigene" Verbindung zur Hirnrinde haben.

Eine geringe Konvergenz (Fovea) führt zu einer hohen Sehschärfe bei geringerer Lichtempfindlichkeit, während die hohe Konvergenz der Signale aus der Peripherie den umgekehrten Effekt hat (→ auch *räumliche Summation* auf S. 306 ff.).

Die Fasern des **Tractus opticus** ziehen zu folgenden Stationen:

1. Corpus geniculatum laterale (CGL). Die meisten seiner Neuronen ziehen als *Sehstrahlung* zum primären visuellen Kortex (V1) und, nach jeweiliger Umschaltung, zur sekundären (V2) und tertiären Sehrinde (V3, V4) usw. (Funktion → S. 312 ff.).

2. Blickmotorische Zentren im Hirnstamm (nach Umschaltung im sog. akzessorischen optischen Trakt). Vergenz- und senkrechte Augenbewegungen werden damit v. a. gesteuert.

3. Obere Vierhügel. Diese Verbindung dient mit nachgeordneten Schaltstellen der Steuerung von Sakkaden (→ S. 314).

4. Hypothalamus. Hier wird der Tag-Nacht-Wechsel zur Synchronisation der Zirkadianperiodik (→ S. 292) eingespeist.

5. Area praetectalis, wo die Pupillenweite geregelt wird.

6. Kern des optischen Traktes. Über diese Fasern erreichen visuelle Signale das Kleinhirn (→ S. 286 u. 298).

Der **Pupillenreflex** wird durch plötzlich vermehrt einfallende Lichtstrahlen ausgelöst (→ S. 306). Das efferente Signal läuft über die parasympathischen Fasern des N. oculomotorius und bewirkt ein Engerwerden (*Miosis*) der Pupille. Dabei reagieren *beide* Pupillen gleichzeitig, auch wenn der Lichtreiz nur *ein Auge* trifft (*konsensueller Reflex*).

Der **Kornealreflex** ist ein Schutzreflex des Auges. Berührung der Kornea (Afferenz: N. trigeminus) oder nur das Nähern z. B. einer Fliege in Richtung Auge (Afferenz: N. opticus) führen zum Schließen der Lider.

Zentralnervensystem und Sinnesorgane

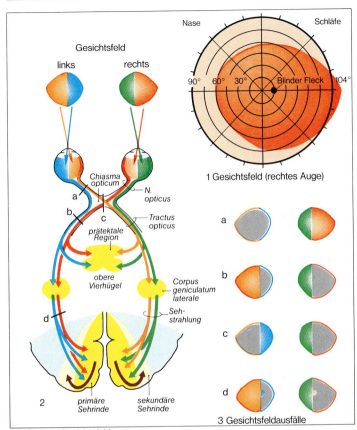

A. Sehbahn, Gesichtsfeld

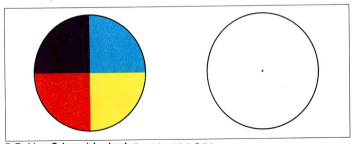

B. Farbiger Sukzessivkontrast (Text siehe nächste Seite)

Zentrale Verarbeitung des Sehreizes

Durch den Lichtreiz kommt es in den Rezeptoren der Retina zu einem sog. **sekundären Rezeptorpotential** (→ **A, links**). Dabei wird das Membranpotential (Ruhe: -30 bis -40 mV) noch negativer (bis -70 mV), und zwar um so mehr, je stärker der Reiz war. Im Gegensatz zu anderen Rezeptoren (→ S. 274) führt hier ein Reiz also zu einer *Hyperpolarisation*. In einem weiten Bereich ist dabei die Höhe des Rezeptorpotentials dem *Logarithmus* (→ S. 330f.) der relativen *Reizstärke* proportional. Diesem sekundären Rezeptorpotential, das auf einer Abnahme der Na^+-Leitfähigkeit der Rezeptormembran beruht (→ S. 304), geht (ca. 1 ms nach Belichtung) eine *primäre Rezeptorpotentialschwankung* voraus, der Konformationsänderungen der Sehfarbstoffe (→ S. 304) zugrunde liegen.

Ein genügend hohes Rezeptorpotential löst über Vermittlung der in der Retina miteinander verschalteten Zellen (→ S. 301, E) in der Ganglienzelle (Sehnerv) **Aktionspotentiale (AP)** aus (→ **A, rechts**), deren *Frequenz* mit der Höhe des Rezeptorpotentials wächst (→ S. 274). Leitet man mit Mikroelektroden die AP der *Ganglienzelle* ab, kann man mit geeigneten Lichtreizen diejenige Retinafläche bestimmen, von der erregende und hemmende Einflüsse auf die Frequenz dieser AP stammen. Ein solches Areal ist das **rezeptive Feld** dieses Neurons. Die rezeptiven Felder der Retinaganglienzellen sind konzentrisch und zeigen bei Helladaptation (→ S. 306) zwei Bereiche: ein **Zentrum** und eine ringförmige **Peripherie** (→ **B**). Belichtet man das Zentrum, erhöht sich die Frequenz der AP (→ **B1**). Belichtet man hingegen die Peripherie, wird die Weiterleitung von AP gehemmt; beim Ausschalten ergibt sich hier jedoch eine Erregung (→ **B2**). Dieser Typ des rezeptiven Feldes wird **EIN-(Zentral-)Feld** genannt, weil es beim Einschalten des zentralen Lichtes zur Erregung kommt. Die Retina besitzt auch **AUS-(Zentral-)Felder**, die das umgekehrte Verhalten aufweisen (→ **B3** und **B4**). Verantwortlich für die funktionelle Organisation dieser rezeptiven Felder sind hauptsächlich die Querverbindungen innerhalb der Retina, also die *Horizontalzellen* und die *amakrinen Zellen* (→ S. 301, E).

Die gegensätzliche Reaktion von Zentrum und Peripherie des rezeptiven Feldes führt zu einer **Kontrastierung** der Reize.

An einer Hell-Dunkel-Grenze wird die dunkle Seite dunkler, die helle heller gesehen. Ein gleich grauer Kreis z. B. erscheint in heller Umgebung dunkler als in dunkler Umgebung: **Simultankontrast** (→ **C, links**). Betrachtet man schwarz-weiße Gitter (→ **C, rechts**), erscheint ein weißes Gitter an den Kreuzungsstellen dunkler, ein schwarzes heller. Verursacht ist dieser Eindruck durch die dort verminderte Kontrastierung. Sie kann mit der unterschiedlichen Erregung („Reizsumme") innerhalb der rezeptiven Felder erklärt werden (→ **C, Mitte**).

Das Zentrum des rezeptiven Feldes vergrößert sich bei Dunkeladaptation auf Kosten der Peripherie, die schließlich verschwindet. Damit erhöht sich die räumliche Summation (→ S. 306) bei gleichzeitiger Verminderung der Kontrastierung (und damit auch der Sehschärfe; → S. 304 u. S. 307, C3).

Auch für höhere Zentren der Sehbahn können rezeptive Felder bestimmt werden, doch ändert sich hier ihre Form. *Streifen-* und *kantenförmige Lichtreize* mit bestimmter Achsenorientierung spielen dort eine große Rolle. Außerdem finden sich rezeptive Felder, wo rotes und grünblaues (bzw. violettes und gelbes) Licht einen gegensätzlichen Erregungseffekt haben. Hier ist funktionell die **Gegenfarbentheorie** des Sehens (nach *Hering*) verwirklicht. Damit ist auch beim Farbensehen eine (zentrale) Kontrastierung gegeben: Betrachtet man z. B. eine farbige Fläche (→ S. 311, B) für ca. $1/2$ min und blickt dann auf einen neutralen Hintergrund, erscheint jeweils die Komplementärfarbe (**farbiger Sukzessivkontrast**; → auch S. 306ff.).

Ab dem *Corpus geniculatum laterale* (CGL) mit seinen magno- und parvozellulären Feldern läuft die **Information über Farbe, Form** und **Bewegung** in der *Sehstrahlung* z. T. über getrennte Informationskanäle, so daß, im Zusammenwirken von CGL, V1 (mit „blobs" und „interblobs"), V2 und V4 (→ S. 310), ein *dreigeteiltes Verarbeitungssystem* entsteht, nämlich für (a) Farbe über „Blob-Kanal", (b) hochaufgelöste stationäre Formwahrnehmung über „Parvo-Interblob-Kanal" (nichtfarbig) und (c) Bewegung und stereoskopische Tiefe über „Magno-Kanal" (nichtfarbig). Erst die Integration dieser Einzelaspekte erlaubt eine einheitliche visuelle Wahrnehmung.

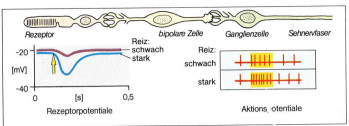

A. Rezeptorpotentiale (1. und 2. Neuron) und Aktionspotentiale der Retina

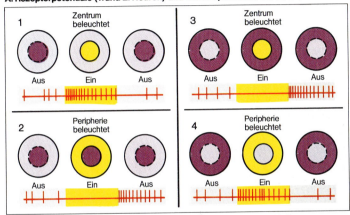

B. Rezeptive Felder der Retina: EIN-Zentrum (1,2), AUS-Zentrum (3,4)

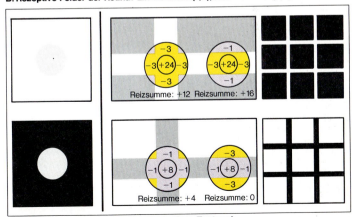

C. Kontrastierung durch rezeptive Felder (EIN-Zentrum)

Augenbewegungen, plastisches Sehen und Entfernungssehen

Bewegen die *äußeren Augenmuskeln* (→ Lehrbücher der Anatomie) beide Augen in die gleiche Richtung (z. B. Blickwechsel links/rechts, spricht man von *konjugierten Augenbewegungen*; entgegenlaufende Bewegungen der beiden Augen heißen *Vergenzbewegungen*. Der Wechsel von divergierenden und konvergierenden Bewegungen findet beim Blickwechsel nah/fern statt. Zusammen mit dem Konvergieren der beiden Augenachsen verengt sich reflektorisch die Pupille (→ S. 310), und es kommt gleichzeitig zur Akkommodation (→ S. 302): **Naheinstellungsreaktion**.

Sie kann gestört sein, wenn Akkommodationsgrad und nötige Konvergenz z. B. bei der Hyperopie (→ S. 302) nicht übereinstimmen. Solche Patienten konvergieren zu stark, d. h., sie **schielen** (nach einwärts), da sie wegen der Fehlsichtigkeit stärker als ein Gesunder akkommodieren müssen (sog. *Begleitschielen*).

Beim Abtasten des Blickfeldes macht das Auge *ruckförmige Bewegungen* (**Sakkaden**) zum Wechsel des Fixierpunktes (z. B. beim Lesen einer Zeile). Diese Bildverschiebungen werden sinnvollerweise im Moment der Augenbewegung *zentral unterdrückt*. (Schaut man seine beiden Augen im Spiegel abwechselnd an, nimmt man nicht selbst, sondern nur ein zweiter Beobachter die Augenbewegung wahr.)

Um einen bewegten Gegenstand „im Auge zu behalten", macht das Auge **langsame Folgebewegungen**. Die Kombination von langsamen und diesen entgegengerichteten, schnellen Augenbewegungen wird **Nystagmus** genannt. Dabei wird die Richtung des Nystagmus (rechts, links) nach der schnellen Phase benannt (→ z. B. postrotatorischer Nystagmus, S. 298). Ein *optokinetischer Nystagmus* tritt auf, wenn z. B. ein Baum vom fahrenden Zug aus betrachtet wird (Folgebewegung); nach dem Zurückschnellen der Augen kann dann ein neuer Gegenstand fixiert werden usw. Ein *krankhafter Nystagmus* kann z. B. bei Schädigungen des *Kleinhirns* (→ S. 286) und des *Gleichgewichtsorgans* (→ S. 298) auftreten.

Das **Entfernungssehen** und das **plastische Sehen** sind in erster Linie eine Leistung beider Augen gemeinsam und beschränken sich daher hauptsächlich auf das *binokuläre (beidäugige)* **Gesichtsfeld** (→ **A**). Fixiert man mit beiden Augen einen Punkt (→ **B**, A), wird dieser beidseitig auf der Fovea abgebildet (A_L, A_R), und zwar auf sog. *korrespondierenden Stellen der Netzhaut*. Gleiches gilt auch für die Punkte B und C (→ **B**), da sie auf einem Kreis (an sich auf einer Kugelschale) liegen, der durch A und die beiden Knotenpunkte K (→ S. 303, B) der Augen geht (**Horopterkreis**).

Auf einem (gedachten) **Mittelauge**, das die beiden Netzhäute (im Sehzentrum) zur Deckung bringt, entsprechen korrespondierende Netzhautstellen einem Punkt (→ **C**, $A_L + A_R \triangleq A_M$). Liegt ein Punkt (D; → **C**, **links**) *außerhalb* des Horopterkreises, sieht das Mittelauge statt D ein Doppelbild (D', D''), wobei D' vom linken Auge stammt. Liegen D und A nicht zu weit auseinander, entsteht durch zentrale Verarbeitung des Doppelbildes der Eindruck, daß D *hinter* A liegt, also eine *Tiefenwahrnehmung*. Ähnliches geschieht bei einem Punkt (E; → **C**, **rechts**), der näher als A ist, nur daß jetzt E' vom rechten Auge stammt. E wird dadurch als „näher" erkannt.

Weichen die beiden Augachsen zu weit voneinander ab (**Schielen: Strabismus**), wird das Bild eines der Augen zentral unterdrückt, was chronisch zur Erblindung dieses Auges führen kann (*Schielamblyopie*).

Auf weite Entfernungen und bei einäugigem Sehen müssen zur Tiefenwahrnehmung folgende Phänomene herangezogen werden: Konturüberschneidungen (→ **D1**), Dunst vor ferneren Dingen (→ **D2**), Schattenwurf (→ **D3**), Größenunterschiede (→ **D4**) u. a. m.

Bewegungen des Kopfes oder des ganzen Körpers erleichtern die Tiefenwahrnehmung: Ein näherer Gegenstand bewegt sich dabei schneller im Gesichtsfeld als ein entfernter (→ **D**, Stationsschild im Vergleich zur Mauer). Mitwandern des Mondes und Zurückbleiben der Berge beim Fahren sind ein ähnliches Beispiel für eine *Tiefenwahrnehmung durch Relativbewegungen*.

Zentralnervensystem und Sinnesorgane 315

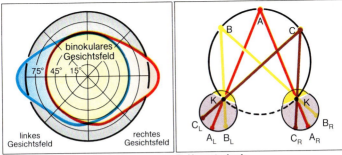

A. Binokulares Gesichtsfeld

B. Horopterkreis

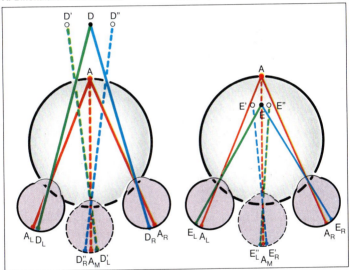

C. Plastisches Sehen mit beiden Augen

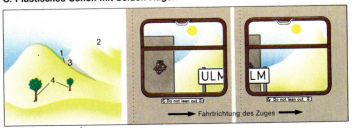

D. Entfernungssehen

Schallphysik, Schallreiz und Schallempfindung

Adäquater Reiz für das Gehörorgan sind **Schallwellen**, die von einer Schallquelle (z. B. Gong; → **A**) ausgehen und sich in Gasen, Flüssigkeiten und festen Stoffen fortpflanzen.

Hauptschallträger ist die *Luft*. An der Schallquelle wird die Luft abwechselnd verdichtet (erhöhter Druck) und verdünnt (erniedrigter Druck). Diese Druckschwankungen (Schallwellen) breiten sich mit **Schallgeschwindigkeit** (c) aus, die in Luft bei 0 °C 332 m/s beträgt. Trägt man die **Schalldruckschwankungen** graphisch auf (→ **A**), ergeben sich wellenförmige Kurven. Der Abstand zweier benachbarter Orte gleichen Schalldrucks wird mit **Wellenlänge** (λ) bezeichnet, die maximale Abweichung des Druckes von der Ruhelage als **Amplitude** (a) (→ **A**). Vergrößert (verkleinert) sich λ, wird ein tieferer (höherer) Ton gehört. Eine Abnahme (ein Anstieg) von a hingegen hat einen leiseren (lauteren) Ton zur Folge (→ **A**). Die **Tonhöhe** wird meist durch Angabe der **Tonfrequenz** (f) charakterisiert, die angibt, wie oft an einer Stelle des Schallfeldes der gleiche Schalldruck wiederkehrt. Frequenz, Wellenlänge und Schallgeschwindigkeit sind miteinander verknüpft:

$f(s^{-1}) \cdot \lambda(m) = c(m \cdot s^{-1})$.

Einheit der Frequenz ist das **Hertz** (Hz = s^{-1}).

Strenggenommen wird nur eine reine, sinusförmige Schwingung als **Ton** bezeichnet. Der „Ton" der meisten Schallquellen (Musikinstrumente, Gesang) setzt sich jedoch aus Tönen unterschiedlicher Frequenzen und Amplituden zusammen. Dabei entsteht eine komplizierte, aber doch periodenförmige Schwingung, ein sog. **Klang** (→ **A**). Der darin enthaltene niedrigste Ton bestimmt die „Ton"-Höhe des Klanges, die höheren Töne ergeben die *Klangfarbe* (*Obertöne*). Ein „eingestrichenes" a (440 Hz = Kammerton a) klingt von einem Tenor gesungen oder auf der Harfe anders als auf der Orgel am Klavier. Ein Spezialfall sind Kombinationen zweier ähnlicher Töne, sog. *Schwebungen* (→ **A**).

Das menschliche Ohr hört Schall mit einer Frequenz von **16 Hz bis ca. 20000 Hz**. Die **obere Hörgrenze** kann im Alter bis auf Werte von 5000 Hz herabsinken (*Presbyakusis*).

Bei 1000 Hz beträgt die **Hörschwelle**, d. h. der Schalldruck, der gerade noch eine Hörempfindung auslöst, ca. $3 \cdot 10^{-5}$ Pa. Die Hörschwelle ist *frequenzabhängig* (→ **B**, rote Kurve). Am empfindlichsten ist das menschliche Ohr im Frequenzbereich 2000–5000 Hz. Die Hörschwelle für einen Ton steigt ganz erheblich, wenn gleichzeitig andere Töne erklingen. Diese **Maskierung** ist es, die z. B. Gespräche bei lauten Hintergrundgeräuschen so schwierig machen.

Ein Schalldruck von ca. 60 Pa, also das etwa 2millionenfache der Hörschwelle bei 1000 Hz, überfordert das Ohr: Es kommt zur *Schmerzempfindung*.

Handlicher ist eine logarithmische Maßeinheit für den Schalldruck, der **Schalldruckpegel** (engl.: **s**ound **p**ressure **l**evel) mit der Meßgröße **Dezibel (dB** SPL). Geht man von einem (willkürlich festgelegten) Schalldruck $p_o = 2 \cdot 10^{-5}$ Pa aus, gilt:

Schalldruckpegel (dB) = $20 \cdot \log(p_x/p_o)$,

wobei p_x der tatsächliche Schalldruck ist. Das bedeutet, daß z. B. eine Verzehnfachung des Schalldrucks einer Erhöhung des Schalldruckpegels um 20 dB SPL gleichkommt.

Die **Schallintensität** I [$J \cdot s^{-1} \cdot m^{-2}$] ist die pro Zeit durch eine Flächeneinheit hindurchtretende Schallenergie. I ist proportional $(p_x)^2$.

dB-Werte lassen sich nicht einfach linear verrechnen; zwei Lautsprecher, die getrennt jeweils 70 dB ($p_x = 6,3 \cdot 10^{-2}$ Pa) erzeugen, verursachen zusammen *nicht* 140 dB. Da sich p_x (s. obige Formel) bei Verdoppelung von I nur um den Faktor $\sqrt{2}$ erhöht, erzeugen die beiden Lautsprecher zusammen nur ca. 73 dB (Einsetzen von $\sqrt{2} \cdot 6,3 \cdot 10^{-2}$ als p_x in obige Formel).

Subjektiv haben Schallwellen mit gleichem Schalldruck bei unterschiedlicher Frequenz *nicht* die gleiche **Lautstärke**: Ein Ton von 63 Hz wird erst dann so laut wie ein Vergleichston von 20 dB und 1000 Hz gehört, wenn der Schalldruck des 63-Hz-Tones ca. 30fach vergrößert wird (+29 dB). Nach solchen subjektiven Angaben kann man in das dB-Hz-Diagramm Linien gleicher Lautstärke (**Isophone**; → **B**, blaue Kurven) einzeichnen. Einheit des Lautstärkepegels ist das **Phon**; bei 1000 Hz ist die Phonskala zahlenmäßig gleich der Dezibelskala (→ **B**). Auch die Hörschwelle ist eine Isophone (4 Phon; → **B**, rote Kurve).

Für die Feststellung, ob ein Ton von unveränderter Frequenz z. B. doppelt oder halb so laut ist, wurde der Begriff **Lautheit** eingeführt (Maßeinheit: *sone* [1 sone = 40 Phon bei 1000 Hz]). 2 (bzw. 0,5) sone hat ein Schall, der doppelt (bzw. halb) so laut empfunden wird.

Zentralnervensystem und Sinnesorgane

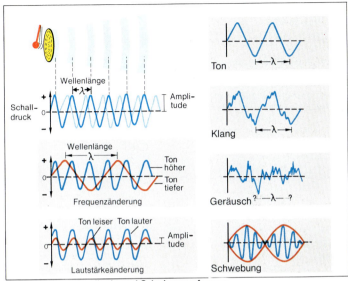

A. Wellenlänge, Amplitude und Schwingungsformen

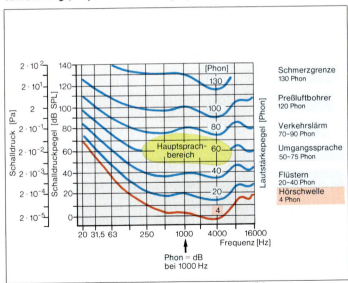

B. Schalldruck, Schalldruckpegel (Schallstärke) und Lautstärke

Schallaufnahme und -weiterleitung. Schallrezeptoren

Die Schallwellen erreichen das Hörorgan hauptsächlich über die Ohrmuschel und den Gehörgang (**Außenohr**), der am **Trommelfell** endet. Die Schalldruckschwankungen versetzen das Trommelfell in Schwingungen, die sich über die **Gehörknöchelchen** (*ossikuläre Schalleitung*) in der Paukenhöhle (**Mittelohr**) auf die Membran des **ovalen Fensters** (→ A) übertragen. Dort beginnt das **Innenohr (Labyrinth)**.

Außenohr: Bereits die *Ohrmuschel*, deren besondere Form den Schall in zwei unterschiedlich lange Schallwege zerlegt (Differenz: 6,5 cm ≙ 0,2 ms), und die trichterförmige Gehörgangsmündung dienen der Schallquellenlokalisation (→ auch S. 322), der Verstärkung des Schalldrucks am Trommelfell durch Resonanz (Bereich 2–7 kHz) und evtl. sogar der akustischen Sprachanalyse.

Im **Mittelohr** übertragen die drei **Gehörknöchelchen** (*Hammer, Amboß, Steigbügel*; → A) die Schwingungen des Trommelfells auf das ovale Fenster. Ihre Aufgabe ist die möglichst verlustarme Übertragung des Schalls von einem Medium mit niedrigem (Luft) zu einem mit hohem (Flüssigkeit) Wellenwiderstand (Impedanz).

Ohne diesen „Impedanzwandler" würde ein Großteil der Schallenergie am ovalen Fenster reflektiert werden, was (z.B. nach Zerstörung der Gehörknöchelchen) einen Hörverlust von ca. 20 dB zur Folge hätte (**Schalleitungsschwerhörigkeit**). Die Impedanzwandlung kommt v.a. dadurch zustande, daß der Schall von einer großen Fläche (Trommelfell, 50 mm^2) auf eine kleine Fläche (ovales Fenster, 3 mm^2) übertragen wird und daß die Hebelkonstruktion der Knöchelchen die Kraft (um das 1,3fache) erhöht (optimal wirksam bei 1–2 kHz).

Die zwei **Muskeln des Mittelohrs** (*M. tensor tympani* und *M. stapedius*) sind in der Lage, die Übertragung niederfrequenten Schalls etwas abzuschwächen. Reflektorische Konstanthaltung der Intensität dieses Schalls, Schutz gegen zu lauten Schall, Reduzierung störender, vom Hörenden selbsterzeugter Geräusche, Abschwächung bestimmter Resonanzschwingungen im Mittelohr und Reduktion der Maskierung von höheren Frequenzen durch tiefere sind mögliche Aufgaben dieser Muskeln.

Der Schall setzt auch den ganzen Schädel in Schwingungen, die direkt auf die Hörschnecke übertragen werden: **Knochenleitung**. Sie spielt physiologischerweise kaum eine Rolle, doch wird sie zur Diagnose herangezogen: Beim *Weberschen Versuch* wird der Griff einer angeschlagenen Stimmgabel auf dem Kopf aufgesetzt. Eine gesunde Versuchsperson lokalisiert den Tongeber durch den symmetrischen Höreindruck tatsächlich in die Mitte. Ein Patient mit einseitiger *Schalleitungsschwerhörigkeit* lokalisiert die Stimmgabel zur kranken Seite hin (*Lateralisation*), da der dort fehlende Maskierungseffekt der Umweltgeräusche den Ton lauter erscheinen läßt. Liegt hingegen eine *Innenohrschwerhörigkeit* vor, wird zur gesunden Seite lateralisiert, da das kranke Innenohr den Ton leiser empfindet.

Das Hörvermögen wird quantitativ mit dem **Audiometer** erfaßt. Dem Patienten werden dabei Schalle unterschiedlicher Frequenz angeboten. Der Schalldruck wird anfangs unter der Hörschwelle und wird jeweils so lange erhöht, bis der Patient etwas hört. Sind dazu lautere Töne als normalerweise nötig, handelt es sich um einen *Hörverlust*, der in dB angegeben wird. (Im Gegensatz zum Diagramm auf S. 317 wird dabei die normale Hörschwelle [→ S. 317, B, rote Linie] bei allen Frequenzen mit 0 dB bezeichnet!) Hörverluste entstehen neben der Presbyakusis (→ S. 316) z.B. durch Entzündungen des Mittel- und Innenohrs, als Nebenwirkung mancher Medikamente bei neurologischen Krankheiten u.a.m.

Das **Innenohr** besteht aus dem Gleichgewichtsorgan (→ S. 298) und aus einem schneckenförmigen Gang (**Kochlea**) im Felsenbein, in den ein mit sog. **Endolymphe** gefüllter Schlauch (**Scala media** [Ductus cochlearis]) eingelagert ist, den beidseits zwei weitere Flüssigkeitsräume, die Vorhoftreppe (**Scala vestibuli**) und die Paukentreppe (**Scala tympani**) bis zur Schneckenspitze begleiten (→ A). Beide Gänge sind mit sog. **Perilymphe** gefüllt und gehen an der Schneckenspitze (*Helikotrema*) ineinander über. Die Scala vestibuli beginnt am ovalen Fenster und die Scala tympani endet wieder an der Wand der Paukenhöhle, nämlich an der Membran des **runden Fensters** (→ A).

Die Schwingungen der Membran am ovalen Fenster führen zu einer Volumenverschiebung der Perilymphe, was wiederum eine Auslenkung der Membran am runden Fenster zur Folge hat (→ A). Wären die Reissnersche Membran und die Basilarmembran (→ A u. D) völlig starr, liefe diese Volumenverschiebung in der Scala vestibuli bis zum Helikotrema und entlang der Scala tympani zurück zum runden Fenster. Die Wände des Endolymphschlauches sind aber keineswegs starr, sondern geben der wellenförmigen

Zentralnervensystem und Sinnesorgane

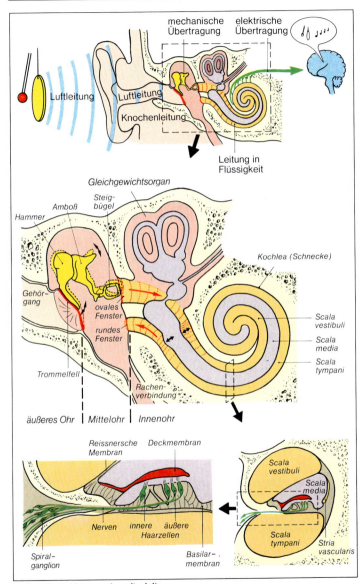

A. Schallaufnahme und -weiterleitung

Zentralnervensystem und Sinnesorgane

Volumenverschiebung (**Wanderwelle**, → **B** u. **C**) nach. Die Volumenverschiebung kann also „kurzgeschlossen" werden und erreicht so das runde Fenster, ohne über das Helikotrema laufen zu müssen. Da das Nachgeben des Endolymphschlauches wellenförmig verläuft, schwingen die Reissnersche Membran und die Basilarmembran einmal gegen die Scala vestibuli, einmal gegen die Scala tympani (→ **C** u. **D**).

Dabei nehmen die *Wellengeschwindigkeit* (*nicht gleich der Schallgeschwindigkeit, sondern viel langsamer*) und die *Wellenlänge* dieser Wanderwelle, die am ovalen Fenster beginnt, *laufend ab* (→ **B**). Eine der Ursachen dafür ist, daß die Basilarmembran in Richtung Helikotrema immer breiter wird und laufend an *Steifheit* verliert. Dieses Verhalten entspricht etwa dem der Pulswellen in den großen Blutgefäßen: Je kleiner deren Steifheit ist, desto mehr wirken sie als „Windkessel" (→ S. 156 u. 163) und desto niedriger ist die Pulswellengeschwindigkeit.

Während die Wellenlänge der Wanderwelle entlang der Kochlea immer kürzer wird, wächst ihre *Amplitude* zu einem *Maximum* (→ **B**, „*Hüllkurve*"), um dann sehr schnell zu verebben. Der *Ort* der maximalen Auslenkung des Endolymphschlauches ist für die Wellenlänge des gehörten Klangs charakteristisch und liegt um so näher beim Steigbügel, je kürzer die anfängliche Wellenlänge des Schalls war, d. h. um so höher die Schallfrequenz war (→ **C**). In Form dieses Amplitudenmaximums ist damit jeder Schallfrequenz eine bestimmte Stelle des Endolymphschlauches zugeordnet.

Die Schwingungen des Endolymphschlauches verursachen eine Verschiebung der Tektorialmembran gegenüber der Basilarmembran, in die die (sekundären) Rezeptoren des Hörorgans, die **Haarzellen**, eingebettet sind; jede von ihnen besitzt etwa 100 Stereozilien, die in nahem Kontakt zur Tektorialmembran stehen (→ **D** u. S. 319). Die **Relativbewegung** der beiden Membranen gegeneinander führt daher zu einer winzigen **Abscherung** der Zilien, was den *adäquaten Reiz* für die Haarzellen darstellt und deren Erregung auslöst (*mechanoelektrische Transduktion*).

Die Haarzellen grenzen auf der Zilienseite an den Endolymphraum, der ein *Bestandspotential* (s. u.) von ca. + 80 mV gegenüber dem allgemeinen Extrazellulärraum aufweist (→ S. 323, **C**). Da die äußeren und inneren Haarzellen in Ruhe ein Zellpotential von − 70 bzw. − 40 mV haben, herrscht über die zilienbesetzte Zellmembran eine Potentialdifferenz von ca. 150 bzw. 120 mV (Zellinneres negativ). Außerdem herrscht in der Endolymphe mit ca. 140 mmol/l etwa die gleiche K^+-Konzentration wie in der Haarzelle, so daß das K^+-Gleichgewichtspotential (→ S. 14) hier 0 mV beträgt. Damit stehen die ganzen 150 bzw. 120 mV als treibende Kraft für einen K^+-Einstrom zur Verfügung. Öffnet die Zilienabscherung nun K^+-Kanäle, strömt daher K^+ ein, und die Zelle wird depolarisiert: **Rezeptorpotential**. Es bewirkt die Freisetzung eines Transmitters (Glutamat?), der schließlich die Aktionspotentiale in den zugehörigen afferenten Fasern des Hörnervs auslöst.

Von den ca. 25000 Haarzellen ist der kleinere Teil entlang der Kochleawindungen in einer Reihe angeordnet (*innere Haarzellen*), der größere Teil 3- bis 5zeilig (*äußere Haarzellen*; → **A**, unten links). Trotzdem entspringen ca. 95 % der 30000 Hörnervenfasern von den inneren Haarzellen. Beide Haarzellentypen beeinflussen sich gegenseitig, wobei die inneren Haarzellen D-Rezeptoren, die äußeren P-Rezeptoren sind (→ S. 276). Letztere können sich *reizsynchron kontrahieren*. Das könnte Teil eines **Verstärkerprozesses** sein, der den inneren Haarzellen vorgeschaltet ist. Damit könnte die besonders niedrige Schwelle innerhalb des jeweils ortscharakteristischen, engen Frequenzbereiches erklärt werden.

Die ca. 1800 **efferenten Nervenfasern** (cholinerg) enden an den Haarzellen und können dort z. B. die Aufnahme bestimmter Frequenzen hemmen, was evtl. bei der „Ausfilterung" von störenden Umgebungsgeräuschen Verwendung findet („Lauschen").

Innenohrpotentiale. Außer den Aktionspotentialen in den afferenten und efferenten Nervenfasern können am Ohr noch weitere Potentialdifferenzen abgeleitet werden: 1. Das **Bestandspotential** oder **endokochleare Potential** von ca. + 80 mV, das mit der ungleichen Verteilung von Na^+ und K^+ zwischen Endolymphe und Perilymphe zusammenhängt und durch aktive Transportprozesse in der *Stria vascularis* (→ S. 323, **C**, hellgelbe Fläche) aufrechterhalten wird.

2. Die sog. **Mikrophonpotentiale**, die am runden Fenster abgeleitet werden können, geben wie ein Mikrophon den zeitlichen Verlauf des Schallreizes als Spannungsschwankung wieder. Wie sie entstehen, ist unbekannt.

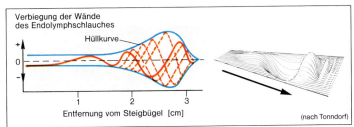

B. Wanderwelle in der Kochlea: Schwingungsmaxima und plastisches Momentbild

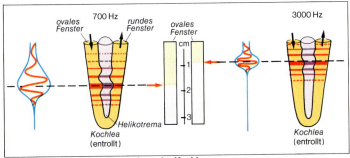

C. „Abbildung" der Tonhöhe entlang der Kochlea

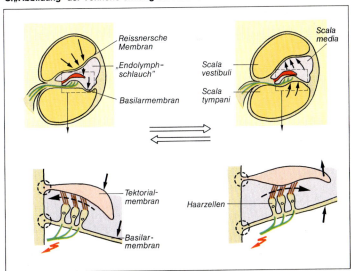

D. Erregung der Haarzellen durch Membranausbuchtung

Zentrale Schallverarbeitung

Folgende Schallqualitäten müssen zur Weiterleitung im Hörnerv kodiert werden: 1. Schallfrequenz(en), 2. Schallintensität, 3. Schallrichtung und 4. Entfernung der Schallquelle.

Unterschiedliche Frequenzen werden entlang der Kochlea getrennt „abgebildet" (→ S. 321, C), in getrennten Fasern der Hörbahn weitergeleitet und zentral identifiziert.

Frequenzunterschiedsschwelle: Können, was etwa den tatsächlichen Verhältnissen entspricht, z. B. 1003 Hz von 1000 Hz gerade noch unterschieden werden, beträgt der Unterschied 3 Hz, was im Vergleich zu 1000 Hz eine relative Unterschiedsschwelle (→ S. 306) von 0,003 bedeutet. Zu diesem feinen Unterscheidungsvermögen tragen sowohl die sehr präzise Frequenz-„Abbildung" in der Kochlea als auch die *Kontrastierung* (→ S. 275, D) entlang der Hörbahn bei, doch reicht das nicht aus. Wahrscheinlich ist die Motilität der äußeren Haarzellen (→ S. 320) Teil des entscheidenden Prozesses. Diese feine Abstimmung (engl. *tuning*) zeigt sich u. a. darin, daß eine bestimmte Hörnervfaser nur für „ihre" Frequenz eine besonders niedrige Schwelle hat. Erst höhere Schalldrücke führen zur Rekrutierung benachbarter Fasern (s. u.).

Die relative **Intensitäts-Unterschiedsschwelle** (→ S. 306) hingegen ist mit 0,1 sehr viel gröber, d. h., ein Schallereignis wird erst als lauter oder leiser empfunden, wenn die Schallintensität um mehr als den Faktor 1,1 (d. h. der Schalldruck um mehr als den Faktor $\sqrt{1,1} = 1,05$) verändert wird.

Eine größere **Schallintensität** führt a) zu häufigeren Aktionspotentialen in der ableitenden Nervenfaser und b) zur Einbeziehung (*Rekrutierung*) benachbarter Nervenfasern bei der Informationsweiterleitung (→ **A**).

Die **Schallrichtung** kann durch zwei Dinge erkannt werden: a) *Schräg* eintreffende Schallwellen erreichen ein Ohr etwas *später* als das andere Ohr. Die gerade noch erkennbare Richtungsabweichung von ca. 4 Grad (**Richtungsschwelle**) hat am abgewendeten Ohr eine *Schallverspätung* von ca. 10^{-5} s zur Folge (→ **B, links**). b) Der Schall wird am abgewendeten Ohr *leiser* gehört. Ein geringerer Schalldruck bewirkt aber eine etwas verzögerte Auslösung (Erhöhung der Latenzzeit) von Aktionspotentialen, wodurch die vom abgewendeten Ohr stammende Erregung zentral (Nucleus accessorius) *verspätet* eintrifft (→ **B, rechts**). Die Effekte a) und b) addieren sich also (→ **B**). Das äußere Ohr (→ S. 318) hilft darüber hinaus zu unterscheiden, ob der Schall von vorn oder hinten (bzw. oben oder unten) kommt.

Die **Entfernung** einer **Schallquelle** wird u. a. dadurch erkannt, daß hohe Frequenzen bei der Schallübertragung mehr gedämpft werden als niedrigere. Je länger daher der Schall unterwegs war, desto geringer wird der Anteil der hohen Frequenzen beim Eintreffen des Schalls sein (z. B. Donner bei nahen und fernen Gewittern).

Die wichtigsten Umschaltstationen der **Hörbahn** (→ **D**) und ihre Funktionen sind: Verzweigungen der Hörnervfaser ziehen vom Cortischen Organ (→ **D1**) zum anteroventralen (→ **D2**), posteroventralen und dorsalen *Kochleariskern* (→ **D3**). In diesen drei Kernen werden Afferenzen nach Frequenzen (*tonotopisch*) mit unterschiedlicher Komplexität geordnet. Durch laterale Hemmung (→ S. 275, D) findet hier eine *Kontrastierung*, d. h. eine *Rauschunterdrückung* statt. In der *oberen Olive* (→ **D4**) und im *Nucleus accessorius* (→ **D5**), die erstmals von kontralateral Impulse empfangen, findet der Intensitäts- und Laufzeitvergleich (Richtungshören, s. o.) statt. Nächste Stationen sind die *seitliche Schleifenkern* (→ **D6**) und, nach vorwiegender Kreuzung der Fasern auf die Gegenseite, die *unteren Vierhügel* (→ **D7**). Sie werden von zahlreichen Afferenzen (→ **D**) erreicht und sind nicht nur Reflexstation (z. B. Mittelohrmuskeln, → S. 318), sondern hier wird auch die sensorische Analyse der Kochleariskerne mit der Raumanalyse der oberen Olive verglichen. Über den Thalamus (*medialer Kniehöcker*, → **D8**) erreichen die Afferenzen schließlich die **primäre Hörrinde** (→ **D9** u. S. 283 A), die von *sekundären Hörregionen* umgeben ist. Aufgaben dieser Zentren sind die Analyse komplexer Klänge, das Kurzzeitgedächtnis beim Tonvergleich, die Hemmung unangebrachter motorischer Antworten, das „Lauschen" u. a. m.

Zentralnervensystem und Sinnesorgane 323

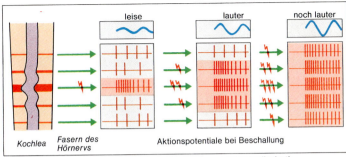

A. „Laut-leise"-Information im Hörnerv (Schallfrequenz unverändert)

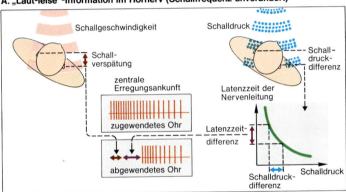

B. Räumliches Hören: Schallverspätung und Latenzzeitdifferenz

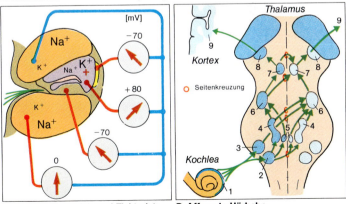

C. Bestandspotentiale und Elektrolytverteilung in der Kochlea

D. Afferente Hörbahn

Zentralnervensystem und Sinnesorgane

Stimme und Sprache

Die menschliche Stimme ist in erster Linie ein **Kommunikationsorgan**, dessen Leistungen ganz auf das menschliche Hörvermögen (→ S. 317, B) ausgerichtet sind. Prinzipiell wie bei einem Blasinstrument gibt es einen *Windraum* (Trachea, Bronchien etc.), von dem die Luft durch den *Spalt* der schwingungsfähigen *Stimmlippen* („Stimmbänder") in den *Luftraum* (*Ansatzrohr*) strömt, der aus Rachen, Mund- und Nasenhöhle besteht.

Die große Variationsbreite der Stimme erklärt sich daraus, daß sowohl *Stärke des Luftstroms* (**Lautstärke der Stimme**), *Spannung der Stimmlippen* (→ **A1**) sowie *Weite und Form der Stimmritze* (→ **A2**) (**Grundton der Stimme**) als auch *Größe* und *Form des Luftraumes* (**Klangfarbe, Formanten**) durch eine Vielzahl von Muskeln stark variierbar sind.

Die Gelenke und Muskeln des **Kehlkopfes** (→ Lehrbücher der Anatomie) dienen zur Einstellung der Stimmbänder und der Stimmritze.

Geraten die Stimmbänder durch den Luftstrom in Schwingung, wird die Stimmritze nicht einfach geöffnet und geschlossen, sondern die beiden Stimmlippen schwingen auch in Richtung des Luftstroms in einer Art Abrollbewegung (→ **B**). Dabei ist bei tiefen Tönen die Stimmritze länger geschlossen als offen (Verhältnis 5 : 1 bei 100 Hz). Bei hohen Tönen (400 Hz) sinkt dieses Verhältnis auf 1,4 : 1; beim Singen mit *Kopfstimme* (→ **C**, grün) oder *Flüstern* bleibt die Stimmritze dauernd offen.

Die (bewußten) efferenten Signale stammen aus dem motosensorischen Kortex und gelangen zum Kerngebiet des N. vagus. Er versorgt den Kehlkopf nicht nur motorisch, sondern auch sensibel, was außer für Schutzreflexe (*Husten!*) auch für die Stimmbildung wichtig ist: Sensible Fasern aus der Schleimhaut des Kehlkopfes und sensorische Fasern seiner Muskelspindeln (→ S. 278) melden laufend Lage und Spannung der Stimmbänder zentralwärts. Diese Reflexe und besonders die engen Verbindungen der Hörbahn mit den bulbären und kortikalen Zentren der Sprachmotorik sind wesentliche Bedingungen für die **Feineinstellung der Stimme**. Den *primären Sprachzentren* im motosensorischen Kortex sind *sekundäre Areale* der Hirnrinde übergeordnet (*Brocasches Sprachzentrum*). Fallen sie aus, kommt es trotz intaktem Primärzentrum zur Sprechunfähigkeit (**motorische Aphasie**). Ist dagegen das sekundäre Areal der Hörbahn (*Wernickesches Zentrum*) ausgefallen, fehlt es am Sprachverständnis (**sensorische Aphasie**).

Gesprochene **Vokale** unterscheiden sich auch bei annähernd gleicher *Grundfrequenz* (100–130 Hz; → **D**) durch die beigemischten hohen Töne (**Formanten**). Charakteristisch sind die *Vokale A, U* und *I* (→ **D**). *O, E* und die *Umlaute* sind Übergangsstufen zwischen diesen drei Vokalen (→ **D**, „*Vokaldreieck*"). Die Formanten werden durch die Verformung des Ansatzrohres bestimmt (→ **D**). Bei den **Konsonanten** unterscheidet man *nach dem Bildungsort* (im Ansatzrohr) *labiale* (Lippe, Zähne), z. B. P, B, W, F, M, *dentale* (Zähne, Zunge), z. B. D, T, S, N, *linguale* (Zunge, vorderer Gaumen), z. B. L, Sch, und *gutturale* (Zunge, hinterer Gaumen), z. B. G, K. Je *nach Bildungsart* werden *Verschlußlaute* (P, B, T, D, K, G), *Reibelaute* (F, W, S, Ch), *Zitterlaute* (R) u. a. unterschieden.

Der **Frequenzumfang der menschlichen Stimme** beträgt mit den Formanten ca. 40 bis über 2000 Hz. Hohe Frequenzanteile haben Zischlaute (S, Z), die an Telefon- und Radioübertragung besondere Ansprüche stellen. Der **Stimmumfang** (Grundton; → **C**) beträgt *beim Sprechen* ca. eine Oktave, *beim Singen* ca. 2 Oktaven (bei Sängern über 3 Oktaven).

Die normale **Tonleiter** basiert auf der Frequenzverdopplung, der **Oktave**. Bei wohltemperierter Stimmung ist die Oktave in 12 Halbtonschritte geteilt, deren Frequenzen jeweils um den Faktor 1,0595 ($\sqrt[12]{2}$) voneinander abweichen.

Zentralnervensystem und Sinnesorgane

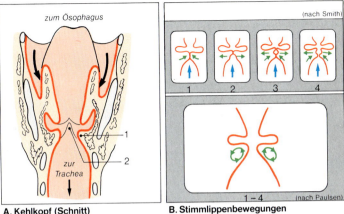

A. Kehlkopf (Schnitt)   B. Stimmlippenbewegungen

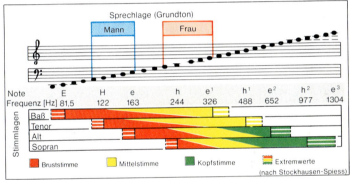

C. Stimmumfang und Stimmlagen

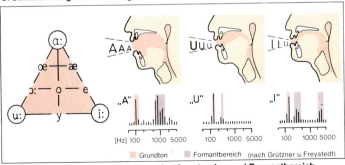

D. Vokalbildung: Vokaldreieck, Form des Ansatzrohrs und Formantbereich

Meßgrößen und Maßeinheiten

Physiologie ist die Lehre von den Lebensvorgängen und den Körperfunktionen. Da diese u. a. auf physikalischen und chemischen Gesetzmäßigkeiten beruhen, ist ihre Erforschung, Erlernung, Beurteilung und Beeinflussung untrennbar mit dem Messen physikalischer, chemischer und sonstiger Größen verbunden, sei es, daß der Blutdruck oder das Hörvermögen gemessen, sei es, daß der pH-Wert des Blutes oder die Herzleistung bestimmt werden.

Maßsysteme

In der Medizin, also auch in der Physiologie, existiert eine verwirrende Vielzahl von **Maßeinheiten** für dieselbe **Meßgröße**, z. B. für die Angabe der Meßgröße „Konzentration" die Einheiten g/l, g/100 ml, g/ml, mg%, ppm (w/v) oder für eine Druckangabe die Einheiten mmH_2O, cmH_2O, mmHg, Torr, at, atü, bar, kg/cm^2 usw. Um hier Abhilfe zu schaffen, wurden in den meisten Ländern die international verwendeten **SI-Einheiten** (SI = Système International d'Unités) gesetzlich vorgeschrieben. (Die in der BRD darüber hinaus zugelassenen Einheiten sind im folgenden mit einem * versehen.)

Diese SI-Einheiten werden in diesem Buch mit wenigen Ausnahmen verwendet. Um das Umlernen von den bisher üblichen Einheiten in der Übergangsperiode zu erleichtern, sind die alten Maßeinheiten meist in Klammern mit angegeben. Außerdem sind im folgenden Umrechnungen für die jeweiligen Maßeinheiten eingefügt.

Die **Basiseinheiten des SI-Systems** sind

- für die *Länge:* m (Meter),
- für die *Masse:* kg (Kilogramm),
- für die *Zeit:* s (Sekunde),
- für die *Stoffmenge:* mol (Mol),
- für die *Stromstärke:* A (Ampere),
- für die *Temperatur:* K (Kelvin),
- für die *Lichtstärke:* cd (Candela).

Diese Basiseinheiten sind untereinander unabhängig und genau definiert; alle anderen Einheiten sind *von den Basiseinheiten abgeleitet*, und zwar meist dadurch, daß die Basiseinheiten miteinander multipliziert oder durcheinander dividiert werden, z. B.

- für Fläche (Länge · Länge) : (m · m) = m^2,
- für Geschwindigkeit (Länge/Zeit): m/s.

Wird die neue Einheit dabei zu kompliziert, bekommt sie einen neuen Namen mit eigenem Symbol, z. B.

- für Kraft: $kg \cdot m \cdot s^{-2}$ = N (Newton),
- für Energie, Arbeit und Wärmemenge:
  $kg \cdot m^2 \cdot s^{-2}$ = J (Joule),
- für Druck: $N \cdot m^{-2} = kg \cdot m^{-1} \cdot s^{-2}$ = Pa (Pascal).

Bruchteile und Vielfache von Maßeinheiten

Da es umständlich und unübersichtlich ist, z. B. 10 000 g oder 0,00001 g zu schreiben, verwendet man *Vorsilben* vor der Maßeinheit, die *dezimale Vielfache und Bruchteile* (in 1000er-Schritten) bezeichnen; im eben genannten Beispiel würde man 10 kg (Kilogramm) bzw. 10 µg (Mikrogramm) schreiben bzw. sagen. Die Vorsilben sind mit ihren Faktoren (→ S. 330) und Symbolen in der Tabelle enthalten.

Vorsilbe	Symbol	Faktor	Vorsilbe	Symbol	Faktor
Deka-	da	10^1	Dezi-	d	10^{-1}
Hekto-	h	10^2	Zenti-	c	10^{-2}
Kilo-	k	10^3	Milli-	m	10^{-3}
Mega-	M	10^6	Mikro-	µ	10^{-6}
Giga-	G	10^9	Nano-	n	10^{-9}
Tera-	T	10^{12}	Piko-	p	10^{-12}
Peta-	P	10^{15}	Femto-	f	10^{-15}
Exa-	E	10^{18}	Atto-	a	10^{-18}

Diese Vorsilben werden nicht nur vor die Basiseinheiten, sondern auch vor die davon abgeleiteten Einheiten mit eigenem Symbol gesetzt. Ein kPa z. B. sind 10^3 Pascal, 1 µl 10^{-6} Liter usw.

Daneben sind für manche Maßeinheiten noch Vorsilben für kleinere Dezimalschritte in Verwendung (da, h, d, c; → Tabelle).

Bei *Zeitangaben* werden auch die gewohnten, nichtdezimalen Vielfachen weiter verwendet, also *Sekunde* (*s*), *Minute* (*min*), *Stunde* (*h*) und *Tag* (*d*).

Länge, Fläche, Volumen

SI-Einheit der **Länge** ist das *Meter* (*m*). Andere bisher gebräuchliche Längeneinheiten sind u. a.:

Ångström (Å) = 10^{-10} m = 0,1 nm
Mikron (µ) = 10^{-6} m = 1 µm
Millimikron (mµ) = 10^{-9} m = 1 nm

Amerikanische und englische Längeneinheiten sind:

inch = Zoll = 0,0254 m = 25,4 mm
foot (Mehrzahl: feet) = Fuß = 0,3048 m
yard = Elle = 0,9144 m
(statute) mile = Meile = 1609,344 m ≈ 1,61 km
Nautische Meile = 1,853 km

Abgeleitete SI-Einheit der **Fläche** ist das *Quadratmeter* (m·m = m^2), die des **Volumens** *Kubikmeter* (m·m·m = m^3).

Bei Umrechnungen in Vielfache und Bruchteile mit den entsprechenden Vorsilben (s. o.) ist zu beachten, daß z. B.

1 m = 10^3 mm, aber
1 m^2 = 10^6 mm^2 und 1 m^3 = 10^9 mm^3.

Eine vor allem für Flüssigkeiten und Gase häufig benützte Sondergröße für das *Volumen* ist das *Liter** (l):

1 l = 10^{-3} m^3 = 1 dm^3
1 ml = 10^{-6} m^3 = 1 cm^3
1 µl = 10^{-9} m^3 = 1 mm^3

Britisch-amerikanische Volumeneinheiten werden folgendermaßen umgerechnet:

1 fluid ounce (amerikanisch) = 29,57 ml
1 fluid ounce (britisch) = 28,41 ml
1 U.S. liquid gallon = 3,785 l
1 british (imperial) gallon = 4,546 l

Geschwindigkeit, Frequenz, Beschleunigung

Die **Geschwindigkeit** (z. B. eines Autos) ist der zurückgelegte Weg (Länge) pro Zeit mit der Einheit m·s^{-1}. Bei Geschwindigkeiten von Flüssigkeiten wird neben dieser sog. **Lineargeschwindigkeit** noch der Begriff „**Volumengeschwindigkeit**", „Flußrate" u. a. verwendet. Gemeint ist damit dann ein *Volumenfluß pro Zeit* mit der Einheit l·s^{-1} oder m^3·s^{-1}.

Mit der **Frequenz** gibt man an, *wie oft* irgendein Ereignis (Pulsschlag, Atemzüge etc.) pro Zeiteinheit stattfindet. SI-Einheit ist s^{-1}, auch **Hertz (Hz)** genannt. Oft wird auch noch als Frequenzeinheit min^{-1} verwendet, wobei gilt

min^{-1} = 1/60 Hz ≈ 0,0167 Hz.

Unter **Beschleunigung** versteht man die Geschwindigkeits*änderung* pro Zeit, die Einheit ist daher m·s^{-1} pro s oder m·s^{-2}. Eine Beschleunigungsangabe mit negativem Vorzeichen wird auch *Verzögerung* genannt. Wie schnell z. B. ein Auto beschleunigen und wie schnell es gebremst werden kann, wird beidesmal in m·s^{-2} ausgedrückt.

Kraft, Druck

Kraft ist Masse mal Beschleunigung (Spezialfall: „**Gewicht**" = **Gewichtskraft** = Masse mal Erdbeschleunigung). Da die Einheit der Masse das Kilogramm (kg) ist und die der Beschleunigung m·s^{-2} (s. o.), gilt:

Einheit der Kraft: kg·m·s^{-2} = *N* (*Newton*).

Die früher gebrauchten Krafteinheiten werden so umgerechnet:

1 dyn = 10^{-5} N = 10 µN;
1 pond = 9,8·10^{-3} N = 9,8 mN.

Druck ist *Kraft pro Fläche*. Es gilt also *Einheit des Druckes:*

N·m^{-2} = *Pa* (*Pascal*).

Andere Druckeinheiten (mmHg* wird für Druck von Körperflüssigkeiten z. T. noch verwendet) werden in die SI-Einheit Pa folgendermaßen umgerechnet:

1 mm H_2O ≈ 9,8 Pa
1 cm H_2O ≈ 98 Pa
1 mm Hg* = 1 Torr = 133,3 Pa = 0,1333 kPa
1 techn. Atmosphäre (at) ≈ 98,067 kPa
1 physik. Atmosphäre (atm) ≈ 101,324 kPa
1 dyn/cm^2 = 0,1 Pa
1 bar = 100 kPa

328 Anhang

Arbeit, Energie, Wärmemenge

Arbeit ist *Kraft mal Weg*. Es gilt also: Einheit der *Arbeit*: $N \cdot m = J$ (*Joule*).

Energie und **Wärmemenge** haben die gleiche Einheit, d.h.: J (Joule).

Auch das Produkt *Druck · Volumen* ($[N \cdot m^{-2}] \cdot m^3$) ist Arbeit ($N \cdot m = J$).

Andere Einheiten für Arbeit, Wärmemenge und Energie werden in die SI-Einheit J folgendermaßen umgerechnet:

1 erg $= 10^{-7}$ J $= 0,1$ μJ
1 cal $\approx 4,185$ J
1 kcal ≈ 4185 J $= 4,185$ kJ
1 Ws $= 1$ J
1 kWh $= 3,6 \cdot 10^6$ J $= 3,6$ MJ

Leistung ist *Arbeit pro Zeit*. Es gilt: *Einheit der Leistung:* $J \cdot s^{-1} = W$ (*Watt*).

Auch der *Wärmestrom* hat die Einheit W. Andere Einheiten für die Leistung werden folgendermaßen umgerechnet:

1 erg/s $= 10^{-7}$ W $= 0,1$ μW
1 cal/h $= 1,163 \cdot 10^{-3}$ W $= 1,163$ mW
1 PS $= 735,5$ W $= 0,7355$ kW

Masse, Stoffmenge, Konzentration

Masse hat die Basiseinheit *Kilogramm* (kg), d.h., hier wurde ausnahmsweise die mit der Vorsilbe „kilo" versehene Einheit als Basiseinheit verwendet (statt Mg wird die Einheit *Tonne**, t, verwendet).

Eine Masse wird meist dadurch bestimmt, daß ihre durch die Erdanziehung hervorgerufene *Gewichtskraft* (= „Gewicht", s.o.) gemessen wird, die Skala der Waage aber in Masseeinheiten (g, kg) geeicht ist.

Die Masse eines Moleküls oder eines Atoms (Molekular-„Gewicht") wird häufig in **Dalton** (d) ausgedrückt (keine SI-Einheit), wobei 1 Dalton = $^{1}/_{12}$ der Masse eines ^{12}C-Atoms = 1 g/Loschmidtsche Zahl = 1 g/(6,02252 $\cdot 10^{23}$):

1 d $= 1,66 \cdot 10^{-24}$ g
1000 d $= 1$ kd

Britisch-amerikanische Masseeinheiten werden folgendermaßen umgerechnet:

Avoirdupois weight:
1 ounce (oz.) = 28,35 g
1 pound (lb.) = 453,6 g
Apothecaries' und *troy weight:*
1 ounce = 31,1 g
1 pound = 373,2 g

Eine der Masse verwandte Meßgröße ist die **Stoffmenge**, die in Mol (Symbol: *mol*) angegeben wird. 1 mol ist dabei diejenige Stoffmasse (in g), die die relative Mol-, Ionen- oder Atommasse dieses Stoffes angibt, d.h. wievielmal mehr Masse das Atom, Molekül oder Ion hat als $^1/_{12}$ des ^{12}C-Atoms.

Beispiele:

relat. Molmasse von H_2O: 18 Dalton
→ 1 mol $H_2O = 18$ g H_2O.

relat. Atommasse von Na: 23 Dalton
→ 1 mol Na^+-Ionen $= 23$ g Na^+-Ionen.

relat. Molmasse von $CaCl_2$:
$(40 + 2 \cdot 35,5) = 111$ Dalton
→ 1 mol $CaCl_2 = 111$ g $CaCl_2$.

(In 1 mol $CaCl_2$ sind 2 mol Cl^--Ionen und 1 mol Ca^{2+}-Ionen enthalten.)

Teilt man mol durch die *Wertigkeit* des betroffenen Ions, ergibt sich die relative *Äquivalentmasse* mit der Maßeinheit *val* (engl.: eq):

Bei einwertigen Ionen ist mol und val gleich groß:
1 val $Na^+ = \frac{1}{1}$ mol Na^+.

Bei zweiwertigen Stoffen (z.B. Ca^{2+}, s.o.) gilt:
1 val $Ca^{2+} = \frac{1}{2}$ mol Ca^{2+}

oder

1 mol $Ca^{2+} = 2$ val Ca^{2+}.

Eine weitere, vom Mol (mol) abgeleitete Größe ist das Osmol (*osm*) (→ S. 335f.).

Der Ausdruck **Konzentration** kann mehreres bedeuten:

- Masse eines Stoffes pro Volumeneinheit (z.B. g/l) (= *Massenkonzentration* oder Konzentration im engeren Sinn),
- Stoffmenge pro Volumeneinheit (mol/l) (= *Stoffmengenkonzentration* = molare Konzentration),
- Stoffmenge pro Masse Lösungsmittel (z.B. mol/kg H_2O) (= *molale Konzentration*),
- Massenanteil pro Gesamtmasse [g/g = 1] (= *Massenverhältnis*),
- Volumenanteile pro Gesamtvolumen [l/l = 1] (= *Volumenverhältnis*).

Die beiden letzten Größen sind *relative*

Anteile (Fraktionen); man nennt sie daher auch *fraktionelle Konzentrationen.*

SI-Einheit der *Massenkonzentration* ist g/l (kg/l, mg/l usw.). Die Umrechnung einiger bisher benützter Größen erfolgt so:

1 g/100 ml = 10 g/l
1 g% = 10 g/l
1 % (w/v) = 10 g/l
1 g‰ = 1 g/l
1 mg% = 0,01 g/l = 10 mg/l
1 mg/100 ml = 0,01 g/l = 10 mg/l
1 µg% = 10^{-5} g/l = 10 µg/l
1 γ% = 10^{-5} g/l = 10 µg/l

SI-Einheit der *Stoffmengenkonzentration* ist mol/l (bzw. mmol/l, µmol/l etc.). Umrechnungen:

1 M (molar) = 1 mol/l
1 N (normal) = (1/Wertigkeit) · mol/l
1 mM (mmolar) = 1 mmol/l
1 val/l (eq/l) = (1/Wertigkeit) · mol/l

Die **fraktionellen Konzentrationen** (*Massenverhältnis* und *Volumenverhältnis*) haben die „Einheit" 1 (bzw. 10^{-3}, 10^{-6} usw.).

Umrechnungen:

1 % = 0,01
1 ‰ = $1 \cdot 10^{-3}$
1 Vol% = 0,01
1 ppm = $1 \cdot 10^{-6}$
1 ppb = $1 \cdot 10^{-9}$

Die Konzentration eines gelösten Stoffes wird häufig auf die *Volumeneinheit der Lösung* bezogen; bei Mengenkonzentrationen ist dies die *Molarität* (mol/l). In biologischen Flüssigkeiten trägt das Volumen der gelösten Stoffe allerdings oft wesentlich zum Gesamtvolumen bei. 1 l Blutplasma z. B. enthält 0,07 l gelöste Stoffe (v. a. Proteine) und daher nur 0,93 l Wasser. Für chemische Reaktionen sowie für biophysikalische und biologische Vorgänge ist es aber meist wichtiger, die Konzentration bezogen auf das *Volumen* des *Lösungsmittels* H_2O zu kennen. Wandelt man nun zusätzlich die temperaturabhängige Größe Volumen in Masse um, erhält man die *Molalität* (mol/kg H_2O). Gleiches gilt für die Begriffe „Osmolarität" und „Osmolalität" (→ S. 335 f.).

Wird z. B. eine Ionen-„Konzentration" mit ionenselektiven Elektroden gemessen (z. B. pH-Elektrode), bestimmt man dabei die **Aktivität** des Ions. Aktivität und Molalität sind gleich, solange die gesamte **Ionenstärke** (µ) sehr klein ist (ideale Lösung).

$$\mu \equiv 0{,}5\ (z_1^2 \cdot c_1 + z_2^2 \cdot c_2 + \ldots + z_i^2 \cdot c_i),$$

wobei z_i die Ladung des Ions i, c_i seine molale Konzentration und $1, 2, \ldots, i$ die Ionentypen in der Lösung bezeichnen.

Bei der hohen Ionenstärke biologischer Flüssigkeiten ist die Aktivität a immer deutlich kleiner als die molale Konzentration c und kann berechnet werden aus

$$a = f \cdot c,$$

wobei f = **Aktivitätskoeffizient**. Bei einer Ionenstärke von z. B. 0,1 (was einer Lösung mit 0,1 mol NaCl/kg H_2O entspricht), beträgt f für Na^+ 0,76.

Elektrische Größen

Das Wandern von elektrisch geladenen Teilchen, also z. B. von negativ geladenen Elektronen (→ Lehrbücher der Physik) durch einen Draht, bezeichnet man als elektrischen Strom. Wieviel Teilchen/Zeit dabei fließen, wird mit der **Stromstärke** ausgedrückt. Deren Einheit ist das *Ampere (A)*. Auch eine Wanderung von Ionen (Na^+, K^+ etc.), z. B. durch eine Zellmembran, also ein *Ionenstrom*, kann in A ausgedrückt werden. Ein elektrischer Strom kann nur fließen, wenn eine elektrische *Potentialdifferenz*, auch kurz **Spannung** oder *Potential* genannt, besteht. Eine Batterie oder ein Dynamo z. B. erzeugen eine solche Spannung. Im Organismus entstehen elektrische Spannungen meist durch den *Transport von Ionen* (→ S. 14).

Die *Einheit* der elektrischen **Spannung** ist das *Volt (V)*.

$$V = W \cdot A^{-1} = m^2 \cdot kg \cdot s^{-3} \cdot A^{-1}.$$

Wieviel Strom bei gegebener Spannung fließt, hängt vom elektrischen **Widerstand** ab.

Spannung = Strom · Widerstand
(*Ohmsches Gesetz*)

Die *Einheit* des elektrischen Widerstandes ist das *Ohm* (Ω).

$$\Omega = V \cdot A^{-1} = m^2 \cdot kg \cdot A^{-2} \cdot s^{-3}.$$

Sein Kehrwert (1/Widerstand) ist die **elektrische Leitfähigkeit**. Ihre Einheit ist das *Siemens* ($S = 1/\Omega$). Auch die Durchlässigkeit, z. B. einer Zellmembran, für Ionen kann mit der elektrischen Leitfähigkeit (**Ionenleitfähigkeit**) dieser Membran beschrieben werden (→ S. 10 u. 14).

Elektrische Arbeit oder **Energie** wird wie jede Arbeit in *Joule* (J) oder *Wattsekunden* (Ws) ausgedrückt, die **elektrische Leistung** wie jede Leistung in *Watt* (W).

Während beim *Gleichstrom* der Strom immer in derselben Richtung fließt, ändert sich die Richtung des Stromflusses beim *Wechselstrom* dauernd. Wie oft dieser Wechsel pro Zeit erfolgt, wird mit der *Frequenz* (Hz) ausgedrückt. Das normale Lichtnetz z. B. hat eine Frequenz von 50 Hz.

Temperatur

SI-Einheit der **Temperatur** ist das *Kelvin* (K), wobei 0 K (*absoluter Nullpunkt*) die tiefste, überhaupt mögliche Temperatur darstellt. Von der Kelvin-Skala abgeleitet ist die Celsius-Skala mit der Einheit *Grad Celsius** (°C) Es gilt:

Temperatur in °C = Temperatur in K − 273,15.

Im Amerikanischen wird die Temperatur meist in *Grad Fahrenheit* (°F) angegeben. Für die Umrechnung in °C gilt:

Temperatur in °F = ($\frac{9}{5}$ · Temperatur in °C) + 32 und umgekehrt:

Temperatur in °C = $\frac{5}{9}$ · (Temperatur in °F − 32).

Einige wichtige Temperaturen ergeben umgerechnet:

	°C	°F
Gefrierpunkt von H_2O:	0	+32
Zimmertemperatur:	+20 bis +25	+68 bis +77
Körpertemperatur:	+37	+98,6
Fieber:	bis +42	bis +107,6
Siedepunkt des Wassers (Meereshöhe):	+100	+212

Potenzen und Logarithmus

Zahlen, die sehr viel größer oder sehr viel kleiner als 1 sind, lassen sich nur umständlich und unübersichtlich schreiben. Man verwendet daher sog. **Zehnerpotenzen**, die folgendermaßen entstehen:

100 = 10 · 10 = 10^2
1 000 = 10 · 10 · 10 = 10^3
10 000 = 10 · 10 · 10 · 10 = 10^4

Wie oft die 10 bei diesem Malnehmen vorkommt, wird also vereinfacht mit einer **Hochzahl** (**Exponent**) ausgedrückt.

Ist die Zahl nicht genau eine Zehnerpotenz (z. B. 34 500), teilt man durch die nächstniedrige Zehnerpotenz (10 000) und schreibt das Ergebnis (3,45) als Multiplikationsfaktor vor diese Zehnerpotenz: $3,45 \cdot 10^4$.

10 kann man nach dem eben Gesagten auch 10^1 schreiben. Noch kleinere Zahlen werden folgendermaßen gebildet:

1 = 10 : 10 = 10^0
0,1 = 10 : 10 : 10 = 10^{-1}
0,01 = 10 : 10 : 10 : 10 = 10^{-2}
usw.

0,04 z. B. kann man dabei ähnlich wie zuvor auflösen in 4 · 0,01 oder $4 \cdot 10^{-2}$.

Merke: Bei Zahlen, die kleiner als 1 sind, errechnet sich die (negative) Potenz daraus, an welcher Stelle *nach dem Komma* die 1 steht, bei 0,001 z. B. an 3. Stelle: $0,001 = 10^{-3}$.

Bei Zahlen ab 10 zieht man von den Stellen (*vor dem Komma*) 1 ab; der Rest entspricht dann der (positiven) Hochzahl.

Beispiele: 100 hat 3 Stellen, es muß also 10^2 heißen; 1124,5 hat 4 Stellen vor dem Komma, es muß also $1,1245 \cdot 10^3$ heißen.

Auch **Maßeinheiten** können mit Hochzahlen versehen sein, z. B. m³. Das heißt dann, genau wie bei 10^3, daß die Basis, also m, 3mal mit sich selbst malgenommen wird (m · m · m, → S. 327). Ebenso werden negative Hochzahlen bei Maßeinheiten benützt: genau wie $1/10 = 10^{-1}$ kann man $1/s = s^{-1}$ schreiben oder $mol \cdot l^{-1}$ statt mol/l.

Das **Rechnen mit Potenzen** hat eigene Regeln:

Zusammenzählen und Abziehen ist nur bei *gleicher Hochzahl* möglich, z. B.:

$(2,5 \cdot 10^2) + (1,5 \cdot 10^2) = 4 \cdot 10^2$; aber $(2 \cdot 10^3) + (3 \cdot 10^2)$ muß umgewandelt werden in $(2 \cdot 10^3) + (0,3 \cdot 10^3) = 2,3 \cdot 10^3$.

Malnehmen der Potenzen bedeutet Zusammenzählen der Hochzahlen. Teilen der Potenzen bedeutet Abziehen der Hochzahlen, z. B.:

$10^2 \cdot 10^3 = 10^{2+3} = 10^5$
$10^4 : 10^2 = 10^{4-2} = 10^2$
$10^2 : 10^4 = 10^{2-4} = 10^{-2}$

Zahlen *vor* den Zehnerpotenzen werden dabei wie gewohnt behandelt, z. B.:

$(3 \cdot 10^2) \cdot (2 \cdot 10^3) = 2 \cdot 3 \cdot 10^{2+3} = 6 \cdot 10^5.$

Man kann auch mit den Hochzahlen (*Exponenten*) alleine rechnen, man spricht dann vom **Logarithmenrechnen**: Wird irgendeine Zahl (z. B. 100) als Potenz zur Basis 10 (10^2) geschrieben, so wird die Hochzahl (2) als **(dekadischer) Logarithmus** von 100 (abgekürzt log 100) bezeichnet. Solche Logarithmen finden in der Physiologie z. B. bei der Definition des pH-Wertes (→ S. 334 u. 110) oder bei der Auftragung des Schalldruckes mit der Dezibelskala (→ S. 316) Verwendung.

Als **natürlicher Logarithmus** (ln) wird der Exponent zur Basis *e* verwendet, wobei

$e = 2{,}71828\ldots$

Da log x = ln x / ln 10 und ln 10 = 2,302585..., erfolgt die Umrechnung von ln in log und umgekehrt folgendermaßen:

log x = ln x / 2,3
ln x = 2,3 · log x

Beim **Rechnen mit Logarithmen** erniedrigt sich die Rechenart um eine Stufe, d. h., aus einer Multiplikation wird eine Addition, aus einer Potenzierung eine Multiplikation usw., also:

log a · b = log a + log b
log (a/b) = log a − log b
log a^n = n · log a
log $\sqrt[n]{a}$ = (log a)/n

Sonderfälle sind:

log 10 = ln e = 1
log 1 = ln 1 = 0
log 0 = ln 0 = ± ∞

Zeichnerische Darstellung von Meßdaten

Um z. B. den Verlauf der Körpertemperatur bei einem Patienten über längere Zeit zu überschauen, stellt man die Temperatur mit der zugehörigen Uhrzeit graphisch dar (→ **A**).

Die beiden Achsen, auf denen in diesem Fall Temperatur und Zeit aufgetragen sind, nennt man

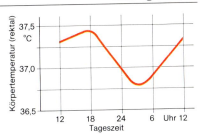

A. Graphische Darstellung der (rektal, in Ruhe gemessenen) *Körpertemperatur* in Abhängigkeit von der *Tageszeit*.

allgemein *Koordinaten*, wobei die senkrechte Achse *Ordinate* (hier Temperatur), die waagrechte Achse *Abszisse* (hier Uhrzeit) genannt wird.

Auf der Abszisse wird meist die zuerst gewählte, veränderliche (variable) Größe x (hier Uhrzeit), auf der Ordinate die davon abhängige variable Größe y (hier Körpertemperatur) aufgetragen. Daher die Bezeichnung x-Achse für die Abszisse und y-Achse für die Ordinate.

Mit dieser graphischen Methode kann man alle möglichen Meßwerte gegen andere, jeweils zugehörige Meßwerte auftragen, z. B. Körpergröße gegen Lebensalter oder Lungenvolumen gegen intrapulmonalen Druck (→ S. 84).

Dabei kann man auch erkennen, ob sich die beiden Meßgrößen miteinander ändern (*korrelieren*) oder nicht: Trägt man z. B. auf der Ordinate (senkrecht) die Körpergröße auf, auf der Abszisse (waagrecht) das Alter, steigt die Kurve während des Körperwachstums an, ab ca. dem 17. Lebensjahr verläuft die Kurve jedoch waagrecht; das bedeutet, daß die Körpergröße in der ersten Phase vom Alter abhängig, in der zweiten (waagrechten) Phase jedoch weitgehend altersunabhängig ist. Eine Korrelation (s. u.) beweist für sich alleine allerdings keine *kausale* Abhängigkeit. So korrelierte z. B. im Elsaß für eine gewisse Zeit der Geburtenrückgang mit der zahlenmäßigen Abnahme der nistenden Störche.

Will man in ihrer Größe *sehr unterschiedliche Meßdaten* (1 bis 100 000 z. B.) in einer Koordinate unterbringen, können entweder die kleinen Größen nicht mehr getrennt voneinander dargestellt werden, oder aber die Koordinatenachsen werden zu lang. Man hilft sich in diesem Fall mit der Auftragung der Daten in Form ihrer *Potenzen* oder ihrer *Logarithmen* (s. o.): statt 1, 10, 100, 1000 usw. schreibt man 10^0, 10^1, 10^2, 10^3 usw. oder die Logarithmen 0, 1, 2, 3 usw. In dieser Form sind

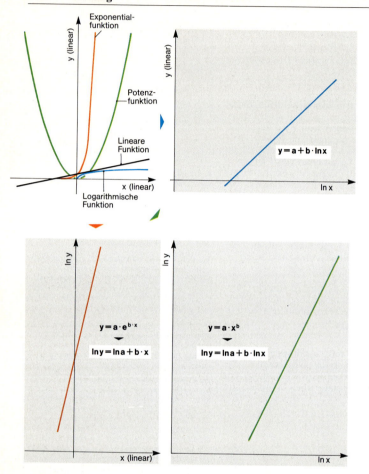

B1. Graphische Darstellung einer linearen Funktion (schwarz), einer Exponentialfunktion (rot), einer logarithmischen Funktion (blau) und einer Potenzfunktion (grün) bei *linearer* Auftragung sowohl auf der x-Achse als auch auf der y-Achse. Die 3 Kurven können graphisch linearisiert werden, wenn eine logarithmische Auftragung auf der x-Achse (*logarithmische Funktion:* **B2**), auf der y-Achse (*Exponentialfunktion:* **B3**) bzw. auf beiden Achsen (*Potenzfunktion:* **B4**) gewählt wird.

also die niedrigen Zahlen relativ genau darzustellen, und trotzdem passen die großen Zahlen noch auf die (vernünftig lange) Koordinatenachse (→ z. B. Hörkurven, S. 317).

Eine Korrelation kann *linear* sein (→ **B1**, schwarze Gerade) und gehorcht dann der **Geradengleichung**

$y = a \cdot x + b$,

wobei a die *Steigung* der Geraden und b der

Schnittpunkt der Geraden mit der y-Achse (= *Achsenabschnitt*, d.h. bei x = 0) ist.

Viele Korrelationen sind allerdings nichtlinear. Bei einfacheren Funktionen kann aber durch nichtlineare (z.B. logarithmische) Auftragung der x-Werte und/oder der y-Werte eine graphische Linearisierung erreicht werden, was z.B. Extrapolationen auf Werte außerhalb des Meßbereiches (s.u.) oder die Aufstellung von Eichkurven mit nur zwei Eichpunkten erlaubt (→ z.B. S. 119). Auch die Berechnung der „mittleren" Korrelation von streuenden Meßwerten von x-y-Paaren wird damit erleichtert: *Regressionsgerade*.

Eine **Exponentialfunktion** (→ B1, rote Kurve)

$$y = a \cdot e^{b \cdot x}$$

kann durch Auftragung von ln y auf der y-Achse linearisiert werden (→ **B3**):

$$\ln y = \ln a + b \cdot x,$$

wobei b = Steigung und ln a = Achsenabschnitt.

Eine **logarithmische Funktion** (→ B1, blaue Kurve)

$$y = a + b \cdot \ln x$$

kann durch Auftragung von ln x auf der x-Achse graphisch linearisiert werden (→ **B2**), wobei b = Steigung und a = Achsenabschnitt.

Eine **Potenzfunktion** (→ B1, grüne Kurve)

$$y = a \cdot x^b$$

kann durch Auftragung von ln y und ln x auf den Koordinatenachsen graphisch linearisiert werden (→ **B4**), da

$$\ln y = \ln a + b \cdot \ln x,$$

wobei b = Steigung und ln a = Achsenabschnitt.

_{Zu beachten ist, daß auf logarithmischen Koordinaten der Wert 0 für x oder y nicht existiert, da ln 0 = ∞. Trotzdem wird in der Geradengleichung ln a „Achsenabschnitt" genannt, wenn die logarithmische Abszisse (→ B2, 4) von der Ordinate bei ln x = 0, d.h. x = 1, gekreuzt wird.}

Statt ln x und/oder ln y auf der x- bzw. y-Achse aufzutragen, kann man die **linearen**

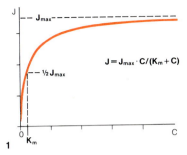

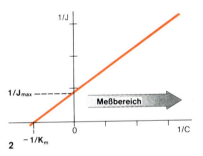

C. Graphische Darstellung der Michaelis-Menten-Gleichung als Kurve (J gegen C; → **C1**) und in einer linearisierten Form (1/J gegen 1/C; → **C2**). In letzterer Form ist J_{max} und K_m durch Extrapolation außerhalb des Meßbereiches graphisch ablesbar (s. Text).

Werte von x und/oder y auf **Logarithmenpapier** auftragen, auf dem die Ordinate (→ z.B. S. 119), die Abszisse („halblogarithmisches" Papier) oder beide Koordinaten („doppeltlogarithmisches" Papier) logarithmisch eingeteilt sind. In den letzten beiden Fällen wird a nicht mehr Achsenabschnitt genannt, weil dessen Wert davon abhängt, wo die y-Achse die x-Achse schneidet, wobei für x alle Werte > 0 möglich sind.

Auch andere nichtlineare Funktionen können durch geeignete Wahl der Auftragung auf den Koordinatenachsen graphisch linearisiert werden, so z.B. die **Michaelis-Menten-Gleichung** (→ **C1**), der viele Enzymreaktionen und Carrier-vermittelte Transportprozesse (→ S. 11) gehorchen:

$$J = J_{max} \cdot C/(K_m + C),$$

wobei J = aktuelle Transportrate (z. B. in mol · m^{-2} · s^{-1}), J_{max} die maximale Transportrate, C (mol · m^{-3}) die aktuelle Konzentration des zu transportierenden Stoffes und K_m die (Halbsättigungs-)Konzentration bei $1/2\, J_{max}$ bedeutet.

Eine der drei gebräuchlichen graphischen Linearisierungen der Michaelis-Menten-Gleichung, die nach *Lineweaver-Burk*, lautet:

$$1/J = (K_m/J_{max}) \cdot (1/C) + 1/J_{max},$$

so daß sich bei Auftragung von 1/J auf der y-Achse und 1/C auf der x-Achse eine Gerade ergibt (→ **C2**). Während bei der Auftragung J gegen C (→ **C1**) die experimentelle Bestimmung von J_{max} gar nicht exakt möglich ist (dazu wäre die Verwendung einer unendlich großen Konzentration C notwendig!), kann in der linearisierten Form (→ **C2**) aus experimentellen Daten eine Regressionsgerade errechnet werden, die auf C = ∞ *extrapoliert* werden kann: Da dann $1/C = 1/\infty = 0$, ist $1/J_{max}$ beim 0-Punkt der x-Achse ablesbar (→ **C2**). Der Kehrwert davon ergibt also das gesuchte J_{max}. Wenn man weiterhin in der obigen Lineweaver-Burke-Gleichung 1/J = 0 setzt, lautet sie

$$0 = (K_m/J_{max}) \cdot (1/C) + 1/J_{max}$$

oder $1/K_m = -1/C$, so daß K_m aus dem negativen Kehrwert des x-Achsenabschnittes (entspricht 1/J = 0) errechnet werden kann (→ **C2**).

pH-Wert, pK-Wert, Puffer

Für die **Konzentration der H$^+$-Ionen** (= Protonen) wird eine spezielle Einheit, der **pH-Wert**, verwendet. Nach *Sörensen* ist der pH-Wert der negative dekadische **Logarithmus** der *molalen* H$^+$-Ionenkonzentration in mol/kg H$_2$O.

Das heißt:

1 mol/kg H$_2$O = 10^0 mol/kg H$_2$O: pH 0
0,1 mol/kg H$_2$O = 10^{-1} mol/kg H$_2$O: pH 1
usw. bis 10^{-14} mol/kg H$_2$O: pH 14

Allerdings wird heutzutage der pH-Wert gewöhnlich mit der Glaselektrode gemessen, d. h., es wird die **H$^+$-Aktivität** (s. o.) bestimmt. Deswegen gilt:

$$pH = -\log (f_H \cdot [H^+]),$$

wobei f_H der Aktivitätskoeffizient ist. Bei der Ionenstärke des Plasmas (s. o.) beträgt $f_H \approx 0{,}8$.

Betrachtet man pH-Wert-Änderungen, muß die logarithmische Natur des pH-Wertes berücksichtigt werden. Steigt z. B. der pH von 7,4 (= 40 nmol/kg H$_2$O) auf 7,7, so sinkt die H$^+$-Aktivität um 20 nmol/kg H$_2$O). Derselbe pH-Sprung in die Gegenrichtung, also von 7,4 auf 7,1, beinhaltet aber einen Anstieg der H$^+$-Aktivität um 40 nmol/kg H$_2$O!

Formal ähnlich dem pH-Wert ist der **pK-Wert**. Er ist der *negative dekadische Logarithmus der Dissoziationskonstante* K_a einer Säure bzw. K_b einer Base:

$$pK_a = -\log K_a$$
$$pK_b = -\log K_b$$

(Bei einer Säure und ihrer dazugehörigen Base ist $pK_a + pK_b = 14$, so daß sich pK_a aus pK_b, und umgekehrt, jederzeit errechnen läßt).

Dissoziiert z. B. eine schwache Säure (AH):

$$AH \rightleftarrows A^- + H^+,$$

so gilt nach dem Massenwirkungsgesetz (→ Lehrbücher der Chemie), daß das Produkt der molalen Konzentration (eckige Klammer = Konzentration) der entstehenden Reaktionspartner, geteilt durch die Konzentration der undissoziierten Substanz, konstant ist:

$$K_a = \frac{[A^-] \cdot [H^+] \cdot f_H}{[AH]}$$

Logarithmiert man diese Gleichung und setzt für [H$^+$] die Aktivität ein, ergibt sich:

$$\log K_a = \log \frac{[A^-]}{[AH]} + \log ([H^+] \cdot f_H) \text{ oder}$$

$$-\log ([H^+] \cdot f_H) = -\log K_a + \log \frac{[A^-]}{[AH]} \text{ oder}$$

(nach den obigen Definitionen für den pH- und den pK$_a$-Wert:

$$pH = pK_a + \log \frac{[A^-]}{[AH]}.$$

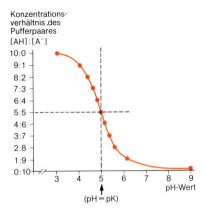

D. Graphische Darstellung des *Konzentrationsverhältnisses von Puffersäure/Pufferbase, [AH]/[A⁻]*, in Abhängigkeit vom *pH-Wert*. Die Zahlenwerte entsprechen etwa denen des Pufferpaares Essigsäure/Azetat (pK-Wert = 4,7). Ein Puffer puffert dann optimal, wenn der pH-Wert der Lösung gleich dem pK-Wert des Puffers ist, d.h. wenn [AH] = [A⁻] (gestrichelte Linien).

(Da für [A⁻] und [AH] hier nicht deren Aktivitäten eingesetzt sind, ist pK_a in nichtidealen Lösungen konzentrationsabhängig.)

Diese allgemeine Form der sog. **Henderson-Hasselbalchschen Gleichung** (→ S. 110ff.) zeigt also den Zusammenhang zwischen dem pH-Wert einer Lösung und dem jeweiligen Konzentrationsverhältnis der dissoziierten zur undissoziierten Form einer Substanz. Ist [A⁻] = [AH], das Verhältnis also gleich 1/1 = 1, ergibt sich pH = pK_a, da log 1 = 0.

Eine schwache Säure (AH) bildet zusammen mit ihrer dissoziierten Form (A⁻) ein **Puffersystem** für H⁺-Ionen und OH⁻-Ionen:

H⁺-Zugabe: $A^- + H^+ \rightarrow AH$
OH⁻-Zugabe: $AH + OH^- \rightarrow A^- + H_2O$

Die *beste Pufferung* wird dabei erreicht, wenn [AH] = [A⁻], d.h., wenn der pH-Wert der Lösung gleich dem pK-Wert des Puffers ist.

Ein Beispiel soll das illustrieren:

[A⁻] sei 10 mmol/l, ebenso [AH]. Der pK_a-Wert sei 7. Zugegeben werden 2 mmol/l H⁺-Ionen, d.h., [A⁻]/[AH] verschiebt sich von 10/10 auf 8/12, da 2 mmol/l A⁻ mit den H⁺-Ionen in 2 mmol/l AH umgewandelt wurden; log 8/12 ≈ −0,18, d.h., der pH-Wert verschiebt sich um 0,18 pH-Einheiten von 7 auf 6,82. Wäre hingegen das Verhältnis [A⁻]/[AH] anfangs schon 3/17 gewesen, hätte sich der pH-Wert durch Zugabe der gleichen H⁺-Ionenmenge von anfangs (7 + log 3/17 =) 6,25 auf (7 + log 1/19 =) 5,7, also um 0,55 pH-Einheiten verschoben.

Graphisch dargestellt ergibt die Titration einer Pufferlösung mit H⁺- (oder OH⁻-) Ionen eine sog. *Pufferungskurve* (→ **D**). Ihr steiler Anteil zeigt den Bereich der besten Pufferung an, in dessen Mitte (*am Umkehrpunkt der Kurve*) der pK-Wert liegt. Substanzen, die mehrere H⁺-Ionen aufnehmen (bzw. abgeben) können, haben mehrere pK-Werte und damit auch mehrere Bereiche optimaler Pufferung. Phosphorsäure (H_3PO_4) kann 3 H⁺-Ionen abgeben, wobei nacheinander $H_2PO_4^-$, HPO_4^{2-} und PO_4^{3-} entstehen. Für den Organismus wichtig ist davon das Pufferpaar $HPO_4^{2-}/H_2PO_4^-$ mit einem pK_a von 6,8 (→ S. 144).

Die absolute Steilheit, d(pH)/d[A⁻], der Pufferkurve ([A⁻] statt [AH] : [A⁻] in Abb. **D**) ist ein Maß für die **Pufferkapazität**:

$d(pH)/d[A^-] = 1/(2,3 \cdot [A^-])$.

Osmolarität, Osmolalität, osmotischer und onkotischer Druck

Unter **Osmolarität** versteht man die *Konzentration osmotisch wirksamer Teilchen*, gleichgültig um welche Stoffe bzw. Stoffmischungen es sich dabei handelt. Einheit ist das *Osmol pro Liter* (= *osm/l*) (osm ist keine SI-Einheit!).

Da die Osmolarität auf eine Volumeneinheit der Lösung bezogen ist und Volumen nicht nur von der Temperatur, sondern auch vom Volumen der gelösten Substanzen (Plasma ca. 7%, Erythrozyten ca. 30%!) abhängig ist, wird, analog der Molalität (→ S. 329), die **Osmolalität** mit der Einheit **osm/kg H_2O** verwendet. Die (reale) Osmolalität ist es auch, die normalerweise gemessen wird

(s. u.) und die in das van't Hoffsche Gesetz (s. u.) eingesetzt werden kann.

Die **ideale Osmolalität** wird vom mol der betreffenden Substanz abgeleitet. Wird z. B. 1 mmol (= 180 mg) Glukose in 1 kg Wasser (= 1 l bei 4 °C) gelöst, beträgt die Molalität 1 mmol/kg H_2O und die Osmolalität daher 1 mosm/kg H_2O. Das ändert sich, wenn Elektrolyte wie NaCl gelöst werden, da sie dissoziieren (NaCl $\rightleftarrows$ Na^+ + Cl^-). Jedes dieser beiden Ionen ist osmotisch aktiv. D. h., wenn ein dissoziierender Stoff in 1 kg H_2O gelöst wird, gilt: (ideale) Osmolalität = Molalität · Zahl der Dissoziationsprodukte, bei 1 mmol NaCl also 2 mosm/kg H_2O. Im Gegensatz zu NaCl dissoziieren schwache Elektrolyte bei physiologischem pH-Wert nur teilweise; hier muß der Dissoziationsgrad mit in Rechnung gestellt werden.

Diese Berechnung der Osmolalität gilt nur für ideale, also extrem verdünnte Lösungen. Die Körperflüssigkeiten sind hingegen **nichtideale (reale) Lösungen**, in denen die gelösten Teilchen so hoch konzentriert sind, daß sie sich gegenseitig beeinflussen (s. a. Ionenaktivität, S. 329). Um die **reale Osmolalität** zu errechnen, muß der Wert für die ideale Osmolalität mit dem **osmotischen Koeffizienten (g)** multipliziert werden; g ist konzentrationsabhängig und beträgt z. B. für NaCl 0,926 bei (idealer) Osmolalität von 300 mosm/kg H_2O. Die reale Osmolalität dieser NaCl-Lösung ist also nur 278 mosm/kg H_2O.

Gemessen wird die (reale) Osmolalität mit einem sog. *Osmometer*. Ein Typ davon arbeitet nach dem Prinzip der *Gefrierpunktserniedrigung*. Reines Wasser gefriert bei 0 °C. Je mehr osmotisch wirksame Teilchen darin gelöst sind, desto mehr sinkt der Gefrierpunkt (ΔT) der Lösung unter 0 °C (die Salzstreuung auf winterlichen Straßen verhindert nach dem gleichen Prinzip die Glatteisbildung). Bestimmt man daher, wie weit der Gefrierpunkt erniedrigt ist, so kann man daraus ableiten, wie hoch die reale Osmolalität ist (z. B. Plasma: $\Delta T = -0,54\,°C \rightarrow 290$ mosm/kg H_2O).

Lösungen die die gleiche Osmolalität wie das Plasma haben, werden in der Biologie und Medizin **isoosmolal**, die eine höhere oder niedrigere haben, **hyper-** bzw. **hypoosmolal** genannt.

Die **Tonizität** (**iso-, hyper-, hypoton**) bezeichnet hingegen den **osmotischen Druck** π relativ zu einer Vergleichslösung, in der Medizin zum Blutplasma. π wird durch osmotisch aktive Lösungsbestandteile an einer **selektiven Membran** hervorgerufen, wobei die Selektivität für jede der gelösten Substanzen durch den **Reflexionskoeffizient** σ beschrieben wird ($\rightarrow$ S. 10). Wenn die Membran nur das Lösungsmittel, nicht aber die gelösten Stoffe ($\sigma = 1$) durchläßt, spricht man bezüglich des gelösten Stoffes von einer *semipermeablen Membran*.

Bei einer Osmolalitätsdifferenz (ΔC_{osm}) über die Membran kann die osmotische Druckdifferenz $\Delta\pi$ nach *van't Hoff* berechnet werden aus:

$$\Delta\pi = \sigma \cdot R \cdot T \cdot \Delta C_{osm},$$

wobei R = allgemeine Gaskonstante (8,314 J · K^{-1} · osm^{-1}), T = absolute Temperatur

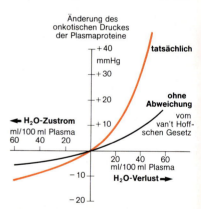

E. Physiologische Bedeutung der Abweichung des plasmaonkotischen Druckes vom van't Hoffschen Gesetz. Wasserverlust aus dem Plasma verursacht einen überproportionalen Anstieg des onkotischen Druckes, der dem Wasserverlust entgegenwirkt; umgekehrt bewirkt eine Plasmaverdünnung nur eine relativ kleinere Verminderung des onkotischen Druckes. (Nach *E.M. Landis u. J.R. Pappenheimer*, Handbook of Physiology, Section 2: Circulation, Vol. II, American Physiological Society, Washington D.C., 1963, S. 975.)

(in K) und σ der Reflexionskoeffizient ($\rightarrow$ S. 10). Die Einheit für C_{osm} ist osm/m^3 = mosm/l.

Eine isomolale Lösung ist daher nur isoton, wenn $\sigma = 1$. Häufig ist $\sigma < 1$. Zellmembranen sind z. B. für Harnstoff durchlässig und die Blutkapillaren je nach Organ in unterschiedlichem Ausmaß für Proteine. Die osmotische (Proteine: onkotische) Druckdifferenz ist in diesen Fällen daher kleiner, als es die Konzentrationsdifferenz von Harnstoff bzw. Proteinen erwarten läßt.

Im Organismus spielt der osmotische Druck an vielen Stellen eine wichtige Rolle: Werden z. B. aus den Nierentubuli Na$^+$- und Cl$^-$-Ionen heraustransportiert, wird der Primärharn hypoton. Es entsteht ein osmotischer Druckunterschied, Wasser fließt deswegen den Ionen hinterher und wird so auch aus den Tubuli resorbiert.

Auch große Moleküle, z. B. die **Proteine** des Blutplasmas, erzeugen einen osmotischen Druck, der in diesem Fall den Namen **onkotischer** oder **kolloidosmotischer Druck** trägt. Er spielt deshalb im Organismus eine so große Rolle, weil die Wände der Blutkapillaren für die großen Proteinmoleküle nur wenig durchlässig sind, Wasser und kleinere gelöste Teilchen jedoch leicht durchtreten können. Die Kapillarwände bilden also eine selektive Membran, wie sie für das Wirksamwerden des osmotischen (hier des onkotischen) Druckes notwendig ist ($\rightarrow$ z. B. S. 158).

Tritt trotzdem Wasser aus den Kapillaren aus (z. B. durch eine hydraulische Druckdifferenz; $\rightarrow$ S. 124 und 158), so erhöht sich der onkotische Druck, der dem Wasseraustritt zunehmend entgegenwirkt ($\rightarrow$ S. 124). Dieser Anstieg des onkotischen Druckes ist dabei wesentlich höher als es das van't Hoffsche Gesetz erwarten ließe ($\rightarrow$ **E**). Grund dieser Abweichung, die wesentlich zur Konstanthaltung des Plasmavolumens beiträgt, sind bestimmte biophysikalische Eigenschaften der Plasmaproteine.

Gesamte Physiologie

Berne, R.M., M.N. Levy: Physiology. Mosby, St. Louis 1983

Gebert, G.: Physiologie als Grundlage der klinischen Medizin. Schattauer, Stuttgart 1987

Guyton, A.C.: Textbook of Medical Physiology, 7th ed. Saunders, Philadelphia 1986

Keidel, W.D.: Kurzgefaßtes Lehrbuch der Physiologie, 6. Aufl. Thieme, Stuttgart 1985

Klinke, R., S. Silbernagl: Lehrbuch der Physiologie. Thieme, Stuttgart (in Vorbereitung

Kramer, K., J. Haase: Arbeitsbuch Physiologie, Bd. I–III. Urban & Schwarzenberg, München 1980 (Bd. III: 1984)

Schmidt, R.F., G. Thews: Physiologie des Menschen, 24. Aufl. Springer, Berlin 1990

Schütz, E., H. Caspers, E.-J. Speckmann: Physiologie, 16. Aufl. Urban und Schwarzenberg, München 1982

Steinhausen, M.: Vegetative Physiologie. Bergmann, München 1984

Steinhausen, M.: Lehrbuch der animalischen Physiologie. Bergmann, München 1986

Thews, W., P. Vaupel: Vegetative Physiologie, 2. Aufl. Springer, Berlin 1990

Vander, A.J., J.H. Sherman, D.S. Luciano: Human Physiology, 3rd ed. McGraw-Hill, New York 1980

West, J.B.: Best and Taylor's Physiological Basis of Medical Practice, 11th ed. Williams and Wilkins, Baltimore 1985

Einzel- und Randgebiete der Physiologie

Grundlagen und Zellphysiologie

Alberts, B., D. Bray, J. Lewis, M. Raff, K. Roberts, J.D. Watson: Molekularbiologie der Zelle. 2. Aufl. VCH, Weinheim 1990

Darnell, J., H. Lodish, D. Baltimore: Molecular Cell Biology. Scientific American Books, New York 1986

DeDuve, Ch.: A Guided Tour of the Living Cell, Vol. 1 and 2. Scientific American Library, Scientific American Books, Inc., New York 1984

Heinz, E.: Mechanics and energetics of biological transport. In *Kleinzeller, A., G.F. Springer, H.G. Wittmann:* Molecular Biology, Biochemistry and Biophysics, vol. XXIX. Springer, Berlin 1978

Höfer, M.: Transport durch biologische Membranen. Verlag Chemie, Weinheim 1977

Hopkins, C.R.: Structure and Function of Cells. Saunders, Philadelphia 1978

Hoppe, W., W. Lohmann, H. Markl, H. Ziegler: Biophysik. Springer, Berlin 1982

Lehninger, A.L.: Bioenergetik, 3. Aufl. Thieme, Stuttgart 1982

Ramm, B., N. Hahn: Physikalische Grundlagen der Physiologie, Thieme, Stuttgart 1974

Schultz, S.G.: Basic Principles of Membrane Transport. IUPAB Biophysics Series. Cambridge University Press, London 1980

Suard, M., B. Praud, L. Praud: Physikalische Chemie. Thieme, Stuttgart 1976

Neuro- und Muskelphysiologie

Blakemore, C.: Mechanics of the Mind. Cambridge University Press, London 1977

ten Bruggencate, G.: Medizinische Neurophysiologie. Thieme, Stuttgart 1984

Creutzfeld, O.D.: Cortex Cerebri. Springer, Berlin 1983

Kandel, E.R., J.H. Schwartz: Principles of Neural Science. 2nd ed. New York: Elsevier, 1985

Katz, B.: Nerv, Muskel und Synapse, 5. Aufl. Thieme, Stuttgart 1987

Kintsch, W.: Gedächtnis und Kognition. Springer, Berlin 1982

Kuffler, S.W., J.G. Nicholls: From Neuron to Brain. 2nd ed. Sinauer, Sunderland 1984

Ottosen, D.: Physiology of the Nervous System. Macmillan, London 1983

Schmidt, R.F.: Grundriß der Neurophysiologie, 6. Aufl. Springer, Berlin 1987

Sinnesphysiologie

Cagan, R.H., M.R. Kare: Biochemistry of Taste and Olfaction. Academic Press, New York 1981

Gibson, J.J.: The Perception of the Visual World. Riverside, Cambridge, 1950

Weiterführende und ergänzende Literatur 339

Le Grand, Y., S. G. El Hage: Physiological Optics. Springer, Berlin 1980
Keidel, W. D.: Sinnesphysiologie, 4. Aufl. Springer, Berlin 1980
Pickles, J. O.: An Introduction to the Physiology of Hearing. Academic Press, New York 1982
Rock, J.: Perception. Scientific American Books, New York 1984
Schmidt, R. F.: Grundriß der Sinnesphysiologie, 5. Aufl. Springer, Berlin 1985
Wilson, V. J., G. M. Jones: Mammalian Vestibular Physiology. Plenum, New York 1979

Blutphysiologie und Immunologie

Begemann, H.: Praktische Hämatologie, 9. Aufl. Thieme, Stuttgart 1989
Bellanti, J. A.: Immunology III. Saunders, Philadelphia 1985
Ogston, D.: The Physiology of Hemostasis. Croom Helm, Totowa 1984
Roitt, I. M., J. Brostoff, D. K. Male: Kurzes Lehrbuch der Immunologie. Thieme, Stuttgart 1987

Atmungsphysiologie

Mines, A. H.: Respiratory Physiology, 2nd ed. Raven, New York 1986
Ulmer, W. T., G. Reichel, D. Nolte, M. S. Islam: Die Lungenfunktion. Physiologie und Pathophysiologie, Methodik, 4. Aufl. Thieme, Stuttgart 1986
West, J. B.: Respiratory Physiology – the Essentials, 3rd ed. Williams & Wilkins, Baltimore 1987

Säure-Basen-Haushalt

Davenport, H. W.: Säure-Basen-Regulation. 2. Aufl. Thieme, Stuttgart 1979
Gamble, J. L.: Acid-Base Physiology. A Direct Approach. John Hopkins University Press, Baltimore 1982
Häussinger, D.: pH Homeostasis, Mechanisms and Control. Academic Press, London 1988
Sigaard-Andersen, O.: The Acid-Base Status of the Blood, 4th ed. Munksgaard, Copenhagen 1974
Zumkley, H.: Wasser-, Elektrolyt- und Säure-Basen-Haushalt. Thieme, Stuttgart 1976

Nierenphysiologie

Brenner, B. M., F. C. Rector: The Kidney, vol. I + II, 3rd. ed. Saunders, Philadelphia 1986
Brenner, B., F. L. Coe, F. C. Rector: Renal Physiology in Health and Disease. Saunders, Philadelphia 1987
Koushanpour, E., W. Kriz: Renal Physiology. Principles, Structure and Function, 2nd ed. Springer, Berlin 1986
Marsh, D. J.: Renal Physiology. Raven, New York 1983
Seldin, D. W., G. Giebisch: The Kidney. Physiology and Pathophysiology, vol. I + II. Raven, New York 1985

Wasser- und Elektrolythaushalt

Brenner, B. M., F. C. Rector: The Kidney, vol. I + II, 3rd. Saunders, Philadelphia 1985
Marsh, D. J.: Renal Physiology. Raven, New York 1983
Seldin, D. W., G. Giebisch: The Kidney. Physiology and Pathophysiology, vol. I + II. Raven, New York 1985
Smith, K.: Fluids and Electrolytes. Churchill Livingstone, Edinburgh 1980
Truniger, B., P. Richards: Wasser und Elektrolythaushalt, 5. Aufl. Thieme, Stuttgart 1985
Willats, S. M.: Lecture Notes on Fluid and Electrolyte Balance. Blackwell, Oxford 1982
Zumkley, H.: Wasser-, Elektrolyt- und Säure-Basen-Haushalt. Thieme, Stuttgart 1976

Herz-Kreislauf-Physiologie

Berne, R. M., M. N. Levy: Cardiovascular Physiology, 4th ed. Mosby, St. Louis 1981
Busse, R.: Kreislaufphysiologie. Thieme, Stuttgart 1982
Fozzard, H. A., E. Haber, R. B. Jennings, A. M. Katz, H. E. Morgan: The Heart and Cardiovascular System, vol. I + II. Raven, New York 1986
Halhuber, M. J., R. Günther, M. Ciresa: EKG-Einführungskurs, 5. Aufl. Springer, Berlin 1975
Heinecker, R.: EKG in Praxis und Klinik, 12. Aufl. Thieme, Stuttgart 1986

Weiterführende und ergänzende Literatur

Katz, A.M.: Physiology of the Heart. Raven, New York 1977
Noble, D.: The Initiation of the Heart Beat, 2nd ed. Clarendon, Oxford 1979
Riecker, G.: Klinische Kardiologie, Springer Berlin 1975

Ernährung, Verdauung, Leber, Energiestoffwechsel, Temperaturregulation

Hales, J.R.S.: Thermal Physiology. Raven, New York 1984
Johnson, L.R.: Physiology of the Gastrointestinal Tract, Vol. I + II, 2nd ed. Raven, New York 1987
Wieser, W.: Bioenergetik. Energietransformationen bei Organismen. Thieme, Stuttgart 1986

Endokrinologie

Deck, K.: Endokrinologie. Thieme, Stuttgart 1976
Degroot, L.J.: Endocrinology, vol. I–III 2nd ed. Grune & Stratton, New York 1986
Hedge, G.A., H.D. Colby, R.L. Goodman: Clinical Endocrine Physiology. Saunders, Philadelphia 1987

Sexual- und Reproduktionsphysiologie

Austin, C.R., R.V. Short: Human Sexuality. Cambridge University Press, London 1980
Begley, D.J., J.A. Firth, J.R.S. Hoult: Human Reproduction and Developmental Biology. Macmillan, London 1987
Haeberle, E.J.: Die Sexualität des Menschen, Handbuch und Atlas. de Gruyter, Berlin 1983
Knobil, E., J.D. Neill: The Physiology of Reproduction, vol. I + II. Raven, New York 1988
Masters, W.H., V.E. Johnson: Die sexuelle Reaktion. Rowohlt, Hamburg 1970
Neville, M.C., M.R. Neifert: Lactation, Physiology, Nutrition and Breast-Feeding. Plenum, New York 1983
Yen, S.S.C., R.B. Jaffe: Reproductive Endocrinology, Saunders, Philadelphia 1986

Arbeits- und Sportphysiologie

Astrand, P.O., K. Rodahl: Textbook of Work Physiology. Physiological Bases of Exercise, 2nd ed. McGraw-Hill, New York 1977
Heipertz, W.: Sportmedizin. 7. Aufl. Thieme, Stuttgart 1985
Holzapfel, R.B.: Praxis der Tauchmedizin. Thieme, Stuttgart 1982
Lamb, D.R.: Physiology of Exercise, 2nd ed. Collier/Macmillan, New York 1984
Nöcker, J.: Physiologie der Leibesübungen. 4. Aufl. Enke, Stuttgart 1980
Rohmert, W., J. Rutenfranz: Praktische Arbeitsphysiologie, 3. Aufl. Thieme, Stuttgart 1983
Shephard, R.J.: Physiology and Biochemistry of Exercise. Praeger, New York 1982
Stegemann, J.: Leistungsphysiologie, 4. Aufl. Thieme, Stuttgart 1991

Höhenphysiologie

Brendel, W., R.A. Zink: High Altitude Physiology and Medicine. Springer, Berlin 1982
Deetjen, P., E. Humpeler: Medizinische Aspekte der Höhe. Thieme, Stuttgart 1981
Sutton, J.R., N.L. Jones, Ch.S. Houston: Hypoxia: Man at High Altitude. Thieme-Stratton, New York 1982
West, J.B.: High Altitude Physiology. Hutchinson 1981

Physiologische Methodik

Bauer, H.Ch., R. Hofer, W. Knapp, H. Moser: Zoologische Experimente. Deutscher Taschenbuchverlag, München
Ferlinz, R.: Praktische Lungenfunktionsprüfung. Thieme, Stuttgart 1978
Koenig, W.: Klinisch-physiologische Untersuchungsmethoden. Thieme, Stuttgart 1972
Machemer, H.: Übungen zur Elektrophysiologie tierischer Zellen und Gewebe. Verlag Chemie, Weinheim 1987
Neher, E.: Elektronische Meßtechnik in der Physiologie. Springer, Berlin 1974
Struck, H.-J.: Experimentelle Medizin. Thieme, Stuttgart, 1973

Weiterführende und ergänzende Literatur

Physiologische Psychologie, Entwicklungspsychologie und -physiologie

Birbaumer, N., R.F. Schmidt: Biologische Psychologie, Springer, Berlin 1990

Spitz, R.A.: Vom Säugling zum Kleinkind, 4. Aufl. Klett, Stuttgart 1974

Stone, L.J., J. Church: Kindheit und Jugend, Einführung in die Entwicklungspsychologie. Deutscher Taschenbuchverlag, München, und Thieme, Stuttgart 1978

Verhaltensphysiologie

Eibl-Eibesfeldt, I.: Grundriß der vergleichenden Verhaltensforschung, 4. Aufl. Piper, München 1974

Stokes, A.W., K. Immelmann: Praktikum der Verhaltensforschung. Fischer, Stuttgart 1971

Pathophysiologie und Pathobiochemie

Altura, B.M., T.M. Saba: Pathophysiology of the Reticuloendothelial System, Raven, New York 1981

Berlyne, G.M.: A Course in Clinical Disorders of the Body Fluids and Electrolytes. Blackwell, Oxford 1980

Bock, H.-E., W. Kaufmann, G.-W. Löhr: Pathophysiologie, 3. Aufl. Thieme, Stuttgart 1985

Brenner, B., F.L. Coe, F.C. Rector: Renal Physiology in Health and Disease. Saunders, Philadelphia 1987

Bühlmann, A.A., E.R. Frösch: Pathophysiologie, 4. Aufl. Springer, Berlin 1981

Collins, R.D.: Illustrated Manual of Fluid and Electrolyte Disorders, 2nd ed. Lippincott, Philadelphia 1983

Karlson, P., W. Gerok, W. Groß: Pathobiochemie, 2. Aufl. Thieme, Stuttgart 1982

Lang, F.: Pathophysiologie – Pathobiochemie. Eine Einführung, 4. Aufl. Enke, Stuttgart 1990

Rose, B.D.: Clinical Physiology of Acid-Base and Electrolyte Disorders, 2nd ed. McGraw-Hill, New York 1984

Ross, G.: Pathophysiology of the Heart. Masson, New York 1982

Siegenthaler, W.: Klinische Pathophysiologie, 6. Aufl. Thieme, Stuttgart 1987

Smith, L.H., S.O. Thier: Pathophysiology. The Biological Principles of Disease, 2nd ed. Saunders, Philadelphia 1985

van der Werf, T.: Cardiovascular Pathophysiology. University Press, Oxford 1980

West, J.B.: Pulmonary Pathophysiology – the Essentials. 3rd ed. Williams & Wilkins, Baltimore 1987

Tierphysiologie

Eckert, R., D. Randall: Tierphysiologie. Thieme, Stuttgart 1986

Florey, E.: Lehrbuch der Tierphysiologie, 2. Aufl. Thieme, Stuttgart 1975

Schmidt-Nielsen, K.: Physiologische Funktionen bei Tieren. Fischer, Stuttgart 1975

Schmidt-Nielsen, K.: Desert Animals. Physiological Problems of Heat and Water. Dover, New York 1979

Schmidt-Nielsen, K.: Animal Physiology. Adaptation and Environment, 3rd ed. Cambridge University Press, London 1983

Taylor, C.R., K. Johannsen, L. Bolis: A Companion to Animal Physiology. Cambridge University Press, London 1982

Biochemie

Förster, H., L. Lacko: Physiologische Chemie, 3. Aufl. Enke, Stuttgart 1987

Gray, C.H.: Klinische Biochemie, 2. Aufl. Thieme, Stuttgart 1974

Jungermann, K., H. Möhler: Biochemie. 2. Aufl. Springer, Berlin 1990

Karlson, P.: Kurzes Lehrbuch der Biochemie, 13. Aufl. Thieme, Stuttgart 1988

Lehninger, A.L.: Biochemie, 2. Aufl. Verlag Chemie, Weinheim 1983

Löffler, G., P.E. Petrides, L. Weiss, H.A. Harper: Physiologische Chemie. 4. Aufl. Springer, Berlin 1988

Newsholme, E.A., A.R. Leech: Biochemistry for the Medical Sciences. Wiley, Chichester 1983

Stryer, L.: Biochemie. Spektrum der Wissenschaft, Heidelberg 1990

Biologie

Czihak, G., H. Langer, H. Ziegler: Biologie, 4. Aufl. Springer, Berlin 1990

Vogel, G., H. Angermann: dtv-Atlas zur Biologie, Deutscher Taschenbuchverlag, München 1990

Weiterführende und ergänzende Literatur

Anatomie, Histologie

Benninghoff, A., K. Goerttler: Makroskopische und mikroskopische Anatomie des Menschen. Bd. 1–3, 14. Aufl. Urban u. Schwarzenberg, München 1985
Kahle, W., H. Leonhardt, W. Platzer: Taschenatlas der Anatomie. 6. Aufl. Deutscher Taschenbuchverlag, München, und Thieme, Stuttgart 1991
Leonhardt, H.: Histologie, Zytologie und Mikroanatomie des Menschen, 8. Aufl. Thieme, Stuttgart 1990
Rauber/Kopsch: Anatomie des Menschen, Bd. I–IV, Thieme, Stuttgart, 1987/88
Schiebler, T. H., W. Schmidt: Lehrbuch der gesamten Anatomie des Menschen, 2. Aufl. Springer, Berlin 1981
Schiebler, T. H., U. Peiper (Junqueira, L. C., J. Carneira): Histologie. Springer, Berlin 1984

Pharmakologie

Forth, W., D. Henschler, W. Rummel: Allgemeine und spezielle Pharmakologie und Toxikologie, 5. Aufl. Bibliographisches Institut, Mannheim 1987
Gilman, A. G., L. S. Goodman, T. R. Rall, F. Murad: The Pharmacological Basis of Therapeutics, 7th ed. Macmillan, New York 1985
Kuschinsky, G., H. Lüllmann: Kurzes Lehrbuch der Pharmakologie und Toxikologie, 12. Aufl. Thieme, Stuttgart 1989

Genetik

Lenz, W.: Medizinische Genetik, 6. Aufl. Thieme, Stuttgart, und Deutscher Taschenbuchverlag, München 1983
Murken, J.-D., H. Cleve (Hrsg.): Humangenetik, 3. Aufl. Enke, Stuttgart 1984
Ritter, H.: Humangenetik. Herder, Freiburg 1977

Medizinische Psychologie

Delay, J., P. Pichot: Medizinische Psychologie, 6. Aufl. Thieme, Stuttgart 1981

Pflanzenphysiologie

Nultsch, W.: Allgemeine Botanik, 8. Aufl. Thieme, Stuttgart 1986
Richter, G.: Stoffwechselphysiologie der Pflanzen, 5. Aufl. Thieme, Stuttgart 1988

Mathematik und Statistik

Campbell, R. C.: Statistische Methoden für Biologie und Medizin. Thieme, Stuttgart 1971
Fuchs, G.: Mathematik für Mediziner und Biologen, 2. Aufl. Springer, Berlin 1979
Sachs, L.: Statistische Methoden, 5. Aufl. Springer, Berlin 1982

Wissenschaftliche Tabellen

Droste, C., M. v. Planta: Memorix. Verlag Chemie, Weinheim 1988
Wissenschaftliche Tabellen. Documenta Geigy, 4 Bde. 8. Aufl. Basel 1977

Medizinische Lexika

Bunjes, W. E.: Wörterbuch der Medizin und Pharmazeutik. Deutsch-Englisch, 3. Aufl. Thieme, Stuttgart 1981
Bunjes, W. E.: Medical and Pharmaceutical Dictionary, English-German, 4th ed. Thieme, Stuttgart 1981
Duden: Wörterbuch medizinischer Fachausdrücke, 4. Aufl. Thieme, Stuttgart, und Bibliographisches Institut, Mannheim 1985
Pschyrembel, W.: Klinisches Wörterbuch, 255. Aufl. De Gruyter, Berlin 1986
Zetkin, M., H. Schaldach: Wörterbuch der Medizin, 7. Aufl. Deutscher Taschenbuchverlag, München 1985

Sachverzeichnis **343**

Halbfett gedruckte Seitenzahlen weisen auf Hauptstichworte hin.

A
A (Ampere) 330
Abführmittel 228
Absolutschwelle, Auge 306
– Geruchssinn 296
– Ohr 316
Abwehrsystem; spezifisches 66, 68 ff.
– unspezifisches 66 f.
– Verdauungstrakt 200
– zelluläres 66 ff.
Abwehrproteine → Immunglobuline
Abwehrverhalten 290
ACAT 222
Acet… → Azet…
Achsenabschnitt, Geradengleichung 332
ACTH 150 f., 235, 238, 240, 242, 258, **260**
– Tag-Nacht-Rhythmus 260
– Wirkung auf die Nebennierenrinde 261
ACTH-Reserve, Prüfung 258
Adaptation, Auge **306 f.**, 312
– lokale 306
Addisonsche Krankheit 151
Adenin 3
Adenohypophyse → Hypophysenvorderlappen
Adenosin 188, 242
Adenosinmonophosphat → AMP
– zyklisches → AMP, zyklisches
Adenosintriphosphat → ATP
Adenylzyklase 228, 242, 252
ADH → Adiuretin
Adiadochokinese 286
Adiuretin **136 f.**, 140, 150, 186, **240**
– Mangel 142
ADP 21, 38, 46, 176
Adrenalin **50 ff**, **56 ff**, 148, 152, 164 f., 178, 220, 227, 240, 246, 248, 252
Adrenalinempfindlichkeit 252
Adrenalinsynthese 58
Adrenerge Übertragung 50 ff., 56 ff.
Adrenokortikotropes Hormon → ACTH
Adrenozeptoren 56
Affektlage 290, 296
Afferenzen, somatische 50, 274 ff.

– vagale 50, 206, 210
– viszerale 50, 206, 210
Affinität zum Transportsystem 11, 128
Agglutination, Erythrozyten 72
Aggregation, Thrombozyten 74, 76
Aggression 180, 270, 290
AIDS 72
Akklimatisation 194
Akkommodation, Auge 301, 303, 314
Akkommodationsbreite 302
Aktin 34 ff., 44
Aktin-Myosin-Verbindung 34 ff.
Aktionspotential 15, **26 ff.**, 36 ff., 45, 54, 164 f., 274 ff., 280 f., 286, 307, 312, 322
– Dauer 31, 45
– Depolarisationsphase 26
– Einfluß auf Ca^{2+}-Einstrom 17
– Fortleitung 28
– Herzmuskulatur 26, 164 f.
– Innenohr 320
– Muskel 40
– Plateau 26
Aktivation von Ionen-Kanälen 15
Aktive Zonen, motorische Endplatte 32 f.
Aktiver Transport 11, 17
Aktivierte Essigsäure 54, 258
Aktivierung von Lymphozyten 69
– von Makrophagen 72
Aktivierungsenergie 19
Aktivität von Ionen 329
Alarmreaktion 58, 246, 260, 290
Albumine **60 ff.**, 128, 220, 222
Aldosteron **132 ff.**, **148 ff.**, 228, 235, 244, 258, 260, 267
– Ausschüttung, übermäßige 142, 151
– Mangel 142, 151
Aldosteronantagonisten **142 f.**, 150 f., 244
Aldosteroninduziertes Protein 151, 244
Alkalose 108, **114 ff.**, 204, 254
– metabolische 114 f., 204

– respiratorische 108, 114 ff.
Alkohol 208
Allergen 10, 72
Allergie 72, 200
Alles-oder-nichts-Antwort, Herz 42
– Muskel 40
– Nerv 26
Allgemeine Gaskonstante 9
Allosterische Mechanismen 238
Alterssichtigkeit 302 f.
Alveoläre Gasgleichung 108
Alveolarluft 86
Alveolarventilation 78
Alveolarzellen, Typ II 90
Alveole 78, **90 ff.**, 108
– Anzahl 78
– Gasaustausch beim Tauchen 106
– Gasaustauschfläche 78
– Kontaktzeit mit dem Blut 90, 92
– Membran **92 ff.**
– Oberflächenspannung 80, 90 f.
– O_2-Partialdruck 100 ff., 108
Amakrine Zellen 300, 312
Amenorrhö 264
Amilorid 142
p-Aminohippursäure → PAH
ε-Aminokapronsäure 76
Aminopeptidasen 210, 224
Aminosäuren 3, 112, 129 f., 144, 146, 208, 210, 224, 248, 260, 272
– Absorption aus dem Darm 224
– Absorptionsstörungen 224
– β-Aminosäuren 224
– essentielle 196
– lysosomaler Transport 12
– Speicherung 248
– Überangebot 248
– Übertragung bei der Proteinsynthese 3
Aminosäurenstoffwechsel 260
Ammoniak 9, 126, **144 ff.**
Ammonium 116, **144 ff.**
– H^+-Ausscheidung in Form von NH_4^+ 144 ff.
Amnesie 294

Sachverzeichnis

AMP, Wirkung auf lokale Durchblutung 176
- zyklisches 17, 56, 58, 151, 202, 208, 228f., 240, **242**, 246, 252
Ampere 330
α-Amylase **202**, **212**, 224
Amylose 197
Anabolika 260
Analsphinkter 230
Analverschluß 230
Anämie 62, 196, 226
- makrozytäre 226
- perniziöse 196, 226
Anaphylaxie 72
Androgene 258, 260, 270f.
Androstendion 259, 266
ANF → Atriopeptin
Angina pectoris 188, 282
Angiotensin 78, 140, 150, **152**, 176, 235
Angiotensin I 78, 152
Angiotensin II 140, 150, 152
- durstauslösende Wirkung 122
Angiotensinogen 152
Angst 58, 104, 180
Ångström 327
Anionen 10
Anionenaustausch 96
Anode 30
Anomaloskop 308
Anoxie 82, **100ff.**, 106, 160, 186, 188
- Folgen am Gehirn 102
ANP → Atriopeptin
Ansatzrohr, Stimme 324
Anspannungsphase des Herzens **162f.**, 182
Antibaby-Pille 264, 266f.
Antibiotika 74
Anticodon 3
Antidiurese 136
Antidiuretisches Hormon → Adiuretin
Antigen 66ff.
Antigen-Antikörperreaktion 66ff.
Antigenerkennung 66ff.
Antigenkontakt 66ff.
Antigenpräsentation 70ff.
Antigenrezeptorkomplex 70
Antigenüberschuß 72
Antikoagulantientherapie 76
Antikörper 66ff.
- humorale 68ff.
- Synthesesteuerung 70
Antiplasmine 76

Antiport 11
Antipyrinraum 138
Antithrombin 3 76f.
Antriebslosigkeit 290
Antrum, Magen 206
Anturan 76
Antwort, lokale (Membranpotential) 26
Anulospirale Endigung, Muskelspindel 278
Anus 230
Aorta 156, 162, 178, 182, 184
- Dehnungsrezeptoren 178
- Druck 162, 182, 184
- Pressorezeptoren 178
- Windkesselfunktion 156, 163
Aortendruck 162, 182, 184
AP → Aktionspotential
Aphasie 294, 324
Apnoe 104
Apolipoproteine 220
Apotransferrin 62
Aprotinin 76
Äquivalent, kalorisches 198
Äquivalentmasse 328
Arachidonsäure 72
ARAS 282, 292
Arbeit, elektrische 330
- körperliche 46, **48f.**, 92, 138, 188, 192
- - maximale Mehratmung 108
- Maßeinheit 328
- negativ-dynamische 48
- positiv-dynamische 48
Arbeitsdiagramm des Herzens 182ff.
Archizerebellum 286
Areflexie 284
Arginin 224, 248
Argon 188
Arousal activity 292
Arrhythmien, Herz 174
Arterien 156ff.
Arteriolen 156f., 176
Askorbinsäure → Vitamin C
Aspirin 76
Assoziationsbahnen 282
Assoziationsfelder 282
Asthma 72, 90
Astrup-Methode 96, 118
Aszendierendes retikuläres Aktivierungssystem (ARAS) 282, 292
Ataxie 286
Atelektasen 90
Atemantrieb 98, 106
Atemarbeit 88f.

Atemfrequenz 78, 90, 92
- bei körperlicher Arbeit 48
Atemgrenzwert 90f.
Ateminsuffizienz 94
Atemlähmung 82
Atemluft 78ff., 130, 138
Atemmechanik 80f.
Atemmuskeln 80f., 88, 104
Atemnot 106
Atemnotsyndrom bei Neugeborenen 90
Atemruhelage 84, 88
Atemstörungen 82, 90f., 106
Atemtests 90f.
Atemwiderstand 88
Atemzeitvolumen 78, 84, 90, 108
- bei körperlicher Arbeit 48
Atemzentrum 104f., 180
Atemzugvolumen 84ff., 90
- alveolärer Anteil 92ff.
Atherosklerose, Hochdruck 180
- Östrogenwirkung 266
Atmosphäre, physikalische 328
- technische 328
Atmung 78ff. (→ auch Atem...)
- Aufgaben 78
- Einfluß auf den Blutdruck 161
- - die Chemorezeptoren 105
- exspiratorische Maxima 89
- flache 92, 102
- Höhenatmung 108f.
- innere 198
- inspiratorische Maxima 89
- körperliche Belastung 48f.
- Steuerung 104
- Tauchen 106
Atmungskette 4, 21
Atmosmasse 328
ATP 20, 24, 34, 36, 38, 46, 56, 216, 242
- aktiver Transport 11
- Bildung 4
- Carrier 21
- Energiegehalt 20
- Mangel, Muskel 46
- Muskelkontraktion 46
- Regeneration 46
- Rolle als Co-Transmitter 56
- Rolle bei der Muskelkontraktion **38f.**, 47
- Transport von Ca^{2+}-Ionen 38
- Weichmacherwirkung 38f.

Sachverzeichnis

ATPase 11, 36, 38, 56, 129, 144, 208, 228
ATPS 84
ATP-Synthetase, Mitochondrien 21
Atriopeptin 132, 140
Atrioventrikularblock 174f.
Atrioventrikularknoten 164ff., 174
Atrophie, kompensatorische 238
Atropin 54
Audiometer 318
Auerbach-Plexus 206, 210
Auge 300ff. (→ auch Netzhaut)
− Absolutschwelle 306
− Adaptation 306f.
− Akkommodation 301, 303, 314
− Anpassung an unterschiedlich starkes Licht 306f.
− Aufbau 300f.
− Entfernungssehen 314f.
− Farbsehen 309
− Folgebewegungen 314
− optischer Apparat 300, 302f.
− plastisches Sehen 314
− reduziertes 302
− Schwelle des Tagessehens 306
− Tiefenwahrnehmung 314
− Unterschiedsschwelle 307
− Vergenzbewegung 314
Augenbewegung 287f., 298ff., 310, **314**
Augeninnendruck 300
Augenmuskelkerne 298, 310
Augenmuskeln, äußere 314
Ausatmungsluft 78
Ausbreitung, elektrotonische 28, 32
Ausgleichsstrom 28
Ausscheidung, fraktionelle, Niere 120
Ausscheidungsmechanismen des Organismus 130f.
Außenluft, Zusammensetzung 78
Austreibungsphase, Herz **162**, 182
Auswurfphase, Herz **162**, 182
Autoimmunerkrankungen 66
Automatismus, Herz 26, 164
Autonomes Nervensystem 50ff. (→ auch vegetatives Nervensystem)

Autoregulation 21, 122, 176, 200
Autorezeptoren 56, 76, 238
Avitaminosen 196
AV-Knoten → Atrioventrikularknoten
Axolemm 22f.
Axon 22f.
Axonhügel 22
Axonreflexe 178
Axoplasmatischer Transport 22, 240
Azetat 130
Azetazolamid 142f.
Azetessigsäure 110, 114
Azetylcholin 30, 32, 36, 44, 50, **54f.**, 203, 208, 232
− Freisetzung 32, 54
− motorische Endplatte 32f.
− Speicherung 32f., 54f.
− Synthese 54
Azetylcholin-Esterase 54
− Hemmstoffe 54
Azetylcholin-Rezeptoren 32f., 54ff.
− präsynaptische 58
Azetylcholin-Vesikel 33
Azetyl-Coenzym A 54, 258
Azidose **114ff.**, 144, 146, 148, 186, 248, 254
− metabolische **114f.**, 118, 228
− − Diabetes mellitus 248
− − respiratorische Kompensation 114ff.
− renal-tubuläre 114
− respiratorische 114, 116f.
− − renale Kompensation 116
Azinus 203
Azyl-CoA-Cholesterolazyltransferase 222

B

Bainbridge-Reflex 180f.
Bakterien 216, 224
Bakterienabwehr 66ff.
Balken, Gehirn 272
Ballaststoffe 230
Bar (Einheit des Druckes) 328
Barometerdruck 108
Barotrauma, Tauchen 106
Basales Labyrinth 5f., 120
Basalganglien 272, 282ff., 286, **288f.**
Basalmembran 5, 120
Basaltemperatur 262
Basedowsche Krankheit 252
Basenexzeß 118
Basilarmembran 320

Basiseinheiten des SI-Systems 326
Basistonus, Gefäßmuskulatur 176f.
Baso-laterale Membran, Nierentubulus 5, 120, 129
Bathmotropie 164
Bathorhodopsin 304
Bauchfell 206, 210
Bauchhautreflex 280
Bauchpresse 80, 204
Bauchspeicheldrüse → Pankreas
Beatmung, künstliche 82f.
Bedingter Reflex 202, 208
Befruchtung 266ff.
Begattungsfähigkeit 270
Begleitschielen 314
Beimischung, venöse 92
BEJ 250
Belegzellen, Magenmukosa 206
Belüftung, alveoläre 92
− Lunge 78ff.
Bereitschaftspotential 288
Beriberi 196
Berührungsrezeptoren 276f.
Berührungssinn 276f.
Beschleunigung, Maßeinheit 327
Beschleunigungsdetektoren 276f.
Bestandspotential, Innenohr 320, 323
Beugereflex 280f., 284
Bewegungsantrieb 288f.
Bewegungsausführung 288f.
Bewegungsentwurf 288f.
Bewegungskrankheit 204
Bewegungsprogramme 286, 288f.
Bewußtlosigkeit 82, 102, 106
Bewußtsein 282, **294**
Bikarbonat 96, 98, 104ff., 108, **112f.**, 116, 118, 126, 132, 136, **144ff.**, 202, 208, 212, 214, 228
− Aufnahme 114
− Ausscheidung 114, 116, 120
− Bildung 96, 114
− Gleichgewichtspotential 25
− Resorption in der Niere 142, 144, 146
− Transport im Darm 228
Bikarbonat-Kohlendioxid-Puffer 110ff.
Bikarbonatkonzentration, aktuelle 118f.
− effektive 25
− Liquor 116

Sachverzeichnis

Bikarbonatkonzentration, Plasma 114
- Standard 118f.

Bilanzminimum, Eiweiß 196
Bilirubin 60, 214, 216
- Ausscheidung 200, 216
- direktes 216
- enterohepatischer Kreislauf 217
- indirektes 216
- Konjugierung in der Leber 216f.
- Konzentration im Plasma 216

Bilirubinglukuronid 216
Biliverdin 216
Bindungsprotein, zytoplasmatisches, Steroide 244
Biologische Wertigkeit, Eiweiß 196
Biotin 226
2,3-Bisphosphoglyzerat 110
Bit 274
Blase 50
Blasengalle 215
Blässe 186, 204
Blausäure 100
Blickmotorik 287f., 298ff., 310, 314
Blinder Fleck 304, 310f.
β-Blocker 59, 152
Blut **60ff.**, 96ff., 110ff.
- Aufgaben 60
- CO_2-Gehalt 98
- Fließeigenschaften 64
- Jodvorkommen 250
- O_2-Gehalt 100, 102
- O_2-Kapazität 100
- pH-Wert 111
- Strömung 156
- Viskosität 64, 108
- Zusammensetzung 60, 64

Blutbildung 60, 270
Blutdruck 102, 140, 152, 156, **160ff.**, **176ff.**, 181, 184, 186 ($\rightarrow$ auch Druck)
- Aorta 161, 163, 179
- Arteria femoralis 161
-- pulmonalis 94, 160
- arterieller 158, 160ff.
- diastolischer 160ff.
- erhöhter 142, 160, 180
- erniedrigter 104, 178f., 186
- Fetus 190
- mittlerer 156, 160f.
- Nierenkapillaren 120
- Reflexe bei erhöhtem Blutdruck 180
- systolischer 160ff.
- Venen 154, 160ff., 184

Blutdruckamplitude 160f.
Blutdruckkurve 161, 163
Blutdruckmessung 160
Blutdruckregelung 176ff.
Blutgefäße $\rightarrow$ Gefäße
Blutgerinnung 74ff.
Blutgruppen **72f.**, 202
Blut-Hirn-Schranke 8, 272
Blut-Hoden-Schranke 270
Blutkapillaren 102, 154, 156, 158
- Anzahl 157
- Flüssigkeitsaustausch 158f., 337
- peritubuläre 122
- Permeabilität 72, 337
Blutkörperchen, rote $\rightarrow$ Erythrozyten
Blutkreislauf $\rightarrow$ Kreislauf
Blut-Liquor-Schranke 8, 272
Blutplättchen $\rightarrow$ Thrombozyten
Blutstillung 74ff.
Bluttransfusion 72
Blutungsneigung 76
Blutverlust 102, 142, 186
Blutvolumen **60**, 138, 150, 154, 184
- Messung 184
- zentrales 184
Blutzucker 128, 142, 206, 246, 248 ($\rightarrow$ auch Glukose)
B-Lymphozyten 68ff.
Bogengänge 298
Bogengangsorgane 299
Bohr-Effekt 100
Bohrsche Formel 86
Botenstoffe $\rightarrow$ Hormone, $\rightarrow$ Second messenger
Botulinustoxin 32
Bowmansche Kapsel 120, 124
Bradykardie 174
Bradykinin 176, 202, 235
Bradypnoe 104
Brechkraft, Auge 302
Brechzentrum 204f.
Brennpunkt, Auge 302
Brennwert, Nahrungsstoffe 18, 197, 199
- physikalischer 198
- physiologischer 198
Brillen 302f.
Brocasches Sprachzentrum 324
Bronchien 56, 78, 80, 86
- Luftreinigung 80
- Schleimproduktion 80
Bronchitis 90
Bronchokonstriktion 54

Bronchusschleim 80, 130
Brown-Séquard-Syndrom 282
Brunnersche Drüsen 210
Brustdrüse, Einfluß von Prolaktin 264
- Progesteronwirkung 267
Brustfell 80
Brustkorb 80, 82, 88
Brustmark 50ff. ($\rightarrow$ auch Rückenmark)
Brustwachstum 264
Bruzellen 70
BTPS 86
Bulbus olfactorius 296
Buntesche Bürette 86
Bürstensaum **5f.**, 120, 129
Butanolextrahierbares Jod 250
B-Zellen, Pankreas 246

C

C $\rightarrow$ auch unter K und Z
CA $\rightarrow$ Carboanhydratase
Ca^{2+} **15f.**, 22, 34, 36, 38, 40, 42, 54, 56, 76, 126, 151, 208, 218f., 228f., 238, 240, 254ff.
- Aktionspotential 26
- Aufnahme 196, 254
- Ausscheidung 151, **254ff.**
- Azinus-Zelle 202
- Bedarf 254ff.
- Blutgerinnung 74ff.
- elektro-mechanische Koppelung 37
- exokrine Zelle 15
- Exozytose 13, 17, 246
- Filtration 254
- freies 15, 151
- Gap junctions 7
- Haushalt 151, 254ff.
- Herzmuskel 42, 166
- intrazelluläre Konzentration 15f.
- intrazellulärer Rezeptor 17
- ionisiertes 151, 254
- Knochen 254, 256
- komplex gebundenes 151, 254
- Konzentration in der Muskelzelle 38, 40, 44
- Mangel 254
- Mitochondrien 21
- Muskelerregung 35
- Plasma 15, 151, 254
- präsynaptische Nervenendigung 15
- proteingebundenes 151, 254

Sachverzeichnis 347

- Resorption aus dem Darm 228
- Second messenger 17
- Serum 151, 254 ff.
- Spermienbeweglichkeit 17
- Stuhl 228, 254
- Third messenger 18
- Urin 151, 254
- Zellwachstum 17
- Zwischenzellflüssigkeit 15
- Zytoplasma 15

Ca^{2+}-ATPase 11
Ca^{2+}-Calmodulin-Komplex 17
Ca^{2+}-Einstrom, langsamer 26
- in die Zelle 17
Ca^{2+}-Kanäle, Inaktivation 26
Ca^{2+}-Leitfähigkeit, Herzmuskel 26
Ca^{2+}-Mangel 26
($\rightarrow$ auch Tetanie)
Ca-Phosphat 254
Ca^{2+}-Poren 17
Ca^{2+}-Reservoirs 17, 36
Ca^{2+}-Salze, Löslichkeit 254
Ca^{2+}-Seifen, Darm 218
Ca^{2+}-Ströme, Herzmuskel 166
Ca-Zitrat 254
Caissonkrankheit 106
cal, Maßeinheit 328
Calcidiol $\rightarrow$ Kalzidiol
Calciferol $\rightarrow$ Cholekalziferol
Calciol $\rightarrow$ Kalziol
Calcitonin $\rightarrow$ Kalzitonin
Calcitriol $\rightarrow$ Kalzitriol
Calcium $\rightarrow$ Ca^{2+}
Calmodulin 13, 17, 244, 254
- glatte Muskulatur 44
cAMP $\rightarrow$ AMP, zyklisches
Carbachol 214
Carbaminobindung 96, 98
Carboanhydratase 60, 96, **144f.**, 202, 208, 214
- Hemmer 114, 142f.
γ-Carboxylierung von Gerinnungsfaktoren 76
Carboxypeptidasen 212, 224
Cardia $\rightarrow$ Kardia
Carrier 10ff., 128, 132, 228f. 229
Catechol-O-Methyl-transferase 56
CCK $\rightarrow$ Cholezystokinin
Cerebellum $\rightarrow$ Kleinhirn
Cervix $\rightarrow$ Zervix
Chemorezeptoren 50, 104, 106, 108, 114, 204, 210, 248
- Brechzentrum 204

- CO_2 104, 108
- Dünndarm 210
- für Glukose 248
- zentrale 98, 116
Chemotaxis 13, 66, 72
Chenodesoxycholsäure 214
Chiasma opticum 310
Chloramphenicol 220
Chlorid $\rightarrow$ Cl^-
Chloroform 130
Cholagoga 212
Cholangiographie 212
Cholekalziferol 226, 244, 255 ff.
- Mangel 256
- Überdosierung 256
1,25-$(OH)_2$-Cholekalziferol (D-Hormon) 120, 151, 225, 244, 255 f., 257
25-OH-Cholekalziferol 256
Choleratoxin 228, 242
Cholerese 214
Choleretika 212
Cholesterin 6, 12, 220 ff.
- Galle 214
- mizelläre Lösung 215
- Steroidhormonstoff-wechsel 150, **258ff.**, 260, 267
- Verdauung 220 ff.
Cholesterinester 12, 218, 222
Cholesterinesterase 218
Cholesterol $\rightarrow$ Cholesterin
Cholezystographie 212
Cholezystokinin (CCK) 206ff., 212ff., 235
Cholin 54 f.
Cholinazetyltransferase 54
Cholinerge Übertragung 55
Cholinesterase 32, 55
- Hemmer 32
Cholsäure 214
Choriongonadotropin 268 f.
Chromallergie 72
Chromatin 3
Chromosomen 3
Chronaxie 30 f.
Chronotropie des Herzens 164
Chylomikronen 220 ff.
Chylomikronreste 222
Chymotrypsin 212, 224
Chymotrypsinogen 212
Chymus 206, 228
Cl^- 24, 126, **132**, 136, 208, 212, 214
- „effektive" Konzentrationen 25
- Leitfähigkeit 24, 30
- Resorption im Darm 228
- Cl^--Gleichgewichtspotential 24 f.

Cl^--Konzentrationen, extra- und intrazelluläre 25
Cl^--Sekretion 228
Cl^--Transport, aktiver 24
Cl^--Verteilung 24
Clathrin 12
Clearance 124 f.
CO 1, 100 f., 102
CO-Vergiftung 100
CO_2 48, 78, **96**, 110, **112**, 116, 126, 134, 144, 146, 158, 186
- Bindung am Hämoglobin 97
- Carbaminobindung 99
- chemisch gebundenes 97, 108
- Erythrozyten 134
- Gesamt-CO_2 96
- Konzentration im Blut 98 f.
- Liquor 98, 116
- Messung 98
- Partialdruck 78 f., 92, 96 f., 100, 104 ff., 108
- - als Atemantrieb 98
- physikalisch gelöstes 98 f.
- Transport 9 f., **96 f.**
CO_2-Abgabe 92, 114
CO_2-Antwort (Chemorezeptoren) 104
CO_2-Bindung 97 f.
CO_2-Bindungskurve des Blutes 98 f.
- physiologische 98
CO_2-Differenz im Blut, arteriovenöse 96
CO_2-Konzentration, Wirkung auf lokale Durchblutung 176
CO_2-Partialdruck, normaler im Plasma 114
CO_2-Produktion 114
CO_2-Transport im Blut 9, 96 ff.
CO_2-Verteilung 98
CO_2/HCO_3^--Puffersystem 110
Coated pits 12 f.
- vesicles 12
Cobalamine (Vitamin B12) 62 f., 226
- Endozytose 12
Cobalaminspeicher 63
Cochlea 317 ff.
Code, genetischer 3
Codogen 3
Codon 3
Coecum $\rightarrow$ Zäkum
Coffein 40, 208
Co-Lipase 218 f.

Sachverzeichnis

Collagenfasern 74, 256
Colon → Kolon
Compartments 138
Compliance, Lunge und Thorax 88
Connexon 7
Conn-Syndrom 151
Convection 9, 192
Converting enzyme 152
Cornea → Kornea
Corpus amygdaloideum 272, 290
– geniculatum laterale 310
Cortex → Kortex (→ auch Großhirnrinde, → auch Gehirn)
Cortisches Organ 322 (→ auch Hörorgan)
Co-Transmitter 30, 54, 56, 246
Co-Transport 11 f., 126, 128, 132, 145, 224, 228
Counterport 11
CRH (Kortikoliberin) 235, 260
Crigler-Najjar-Syndrom 216
CT → Kalzitonin
Curare 32, 54, 82 (→ auch α-Tubocurarin)
Cytosin 3

D
DAG → Diazylglyzerin
Dalton, Maßeinheit 328
Daltonsches Gesetz 78
Dämmerungssehen 304
Darm 44, 130, 150, 178, 200 f., 210 ff. (→ auch Dünndarm, → auch Dickdarm)
– Bikarbonattransport 228
– Eisenabsorption 62, 228
– Elektrolytabsorption 228 f.
– Entleerungszeiten 201, 206
– H^+-Ionentransport 228
– Kaliumabsorption 228
– Kalziumaufnahme 228, 254, 266
– Magnesiumabsorption 228
– Motorik 210 f.
– Na^+-Transport 229
– PTH-Wirkung 254
– Wasseraufnahme 228 f.
– Zellmauserung 62
Darmausgang 230
Darmbakterien 214
Darmdrüsen 210
Darmentleerung 230
Darmflora 74
Darmgase 200
Darmlähmung 200
Darmlymphe 220 ff.
Darmmuskulatur 56
Darmsaft 228
Dauerdepolarisation 32, 40
Dauerleistung 48
– des Muskels 46
Dauerleistungsgrenze 46
Defäkation 230 f.
Defibrillator 174
Dehnungsreflex 279
Dehnungsrezeptoren, Aorta 178
Dünndarm 210
– Herzvorhof 140
– Lunge 104
– Muskeln 104
– Sehnen 104
– V. cava 178
7-Dehydrocholesterin 256
Dehydroepiandrosteron 260, 268
Deitersscher Kern 284
Dejodinase 248
Dendrit 22 f.
Depolarisation 16, **26 ff.**, 30, 32, 38, 164
Depolarisierung, spontane 44, 164
Derepression 3
Dermographismus 178
Desinhibierung 286
Desoxycholsäure 214
Desoxygenation (Hämoglobin) 100
Desoxykortikosteron 150
Desoxyribonukleinsäuren → DNA
Deuteranomalie 308
Deuteranopie 308
Dezibel 316 f.
D-Hormon → 1,25-$(OH)_2$-Cholekalziferol
DHT → 5α-Dihydrotestosteron
Diabetes insipidus 142
– mellitus 114, 128, 142, **248**
Diaphragma 80
Diastolisches Potential, maximales 164
Diazylglyzerin 17, 74, 244 f.
Dickdarm 200, **230 f.** (→ auch Darm)
Dienzephalon 272
Differentialrezeptoren 276, 320

Diffusion **8 ff.**, 24, 102, 132, 226
– Atmung 78
– erleichterte **10**, 128 ff., 224
– facilitated 10
– Gase 9
– in Flüssigkeit 8
– in Luft 8
– Ionen 14
– Nettodiffusion 8
– non-ionic 9
– parazelluläre, Tubulus 126
– schwache Base 9
– – Säure 9
– transzelluläre, Tubulus 126
– unidirektionale 8
Diffusionsfläche 9
Diffusionsgeschwindigkeit 9
Diffusionskapazität, O_2 9
Diffusionskoeffizient 9
Diffusionsleitfähigkeit 9
Diffusionspotential 14 f., 24
Diffusionsstrecke 9
Digestive Phase, Magen-Darm-Motilität 206
Digitalisglykoside → Glykoside
Digitoxin 166
1,25-Dihydro-Cholekalziferol → Cholekalziferol
Dihydrogenasen, Rolle beim Abbau von Noradrenalin 55
5α-Dihydrotestosteron 258, 270
L-Dihydroxy-Phenylalanin → L-Dopa
Dijodtyrosin 250
Dikumarol 76
Dioptrie 302
Dipeptidasen, Darm 210, 224
2,3-Diphosphoglyzerat → 2,3-Bisphosphoglyzerat
Disaccharide, Verdauung 212, 224
Dissoziationskonstante 334
Diurese 142, 248
Diuretika 126, **142 f.**, 149 f.
DJT → Dijodtyrosin
DNA **3**, 63, 226, 252
– bakterielle 5
– Transkription 244
DNS → DNA
L-Dopa 56
Dopamin 56, 264
Doppelhelix 3
Down regulation, Hormonrezeptor 12
Drehbewegung, Registrierung 298

Sachverzeichnis 349

Dromotropie, Herz 164
Druck (→ auch Blutdruck)
– atmosphärischer 82
– Einheit 328
– hydrostatischer 158, 184
– intrapleuraler 80, 184
– intrapulmonaler 80, 82, 88, 90
– intrathorakaler 80, 160
– kolloidosmotischer 136, 158, **337**
– onkotischer 136f., 158, **337**
– transmuraler 156, 160, 162, 188
– venöser 158, 160, 184
Druckdiurese 122, 142
Druckflaschen 108
Druckkabine 108
Druckrezeptoren 277 (→ auch Dehnungsrezeptoren)
Druck/Volumen-Diagramm, Herz 42, **182**
– Lunge 88
Ductus arteriosus (Botalli) 190
– thoracicus 69
– venosus 190
Dünndarm 144, 200, **210ff.** (→ auch Darm)
– Aminosäurenabsorption 224f.
– Bau 210
– Eiweißverdauung 224f.
– Fettaufnahme 220
– Hormonproduktion 210
– Kohlenhydratverdauung 224f.
– Motilität 210f.
– Nervenversorgung 211
– pH-Wert 224
– Zuckerabsorption 225
Duodenum 63, 200, 206, 208, **210**, 212, 224 (→ auch Darm, → auch Dünndarm)
Durchblutung, Gehirn 176, 178
– Genitalorgane 178
– Haut 176ff., 192, 194
– Herzmuskel 188
– humoral-hormonale Kontrolle 178
– Lunge 176
– Messung 188f.
– Muskel 177
– nervale Kontrolle 176
– Niere 122, 176
– Organe, bei Arbeit 49
– – Maximalwerte 177

– – Ruhe 49, 177
– Schweißdrüsen 178
– Speicheldrüsen 178
– Steigerung durch ADP 176
– – durch AMP 14
– – durch CO_2 174
– – durch H^+-Ionen 174
Durchfall 110, 140, 142, 186, 224, 226, 230
– Bikarbonatverlust 228
– Kaliumverlust 228
Durchlässigkeit, Membran → Permeabilität
Durst 138, 140, 186, 194, 202
– Diabetes mellitus 248
Durstmechanismus, Hypothalamus 152
Durstzentrum 138
dyn, Maßeinheit 328
Dyspnoe 104

E

E 605 54
EEG 292f.
Eieinnistung 267
Eigelb 212, 220
Eigenreflex **278f.**, 284
Eileiter 266
Einatmungsluft 78
Einlauf 230
Einortshypothese, Hörorgan 320
Einthoven, bipolare Ableitungen im EKG 168
Einzelkanal-Strom, motorische Endplatte 33
Einzeller 1
Eireifung 266
Eisen **62f.**, 100, 102, 196, 216, **228**
– Aufnahme mit der Nahrung 62f., 228
– Hb 62f.
– rezeptorvermittelte Endozytose 12
Eisenabsorption, Darm 228
Eisenmangel 62f., 102, 228
Eisenstoffwechsel 62f.
Eisenvergiftung 62
Eisenzufuhr 62f., 196
Eiserne Lunge 82
Eisprung 263f.
Eiweiß → Proteine
Eiweißminimum, funktionelles 196
Eizelle 262
EKG 162, 164f., **168ff.**
– Ableitungen 168ff.
– Arrhythmien 175

– Einfluß der Ca^{2+}-Konzentration 172
– – der Kaliumkonzentration 172
– Myokardinfarkt 172f.
EKG-Kurve 170
Elektrochemischer Gradient 14ff.
Elektroden 30, 170
Elektroenzephalogramm → EEG
Elektrogener Transport 15
Elektrokardiogramm → EKG
Elektrolytabsorption, Darm 228ff.
– Niere 126, 132ff.
Elektromechanische Kopplung 36
Elektromyogramm → EMG
Elektronenübergang (chemische Reaktion) 20
Elektroneutraler Transport 15
Elektrophorese 60
Elektroschock 294
Elektrotonische Fortleitung 28
Elektrotonisches Potential 26
Embolie 102
Emotion 290
Empfängnisverhütung 264
Empfindungslähmung, dissoziierte 282
Emphysem 86, 90
Emulgierung, Nahrungsfett 218
Enddiastolisches Volumen, Herz 162, 182
Endergonische Reaktion 19
Endhirn 272
Endknopf, Nerv 22, 30
Endokrine Drüsen 234ff.
Endokrines System 232ff.
Endolymphe 218, 298, 320
Endometrium 267
Endopeptidasen 212
Endoplasmatisches Retikulum 4
β-Endorphin 240
Endothel 8, 13
– Proteindurchlässigkeit 64
Endotheldefekte, Blutgerinnung 74
Endozytose **11ff.**, 62f., 222f., 250
– adsorptive 12
– Cobalamine 12
– Eisen 12
– Häm 12
– Hämopexin 12

350 Sachverzeichnis

Endozytose, Haptoglobin 12
- Rezeptoren 12
- rezeptorvermittelte 12
- Thyreoglobulin 250 ff.
Endplatte, neuromuskuläre 32, 54
Endplattenpotential 32, 40
Endplattenstrom, elektrotonische Ausbreitung 36
- Miniatur-Endplattenstrom 32
- nerveninduzierter 32
Endsystolisches Volumen 182, 184
Energie **18 ff.**, 34, 46, **196 ff.**, 246, 248, 260, 328
- Aktivierungsenergie 19
- chemische 18 ff., 34, 46
- elektrische 16, 330
- Gibbsche 18
- Maßeinheiten 16, 330
- mechanische 18 ff., 34, 46
Energiebedarf 196
Energieformen 18 ff.
Energiegehalt der Nahrungsstoffe 197
Energiegewinnung 18 ff., 46
- aerobe 46
- anaerobe 46
Energiestoffwechsel 196 ff., 220, 246, 248, 260
Energieübertragung (Mitochondrien) 21
Energieumsatz **196 ff.**, 252
- Einfluß der Schilddrüsenhormone 252
- in Ruhe 196
Energieumwandlung 18 ff.
Enterogastrischer Reflex 206
Enterogastron 206, 208, 210
Enterohepatischer Kreislauf 131, 214, 216, 220
Enterokinasen 210, 212, 224
Enterooxyntin 208
Entfernungssehen 314 f.
Entgiftungsmechanismen des Organismus 130 f., 216
Enthalpie 18 ff.
Enthirnungsstarre 284
Entropie 18 ff.
Entspannungsphase, Herz 162, 182
Enzyme, generelle Funktion 19
Epithelien 7 f.
Epithelkörperchen 254
EPSP 30 f., 280
ER → Endoplasmatisches Retikulum
Erbrechen 50, 110, 116, 130, 140, 142, 186, **204 f.**

- morgendliches 204
- Vorboten 204
Erektion 178
Erfolgsorgan, Hormone 232
erg, Maßeinheit 328
Erhaltungswärme 48
Erkennungsschwelle, Geruchssinn 296
- Geschmackssinn 296
Erleichterte Diffusion **10**, 128 ff., 224
Ermüdung 46, 48
Ernährung 196 f.
- pflanzliche 110, 114
Erregbarkeit der Zelle, **22**, 26, 30
Erreger, Abwehr 66 ff.
Erregung, antidrome 28
Erregungsfortleitung, saltatorische 28
- im Herz 164 ff.
Erregungsübertragung, neuromuskuläre 32
Ersatzrhythmus, ventrikulärer 175
Erwartungsreaktion 178
Erythropoese 62 f., 108
Erythropoetin **60 f.**, 120, 186, 235
Erythrozyten **60 ff.**, 72, 92, 96, 98, 102, 144, 148, 186, 216, 227, 246
Escape-Phänomen 150
Essigsäure, aktivierte 54
Ethacrynsäure 142 f.
Eustachiosche Röhre 106
Evans-Blau 138
Exergonische Reaktion 18
Exkretion 120
Exozytose 4, **11 ff.**, 17, 58, 202 f., 246, 248, 250
Expansion, klonale 68 ff.
Exponent 330
Exspiration 80, 82, 104
- Arbeit 88
Exspirationsluft 92
Exspirationsmuskeln 80
Exspiratorische Maxima 88
- Sekundenkapazität 91
Extraktionsrate 124
Extrapyramidale Bahnen 284, 288
Extrasystolen 174 f.
- nodale 175
Extrazellulärflüssigkeit 1, 124, **138**
- Ionenverteilung 24
- Osmolalität 138
Extrazellulärraum, Messung 139

- Volumen 112, 138, 140, 142, 149
Exzitatorisches postsynaptisches Potential → EPSP
EZF → Extrazellulärflüssigkeit
EZV → Extrazellulärraum, Volumen

F

F (Faraday-Konstante) 14
°F (Grad Fahrenheit) 330
Farbenblindheit 306, 308
Farbendreieck 308 f.
Farbensehen 308 f.
Farbkonstanz 308
Farbmischung, additive 308 f.
- subtraktive 308
Farbtafeln 308
Farbunterschiedsschwelle 308
Farnochinon 226
Fäzes → Stuhl
Fe → Eisen
Feedback 238
Feet, Maßeinheit 327
Fehltransfusion 72
Fenster, ovales, Ohr 318
- rundes, Ohr 318
Fernakkommodation 300, 302
Ferntransport 9
Ferritin 62
Fetalkreislauf 190 f.
Fetoplazentare Einheit 268
Fette 56, 114, 196 ff., 200, 212, **218 ff.**, 246, 249, 266
- Abbau 56, 114
- Absorption 218 ff.
- Aufbau 246
- chemische Struktur 197
Fettgewebe, braunes 194
Fettsäuren 58, 188, 196, 212, 220 ff., 228, 246
- essentielle 196
- freie 212, 219 ff., 228, 246
- kurzkettige 218, 220
- langkettige 220, 246
- mittelkettige 220
Fettspeicherung 221
Fettstoffwechsel, Hormoneinflüsse 249
Fettverdauung 200, 212, **218 ff.**
Fettzellen 221
Fetus **190**, 264, 268 f.
- Blutdruck 190
- Herzfrequenz 190
- Herzzeitvolumen 190
- Hormonproduktion 269

Sachverzeichnis 351

Fibrillen, Muskel 40
Fibrin 74, 76
Fibrinogen 60, 74
Fibrinolyse 76 f.
Fibroblast 12 ff.
Fibronektin 14
Ficksches Diffusionsgesetz 9, 128
– Prinzip 94, 122, 154
Fieber 104, 167, 194, 250
Fila olfactoria 296
Filamente, Muskel 34
Filamentgleiten 36 ff., 46
Filter, glomerulärer 120
Filtration 10, 120, 158, 186
– Blutkapillare 158 f.
– Niere 120, 124
– Rolle der Proteinbindung 10, 126
Filtrationsdruck, kapillärer 120, 124, 186
Filtrationsfraktion, Niere 124, 126
Filtrationsgleichgewicht 124
Filtrationsrate, glomeruläre (GFR) 124
Filtrierbarkeit, Nierenglomerulus 10, 124 ff.
First messenger 242 (→ auch Hormone)
Fliegenpilzgift 54
Fließgleichgewicht 20
Flimmerepithel 80
Fluchtreflex 50, 276, 280 f.
Fluidität, Blut 64
Fluid ounce, Maßeinheit 327
Fluor 202
Flüssigkeit, transzelluläre 138
Flüssigkeitsaustausch, Blut/Zwischenzellraum 156
Flüssigkeitsräume 139
– Messung 138
Folliberin → Gonadoliberin
Follikel, Ovar 262, 264, 266 f.
– Schilddrüse 250
Follikelphase, Menstruationszyklus 262, 264
Follikelstimulierendes Hormon → FSH
– – Releasing-Hormon → Gonadoliberin
Follitropin → FSH
Folsäure 62, 196
Folsäureantagonisten 62
Folsäurespeicher 63, 226
Foot, Maßeinheit 327
Foramen ovale 190
Formanten 324 f.

Formatio reticularis 204, 240, **282 ff.**, 288, 292, 296, 310
– – Weckrolle 292
Formkonstanz, bei der visuellen Wahrnehmung 308
Fovea centralis 300, 304, 310
Fraktionelle Ausscheidung, Niere 124
Frank-Starling-Mechanismus 42, 162, 180, **182 ff.**
Freisetzungshormone 241
Fremdeiweiß, Abwehr 70, 72
Fremdreflex 280 f.
Frequenz, Maßeinheit 327
Frequenzinotropie, Herz 166, 184
Frequenzunterschiedsschwelle, Hörorgan 322
Frontalhirn 290
Fruktose 224
FSH 235, 240, 258, **262 ff.**, 270
FSH/LH-RH → Gonadoliberin
Füllungsdruck, Niederdrucksystem 178
Füllungsphase, Herz 162
Fundus, Magen 206
Funktionseisen 62
Furosemid 142 f.
Fußsohlenreflex 280

G

g → Leitfähigkeit, Ionen → Ionen, Leitfähigkeit
Gähnen 104
Galaktorrhö 264
Galaktose 224
Galanin 30, 246
Galle 130, 134, 200, 212, **214 ff.**, 222 ff., 228
– Ausschüttung 213
– Bestandteile 214
– Bildung 214 f.
– Eindickung 215
– Stau 216
– Steroidhormonausscheidung 258
Gallekanälchen 214, 216
Gallenblase 150, 212, 214
– Kontraktion 212
Gallensalze 212, 214 ff., 219 ff.
– aktiver Transport 214 f.
– Fettverdauung 218 ff.
– konjugierte 214, 218 ff.
– Pool 218 ff.

– primäre 214 f.
– sekundäre 214 f.
Gallensäuren → Gallensalze
Gallensteine 214, 216
Gallon, Maßeinheit 327
Galvanotaxis 66
Ganglien 50, 54
Ganglion vestibulare 298
Ganzkörper-Plethysmographie 86
Gap junctions **7**, 44
Gasaustausch 78, 80, **92 ff.**, 106
Gasaustauschfläche der Alveolen 78
Gasembolie 106 f.
Gasgleichung, alveoläre 108
Gaskonstante, allgemeine 9
Gastric inhibitory polypeptide → GIP
Gastrin 206, 208 ff., 235, 244, 246, 248
Gastroferrin 62, 208
Gasvolumina, Umrechnung 84
Gate, Ionen-Gate 15
Gating 16
Gauer-Henry-Reflex 140, 186
GDP (Guanosindiphosphat) 242
Gebärmutter 56, 262
Geburt 190, 268
– hormonale Regelung 268
Gedächtnis 294 f.
– immunologisches 66
Gedächtnisstörungen 294
Gedächtniszellen 68 f.,
Gefäße, Blutvolumen 155
– Durchmesser 157
– Fassungsvolumen 157
– Muskeltyp 44
– Querschnittsfläche 157
– Widerstand 155
Gefäßmuskulatur, Tonus **176 f.**, 188
Gefäßsystem 156 f.
Gefrierpunkt von H_2O 330
Gefrierpunktserniedrigung 336
Gegenfarbentheorie des Sehens 312
Gegenstromaustausch 134 f.
Gegenstrommultiplikationssystem 134, 136
Gegenstromsysteme 134 f.
Gegentransport 11
Gehirn 49, 102, 108, 176, 178, 186, 188, 260, **272 f., 282 ff.**, 294
– Bau 272 f.

Sachverzeichnis

Gehirn, Durchblutung 49, 108, 154, 176, 178
- Einfluß der Glukokortikosteroide 260
- Liquorräume 273
- Messung der Durchblutung 188
- O_2-Mangel 102f.
- Überlebenszeit 102

Gehirnerschütterung 294
Gehörgang 318
Gehörknöchelchen 318
Gelbkörper, Ovar **262**, 267
Gelbkörperphase, Menstruationszyklus 262, 264, 267
Gelbsucht 216
Gelenkrezeptoren 277f.
- Hals 298

Generatorpotential 274
Genitalorgane, Durchblutung 178
Gerinnung, Blut **74ff.**, 186
- Östrogenwirkung 266

Gerinnungsfaktoren 74ff.
Gerinnungsstörungen 76, 196
Geruch 130, 202, 206, 208, 290
Geruchssinn 296f.
Geschlecht, chromosomales 270
- genetisches 270

Geschlechtsdifferenzierung 270f.
Geschlechtsentwicklung 266, 270f.
Geschlechtsmerkmale, sekundäre männliche 270
Geschlechtstrieb 270
Geschlossenes System 18, 20
- Puffer 112

Geschmack 130, 202, 206, 208, 296f.
Geschmackssinn 296f.
Geschwindigkeit, Maßeinheit 327
Geschwindigkeitsdetektoren 276
Gesichtsfeld 214, 310f.
- Ausfälle 310f.
- binokuläres 310, 315

Gestagene Hormone 262, 264, 267
Gewebsfaktoren, Gerinnung 74, 76
Gewebshormone 176, **235**
Gewebsthrombokinase 74, 76
Gewicht, Maßeinheiten 328
Gewichtskraft 327f.
GFR 124f., 136, 152

- Messung 124f.
- Steuerung 152

GH → Somatotropin
Gibbs-Donnan-Verteilung 24
Gibbssche Energie 18, 20
Gicht 146
Gilbertsches Syndrom 216
GIP 206ff., 246
Glandula parotis 202
- sublingualis 202
- submandibularis 202

Glaskörper, Auge 300
Glatte Muskulatur 17, **44f.**, 206, 210
Glaukom 300
Gleichgewicht, Rolle des Kleinhirns 287
Gleichgewichtskonzentration 14
Gleichgewichtsorgan 204, 282, 284, **298f.**
- beim Tauchen 106

Gleichgewichtspotential 14, 24f.
Gleichstrom 30, 330
Gleitfilamenttheorie 36f.
Glia 7f.
α_1-Globuline 60
α_2-Globuline 60
β-Globuline 60
γ-Globuline 60
Globus pallidus 272
Glomeruläre Filtrationsrate → GFR
Glomerulonephritis 142
Glomerulus, Niere 120f., 123
Glomus aorticum 104
- caroticum 104

Gluc... → Gluk...
Glukagon 227, 242, **246ff.**, 252
Glukokortiko(stero)ide 150f., 240, 244, 248, 258, **260**
- Rezeptorproteine 244, 260
- Rückkoppelungskontrolle 258
- Transport im Blut 260
- Wirkungen 260

Glukoneogenese 120, **246ff.**
Glukose 46ff., 58, 60, 120, 124f., 129f., 142, 166, 188, 198, 224, 228, 238, 244, 246ff., 260, 272
- Abbau → Glykolyse
- Absorption im Dünndarm 228
- Chemorezeptoren 248
- Erythrozyt 60
- Harn 128, 142, 248

- Konzentration im Blut 128, 142, 246f., 249, 260
- Muskel 47
- Neubildung → Glukoneogenese
- Regelung der Blutkonzentration 249
- Resorption in der Niere 128f.
- Speicherung 248
- Stoffwechsel 246f.
- Transport 11, 128, 228

Glukosemangel 208, 248
Glukoseoxidation 20, 46
Glukose-6-Phosphat 20, 46
Glukose-6-Phosphatase 244
Glukoseversorgung 248
1,6-Glukosidase 224
Glukosurie 128, 142, 248
Glukuronide 126
Glukuronsäure 130, 150, **214**, 216
- Konjugierung in der Leber 214

Glukuronyltransferase 216
Glutamat 30
Glutamin 146
Glutaminasen 146
Glutathion 130, 214, 250
Glyc... → Glyk...
Glykogen 46, 58, 196, 212, 242, **246**, 248
- Abbau → Glykogenolyse
- Bildung 246, 248
- Skelettmuskel 34, 46

Glykogenese 246, 248
Glykogenolyse 56, 58, 242, **246**, 248
Glykogensynthetase 242
Glykolyse 46f., 199, 242, 246, 248
Glykoproteinhormone 234, 242
Glykoside 26, 166, 214
- herzkraftsteigernde Wirkung 166

Glyzerin → Glyzerol
Glyzerol 246ff.
Glyzin 214
Goldberger-Ableitungen 168, 170
Golgi-Apparat **4**, 129, 220, 240, 246, 250
Golgi-Organ, Sehnen 278
Golgi-Zellen, Kleinhirn 286
Gonadoliberin 235, **262, 264**
G-Protein 56, 242ff., 296, 304
Grad Celsius 330
Grad Fahrenheit 330

Sachverzeichnis

Gradient, chemischer 14
– elektrochemischer 14, 16, 24
Granula 58
– insulinhaltige 246
– Speicherung von Glukagon 248
Granulomatose, chronische 68
Granulozyten 13, 60, 66 ff., 72
– neutrophile 13, 66 ff.
Grauer Star 302
α-Grenzdextrin 224
Größenkonstanz, bei der visuellen Wahrnehmung 308
Großhirnrinde 240, 272, **288**, **294**, 296
– Afferenzen 283
– motorische Zentren 284 ff., 288
– somatotopische Gliederung 283, 285
Grünblindheit 308
Grundumsatz 194, **198**
Grüner Star 300
GTP (Guanosintriphosphat) 20, 242
GT Pase 242
Guanin 3
Guanosindiphosphat 242
Guanosinmonophosphat 242
Guanosintriphosphat 242
Gyrus cinguli 290
– parahippocampalis 290
– postcentralis 282
– praecentralis 288

H

H^+ 25, 96, 110, 114, 116, 120, 132, 144 ff., 176, 202, 204, 208, 334 f.
– Aufnahme 114
– Ausscheidung 114, 120, 145, 147
– Gleichgewichtspotential 25
– Konzentration → pH-Wert
– Produktion 114
– Sekretion, Niere 132, 144, 148, 150
– Teilchengröße 25
– Transport, Darm 228
– – Mitochondrien 21
H^+-ATPase 11, 144, 148, 150
H^+-K^+-ATPase 148, 150, 208

Haarwurzelrezeptoren 276
Haarzellen 320
Hagen-Poiseuillesches Gesetz 156
Halbsättigungskonstante, Carrier 11
Haldane-Effekt 96, 98
Halsreflexe, tonische 284
Haltearbeit, statische 32, 48
Haltereflexe 284
Häm 10, 12, 60 ff.
Hämatokrit 60, 65, 138, 156
Hamburger-Shift 96
Hämoglobin 3, 60, 64, 96 f., **100 f.**, 102, 112, 114, 118, 190, 216 f.
– Abbau 216 f.
– chemischer Aufbau 100
– fetales 100 f., 190
– Konzentration im Blut 60, 100
– Puffer 97
Hämolyse 60, 72, 216
Hämopexin 12, 63
Hämosiderin 62
Hapten 70
Haptoglobin 63 f.
Harn 120 ff.
– Steroidhormonausscheidung 258
Harnblase 44
Harnkonzentrierung 136
Harnleiter 56
Harnsäure 9, 120, 128, 144, 146
Harnstoff 18, 120, 126, 134, **136 f.**, 146, 198, 260
– Ausscheidung 136 f., 260
– Reflexionskoeffizient 10
Haupthistokompatibilitätskomplex 70
Hauptpunkt, Auge 302
Hauptzellen, Magen 206, 224
Haut 138, 154, 176, 178, 184, 194, 266, 276 f.
– Durchblutung 154, 176, 178, 192, 194
– Östrogenwirkung 266
Hautrezeptoren 277
Hautsinne 276
HCl → Salzsäure
HCO_3^- → Bikarbonat
HCS 268
HDL (high density lipoproteins) 222
Headsche Zonen 282
Heißer Knoten, Schilddrüse 252
Helikotrema 318, 320

Helium, Messung des Residualvolumens 86
Hemeralopie 306
Hemmung, aktive Transportmechanismen 11
– antagonistische 280
– autogene 278
– kompetitive 10 f., 32, 214
– laterale 274, 322
– postsynaptische 280
– präsynaptische 280
– rekurrente 278, 280
– synaptische Übertragung 280
Henderson-Hasselbachsche Gleichung 110, 118, 335
Henlesche Schleife 120, 122, 132, 134, 148
– – aktiver NaCl-Transport 134
Henry-Gauer-Reflex 140, 186
Heparin 72, 77
Hepatitis 72, 216
Herpesviren 72
Hertz 316, 327
Herz 50, 154, **154 f.**
– Aktionsphasen 162
– Arbeitsdiagramm 182 ff.
– arterio-venöse Sauerstoffdifferenz 188
– Automatismus 26
– Ca^{2+} 42, 164 ff.
– Diastole 161
– Druck/Volumen-Arbeit 183
– Druck/Volumen-Diagramm 182
– Einflüsse auf Leitungsgeschwindigkeit der Erregung 166, 169
– elektrische Erregung 162
– Erregungsausbreitung 165
– Erregungsbildung 164
– Erregungsleitung 164
– isotonische Maxima 182
– isovolumetrische Maxima 182
– Kontraktionsgeschwindigkeit, Sympathikus 183
– Lagetypen 172
– Nährstoffe 188
– Reflexe 181
– Reizbildungs- und -leitungssystem 164
– Rhythmusstörungen 174
– Ruhedehnungskurve 182
– Sauerstoffverbrauch 188
– Schrittmacher 162, 164, 166
– Schrittmacherpotential 167

Sachverzeichnis

Herz, Schrittmacherzellen 26
- Systole 161
- Ventilebene 184
- Ventrikel → Ventrikel
- Vorhof → Vorhof
- Wirkungsgrad 188

Herzachse, elektrische 170
Herzaktion, Einfluß der Herzfüllung 185
- erhöhter Blutdruck 185

Herzarbeit 182
Herzblock, totaler 166
Herzerregung, Beeinflussung 166, 169
- Fieber 166
- Hyperkaliämie 166
- Hypokaliämie 166
- Störungen 164
- Temperatureinflüsse 166
- vulnerable Phase 174

Herzfehler 190
Herzflattern 166
Herzflimmern 30, 166
Herzfrequenz 108, **154**, 184, 186
- Einflüsse 164, 167
- Fetus 190
- körperliche Belastung 49

Herzfüllung, Einfluß auf die Herzaktion 185
Herzgeräusche 162
Herzglykoside → Glykoside
Herzinfarkt 172f., 186
Herzinsuffizienz 142, 151, 158, 184, 186
Herzkammer → Ventrikel
Herzklappen 162
Herzkraft 164, 166, 186
Herzkranzgefäße → Koronargefäße
Herz-Kreislauf-System 154ff.
Herzleistung 182, 184, 260
Herzmuskel 17, 22, 32, 42, 45, 154, **162ff.**, 180, 184, 188f.
- Aktionspotential 31, 45
- Blutversorgung 162
- Ca^{2+} 42, 164ff.
- Dauer des Aktionspotentialplateaus 166
- Durchblutung 154, 188
- Eigenschaften 45
- Erregbarkeit 164
- Erregungsrückbildung 170
- Gefäßversorgung 189
- Kontraktilität 184
- Kontraktionsgeschwindigkeit 184

– – Einfluß der Herzfrequenz 183
– – – der Ruhedehnung 183
- Kontraktionskraft 42
- maximale Verkürzungsgeschwindigkeit 188
- Membrankanäle 15
- Messung der Durchblutung 188
- O_2-Extraktionskoeffizient 189
- O_2-Verbrauch 189
- Stoffwechsel 188
- Substratverbrauch 180
- Vordehnung 180

Herznerven 164, 166
Herzrhythmusstörungen 174
Herzschlagvolumen, Steuerung 182
Herzstillstand 172, 174
Herztöne 162
Herzvenen 188
Herzversagen → Herzinsuffizienz
Herzvorhof, Dehnungsrezeptoren 140, 178
Herzzeitvolumen 78, 108, 122, **154**, 156, 184, 186
- Anteil der Organe 155
- Fetus 190
- körperliche Arbeit 48

Herzzyklus 162
Heterophagosom 66
Heuschnupfen 72
High density lipoproteins 222
Hinterstrangbahnen 282
Hinterstrangkerne 282, 288
Hippurat 126
Hirndruck 204
Hirnnerven 286, 288
Hirnödem 142, 204
Hirnrinde → Großhirnrinde
Hirnstamm 50, 272, **284**, 286, 288
- Bau 272
- motorische Zentren 284, 286

Hissches Bündel 164, 174
Histamin 72f., 176, 186, 208f., 235, 260
H(istamin)-Zellen 208f.
Histokompatibilitätsantigene 70, 72
HIV (Virus) 72
H_2O → Wasser
Hochdruck 160, 180
Hochdrucksystem, Kreislauf 154f.
Höchstleistung, körperliche 46

Hochzahlen 330f.
Hoden 258, 264, **270**
Höhenatmung 104, **108f.**
Höhenaufstieg **108f.**, 188
Höhengewinn 108f.
Höhensonne 256
Hohlvene 156, 184
Homöostase 1, 176, 232
Hörbahn 322f.
Hören, räumliches 322f.
Hörgrenze 316
Horizontalzellen, Retina 300, 312
Hormondrüsen 234
- Wachstum 238

Hormone 102, **232ff.**
- axonaler Transport 241
- blutzuckersteigernde 248
- Ca^{2+}-Einstrom 17
- Einfluß auf den Menstruationszyklus 262
- gastrointestinale 206ff., 235, 246f.
- glandotrope 234, 238
- Hierarchie 234
- Hypophyse 235
- künstliche Zufuhr 238
- Nebennierenrinde 258
- Ovar 262
- parakrine Wirkung 246
- prinzipielle Wirkungen 238
- Repressorinaktivierung 244
- Spezifität der Wirkungen 242
- Transportproteine 234
- Übersicht 232ff.

Hormongranula 240
Hormonhaushalt 290
Hormonkonzentrationen 234
Hormonnamen 235
Hormonrezeptoren 234, **242ff.**, 258
Hormon-Rezeptor-Protein-Komplex 244
Hörnerv 320ff.
Hornhaut, Auge 300
Horopterkreis 314f.
Hörorgan 318ff.
Hörrinde 322
Hörschwelle 317
Hörverlust 218ff.
Hörzentrum 322
HPL 268
Human chorionic somatotropin (HCS) 268
- placentar lactogen (HPL) 268

Humorale Immunabwehr 68ff.

Hunger 114, 206, 227, 246, 248
Hungerphase 246
Husten 50, 104, 280, 324
Hydrokortison 260
Hydronium-Ionen → H$^+$
β-Hydroxybuttersäure 110
Hydroxylasen, Nebennierenrinde 258
Hydroxyprolin 256
Hygieneüberwachung 296
Hyperaldosteronismus 142, 151
Hyperalgesie 282
Hyperämie, reaktive 176
Hyperästhesie 282
Hyperglykämie 246, 248
Hyperkaliämie 150, 166
Hyperkalzämie 166, 172, 254, 256
Hyperkapnie 116
Hyperopie 302 ff., 314
Hyperpnoe 104
Hyperpolarisation 26, 30, 280, 312
Hyperprolaktinämie 264
Hyperthyreose 250, 252
Hypertonie 160, 180
Hypertrophie, kompensatorische 238
Hyperventilation 104, 106, 108, 116, 142
Hypoglykämie 58, 207, 248
Hypokaliämie 142, 148, 166, 172
Hypokalzämie 172, 234
Hypokapnie 116
Hyponatriämie 140, 150, 254
Hypophosphatämie 256
Hypophyse 140, 234 f., **240 f.**, 264
Hypophysenhinterlappen 140, 234
Hypophysenhormone 235 ff.
Hypophysenvorderlappen 234 f., **240 f.**, 264
Hypopnoe 104
Hypoproteinämie 158
Hypothalamus 58, 104, 138, 140, 180, 194, 232, 234 f., 240, 243, 246, 264, 272, **290 f.**, 296
– Programme 50, 290
Hypothalamus-Hypophysen-System 240
Hypothyreose 252, 264
Hypoventilation 104
Hypovolämie 140 ff., 186
Hypoxie **102 f.**, 108, 154, 186, 188 (→ auch Anoxie)

Hypoxische Vasokonstriktion 94

I
ICSH → LH
Ig → Immunglobuline
Ikterus 216
Ileum 200, 220 ff., 226
(→ auch Dünndarm, → auch Darm)
Ileus, paralytischer 200
Immunabwehr 66 ff.
– humorale 68 ff.
– zelluläre 70 ff.
Immunantwort, spezifische 68 ff.
– verzögerte 70
Immunglobulin A 200, 202
Immunglobuline **64 ff.**, 200, 202, 210, 300
– Blutgruppen 72
– Konzentration im Serum 65
– membrangebundene 70
Immunisierung, aktive 66
– orale 200
– passive 66
Immunität 66
Immunkompetente Zellen 66 ff.
Immunologische Toleranz 66
Immunologisches Gedächtnis 66
Immunsystem 66 ff.
Impedanzwandler, Mittelohr 318
Impfung 66
Inaktivierung von Ionen-Kanälen 15, 26
Inch (Zoll), Maßeinheit 327
Indifferenzpunkt, Venendruck 184
Indikatorgastechnik 188
Indikatorverdünnungsmethode 138, 188
Induktion, Enzyme 238, 244
Information, 21, 275
– Abgabe 275
– Aufnahme 275
– Kodierung 275
– Übertragung 21
– Verarbeitung 275
– Maß 274
Informationsinhalt, Maß 274
Informationsübertragung 234
Infrarotes Licht 308

Infusion 142, 184, 186
– Glukose 142
– hypertone Salzlösungen 142
Inhibin 270
Inhibition → Hemmung
Inhibitor-Hormone des Hypothalamus 234, 240
Inhibitorisches postsynaptisches Potential → IPSP
Innenohr 318 (→ auch Hörorgan)
– Potentiale 320
Innenohrschwerhörigkeit 318
Innere Uhr 206, 292
Inneres Milieu 1 f., 50, 232, **290**
Innervation, reziproke 278
Inositoltrisphosphat 17, 56, 74, 242 ff.
Inotropie des Herzens 164
Inspiration **80**, 82, **88**, 104, 106, 150, 184
Inspirationsarbeit 88
Inspirationsluft 92, 110
– O$_2$-Partialdruck 110
Inspirationsmuskeln 80, 88
Inspiratorische Maxima 88, 106
Insulin 12, 148, 150, 220 f., 227, 238, 242, **246**, 252
– anaboler Effekt
– Einfluß auf K$^+$-Haushalt 148
– Freisetzung, β$_2$-Rezeptoren 56
– Mangel 248
– Reize für die Ausschüttung 246
– Rezeptor 12
– Wirkung 248
Insulin releasing polypeptide (IRP) 246
Integralvektor, Herzerregung 168
Integrationsmechanismen des Körpers 232 ff.
Intensitätsdetektoren 276
Intensitätsunterschiedsschwelle, Auge 306
– Gehör 322
– Geruch 296
– Geschmack 296
Intentionstremor 286
Intercalated cells → Schaltzellen
Interdigestive Phase, Magen-Darm-Motilität 206
Interferone 68 ff.

Interleukin 1 72, 194
Interleukin 2 72
Interleukin 6 194
Interleukine 66 ff.
Interstitialzellenstimulierendes Hormon → LH
Interstitium 138, 158, 186
Intrapleuraler Druck 81
Intrapulmonaler Druck 81
Intrazellulärflüssigkeit 24, 65, **138**
– Ionenverteilung 24, 64
Intrazellulärraum, Volumen 24, 138, 142
Intrinsic factor, Magen 63, 208, 226 f.
Inulin 124 f., 138
Inulinclearance 124 f.
Ionen 10, 14 f., 24, 26, 28, 65, 329 f.
– Ladungszahl 10
– Leitfähigkeit, Zellerregung 14 f., 26 f., 164
– Transport 10, 14 ff.
– Wertigkeit 24
Ionenaktivität 9
Ionenkanäle 15 ff.
– Aktivation 15
– Geschlossenwahrscheinlichkeit 16
– Inaktivation 15
– Offenwahrscheinlichkeit 16
– Öffnung 16
– Steuerung 15
Ionenleitfähigkeit 10
Ionenpermeabilität 10, 14 f., 24, 26
Ionenpumpen 15
Ionenstrom 10, 14 f., 26
Ionenzusammensetzung, Körperflüssigkeit 65
IP$_3$ → Inositoltrisphosphat
IPSP 30 f., 280
Iris 300
IRP (Insulin releasing polypeptide) 246
Isomaltase, Darm 224
Isophone 216
Isoproterenol 56, 59
Isotonische Maxima, Herz 182
Isovolumetrische Kontraktion, Herz 162
– Maxima, Herz 182, 184
IZF → Intrazellulärflüssigkeit
IZR → Intrazellulärraum

J

J (Joule), Maßeinheit 328
J^- → Jod
Jejunum 200, 210, 226, 228, (→ auch Dünndarm, → auch Darm)
Jod 196, 250 ff.
– Aufnahme in die Schilddrüse 251, 253
– Bedarf 250
– Blut 250
– butanolextrahierbares 250
– Stoffwechsel 250
Jodgehalt, Nahrungsmittel 250
Jodhaushalt 250, 253
Jodid → Jod
Jodmangel 253
Jodtransferase 248
Jodzufuhr 196, **250**
Joule, Maßeinheit 328
Jucken 72, 280
Juxtaglomerulärer Apparat 138 f.

K

K... → auch C...
K (Dissoziationskonstante) 334
K (Kelvin), Maßeinheit 330
K^+ 24 ff., 30, 40, 116, 120, 132, 136, **148 f.**, 166, 172, 196, 202
– Adaptation 148
– Ausscheidung 120, 142, **148 ff.**
– Bedarf 148
– Diffusion 25
– Diffusionspotential 25
– Gleichgewichtspotential 14, 24 ff.
– Haushalt 148 f.
– Kontraktur 40
– Konzentration, extrazellulär 25, 65, 166
– – intrazellulär 24, 65
– – Plasma 65, 148
– – körperinterne Verschiebung 148
– Leitfähigkeit 24, 26 f., 30, 32, 166, 246
– Mangel 116, 148, 150
– Resorption im Darm 228
– – in der Niere 148 ff.
– Sekretion in der Niere 148 ff.
– Transport 132, 148 ff., 228
– Urin 148 f.
– Verlust 150 f.
– Zufuhr 148

K-Zellen, Dünndarm 246
Kalium → K^+
Kallidin 176
Kallikrein 76
Kalmodulin → Calmodulin
Kalorie, Maßeinheit 328
Kalorimetrie 198 f.
Kaltrezeptoren 276
Kalzidiol 256
Kalziferol → Cholekalziferol
Kalziol 256
Kalzitonin 151, 235, 250, **255 ff.**
Kalzitriol 151, 256
Kalzium → Ca^{2+}
Kammerflimmern 174 f.
Kammertachykardie 174 f.
Kammerwasser, Auge 300 f.
Kanal, Ionenkanal 15
Kapazitation, Spermien 266 f.
Kapazitätsgefäße 178, 186
Kapazitiver Strom, Zellmembran 28
Kapillaren → Blutkapillaren
Karbachol 54
Karbaminobindung 96 ff.
Karboanhydrase → Carboanhydrase
Karbonathydrolyse → Carboanhydratase
γ-Karboxylierung von Gerinnungsfaktoren 96
Karboxypeptidasen **212**, 224
Kardia 204, 206
Karyolymphe 3
Katabolismus 248
Katalysator, Bedeutung 19
Katarakt 302
Katecholamine **56 f.**, 176, 186, 242, 246, 260 (→ auch Adrenalin und Noradrenalin)
Katechol-O-Methyltransferase 56
Kathode 30
Kationen 10
kcal, Maßeinheit 328
Kehlkopf 324 f.
Keimzellen 270
Kernikterus 216
Kerntemperatur 192 ff.
Ketonsäuren 110
Killerzellen 66, 68, 72
– natürliche 68
– T-Killerzellen 66, 72
Kinderlähmung 116
Kinetosen 204
Kinine 178

Sachverzeichnis 357

Kininogen 76
Kinozilie 298
Klang 316 f.
Kleinhirn 183, 272, 284, **286 ff.**, 298
– Erkrankungen 286
– Fasertypen 286
– Zelltypen 286
Kletterfasern, Kleinhirn 286
Klonale Expansion 68 ff.
Knochen, Östrogenwirkung 266
– Stoffwechsel 254 ff.
Knochenleitung, Hören 318
Knochenmark 60 ff.
– Stammzelle 69
Knorpel 240
Knotenpunkt, Auge 302
Kochlea 318 ff.
Kochleariskerne 322
Kochsalz → NaCl
Kodierung, Reize 274 f.
Koffein 40, 208
Kohlendioxyd → CO_2
Kohlenhydrate 196 ff., 212, 224, 246 ff.
– chemischer Aufbau 197
– Resorption, Darm 224
– Stoffwechsel 246 ff.
– – Hormoneinflüsse 249
– Verdauung 212, 224 f.
Kohlenmonoxid → CO
Kohlenwasserstoff-Kontinuum 218
Kohlrauschsche-Falte 230
Kolibakterien 66
Kollagenfasern 74, 256
Kollaps, orthostatischer 184
Kollaterale, Nerv 22
Kolloid, Schilddrüse 250
Kolon 200, 228, **230** (→ auch Dickdarm, → auch Darm)
Kompensatorische Atrophie 238
– Hypertrophie 238
– Pause, Extrasystole 174 f.
Kompetitive Hemmung (Carriertransport) 11
Komplement 66, 68, 72
Komplementärfarbe 308
Kondensatoreigenschaft der Zellmembran 28
Konjugierte Augenbewegungen 314
Kontaktallergene 72
Kontraktilität, Herz 164
Kontraktur, Muskel 40
Kontrastbrei 230
Kontrastierung, Reiz 274 f., 312, 322

Konvektion 8 f., 78, 192
– Atmung 78
– Wärmeabgabe 192
Konvergenz, Nervenleitung 310
Konvolut, proximales, Nierentubulus 120
Konzentration, Maßeinheiten 329
– – fraktionelle 329
Konzentrationsgefälle, Diffusion 8 ff., 24
Konzentrierungsmechanismus, Niere 134 ff.
Kooperation, Immunabwehr 68 ff.
α-γ-Koppelung 278
Koppelung, elektromechanische 34, 36
Koprostanol 222
Kornea 300
Kornealreflex 280, 310
Körnerzellen, Kleinhirn 286
Koronardurchblutung 155, 163, 178, **188 f.**
Koronargefäße 154, 163, 178, **186 ff.**
Koronarinsuffizienz 188
Koronarsinus 188
Körperflüssigkeiten 65, 138 ff.
Körperstellung 284
Körpertemperatur 104, 166, **194**, 262, 290, 330 f.
Körperwachstum 250
Korpus, Magen 206 ff.
Korrelation 332
Korsakoff-Syndrom 294
Kortex, assoziativer 290
– Großhirn 50, 104, 232, 272, 282 ff., **288 ff.**, 310 ff., 322 ff. (→ auch Großhirnrinde, → auch Gehirn)
Kortikoliberin 235
Kortikosteron 150, 258, 260
Kortikotropin → ACTH
Kortikotropin-Releasing-Hormon 235
Kortisol 58, 64, 234, 238, 260 f.
Kortison 238, **260**
Ko-Transport → Co-Transport
Kraft, Einheiten 328
Kranzarterien → Koronargefäße
Kreatinin 124, 146
Kreatinphosphat 20, 34, 46 f.
Kreislauf 104, **154 ff.**

– enterohepatischer 214 f., 216, 220, 223
– fetaler 190 f.
– Regulation 176 ff.
– Rezeptoren 178 f.
– Übersicht 155
– Zentralisation 178, 186
Kreislaufreflexe 180
Kreislaufschock → Schock 72, 186
Kreislauf-„Zentren" 179 ff.
Kremasterreflex 280
Kretinismus 252
Kreuzprobe, Blutgruppenverträglichkeit 72
Kroghscher Diffusionskoeffizient 9, 92
Kroghscher Zylinder 102
Kropf 252
Kugelzellanämie 60
Kupffersche Sternzellen 68, 200
Kurzsichtigkeit 302 f.
Kurzzeitgedächtnis 294
– Tonvergleich 322
kWh, Maßeinheit 328

L
Labyrinth (Innenohr) 286, 318
– basales **5 f.**, 120, 132
Labyrinthreflexe, tonische 284
Lagetypen, Herz 172
Lähmung 32, 282, 284
Laktasen 210
Laktat 46 ff., 58, 110, 114, 129, 186, 188, 246
Laktazidose 46
Laktogenese 264
Laktose 224
Laktotropes Hormon → Prolaktin
Landolt-Ringe 304
Langerhanssche Inseln 246
Länge/Spannungs-Kurve, Muskel 42, 44
Lanosterin 258
Laplacesches Gesetz 90, 156
Latenz, synaptische 30
– Hörbahn 322
Lateralisation, Schallwahrnehmung 318
Laufreflex 284
Lauschen 320, 322
Lautheit 316
Lautstärke 316
LCAT (Lezithin-Cholesterolazyl-transferase) 222

Sachverzeichnis

LDL (low density lipoproteins) 12, 222
Leber 56, 60, 63, 130, 134, 142, 151, **200**, **212 ff.**, **220 ff.**, 246, 248, 256, 258
- Aufgaben 200
- Ausscheidungsfunktion 214 f.
- Bilirubinkonjugierung 216 f.
- Glykogenbildung 246
Lebergalle 214 f.
Leberzellschädigung 142, 151, 216, 258
Leberzirrhose 142, 151
Lederhaut 300
Leistung, elektrische 330
- körperliche 48
- Maßeinheit 328
- Leitfähigkeit, elektrische 9 f., 14 f., 330
- Ca^{2+} 164
- hydraulische 120, 158
- Ionen 9 f., 14 f., 24, 164
- K^+ 24, 26, 30, 32, 164, 166
- Na^+ 26 ff., 164, 312
Leitungsgeschwindigkeit, Nervenfaser 22, **28**
Leitungsschwerhörigkeit 318
Leitungswiderstand, Nerv 28 f.
Lendenmark 50
Leukotriene 72, 235
Leukozyten 60, 66 ff.
- stimulierender Faktor 194
- Störungen 68
Leuzin 248
Leydigsche Zwischenzellen 266, 270
Lezithin 214, 218, 222
- Cholesterolazyltransferase 222
LH 235, 240 ff., 258, **262 ff.**, 267, 270
Licht, weißes 308
- Wellenlänge 308
Lichtstärke, Maßeinheit 326
Lidschlag 300
Lieberkühnsche Krypten 210, 228
Limbisches System 104, 180, 240, 272, **290 f.**, 296
Lineargeschwindigkeit, Maßeinheit 327
Linolsäure 196
Linse, Auge 300, 302
Lipase 219
- nichtspezifische 218

- saure 222
Lipid-Doppelschicht 6
Lipide 218 ff.
Lipidmembran 6
Lipidsynthese 4
Lipogenese 246
Lipoide 218 ff.
Lipoidlöslichkeit 9, 244
Lipolyse 56, 58, 248
Lipoproteine 12, 64, 220 ff.
Lipoproteinlipase 220 ff.
Lipotrope Hormone 240
Liquor (cerebrospinalis) 98, 102, 272 f.
- CO_2-Konzentration 98
Liquorgängigkeit 98, 272
Liter, Maßeinheit 327
Litocholsäure 214
Load, filtriertes 128
Locus coeruleus 292
Logarithmenrechnen 330 f.
Lokale Antwort, Rezeptor 26, 274
Lokomotionsreflexe 280
Longitudinale Tubuli, Muskel 36 ff., 166
Longitudinalsystem 36 ff., 166
Löslichkeitskoeffizient 98
Löslichkeitsprodukt 254
Lösung, hypertone 336
- hypotone 336
- isotone 336
Low density lipoproteins 222
LPH (Lipotrope Hormone) 240
LPL (Lipoproteinlipase) 222
LTH 235
Luft, Zusammensetzung 78
Luftembolie, Tauchen 106
Luftröhre 86
Lunge 50, **78 ff.**, 110 ff., 130, 154, 176, 184
- Compliance 88 f., 90
- Dehnbarkeit 88 f.
- Dehnungsrezeptoren 104
- Druck/Volumen-Diagramm 88 f.
- Durchblutung 92 ff., 154, 176
- Gasaustausch 92
- Kapillaren 96, 102
- Kreislauf 92 ff., 154 ff., 160, 184
-- Reservoirfunktion 160
-- metabolische Aufgaben 78
- Ruhedehnungskurve 88
- Ventilations-Perfusions-Verhältnis 94

- Verteilungsstörungen 92 ff.
Lungenentzündung 90
Lungenfunktion, regionale Parameter 95
Lungenkapazität, totale 84, 86, 90
Lungenkapillaren 78
Lungenkrankheiten 94
Lungenkreislauf, fetaler 190
- Puffer für Blutvolumen 78
Lungenödem 90, 102, 108, 142, 184
Lungenregionen, Belüftung 95
Lungenvolumina 80, 84 f.
- Messung 84
Luteinisierendes Hormon 235 (→ auch LH)
-- Releasing-Hormon → Gonadoliberin
Luteotropes Hormon 235 (→ auch LH)
Lutiliberin → Gonadoliberin
Lutropin 235 (→ auch LH)
Lymphatische Organe 66 ff., 200
Lymphe 68, 158 f., 220 ff.
Lymphknoten 68 ff.
- Schwellung 68
Lymphoblasten 68 f.
Lymphokine 66 ff.
Lymphozyten 60, **66 ff.**
- Aktivierung 68
- Kooperation 68
- Stimulation 71
Lymphwege 68 ff.
Lyse von Bakterien 66
Lysin 224, 248
Lysolezithin 222
Lysosomale Enzyme 223
Lysosomen 5 f., **12**, 63, 66 ff., 129, 250
Lysozym 68, 200, 202

M

Macula densa, Nierentubulus 120, 152 f.
- sacculi 298 f.
- utriculi 298 f.
Magen 44, 200, **206 ff.**, 224
- Bau 206 f.
- Belegzellen 206 ff.
- „distaler" 206, 218, 224
- Entleerungsrate 200, 206
- Entleerungszeit 200, 206
- Geschwür 208, 260
- Größe 206
- Hauptzellen 206 ff.
- Motilität 206 ff.

- Öffnungsreflex 204 ff.
- Peristaltik 206 f.
- „proximaler" 206, 224
- Säure 208 f., 212, 226, 228
  (→ auch Magensaft)
- – Reduktion von Eisen 62 f., 228
- Schleim 208
- Schleimhaut 144, 206 ff.
- Schrittmacherzone 206
- Sphinkter 56
- Tonus 206
- Ulkus 208
- Verweildauer der Nahrung 206

Magen-Darm-Trakt, Durchblutung 49, 154, 177, 200
- Kontrastbreipassage 230
- Muskulatur 56, 206

Magenmukosa 246
Magensaft 200, 206, **208 f.**, 228
- Auslösung der Sekretion 208 f.
- Einfluß der Glukokortikosteroide 260
- Phasen der Sekretion 208 f.
- pH-Wert 208

Magenspülung 142
Magnesium → Mg
Makrophagen 13, 60 ff., 66 ff., 194, 200
- Aktivierung 70 f.

Makrophagenaktivierender Faktor 70
Makulaorgane 298 f.
Malabsorption 62
Malpighische Körperchen, Niere 120
Maltasen 129, 210, 212
Maltose 129, 212, 224
Maltotriose 224
Mammogenese 268
Mammotropes Hormon 235
  (→ auch Prolaktin)
Mannitol 142
Margination 66
Markscheide 22
Masernviren 66
Maskierung 318
Masse, Maßeinheiten 328
Maßeinheiten 326 ff.
- Bruchteile und Vielfache 326

Massenbewegung, Dickdarm 230
Massenkonzentration 328 f.
Massenverhältnis 328 f.
Massenwirkungsgesetz 335

Maßsysteme 326 ff.
Mastdarm 200, **230**
Mastzellen 56, 72
Matrix, Knochen 256
Mauserung, Dünndarmepithel 62, 210
Maximales, diastolisches Potential, Herz 26, 166 f.
MCH 60
MCHC 60
MCV 60
Mechanorezeptoren 50, 276
Medikamente, Proteinbindung 10, 126
Medulla oblongata 104, 204, 272, 282
Meersalz, Jodgehalt 250
Meissner-Plexus 206
Meissnersche Körperchen 276
Melanoliberin 235 ff.
Melanostatin 235 ff.
Melanotropin 235 ff.
Melanotropin-Inhibiting-Hormon 235 ff.
Melanotropin-Releasing-Hormon 235 ff.
Melanozytenstimulierendes Hormon 235 ff.
Membranen **6**, 32, 111
- baso-laterale, Nierentubulus 5, 120, 129
- Ionendurchlässigkeit 10, 14 f.
- Nerv 28
- Poren 15
- postsynaptische 30, 32, 54 f.
- selektive 336
- subsynaptische 30, 32, 54 ff.
- synaptische 22, 30 ff., 54 ff.
- Viskosität 9

Membranpotential
→ Potential, → Ruhepotential, → Aktionspotential
Membrantransport 6 ff.
Menstruationsblutung 240, 262, 264, 267
Menstruationszyklus 194, **262 ff.**, 267
Merkaptursäuren 130
Meromyosin 34 f.
Mesaxon 23
Mesenzephalon 272
Messenger-RNA 3
Messengers (Botenstoffe) 232
Metamorphose, viskös, Thrombozyten 74

Metarhodopsine 304
Methadon 130
Met-Hämoglobin 100 ff.
Methopyrapon-Test 258 f.
Methotrexat 62, 226
Methyljodid 130
Methylmerkaptan 296
Metopiron-Test 258 f.
Metoprolol 59
Mg^{2+} 38, 212, 228, 256
- Knochen 256
- Resorption, Darm 228

$MgSO_4$ 212
MHC-Proteine 70 ff.
Michaelis-Menten-Kinetik 11, 128, 332 f.
Migration, Granulozyten 13, 66
Mikrofilament 17
Mikroglia 68
Mikrophonpotentiale, Innenohr 320
Mikrosomen 214
Mikrotubuli 17, 22
Milch 218, 220, 250, 254, 264
- Einschießen 264
- Jodgehalt 250

Milchbildung, schwangerschaftsunabhängige 264
Milchejektion 264
Milchfett 218
Milchsäure → Laktat
Mile (Meile), Maßeinheit 327
Milieu, inneres **1 f.**, 50 232, 290
Milz 58, 63, 66 ff.
Mineralkortiko(stero)ide 132, 140 ff., 150 ff., 258, 260
Mineralstoffe, Aufnahme im Darm 228 f. (→ auch Elektrolytabsorption)
Miniaturendplattenpotential 32 f.
Mini-Pille 267
Miosis 300
Mitochondrien 4 f., 21 f., 40, 54, 102, 120, 252
- Aufbau 18 ff.
- T_3/T_4-Einwirkung 252

Mittelhirn 272
Mittelohr 318 f.
Mizelläre Phase 219
Mizellen 56, 214, 220 ff.
MJT (Monojodtyrosin) 250

360 Sachverzeichnis

MLCK 17
MLCP 17
mmHg, Maßeinheit 328
mmH$_2$O, Maßeinheit 328
Modifikation, posttranslationale 3
– posttranskriptionale 3
Mol, Maßeinheit 328 f.
Monoglyzeride 212, 219 ff.
Monojodtyrosin (MJT) 250
Monokrine 66 ff.
Mononukleäres phagozytotisches System 60, 68
Monosaccharide 212, 224
Monozyten 60, 66 ff.
Moosfasern, Kleinhirn 286
Morphin 264
Motilin 206 f., 210
Motivation 290
Motoaxon 33
Motoneuron 22 ff., 32 f., 54, 278, 284, 286, 288
– Aktionspotentialfrequenz 30 ff., 40 ff., 52
Motor-hold-System 284
Motorische Einheit 32
– Endplatte 23, 32 f.
– Zentren 284 ff.
Motor-move-Systeme 284
Moto(senso)rische Hirnrinde 288
Moto(senso)rischer Kortex 288
mRNA 3, 244
Mukosa, Dünndarm 206 f.
Mukosablock, Eisen 62, 228
Mukosales Transferrin 63
Mukosazelle, Dünndarm 206 f., 229
Multi-unit-Muskeltyp 44
Mundverdauung 202
Mund-zu-Mund-Beatmung 82 f.
Musculus dilatator pupillae 300
– puborectalis 230
– sphincter pupillae 300
– stapedius 318
– tensor tympani 318
Muskarin 54
Muskel 22 ff., **32 ff.**, 80, 176 ff., 278 ff.
– Aktionspotential 26 ff., 31, 45
– aktive Spannung 42
– Bau 34 ff.
– Ca^{2+}
– Dauerleistung 46
– Dehnbarkeit 38
– Durchblutung 49, 176

– Energiegewinnung 46, 188
– Erholungswärme 46
– Ermüdung 38
– Geschwindigkeits/Kraft-/Diagramm 42
– glatter 17, **44 f.**, 50
– Gleitfilamenttheorie 34 ff.
– Glykogenbildung 246
– Haltearbeit 38
– Höchstleistung 46
– initiale Wärme 46
– Länge/Spannungs-Beziehung 46
– Last/Verkürzungsgeschwindigkeits-Beziehung 46
– mechanische Eigenschaften 40, 42, 45
– molekulare Vorgänge bei Kontraktion 36 ff.
– Multi-unit-Typ 44
– parallel-elastische Komponente 40
– quergestreifter 32 ff.
– Rolle des Ca^{2+} bei Kontraktion 34 ff., 166
– „roter" 32
– Ruhespannung 42
– sarkotubuläres System 36 ff.
– serienelastische Komponente 40
– Single-unit-Typ 42
– Tetanus 41, 45
– „weißer" 32
Muskelaktivität, Abstufung 32, 40
Muskelarbeit 46, 48, 104
Muskelfasern 34 ff., 278
– extrafusale 278
– intrafusale 278
– postsynaptische Einfaltung 33
Muskelfibrille 34 ff.
Muskelkontraktion 34 ff.
– auxotonische 40
– Energiequellen 46
– isometrische 40
– isotonische 40
– molekulare Mechanismen 36 ff.
– Rolle von Ca^{2+}, Mg^{2+}, ATP, ATPase 38
Muskelkraft 32 f., 40 ff.
– Einfluß der Sarkomerlänge 41, 43
Muskellänge, Regelung 278
Muskelprotein 246
Muskelpumpe 184
Muskelspannung, Einfluß der Sarkomerlänge 41

– Regelung 278
Muskelspindel 40, **278 ff.**, 298, 324
Muskelzelle 34, 38
– Aktionspotential 36
Muskelzittern 194
Muttermilch → Milch
Muttermund, Wirkung von Östradiol 262 ff.
Muzine 200
Myasthenia gravis 90
Mydriasis 300
Myelinscheide, Nerv 22 f., 33
Mykobakterien 68, 70, 72
Myofibrillen 34 ff., 40
Myoglobin 32, 46, 62, 100 f.
Myokard → Herzmuskel
Myokardinfarkt → Herzinfarkt
Myopie 302 f.
Myosin 34 ff., 39
– light chain kinase 17
– – – phosphatase 17
Myosin-ATP-Komplex 38
Myosinfilament 34 ff.
Myosinköpfe 38
– Beweglichkeit 39
– „Spannen" 37
M-Zellen 200

N
N (Newton), Maßeinheit 328
N$_2$ 79, 86
– Partialdruck 79, 106
Na$^+$ 24 f., 56, 126, **132 ff., 140 f.**, 144, 150, 152, 196, 202, 214, **228 ff.**, 256, 260, 312 (→ auch NaCl)
– Absorption im Darm 229
– Ausscheidung, Niere 132 ff., 140
– Cotransport **11**, 129, 226
– – mit Cl$^-$ 228
– Einstrom, schneller 26
– Gleichgewichtspotential 25
– Knochen 256
– Konzentration, extrazelluläre 25, 65
– – intrazelluläre 25, 65, 132
– Leitfähigkeit 13 f., 24 f., 30, 32, 312
– Menge im Körper 132
– Permeabilität 24
– Resorption, proximaler Tubulus 132
– Retention 140, 150
– Transport 11 ff., 24 ff., 132 ff., 228 ff.

Sachverzeichnis

– – Darm 224, 228
– – Nerv 24 ff.
– – Niere 126, 132 ff., 150
Na$^+$-Kanäle, Inaktivation 32
– Aktivierbarkeit, Steuerung durch Ca^{2+} 26
Na$^+$-K$^+$-ATPase 11, 24, 26, 128 ff., 228 ff.
Na$^+$-K$^+$-Pumpe 24 f., 128 ff., 228 f.
Na-Oxalat 74
Na-Zitrat 74
Nabelarterie 190
Nabelvene 190
Nachtblindheit 196, 304, 306
NaCl 65, 132 ff., 140 ff., 152, 214 ($\rightarrow$ auch Na$^+$)
– Appetit 152
– Aufnahme 140
– – Einfluß auf K$^+$-Ausscheidung 149
– Gehalt des Körpers 140
– Mangel 140 f.
– Überschuß 140 f.
NADH, Mitochondrien 21
Nahakkommodation 300, **302**
Naheinstellungsreaktion 314
Nahpunkt 302
Nahrungsaufnahme 130, **200 ff.**
Nahrungsstoffe 196 ff.
Naphthalen 130, 214
Narkose 82
Natrium $\rightarrow$ Na$^+$
Natriumchlorid $\rightarrow$ NaCl, $\rightarrow$ Na$^+$
Natriuretische Peptide, atriale 140
Nebennierenmark 50, 56, **58**, 186, 232, 235
Nebennierenrinde 150 ff., 186, 238, **258 ff.**, 266 f.
Nebenschilddrüse 254
Nebenzellen, Magen-Mukosa 206 f.
Neostigmin 54
Neozerebellum 286
Nephritis, salzverlierende 142
Nephron **120 ff.**, 133
– Aufbau 120 f., 133
– juxtamedulläres 120, **132**
– kortikales 132
– Transportvorgänge 126 ff.
Nephrose 142
Nernstsche Gleichung **14**, 24, 148

Nerv **22 ff.**, 28, 272
Nervenendigungen, parasympathische 51 ff., 54
– postganglionäre, sympathische 51 ff.
– präganglionäre 51 ff.
– sympathische 51 ff., 56
Nervenfaser 22, 272
– Längswiderstand 28
– Leitungsgeschwindigkeit 28
– markhaltige 22 f., 26 f.
– marklose 22 f., 26 f.
– Membrankapazität 28
– Widerstand 28
Nerveninduzierter Endplattenstrom 33 f.
Nervensystem, autonomes $\rightarrow$ Autonomes Nervensystem
– somatisches $\rightarrow$ Somatisches Nervensystem
– vegetatives $\rightarrow$ Vegetatives Nervensystem
Nervenzelle **22 f.**, 28
Nervus acusticus 320
– opticus 300, 310
– trigeminus 282
– vagus 50, 166, 180, 208, 212, 214, 324
– – negativ chronotrope Wirkung 166
– – – dromotrope Wirkung 166
– – Pankreassekretion 212
Netto-Diffusion 8
Netzhaut 290 ff., 300 ff., 308
– Aufbau 301
– Farbempfindlichkeit 308
– Ganglienzelle 312
– korrespondierende Stellen 314
– rezeptive Felder 313
– Rezeptoren 304 f.
– Rezeptorpotential 312 f.
– Visusverteilung 305
Neugeborenen-Atemnot-Syndrom 90
Neugeborenenikterus 216
Neugeborenes 90, 108, 194, 200, 216, 252
Neurit 22 f.
Neuroendokrine Zellen 232 ff.
Neurofibrillen 22 f.
Neurohypophyse $\rightarrow$ Hypophysenhinterlappen
Neuron 22 ff. ($\rightarrow$ auch Nerv)

– Aktionspotential 26 ff.
– Durchmesser 29
– exspiratorisches 104
– inspiratorisches 104
– künstliche Reizung 30
– Leitungsgeschwindigkeit 28 f.
– motorisches $\rightarrow$ Motoneuron
– neurosekretorisches, Hypothalamus 240
– postsynaptisches 30
– präsynaptisches 30
Neuropeptide $\rightarrow$ Co-Transmitter
Neuropeptid Y 56
Neurosekretion 232 ff., 240 ff.
Neurotransmitter $\rightarrow$ Überträgerstoff
Neurotubuli 22
Neutralfette 218
Neutrophile Granulozyten 13, 66 ff.
Newton, Maßeinheit 328
NH$_3$ $\rightarrow$ Ammoniak
NH$_4^+$-Ionen $\rightarrow$ Ammonium
Niazin 226
Niazinamid 196
Nicht-Bikarbonatpuffer **112**, 114, 116, **118**
Nicht-ionische Diffusion 9
Nidation 262
Niederdrucksystem 178
– Kreislauf 140, 155 ff., 160, 184
Niere 5, 49, 110, 114, **120 ff.**, 178, 186, 216, 246, 254, 256, 260, 267
– Autoregulation 122 f.
– Bau 120 f.
– Bikarbonatresorption 146 f.
– Blutdruckverhältnisse 122 f.
– Blutgefäße 122 f.
– Ca^{2+}-Resorption 151, 256
– Durchblutung 49, **122 ff.**, 154, 176
– Funktion 120 ff.
– Gegenstromsystem 134 ff.
– Glukokortiko(stero)idwirkung 260
– Glykogenbildung 246
– Harnstoff 136 f.
– H$^+$-Ausscheidung 144 ff.
– Inulinclearance als Maß der GFR 124
– juxtaglomerulärer Apparat 152 f.

Sachverzeichnis

Niere, Kontrolle der Blutzusammensetzung 130
- Na^+-Resorption 132 ff.
- O_2-Verbrauch 122
- Progesteronwirkung 267
- PTH-Wirkung 254
- Resorption 126 ff.
- β_1-Rezeptoren
- Säure-Basen-Haushalt 144
- Sekretion 126
- tubuläre Transportmechanismen 126 ff.
- Wasserausscheidung 136 f.

Nierenmark **120 ff.**, 134, 136, 142, 246
Nierenpapille 120
Nierenrinde **120 ff.**, 246 (→ auch Niere)
Nierensteine 146
Nierentubulus 134, 144 (→ auch Niere, → auch Nephron)
Niesen 104, 280
Nikotin 54
Nitroglyzerin 188
NNR → Nebennierenrinde
NO_2^-, Schilddrüse 250
Nodale Extrasystole 175
Non-ionic-diffusion 9, 126
Noradrenalin 44, 50, **56 ff.**, 178, 184, 203, 232, 240, 292 (→ auch Katecholamine)
Nucleus caudatus 272, 288
- Raphe 292
- ruber 284, 288
- septi 290
- subthalamicus 288
Nukleolus 3
Nukleotide 3, 146
Nutritionsreflex 280
Nystagmus 284, 286, 298, **314**
- optokinetischer 314
- Pendelnystagmus 286
- postrotatorischer 298
- zerebellärer 286

O

O_2 1 ff., 4, 9, 21, 48, 78, 98, 100 ff., 108, 114, 116, 155, 158
- Aufnahme 48, 154, 198
- Ausschöpfung, Blut 48, 98
- Austausch 102
- Beatmung, künstliche 104, 108
- Bindung, Blut 100 f.
- Bindungskurve 94, 100 f., 190
- chemisch gebunden, Blut 100
- Diffusion 9
- Extraktionskoeffizient 188
- Halbsättigungsdruck 100
- Kapazität 100 f.
- Konzentration, arterielle 154
- – venöse 154
- Mangel **102 f.**, 108, 114, 116, 154, 176, 186
- – Gehirn 102
- Mangelatmung 108 f., 116
- Partialdruck 78 f., 92, 100, 104 ff.
- – Alveolen 108
- – in der Höhe 109
- – Inspirationsluft 108
- physikalische Löslichkeit 100 f.
- Radikale 68
- Sättigung 98 ff.
- Schuld 46
- Therapie 108
- Transport 78, 100
- Verbrauch 9, **92**, 106, 154 f., 188, 198, 252
- – Herz 155, 188
- – Schilddrüsenhormone 252
- Vergiftung 108
Oberflächenfaktor, Lunge 90
Oberflächenschmerz 276
Oberflächensensibilität 276, 282
- afferente Bahnen 282
Oberflächenspannung, Alveolen 90
- Seifenblasenmodell 90
Obertöne 316
Obstipation 230
Ocytozin 44, 234 f., 240, 242, 264, 268
Ödem 142, 158, 266
- allergisches 72
Ölphase 218
Öl-Wasser-Verteilungskoeffizient 9
Ösophagus 200, 204
Östradiol 244, 258, 262 ff., 266 ff. (→ auch Östrogene)
Östriol 266, 268 (→ auch Östrogene)
Östrogene 234, 244 ff., 256, 258, 264 (→ auch Östradiol)
- beim Mann 258, 266
Östron 258, 266 (→ auch Östrogene)
Offenes System 1, 20
- Puffer 112, 114

OH^--Ionen 110, **112**
Ohm 330
Ohmsches Gesetz 10, 14 f., 156
Ohr 316 ff. (→ auch Hörorgan, → auch Innenohr)
- äußeres 322
Ohrmuschel 318
Ohrspeicheldrüse 202
Okytocin → Ocytozin
Oligodendrozyten 22
Oligopeptide 129
Oligosaccharide 224
Oligurie 186
Olive 286, 322
Operatorgen 244
Opsin 304
Opsonierung 68
Opsonine 68
Optisches System, einfaches 302
- – zusammengesetztes 302
Organdurchblutung 160
- Steuerung 176 ff.
Organverpflanzung, Immunreaktion 70
Orientierungsstörungen, beim Tauchen 106
Ornithin 214, 224
Orthopnoe 104
Orthostase 180, 184
Osmol 336
Osmolalität 60, 122, 136, 140, 290, 336
- Plasma 140 ff., 336
- Speichel 202
Osmolarität 336 (→ auch Osmolalität)
Osmometer 336
Osmorezeptoren 140, 290
Osmotischer Druck 8
Osteoblasten 256, 266
Osteoklasten 256
Ounce, Umrechnung 328
Ovar 258, 262, 266
Overshoot, Aktionspotential 26 f.
Ovulation 264 ff. (→ auch Eisprung)
- fehlende 264
Ovulationshemmer 264 (→ auch Antibaby-Pille)
Ovulationstermin 264 ff.
Oxalat 228
β-Oxibuttersäure 114
β-Oxidation 220
Oxidation, biologische 78
Oxidationswasser 138
Oxigenation (Hämoglobin) 100
Oxytozin → Ocytozin

Sachverzeichnis

P
P → Druck bzw. Partialdruck des betreffenden Gases
P_{50} 100
Pa (Pascal), Maßeinheit 328
Pacinische Körperchen 276
PAH 122 ff., 214
PAH-Clearance 122
Paläozerebellum 286
Pallidum 288
Paneth-Zellen 228
Pankreas 200, **212 f., 246 ff.**
– A-Zellen 246 ff.
– B-Zellen 246 ff.
– C-Zellen 246 ff.
– Enzyme 212 ff.
– Fettverdauung 212 ff.
– Gastrin 246
– Glukagon 246
– Hormone 235, 246 ff.
– Insulin 246
– Lipase 212, 221
– – unspezifische 222
– α-Rezeptoren 248
– Somatostatin 246
Pankreasnekrose, akute 212
Pankreassaft 172, 212 ff., 228
– Ausschüttung 212 ff.
– Elektrolytgehalt 212 f.
– Enzymgehalt 212 ff.
Pankreozymin → Cholezystokinin
Pantothensäure 196
Papilla n. optici 300, 304
Paraaminohippurat → PAH
Parakrine Wirkung, Hormone 246
Parallelfasern, Kleinhirn 266
Parasympathikomimetika 54
Parasympathikus 50 ff., 202, 206, 210 (→ auch Nervus vagus)
– Überträgerstoffe 50
Parathion 54
Parathormon 151, 225, 238, 254 ff.
– Ca^{2+}-Haushalt 254 ff.
– Darm 254
– Knochen 254
– Niere 254
Parathyrin → Parathormon
Parazelluläres Leck der Tubuluswand 129
Parkinsonismus 289
Parotis 202
Pars recta, Nierentubulus 120
Partialdruck 78
– CO_2 → CO_2, Partialdruck

– N_2 → N_2, Partialdruck
– O_2 → O_2, Partialdruck
Pascal, Maßeinheit 328
Patellarsehnenreflex 278
PBJ 250
P-CH → Pankreozymin-Cholezystokinin
P_{CO_2} → CO_2, Partialdruck
Penizillin 126, 214
Pepsine 208, 224
Pepsinogene 208, 224
Peptidasen 129
Peptide 208
– gastric inhibitory 206
– Resorption, Niere 126
Peptidhormone 234, 242 ff., 254, 256
Perilymphe 318, 320
Perimeter 310
Perimysium 40
Peristaltik 206, 210, 230
Permeabilität **9**, 11 f., 124 ff., 158, 238, 254
– Änderung durch Hormone 238
– Umrechnung in Leitfähigkeit 9
Permeabilitätskoeffizient 9 f.
Peroxidase, Schilddrüse 250
Perseveration 290
Persönlichkeitsveränderung, Stirnhirn 290
Perspiratio insensibilis 192
Peyersche Plaques 200
Pfortader 200, 214, 220
Phagolysom 66, 68, 70
Phagosomen 66, 70, 250
Phagozytose **11 ff.**, 66, 70, 72, 260
– Lunge 80
– Störungen der 68
Phase, mizelläre 219
– visköz-isotrope 218
Phenanthren 130, 214
Phenolrot 214
Phenothiazin 264
Phenylalanin 224
Phenyläthanolamin-N-Methyltransferase 58
Phon 316
Phosphat 110, 114, 129, 144 ff., **151, 254 ff.**, 335
– Ausscheidung 151
– Haushalt 254
– H^+-Ausscheidung als 145
– Infusion 254
– Knochen 254
– Mitochondrien 21
– Resorption 256
– Serum 254, 256

Phosphatase, alkalische 216, 256
Phosphatidylcholin → Lezithin
Phosphodiesterase 242 ff.
Phospholipase A_2 218
– C 244
Phospholipide 6, 12, 74, 76, 144, 218 ff.
– Alveolen 90
Phospholipidmembran 1 ff., 6 f., 12
Phosphorsäure → Phosphat
Phosphorylierung, oxydative 20 f., 46
pH-Wert 25, 98, 100, 104, **110 ff.**, 144, 176, 266, **334 ff.**
– Blut 110 ff.
– extrazellulärer 25
– intrazellulärer 25
– Konstanterhaltung 110 ff.
– lokale Durchblutung 176
– nicht-ionische Diffusion 9
– Norm, Blut 114
– Scheide, Östrogenwirkung 266
– Urin 144
Phyllochinon 226
Phytin 228
PIH 235, 262 ff.
Pille → Antibaby-Pille
Pilocarpin 54
Pinozytose 12, 129, 248
pK_a 334
pK_b 334
pK-Wert 118, 334
Plasma 10, **60**, 64, 74, 96, 110, 138 ff., 152, 159, 186
– Ionenzusammensetzung 64
– Proteine 10, 64, 74, 96, 110, 159, 186, 337
– Volumen 138 ff., 152
– – Messung 139
Plasmabestandteile 64
Plasmabindung → Proteinbindung
Plasmafaktoren, Blutstillung 74
Plasmafluß, renaler 122
Plasmaproteine 64, 337
– Ödem 159
Plasmazellen 68 ff.
Plasmin 76 f.
Plasminogen 76 f.
Plastizität, glatter Muskel 44
Plazenta 70, 180 f., 258, 266 f., 268
– Hormone 268 f.

Plethysmographie 188 f.
Pleura 80
Pleuraspalt 80
Plexus chorioideus 272
– myentericus 210
– submucosus 210
Pneumothorax 82 f., 100, 106
P_{O_2} → O_2, Partialdruck
Podozyten 120
Polyribosomen 3
Polysaccharide 196, 202, 212, 226
Polysomen 3
Pond, Maßeinheit 328
Pons 104, 272, 288
Pore, Ionenpore 1, 15
Porphyrine 214
Postextrasystolische Pause 174
Postsynaptische Einfaltungen, motorische Endplatte 32
– Membran 30 ff.
Postsynaptisches Potential 30 ff., 274
Posttranskriptionale Modifikation 3
Posttranslationale Modifikation 3
Potential **10, 14 ff.**, 22 ff., 168, 274, 280, 282 (→ auch Aktionspotential, → auch Ruhepotential, → auch Rezeptorpotential)
– elektrochemisches 14
– elektrotonisches 26
– Entstehung 14
– evoziertes 282
– exzitatorisches postsynaptisches 30 ff., 280
– inhibitorisches postsynaptisches 30 ff., 280
– synaptisches 30 ff., 274 f.
– treibende Kraft für Ionentransport 10
Potentialdifferenz → Potential
Potenz, sexuelle 264, 270
Potenzen, Rechnen 330 f.
Pound, Maßeinheit 328
ppb, Maßeinheit 329
ppm, Maßeinheit 329
Präpotential 26, 164, 166
Präsynaptische Membran 22, 33
Prazosin 59
Pregnandiol 258, 267
Pregnenolon 258, 267
17α-OH-Pregnenolon 258

Presbyakusis 316, 318
Presbyopie 302 f.
Pressorezeptoren 104, 178 ff.
PRH 264
Primärantwort, immunologische 66
Primärharn 120, 136
Primärspeichel 202 f.
PRL → Prolaktin
Processus ciliaris 300
Pro-Colipase 218
Progesteron 234, 244, 258, **262 ff.**
Proinsulin 246
Projektionsbahnen 282
Prolaktin 235, 240, 262, 264, 267
Prolaktin-Inhibitor-Hormon → PIH
Prolaktoliberin 264
Prolaktostatin → PIH
Proliferationsphase, Menstruationszyklus 262, 267
Prolin 224
Promonozyten 70
Pro-Opiomelanokortin 240
Proportionalrezeptoren 276, 320
Propranolol 59
Propriozeptoren 278, 284, 286
– Hals 284
Prostaglandine 56, 72, 74, 120, 151, 194, 228, **235**, 242
Prostata 270
Protanomalie 308
Protanopie 308
Proteasen 212
Protein bound jodine (PBJ) 250
Proteinbindung 10, 60, 126 f., 337
– Funktionen 10
– Medikamente 10
Proteindurchlässigkeit, Kapillare 158
Proteine 24, 60, 110, 146, 158, 196 ff., 208, 212, 224 ff., 242, 244, 248, 256, 260
– Anionen 24
– chemischer Aufbau 196 f.
– Denaturierung, Magen 208
– nichtzirkulierende (Membran) 12
– nukleotidregulatorische 242
– pflanzliche 196
– Phosphorylierung 242

– Plasmakonzentration 60, 158
– Resorption in der Niere 126
– spezifisch-dynamische Wirkung 198
– Stoffwechsel 260
– Synthese **3**, 244, 248
– tierische 196
– Verdauung 224
– zirkulierende (Membran) 12
Proteinkinasen 242 ff.
Proteinsynthese 3
Proteintransport 12
Prothrombin 74 ff.
Protonen → H^+
PS, Maßeinheit 328
Pteroylglutaminsäure 226
Pteroylpolyglutamat-Hydrolase 226
PTH → Parathormon
Ptyalin **202**, 224
Puffer 94, **110 ff.**, 144, **334 ff.**
– intrazelluläre 112
– offenes/geschlossenes System 113
Pufferbase 110, 112, 114, 118
Pufferexzeß 114
Pufferkapazität 110, 112
Pufferkurve 335
Puffersäure 110, 112
Pulmonalarterien, Blutdruck 160
Puls 178, 186
Punkt, toter 46
Pupille 204, 300, 306, 314
Pupillenreflex 306, 310
Purkinjesche Fäden 164, 167
Purkinje-Zellen, Kleinhirn 286
Putamen 272, 288
P_{50}-Wert 100
Pyramidenbahn 284 f.
Pyridoxal 226
Pyridoxamin 226
Pyridoxin 226
Pyrogene 194, 206
Pyruvat 21, 246
Pyruvatcarboxylase 244

Q
Querschnittslähmung 284
Q_{10}-Wert 19

R
R (allgemeine Gaskonstante) 9
Rachitis 196, 228, 254, 256

Sachverzeichnis 365

Rahnsches Ventil 86
Ranvierscher Schnürring 22 f., 26 f.
Raumfahrt 108
Raumorientierung, Hören 322
– Vestibularorgan 298
Rauschunterdrückung 322
Reaktion, endergonische 19
– exergonische 18
– gekoppelte 19
– Geschwindigkeit 19
– irreversible 20
– katalysierte 19
– Rate 19 f.
– Temperatureinfluß 20
– unimolekulare 19
– unkatalysierte 19
Reaktionsgleichgewicht 19 f.
Rebound-Phänomen 238
Re-entry, Herzerregung 166 f.
Reflex 40, 50, 202, 230, **278 ff.**, 284, 306, 310
– bedingter 202, 208
– gastrokolischer 230
– konsensueller 310
– monosynaptischer 278
– polysynaptischer 280
– statokinetischer 284
– vegetativer 280
Reflexbogen 280
– vegetatives Nervensystem 50
Reflexionskoeffizient (σ) 10, 158, 336 f.
Reflextonus 40
Reflexzeit 280
Refraktärperiode 26, 42, 174
– absolute 26
– relative 26, 174
Regelkreis 21
Regelung 21
– Rückkopplung 17, 238
Regelziel 21
Regulation, homöometrische 42
Regulatorgen 244
Reifung, Einfluß der Schilddrüsenhormone 252
Reissnersche Membran 320
Reiz, adäquater 274
Reizbarkeit 290
Reizbildung, nomotope 174 f.
Reizfrequenz 32
Reizzeit/Reizstrom-Kurve 30 f.
Rekodierung, Nervenleitung 275

Rekrutierung, Hörnervenfasern 322
– motorische Einheiten 32
Rektum 200, 216, 230
Relaxation 32
Releasing-Hormone, Hypothalamus 234, 238, 240 f., 264
REM-Schlaf 292 f.
Renaler Plasmafluß 122
Renin 120, 140 f., 152, 186
Renin-Angiotensin-System 140, 151 ff., 186
Renshaw-Zelle 278, 280
Replikation 3
Repolarisation, Nerv 26 f., 32
Repressorprotein 3, 244
RES 60 ff., 68, 216
Reserpin 264
Reservevolumen, exspiratorisches 84 f.
– inspiratorisches 84 f.
Residualkapazität, funktionelle 84, 86 f.
Residualvolumen 84, 86 f.
Resistenz, osmotische, Erythrozyten 60
Resorption, aktive 128
– isosmolare, Nierentubulus 132
– Niere 120 ff., 128, 158
– parazelluläre 132
Resorptionsrate, fraktionelle, Niere 124
Respiratorischer Quotient 92, 198
Restvolumen, Herz 182
Retikuloendotheliales System → RES
Retikulum, endoplasmatisches (ER) 4, 36, 220, 240, 246
– sarkoplasmatisches 11, 36 ff.
Retina → Netzhaut
Retinol 226
Retraktion, Gerinnsel 74
Rezeptive Relaxation, Magen 206
Rezeptives Feld, Netzhaut 312 f.
Rezeptoren, adrenerge 56 f., 59, 176, 178, 188
– down regulation 12
– Endozytose 12
– muskarinische 54
– nikotinische 54
– α-Rezeptoren **56 f.**, 59, 176 ff., 229, 246

– präsynaptische 58
– second messengers 56
α-Rezeptoren-Blocker 59
β-Rezeptoren **56 ff.**, 59, 176, 178, 229, 246
β-Rezeptoren-Blocker 59, 167, 188
Rezeptorpotential 274 f., 312
– Retina 312
Rezeptorproteine 234, 244, 260, 267
Reziproke Innervation 278
Rheobase 30 f.
Rheogener Transport 15
Rhesusfaktor 72 f.
Rhodanid 200, 202, 250
Rhodopsin 304 f., 308
Rhythmusstörung, Herz 174
Riboflavin 226
Ribonukleinsäure → RNA
Ribosom **3 f.**, 244, 250
Ribosomale RNA 3
Richtungsschwelle, Hören 322
Riechorgan 296 f.
Rigorkomplex, Muskel 38
Rinde → Kortex, → Großhirnrinde
RNA **3**, 244
– ribosomale 3
RNS → RNA
Röststoffe 208
Rotblindheit 308
RQ → Respiratorischer Quotient
rRNA **3**, 244
Rückenmark 272, 278 f., 282 ff., 286 ff.
– afferente Bahnen 282 f.
– Bau 272 f.
– halbseitige Durchtrennung 282
Rückkoppelung, Hormonsekretion 239, 258
– negative 56, 208, 238, 242, 252, 260, 264
– positive 74, 238, 264
Rückmeldung (Regelung) 21
Rückstrom, venöser 178, 184 ff.
Rückwärtshemmung 281
Ruhedehnungskraft, Muskel 40
Ruhedehnungskurve, Herz 182
– Lunge und Thorax 88
– Muskel 40
Ruhepotential 24 ff.
Ruhespannung, Muskel 42
Ruhetonus, Gefäßmuskulatur 176 f.

S

Saccharase 212
Saccharose 212, 224
Sakkaden 314
Sakralmark 50
Saluretika 142
Salz → Na$^+$, → NaCl
Salzausscheidung 120, 186
Salzbilanz 142
Salzdefizit 140, 142
Salzhaushalt 120, 132, 140, 266
- hormonale Kontrolle 140f.
- Östrogenwirkung 266
- Rolle der Niere 132
- Störungen 142
Salzsäure 208f., 224
Salzüberschuß 140, 142
Samenbildung 270
Samenblase 270
Samenflüssigkeit 235, 270
Sammelrohre, Niere, 120, 132, 136, 148
Sarkolemm 40
Sarkolemmembran 32
Sarkomer 34, 36f., 41ff.
- Aufbau 37
- Länge 33ff., 41
Sarkoplasma 34
Sarkoplasmatisches Retikulum 35f., 37
Sarkosomen 34
Sarkotubuläres System 34f., 37ff.
Sauerstoff → O$_2$
Saugen 280
Säugling 218
- humorale Antikörper 70
Saugreiz 264, 280
Säure-Basen-Haushalt **110ff.**, 144, 146
- Einfluß auf K$^+$-Haushalt 148f.
- Niere 144
- Störungen 114
Säure-Basen-Verhältnisse, Blut, Messung 118
Säuren (→ auch H$^+$) Ausscheidung 144
- fixe 144
- titrierbare 116, 144
Scala media 318
- tympani 318
- vestibuli 318ff.
Schall 306ff.
- Lautstärke 306f.
Schalldruck 306ff.
Schalldruckpegel 306f.
Schalleitung 306ff.
Schallfrequenz 322
Schallgeschwindigkeit 306
Schallintensität 316, 322
Schallquelle, Entfernung 322
Schallquellenlokalisation 318
Schallrezeptoren 318
Schallrichtung 322
Schaltzellen, Niere 144, 148f.
Schenkelblock 174
Scheuklappenblindheit 310
Schielamblyopie 314
Schielen 314
Schilddrüse (→ auch Thyro...)
- C-Zellen 250, 256
- Kolloid 250f.
Schilddrüsenhormone 240, 250ff.
- Mangel 252
Schilddrüsenüberfunktion 250, 252
Schilddrüsenunterfunktion 252
Schlaf 272f.
Schlafmittelvergiftung 116
Schlagvolumen 154, 160, 182, 184 (→ auch Herz)
γ-Schleife, Muskel 278
Schleifendiuretika 142f.
Schleimhautschwellung 72
Schlemmscher Kanal 300
Schlitzmembran 120
Schlucken 104, 200, 204, 280
Schlußleisten → Tight junction
Schmerz 50, 104, 204, 206, 276, 278, 282
- affektiv-emotionale Aspekte 282
- afferente Bahnen 282
- erster 276
- projizierter 278
- Rezeptoren 50, 276
- tiefer 276
- übertragener 282
- zweiter 276
Schmutzpartikel in der Lunge, Entfernung 80
Schnorchelatmung 106
Schnüffeln 296
Schnürring 28
Schock 102, 140, 156, 160, **186**, 248, 284
- anaphylaktischer 186
- beginnender 186
- hämorrhagischer 186
- hypoglykämischer 248
- hypovolämischer 186
- irreversibler 186
- kardiogener 186
- refraktärer 186
- septischer 186
- spinaler 284
Schocklunge 94
Schonhaltungen 276
Schrittmacher 26, 44, 104, 164, 206
- künstlicher 174
- tertiärer 174
- ventrikulärer 174
Schrittmacherfrequenz, Herz 164
Schrittmacherpotential, Herz 164
Schrittmacherzelle, glatter Muskel 44
- Herz 26, 164
- Magen 206
Schüttelfrost 194
Schutzreflex 204, 280, 310, 324
Schwangerschaft 151, 184, 196, 204, 226, 228, 254, **262ff.**
- Ca^{2+}-Bedarf 254
- Eisenbedarf 228
- hormonale Regelung 268f.
Schwangerschaftsnachweis 258, 264, 268
Schwannsche Zellen 22, 33
Schwefelsäure 110, 114, 144 (→ auch Sulfat)
Schweiß 138, 140, 142, **192ff.**, 196, 296
- Wärmeentzug 193
Schweißdrüsen 50, 150, 168
- Durchblutung 178
Schwelle 274 (→ auch Absolutschwelle, → auch Intensitätsunterschiedsschwelle, → auch Erkennungsschwelle)
- Tagessehen 306
Schwellenpotential 26, 28, 30, 32, 164
Second messenger 17, 234, 240, **242ff.**
Seekrankheit 204
Sehbahn 310f.
Sehen (→ auch Auge) photopisches 304
- plastisches 314f.
- skotopisches 304
Sehfarbstoff 304f., 306, 308
Sehnen 40
Sehnenrezeptor 278f.
Sehnerv 300
Sehreiz, zentrale Verarbeitung 312

Sehrinde 310
Sehschärfe 304f., 312
Sehstrahlung 310
Sehtafel 304
Sehzentrum 310
Sekretgranula 4
Sekretin 208ff., 212, 235, 242, 246
– choleretische Wirkung 214
Sekretion, Niere 124ff.
Sekretorische Phase, Menstruationszyklus 262
Sekundärantwort, immunologische 66, 70
Sekundenkapazität, exspiratorische 90
– relative 90
Selektion, klonale 70ff.
Sensibilisierung 66
Serienelastische Komponente im Muskel 38
Serosa 206, 210
Serotonin 74, 78, 130, 211, 235, 292
Sertolische Stützzellen 270
Serum 60
Serumkrankheit 72
Sexualfunktion, weibliche 262ff.
Sexualhormon-Bindungsglobulin 234
Sexualhormone 258f., 262ff.
Sexualverhalten 296
Shunt 190
– funktioneller in der Lunge 94
Sichelzellanämie 102
Siedepunkt des Wassers 330
SI-Einheiten 326ff.
Siggaard-Andersen-Nomogramm 118f.
Sigmoid 200
Signalübermittlung im Organismus 232
SIH 206ff., 235, 240, 246, 248
Simultankontrast 312
Singen 104, 324
Single-unit-Muskeltyp 44
Sinnesorgane 272ff.
Sinnesreize, zentrale Weiterleitung 282
Sinusarrhythmie 174
Sinusbradykardie 174
Sinusknoten, Herz 164, 166, 174
Sinusrhythmus 174
Sinustachykardie 174f.

Skelettmuskel 17, 32ff., 40, 246, 154 (→ auch Muskel)
– Ca^{2+} 17
– Durchblutung 154
– Gleichgewichtspotential 25
– Ionen-Konzentration 25
Sklera 300
Skorbut 196
Skotom 310
Slow-Virus-Infektion 72
Sollwert 21, 194
Solvent drag 10, 126, 132, 148, 228
Soma, Nervenzelle 22
Somatisches Nervensystem 50, 232
Somatoliberin (SRH) 235, 240
Somatomedin 240, 248
Somatostatin (SIH) 206ff., 235, 240, 248
Somatotopische Gliederung, Kortex 282f., 288
Somatotropes Hormon, Inhibitor-Hormon (SIH) 206ff., 235, 240, 248
– – Releasing-Hormon (SRH) 235, 240
Somatotropin (GH, STH) 234f., 240, 248, 267
Sone, Maßeinheit 316
Spannung, elektrische 24, 188, 329f.
– – Maßeinheit 329f.
Spasmus, Bronchialmuskeln 72
Speichel **202**, 224, 228, 296
– Osmolalität 202
– Sekretion 202f., 296
– Zusammensetzung 202f.
Speicheldrüsen 144, 150, 178, 200
– Aktivierung 202
– Durchblutung 178
Speichelzentrum 202
Speichereisen 62
Speiseröhre 200, 204, 206
Spermatogenese 270f.
Spermien 235, 262, 266f., 270f.
– Beweglichkeit 13, 17
Spermiogenese 270
Sphincter Oddi 212
Sphinkter, präkapillarer 158
Spikes, glatter Muskel 44
(→ auch Aktionspotential)
Spinalganglion 272

Spinalnerv 272f.
Spinnbarkeit, Zervixschleim 262
Spirograph 84
Spirometer 84f., 88
Spironolacton 142f., 244
Split-brain-Patient 294
Spontanpneumothorax 82
Sprache 104, 294f., 324
Sprachstörungen 286, 294
Sprachzentren 324
Spurenelemente 196
Squalen 258
SRH 235, 240
Stäbchen 300, 304
Standardbikarbonat 118f.
Standardenthalpie 19
Staphylokokken 68
Stärke 196f., 212, 224
Starling-Hypothese 158f.
Stase 156, 176
Statolith 298
Steady state 20
Stehreflex 284
Stellreflex 284
Stereozillien 298
Sterkobilin 216
Sterkobilinogen 216
Steroiddiabetes 260
Steroide → Steroidhormone
Steroidhormone 142, 214, 216, 222ff., 234, **244f.**, 248, 252, **258ff.** (→ auch Kortisol, auch → Kortikosteron, auch → Aldosteron, auch → Mineralkortikoide, auch → Glukokortikoide)
– Abbau 258
– Biosynthese 258f.
– chemischer Aufbau 259
– Galle 258
– Harn 258
– prinzipielle Wirkungen 244ff.
– Therapie 142
Steuerung 21
STH → Somatotropin
STPD 84
Stickstoff 78f., 86
– Ausscheidung 144, 146
– Bilanz 196
– Stoffwechsel 146
Stickstoffhaltige Substanzen 130
Stillen 196, 202, 254, 264
– Kalziumbedarf 254
Stimme 324
Stirnhirn 104, 282, 290
Stoffmengenkonzentration, Maßeinheit 329

Sachverzeichnis

Stoffwechsel 110, 112, 120, 130, 188, **198**, 250
- Herzmuskel 188
Strabismus 314
Strahlenbelastung 204
Streckreflex, gekreuzter 280
Streptokinase 76f.
Streptokokken 68
Streß 58, 180, 246, 260, 264
Striatum 288
Strom, kapazitiver, Zellmembran 28
- Maßeinheit 330
Stromstärke, Blut 156
- elektrische 330
Stromunfall 30, 174
Strömungsgeschwindigkeit 156
Strömungswiderstand 106, 156
- totaler, peripherer 156
Strophanthin 166
Strukturgene 244
Struma 252
Stuhl 130, 138, 200, 210, 216, 219, 228, **230**, 254
- Kalziumausscheidung 254
- Zusammensetzung 231
Stuhldrang 230f.
Stuhlentleerung 230
Stützmotorik 284f., 298
Substantia nigra 288
Substanz P 30, 203
Succinyldicholin 26, 32
Sukzessivkontrast, farbiger 311f.
- schwarz-weißer 306
Sulfate 126, 130
Sulfobromphthalein 214
Sulfonamide 216
Summation 30, 40, 302, 310, 312
- räumliche 30, 306, 310, 312
- zeitliche 30, 280, 306
Summenvektor, Herzerregung 168ff.
Superoxid-Dismutase 68
Superposition 40
Surfactant, Alveolen 90, 94
Symbiontenhypothese 5
Sympathikotonus 184
Sympathikus 50, 58, 166, 176, 184, 186, 202, 206, 210
- Blutgefäße 176
- Dünndarm 210
- Magenmotilität 206

- positiv chronotrope Wirkung 166
- - dromotrope Wirkung 166
- - inotrope Wirkung 166, 184
- Speichelsekretion 202
Symport 11
Synapse 22f., 32, 54, 274, 280
- fördernde 274
- hemmende 274, 280
Syndrom der trägen Leukozyten 68
Synzytium 7, 164
System, geschlossenes 18, 20
- offenes 20

T

T_3 250ff.
T_4 214, 250ff.
Tachykardie 175, 186 (→ auch Herzfrequenz)
Tachykardien, EKG 175
Tachypnoe 104
Tag/Nacht-Rhythmus 293
Target-Zelle 232
Tastsinn 276, 282
Tauchen 106f.
Taucherkrankheit 106
Taurin 214
Tawara-Schenkel 164
TBG 252
TBPA 252
Telenzephalon 272
Telolysosom 129
Temperatur 20, 98, 134, 178, **192**, **276**, 290, 330f. (→ auch Wärme)
- absolute 9, 14
- Maßeinheiten 330
- Q_{10}-Wert 20
- Rezeptoren → Thermorezeptoren
Temperaturregelung 134, 178, **192**, 276
Temperatursinn, afferente Bahnen 282f.
Temperaturzonen, Körper 195
Tension-Time-Index 188
Terminatorcodon 3
Testgasverdünnungsmethode 86
Testosteron 234, 258, 268, 270
Tetanie 26, 254
Tetanus, Muskel 32, 40f., 44f.
Tetrahydrofolsäure 226

Thalamus 282f., 286, 288f., 310
T-Helfer-Zellen 70ff.
Thermodynamik 18
Thermoregulation → Temperaturregelung
Thermorezeptoren 192, **276f.**, 290
Thiamin 226
Thiazide 142
Thiourazil 250
Thiozyanat 250
Thorax 82, 88ff., 104
- Compliance 88ff.
- Druck/Volumen-Beziehung 88f.
- Ruhedehnungskurve 88ff.
Thrombin 74ff.
Thrombopenie 76, 226
Thrombose 76, 102
Thromboxan 74, 235
Thrombozyten 56, 60, 74ff.
Thrombozytenfaktor 3 74ff.
Thrombozytopathie 76
Thrombozytopenie 76
Thrombus 74ff.
- gemischter 74
- weißer 74
Thymin 3
Thymus 68, 72
Thyreoglobulin 250ff.
Thyreokalzitonin → Kalzitonin
Thyreotropes Hormon → TSH
- - Releasing-Hormon (TRH) 235, 252
Thyreotropin → TSH
Thyroid-Hormone 214, 248ff.
Thyroliberin (TRH) 235, 252, 264
Thyroxin 214, 250
Thyroxinbindendes Globulin (TBG) 252
- Präalbumin (TBPA) 252
Tiefensensibilität 276, 278, **282f.**
- afferente Bahnen 282
Tiefschlaf 292
Tiffeneau-Test 90f.
Tight junction 5, 8, 128, 228
Titration, Pufferlösung 334f.
Titrierbare Säure, Urin 144
T-Lymphozyten 68ff.
Tokolyse 53
Tokopherol 226
Toleranz, immunologische 66
Ton → Schall

Sachverzeichnis

Tonus, Gefäßmuskulatur 176, 188
- Muskulatur 40, 44, 176, 188, 284
- myogener, glatter Muskel 44
- neurogener, glatter Muskel 44
- Skelettmuskulatur 40, 284
Tonusfasern 40
Torr, Maßeinheit 328
Totenstarre 38 f.
Toter Punkt 46
Totraum 86 f., 92, 102, 106
- anatomischer 86
- funktioneller 86, 93 f.
- Funktionen 86
- Messung 87
Totraumbelüftung 92
Trachea 86
Tractus corticobulbaris 288
- corticospinalis lateralis 288
- - ventralis 288
- opticus 310
- reticulospinalis lateralis 284
- - medialis 284
- rubrospinalis 284
- spinocerebellaris anterior 282
- - posterior 282
- spinothalamicus 282
- vestibulospinalis 284
Training 48
Tränen 280, **300 f.**
Transcobalamin 64, 226
Transferrin 12, 62, 64, 228
- mukosales 63
Transfer-RNA **3**, 244
Transfusion 72
Transkortin 64, 234, 260
Transkription 3
Translation 3, 244
Translationsbewegung, Rezeptoren 298
Transmitter 17, 22, 30, 280 (→ auch Übertragerstoff)
Transport, Affinität 11
- aktiver **11 ff.**, 24, 38, 54, 126, 129 f.
- Antiport 11
- axoplasmatischer 22, 54
- Counterport 11
- elektrogener 15, 26
- elektroneutraler 15
- Energieversorgung 11
- Ferntransport 9
- Gegentransport 11
- intrazellulärer 6

- Ionen, treibendes Potential 14
- kompetitive Hemmung 11
- Konvektion 9
- lysosomale Membranen 12
- Michaelis-Menten-Kinetik 11
- Mitochondrien 21
- parazellulärer 8, 228
- potentialgetriebener 10
- primär-aktiver 11 f.
- rheogener 15
- sättigbarer 11
- sekundär-aktiver 11
- solvent drag 10
- Spezifität 11
- Symport 11
- transmembranaler 6
- transzellulärer 8, 13
- Zellpotentialentstehung 14
Transportprozesse 6 ff.
Transportrate, maximale 11, 332 ff.
Transversale Tubuli, Muskel 34 ff.
Transzytose 13
Träumen 292
Traumschlaf 292
TRH 235, 252, 264
Triade, Muskel 34 ff.
Trieb 290
Triglyzeride 212, 218 ff., 246
Trijodthyronin 250
Trinken, Salzwasser 142 (→ auch Durst)
Tritanomalie 308
Tritanopie 308
tRNA 3, 244
Trommelfell 318
- beim Tauchen 106
Tropomyosin 34 f., 38 f.
Troponin 17, 34 ff., 38 f., 254
Trypsin 212 f., 224 ff.
Trypsinogen 212 f., 224
Tryptophanpyrrolase 244
TSH 235, 240, 248, 250 ff.
T-Suppressor-Zellen 69 f.
T-System → Tubulus, transversaler, Muskel
Tube 266
d-Tubocurarin 54
Tubulus, distaler, Niere 120 f., 132, 136, 148, 150
- longitudinaler, Muskel 34 ff.
- Niere 120 ff.
- proximaler, Niere 120, 132, 136, 146, 148
- transversaler, Muskel 34 ff.

Tumorzellen, Immunabwehr 70
Tuning 322
Tyrosin 56, 224, 234, 248
Tyrosinhydroxylase 56, 58
Tyrosin-α-Ketoglutarat-Transaminase 244

U
Übelkeit 140, 204
Überdruckbeatmung, maschinelle 82
Überlebenszeit, Gehirn 102
Überleitungsstörungen, Herz 174
Übersichtigkeit 302
Übertragerstoff 22, 30, 32, 44, 54 ff., 232, 234
Übertragung, neuromuskuläre 32 f., 54
- synaptische 22, 30 ff., 50 ff.
Uhr, innere 194
Ulkus, Magen 208, 260
Ultraviolette Strahlen 256, 308
Unfruchtbarkeit 264 ff.
Unterdruckbeatmung, maschinelle 82
Unterschiedsschwelle, 296, 306, 322
Unterstützungszuckung 182
Uracil 3
Ureter 44
Urin 120 ff., 216, 254
- Braunfärbung 216
- Ca^{2+} 254
- hypertoner 136, 140, 142
- hypotoner 136, 140, 142
- Konzentrierung 122, **136 ff.**
- Osmolalität 136
- pH-Wert 144
Urinzeitvolumen 124
Urobilin 216
Urobilinogen 216
Uterus 44, 56, 235, **262 ff.**
UTP 20, 216
UV → Ultraviolette Strahlen

V
Vagina, Östrogenwirkung 262 ff.
Vagotomie 206, 208
Vagus → Nervus vagus
Vakuolen, autophagische 6
val, Maßeinheit 329
Van-Slyke-Methode 96
Vas afferens, Niere 120, 122, 152

Sachverzeichnis

Vas efferens, Niere 120
- Vasa recta, Niere 122, 134, 136
Vasoactive intestinal peptide (VIP) 228
Vasokonstriktion, hypoxische 94
Vasopressin → Adiuretin
Vegetative Zentren **50 ff.**, 104, 176, 232 ff.
Vegetatives Nervensystem 50 ff., 232 f.
Vektorkardiogramm 168
Vena cava 156
- - Dehnungsrezeptoren 178
Venen 154 ff., 178
- Blutdruck 160
Venendruck, Indifferenzpunkt 184
- Ödeme 159
- zentraler 184
Venenklappen 184
Venenpuls 161 f.
Venöser Rückstrom 160, 178, **184 ff.**
- - Atmung 160
- - treibende Kräfte 184
Ventilation 78, 80, 90
Ventilations-Perfusions-Verhältnis 94 f.
Ventilebene, Herz 162, 184
Ventilebenenmechanismus, Herz 162, 184
Ventilfunktion, Herzklappen 162
- Synapsen 22, 28
Ventilpneumothorax 82 f.
Ventrikel 154, 178 (→ auch Herz)
- Liquor 272
Ventrikeldruck, Herz 182
Ventrikelfüllung, Herz 162
Ventrikelvolumen, Herz 182
Venulen 156 ff.
Verbalisierung 295
Verbrauchskoagulopathie 76, 186
Verbrennung, aerobe 46, 196 ff.
Verbrennungen, Haut 142, 186
Verbrennungskalorimeter 198 f.
Verdauung 196 ff.
Verdauungsorgane 196 ff.
- Durchblutung 200
- Passagezeiten 200 f.
- Übersicht 200
Verdunstung, Wärmeabgabe durch 192

Vererbung 3, 270
Verhalten 2, 290
- nutritives 290
- reproduktives 290
- thermoregulatorisches 194, 290
Vermännlichung 260, 270 f.
Verstopfung 230
Verteilungskoeffizient, Öl-Wasser-Verteilungskoeffizient 9
Very low density lipoproteins (VLDL) 220 ff.
Verzögerung → Latenz, synaptische
Vesikel 4 f., 11 f., 22, 32, 54, 56, 58, 220
Vestibularkerne 284, 298 f.
Vibrationssinn 276
VIP (vasoactive intestinal peptide) 54, 228
Viren, Abwehr 66 ff.
- HIV 72
- unkonventionelle 72
Viskös-isotrope Phase, Fettverdauung 219
Viskosität, Blut 64, 108, 156, 186
Visus 304 f.
Vitalkapazität 84 f., 90
- forcierte 90
- Standardisierung 84
Vitamin A 196, 270, 304
- B_1 196
- B_2 196
- B_6 196
- B_{12} 62 f., 100, 196, 208, 226
- C 126, 196, 226, 250, 258
- D 196, 228, 244, 254
- - Mangel 228
- D_3 → Cholekalziferol
- E 196
- H 196
- K 74, 196
Vitaminabsorption, Darm 226
Vitamine 196, 226
- fettlösliche 218, 220, 226
- wasserlösliche 226
VLDL (very low density lipoproteins) 220 ff., 226
VLDL-Reste 222
Vokalbildung 325
Volumen (→ auch Wasser), enddiastolisches, Herz 42, 182 ff.
- endsystolisches 182 ff.
- extrazelluläres 132
- Maßeinheiten 327

Volumendefizit, isosmotisches 142
Volumendehnbarkeit, Lunge und Thorax 88
Volumengeschwindigkeit 327
Volumenmangel 142, 176, 178
Volumenüberschuß, isosmotischer 142
Volumenverhältnis, Konzentrationsmaß 329
Vomitus matutinus 204
Vorderseitenstrang 282
Vorhofdruck **162 f.**, 186
Vorhofflattern 174
Vorhofflimmern 174
Vorhofkontraktion 162
Vorhofmuskulatur 162
Vorhofsystole 162
Vorhoftachykardie 174
Vorwärtshemmung 280

W
W (Watt), Maßeinheit 328, 330
Wachheitsgrad 282
Wach-Schlaf-Verhalten 290 ff.
Wachstum 248
- Schilddrüsenhormone 252
Wachstumshormon → Somatotropin
Wahrnehmung, Farbe 308
Wanderwelle, Innenohr 318 ff.
Wandspannung, Alveole 90
- Blutgefäße 156
Wärme, Energieform 18 ff.
- Maßeinheiten 328
- Muskel 34, 46
- Stoffwechsel 196 ff.
Wärmeabgabe 18 ff., 192 ff., 198
Wärmeaufnahme 18 ff., 192, 194
Wärmeaustausch 134 f., 192 ff.
Wärmebildung 18 ff., 192 ff.
- Anteil der Organe 193
- Schilddrüsenhormone 252
- zitterfreie 194
Wärmehaushalt 192 ff., 195
Wärmeleitung 192 ff.
Wärmeproduktion 192 ff.
Wärmestrahlung 192 f.
Wärmestrom, äußerer 192
- innerer 192
Wärmetransport 10, 134 f., 192 ff.
Warmrezeptoren 276

Wasser, Bildung im Organismus 138, 196 f.
– freies, Ausscheidung 142
– Nahrung 138
Wasserabsorption, Darm 228 f., 236
Wasseraufnahme 138 ff.
Wasserausscheidung, Niere 120, **137 ff.**
Wasserbilanz → Wasserhaushalt
Wasserdampfdruck in großer Höhe 108
– Lunge 78
Wasserdefizit 130 ff.
Wasserdiurese 136, 142
Wasserdruck, Tauchen 106
Wasserfiltration 124, 158
Wassergehalt, Körper 138 f.
Wasserhaushalt 78, 120, 138 ff., 266
– hormonale Kontrolle 140 ff.
– Östrogenwirkung 266
– Störungen 141 ff.
Wasserintoxikation 140
Wasserkonservierung 136
Wassermangel 140 ff. (→ auch Durst)
Wasserresorption, Darm 228 f., 236
– Niere 124 ff., 136 f.
Wasserretention 140 ff. (→ auch Ödem)
Wassersekretion, Dünndarm 228
Wasserstoffionen → H$^+$
Wasserstoffionen-Konzentration → pH-Wert
Wasserstoffperoxid 68
Wasserüberschuß 140 ff. (→ auch Ödem)
Wasserumsatz 138 ff.
Wasserverlust 140 ff. (→ auch Durst)
Weberscher Versuch 318
Wechseldruckbeatmung 82
Wechselstrom 30, 330
Weichmacherwirkung des ATP, Muskel 38
Weitsichtigkeit 302 f.
Wellenlänge, Licht 308
– Schall 316 f.
Wernickesches Sprachzentrum 324
Wertigkeit, biologische, Eiweiß 196

– Ion 328
Widerstand, Atmung 88
– Blutgefäße 156 ff., 160, 180, 184
– elektrischer, Maßeinheit 330
– Nervenfaser 28, 30
– totaler, peripherer 156 ff., 160, 180, 184
Wilson-Brustwandableitungen im EKG 172
Windkesselfunktion, Aorta und Arterien 156, 163
Windraum, Stimme 324
Winkelbeschleunigung, Rezeptoren 298
Wortfindungsstörung 294
Ws (Wattsekunde), Maßeinheit 328

X
X-Chromosomen 3

Y
Yard, Maßeinheit 327
Y-Chromosomen 3
Yohimbin 57

Z
Zähigkeit → Viskosität
Zähne 200
Zäkum 200, 230
Zäpfchen 230
Zapfen, Netzhaut 300, 304, 308
Zehnerpotenzen, Rechnen 330 f.
Zeitverschiebung 292 f.
Zellantwort, Hormone 242 ff.
Zelle, Aufbau 3 ff.
– Bestandteile 3 ff.
– Erregbarkeit 22, 26, 30
– membranöse, Darm 200, 210
– polare 8
Zellkern 3, 22, 244, 256
– Hormonwirkung 244, 256
Zellmauserung 63, 223
Zellmembran, Aufbau 1, 6
– Aufgabe 1 ff.
Zellorganellen 3 ff.
Zellphysiologie 3 ff.
Zelluläre Immunantwort 70 ff.

Zellulose, Nahrung 230
Zentralisation, Kreislauf 186
Zentralnervensystem 272 ff.
Zerebellum → Kleinhirn
Zervix 262, 266 f.
– Östrogenwirkung 262, 266
– Progesteronwirkung 267
Zervixschleim 262, 266 f.
Zeugungsfähigkeit 270
Zielmotorik 264, **266 ff.**
Zielorgan, Hormone 232
Zielzelle, Hormone 232
Ziliarmuskel 300
Zilien, Bronchusepithel 80
– Geruchssinn 296
– Gleichgewichtsorgan 298
– Innenohr 319 ff.
Zirkadiane Periodik 292 f.
Zisterne, terminale 35
– Zelle 4
Zitrat 114, 144, 151
Zitratzyklus 4
Zitronensäure → Zitrat
ZNS 246, 272 ff.
Zollinger-Ellison-Syndrom 208 f.
Zonula occludens → Tight junction
Z-Scheiben 42
Zucker, Nahrung 196
– Resorption → Glukose
Zuckerkrankheit → Diabetes mellitus
Zungengrunddrüsen 218
Zungengrundlipasen 218
Zwerchfell **80**, 204
Zwergwuchs 252
Zwischenhirn 272
Zwischenzell-Flüssigkeit, Zusammensetzung 64
Zwölffingerdarm → Duodenum
Zyanose 102
Zyklisches AMP → AMP, zyklisches
Zystin, lysosomaler Transport 12
Zystinose 12
Zystinurie 224
Zytidin 3
Zytochromoxydase 102
Zytolysome 6, 20, 250
Zytoplasma 20
Zytose 11 ff.
Zytotoxizität → Killerzellen